BabyCare
Gesund & Schwanger

Inhalt

Vorwort		4
1	**Was wir für Sie tun können**	7
2	**Warum die Gefühle Achterbahn fahren**	13
3	**Die Schwangerschaft – so verläuft sie normal**	19
3.1	Den Mutterpass verstehen	20
3.2	Die zehn Schwangerschaftsmonate	24
3.3	Übliche Beschwerden und solche, die Sie ernst nehmen sollten	26
3.4	Was Sie gegen Schwangerschaftsbeschwerden tun können	26
4	**Betreuung in der Schwangerschaft**	31
4.1	Die Frauenärztin/der Frauenarzt	31
4.2	Die Hebamme	34
5	**Schwangerschaft und Rechtliches**	37
6	**Wie Frauen die Schwangerschaft erleben**	43
6.1	Was beschäftigt die Frauen am meisten?	43
6.2	Was Befragungsdaten dazu zeigen	44
6.3	Das Erlebnis der Geburt	46
7	**Schwangerschaft, Liebe und Sex**	47
8	**Risiken im Verlauf der Schwangerschaft**	49
8.1	Alkohol	50
8.2	Rauchen	52
8.3	Drogen	55
8.4	Chemikalien und Umwelteinflüsse	56
8.5	Sport	61
8.6	Reisen	66
8.7	Impfungen	67
8.8	Lebensalter	69
8.9	Ernährung und Gewicht	71
8.10	Stress	90

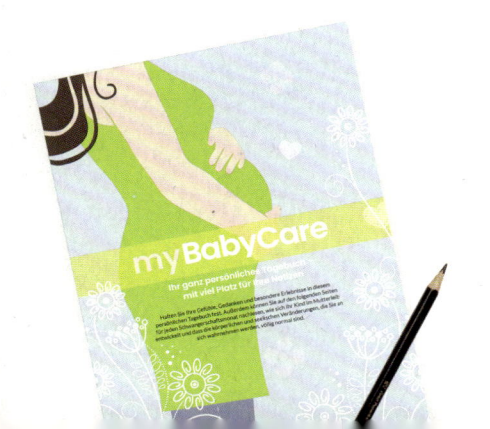

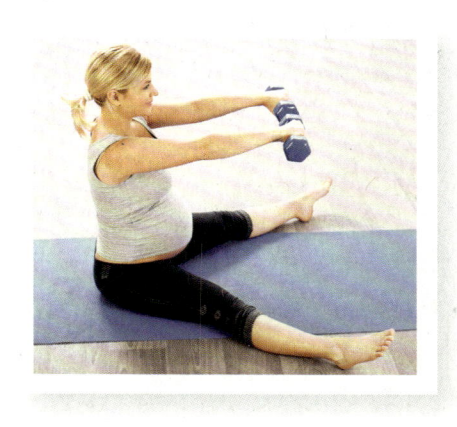

8.11	Infektionskrankheiten	93
8.12	Chronische Krankheiten	103
8.13	Medikamente	115
8.14	Präeklampsie (PE)	120
8.15	Genetische Erkrankungen und Pränataldiagnostik	122
8.16	Parodontitis	132
8.17	Krankheit des Partners	132
8.18	Zwillinge	132
8.19	Vorausgegangene Schwangerschaften mit Problemen	135
8.20	Die Frühgeburt – Risiken und Möglichkeiten der Prävention	135
8.21	Die Fehl- oder Totgeburt – das traurige Ende einer Schwangerschaft	138

9 Die Geburt – was gibt es zu bedenken?   141

9.1	Der Geburtsvorbereitungskurs	141
9.2	Geburt in der Klinik, im Geburtshaus oder zu Hause?	143
9.3	Wie soll ich die Klinik auswählen?	146
9.4	Geburtsschmerzen und was man dagegen unternehmen kann	151
9.5	Wie die Geburt abläuft: Spontane Geburt oder Kaiserschnitt	152
9.6	Stillen	155
9.7	Screenings bei Neugeborenen	158
9.8	Wie soll das Kinderzimmer aussehen?	160

10 Die ersten Wochen danach   161

10.1	Machen Sie Flitterwochen mit Ihrem Kind	161
10.2	Tipps für den Alltag	165
10.3	Baby Blues und postpartale Depression (PPD)	168
10.4	Kinderärztin/Kinderarzt	169
10.5	Verhütung	172

11 Was Sie für sich und Ihr Kind tun können   175

12 Erklärung von Fachausdrücken und Abkürzungen   183

Schlagwortverzeichnis   188

Gymnastik in der Schwangerschaft   191

Tagebuch   196

Impressum   216

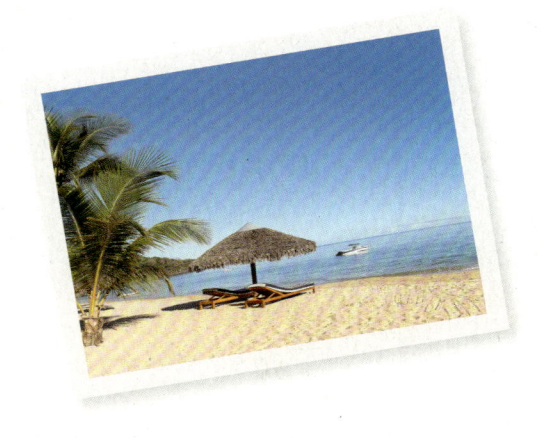

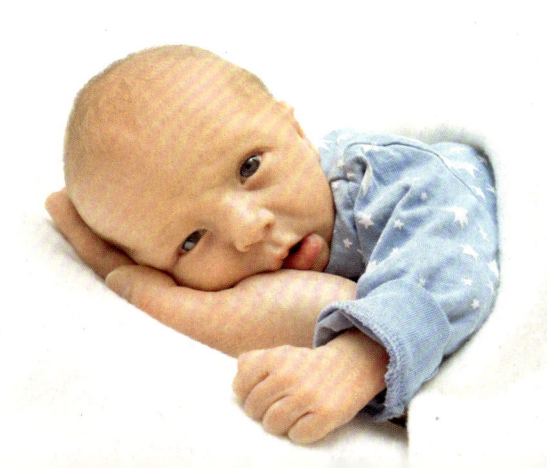

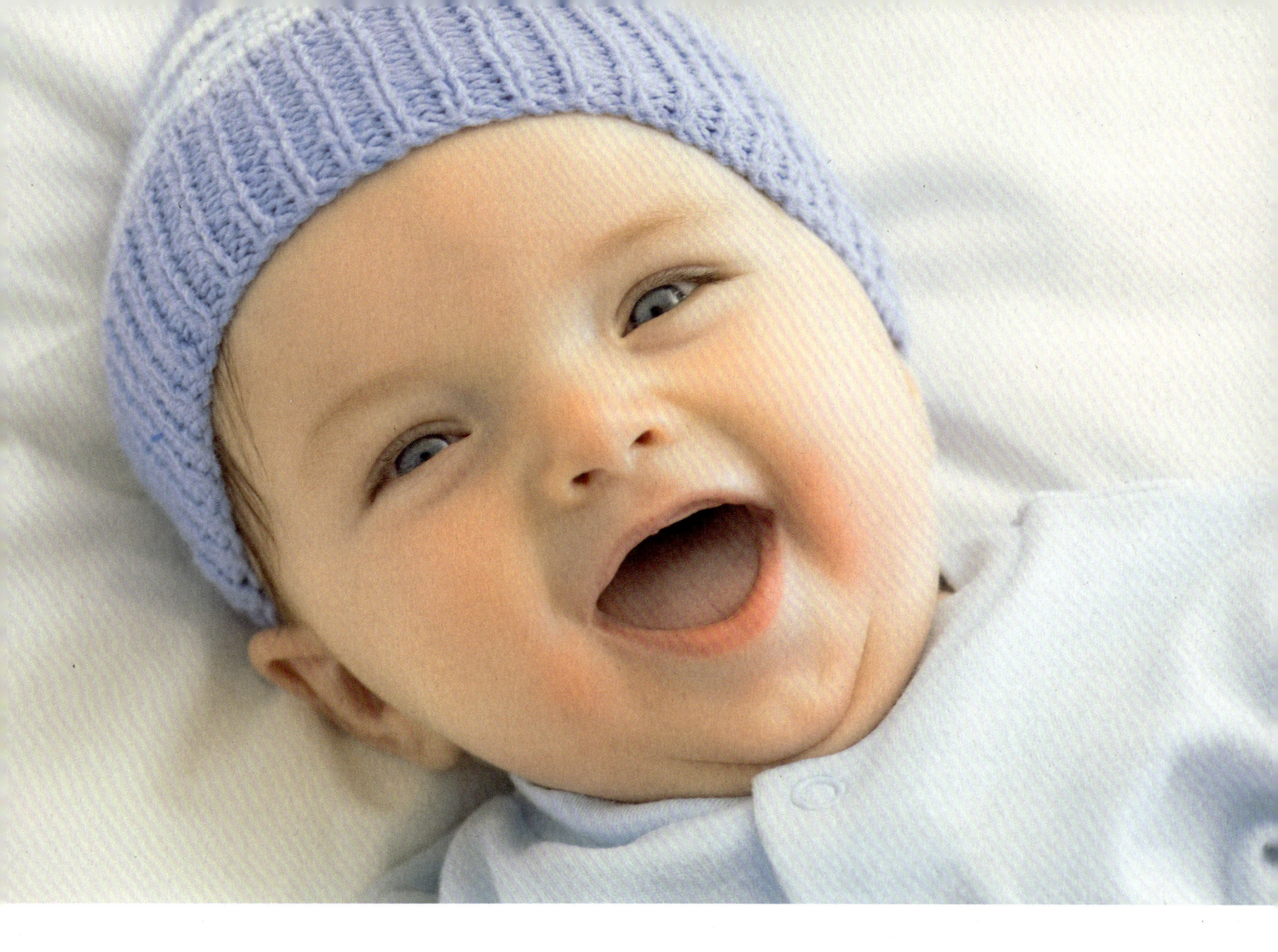

Vorwort

Liebe Leserin, lieber Leser,

Sie wissen es vielleicht schon aus Ihrem Bekanntenkreis: Die Schwangerschaft wird von jeder Frau anders erlebt. Manche fühlen sich in dieser Zeit so wohl, dass sie am liebsten »immer nur schwanger« wären. Anderen ist dagegen häufig schlecht. Und wieder andere empfinden diesen Zustand als »völlig normal«. Sicher ist nur, dass mit einer Schwangerschaft viel Neues auf Sie zukommt. Ihr Körper wird sich verändern, ebenso Ihr Seelenleben. Ihre Umgebung wird Sie anders behandeln. Sie werden sich Gedanken über Ihre Zukunft sowie die Ihres Babys und Ihrer Partnerschaft machen.

Vermutlich haben Sie – neben Ihrem Partner – Eltern oder andere Verwandte und Freunde, mit denen Sie sich besprechen können. In allen medizinischen Fragen wird Ihre Frauenärztin/Ihr Frauenarzt Ihnen beratend zur Seite stehen.

Unser Sozial- und Gesundheitswesen bietet viele weitere Beratungs- und Unterstützungsmöglichkeiten an.

Warum also dieses Buch und dieses Programm?

Wir, die Autoren und Beteiligten von BabyCare sind erfahrene Fachleute für Geburts- und Sozialmedizin, Frauenärztinnen/Frauenärzte und Hebammen. Dieses Buch und dieses Programm haben wir vor allem aus folgendem Grund verfasst: Wir möchten dazu beitragen, dass Ihre Schwangerschaft möglichst frei von gesundheitlichen Komplikationen verläuft und dass Sie ein gesundes Baby zur Welt bringen.

»Ist Schwangerschaft denn etwas so Gefährliches?« denken Sie jetzt vielleicht. Die klare Antwort gleich vorweg: nein. Mit allergrößter

Wahrscheinlichkeit werden Sie eine normale und schöne Schwangerschaft erleben und an deren Ende ein wundervolles Neugeborenes in Ihren Armen halten.

Doch birgt eine Schwangerschaft natürlich auch Risiken. Sie könnten krank werden. Sie könnten sich, ohne es zu wissen, so verhalten, dass Sie dem Kind, das im Bauch heranwächst, schaden. Oder umgekehrt: Nur weil Sie bestimmte wichtige Informationen nicht oder nicht in ausreichendem Maße haben, unterlassen Sie etwas, was Ihrem Kind nützen könnte. Kurzum: Wir sind der Ansicht, dass durch umfassende Information und Beratung, wie dieses Buch sie bietet, noch einiges getan werden kann, um unnötiges Leid und belastende Aufregungen zu vermeiden.

Jährlich werden in Deutschland knapp 800.000 Kinder geboren.

- Etwa sieben Prozent aller Neugeborenen wiegen bei der Geburt unter 2.500 Gramm; von diesen kommt der Großteil vor 37 abgeschlossenen Schwangerschaftswochen zur Welt. Nicht wenige dieser Frühgeborenen leiden lebenslang überdurchschnittlich unter Krankheiten. Auch Behinderungen sind unter Frühgeborenen häufiger als unter zeitgerecht ausgetragenen Kindern.
- Etwa drei bis vier Prozent der Neugeborenen weisen mehr oder minder ausgeprägte Fehlbildungen auf.

Wir sind überzeugt, dass diese Zahlen kleiner sein könnten. Nehmen Sie das Beispiel der Säuglingssterblichkeit: Noch 1960 starben in Deutschland 35 von 1.000 lebend geborenen Kindern im ersten Lebensjahr. Heute sind dies statistisch nur noch etwa 3,5 von 1.000. Sie sehen also: Fortschritt ist möglich.

Was Komplikationen während der Schwangerschaft angeht, so glauben wir, dass eine stärkere Berücksichtigung der sozialen und psychischen Situation der Schwangeren und ihrer Angehörigen vonnöten ist. Wieder kann die Säuglingssterblichkeit als Beleg dienen: Lange Jahre war die Sterblichkeit unehelich geborener Säuglinge doppelt so hoch wie die von ehelich geborenen. Die soziale und psychische Situation der Schwangeren hat also starken Einfluss auf die körperliche Gesundheit.

Viele wissenschaftliche Studien belegen, dass Komplikationen im Verlauf der Schwangerschaft in der Regel mehrere Ursachen haben. Nur selten sind sie auf eine einzige Ursache zurückzuführen, wie dies zum Beispiel bei den monogenetischen Krankheiten – solchen, die aufgrund der unnormalen Ausprägung **eines** Erbfaktors entstehen – der Fall ist. Das ist eine gute Nachricht für Sie, denn es bedeutet, dass Sie diesen Risiken nicht hilflos ausgeliefert sind. Die Mehrzahl der Risiken in der Schwangerschaft kann durch Ihre aktive Mitarbeit vor und während der Schwangerschaft vermieden oder in ihrer Auswirkung gemildert werden.

Allerdings ist der Wunsch nach absoluter Sicherheit leider nicht erfüllbar. Dies gilt für die Schwangerschaft ebenso wie für alle anderen Bereiche des Lebens.

Dieser Leitfaden soll Ihnen keine Angst machen. Er soll Ihnen vielmehr dabei helfen, den Herausforderungen der Schwangerschaft bestmöglich zu begegnen, indem er hilfreiche Tipps gibt und Unterstützung bei eventuell zu treffenden Entscheidungen vor und während der Schwangerschaft bietet. Doch bei aller Information, Beratung und Zuwendung, die Ihnen zuteilwird, müssen Sie im möglichen, aber nicht sehr wahrscheinlichen Fall eines Problems selbst Entscheidungen treffen. Nutzen Sie also diesen Leitfaden, um sich auf einen wichtigen und meist auch sehr schönen Abschnitt Ihres Lebens gründlich vorzubereiten.

Nutzen Sie auch die **BabyCare-App**. Dieses Handbuch und die App ergänzen sich gegenseitig. Laden Sie sich die App im App Store oder bei Google Play unter dem Stichwort »BabyCare gesund und schwanger« herunter und legen Sie sich mit Ihrer E-Mail-Adresse und einem selbst gewählten Passwort einen Account an.

Beim ersten Log-in werden Sie nach Ihrem Geburtsdatum und Ihrer Krankenkasse gefragt. Dies deshalb, weil viele Krankenkassen die

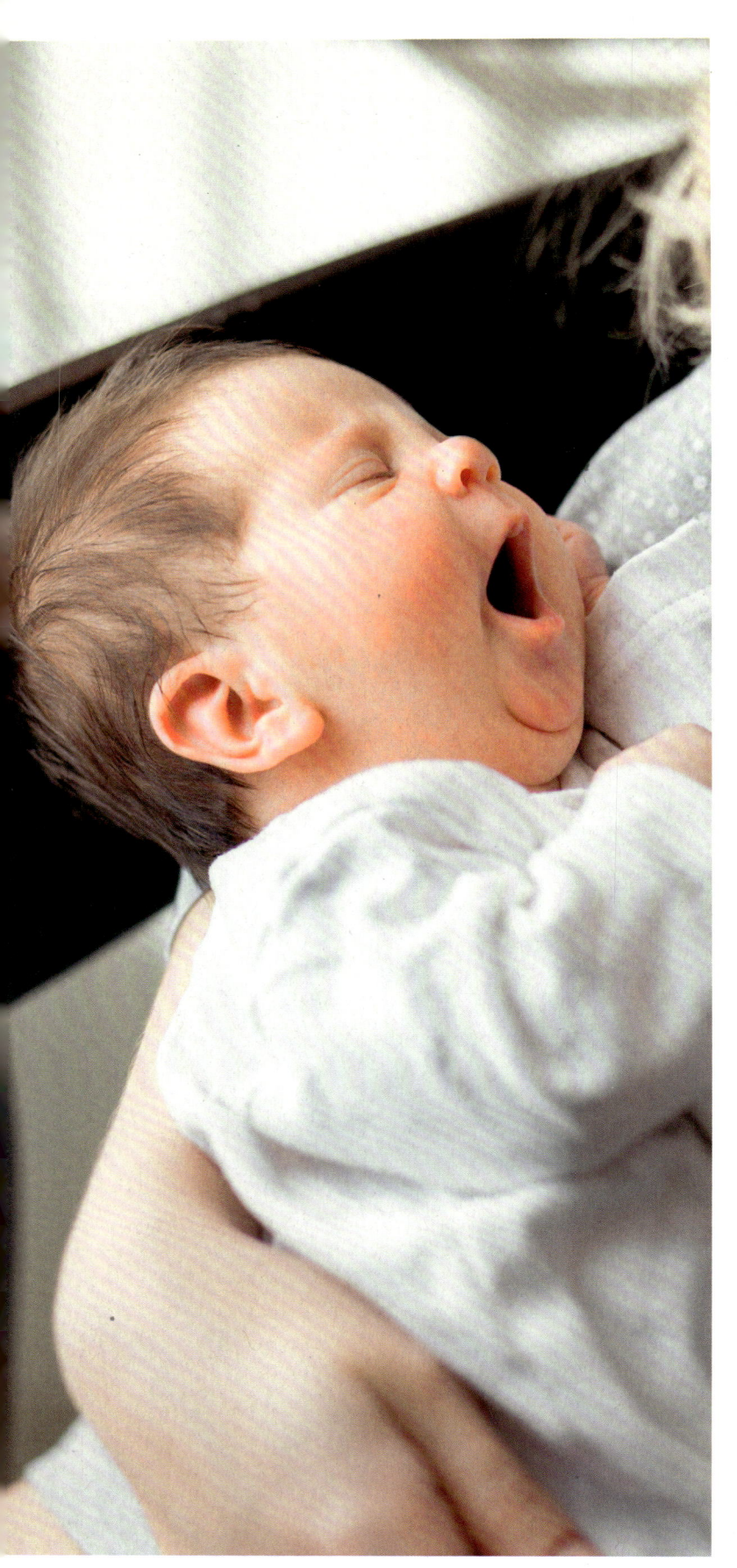

Kosten von BabyCare übernehmen. Je nach Kooperation der gewählten Krankenkasse erhalten Sie im Bereich »Mein BabyCare« weitere Informationen zur Freischaltung der App.

Füllen Sie auch den **BabyCare-Fragebogen** in unserer App aus (Kategorie »Ausführliche Analyse«). Ihre Antworten werden mithilfe unseres Algorithmus analysiert und für eine individuell auf Sie zugeschnittene Beratung für ein gesundheitsbewusstes Verhalten in der Schwangerschaft ausgewertet. Wir teilen Ihnen in einem ausführlichen Schreiben die Ergebnisse mit und geben Ihnen Empfehlungen, wie Sie eine möglichst unbeschwerte Schwangerschaft erleben können.

Um die Effektivität des BabyCare-Programms zu überprüfen, möchten wir auch wissen, ob Ihre Schwangerschaft und Geburt komplikationslos verlaufen sind. Dazu haben wir in der BabyCare-App einen kurzen Fragebogen bereit gestellt, auf dem Sie uns diese Informationen übermitteln können. Im Bereich »Nach der Geburt« unter »Geburtsergebnis« können Sie dabei eine Grußkarte Ihres neugeborenen Kindes erstellen, die Sie dann an Familie und Freunde digital versenden können.

Lassen Sie sich von »BabyCare gesund & schwanger« durch Ihre Schwangerschaft begleiten.

Wir wünschen Ihnen einen glücklichen und vor allem gesunden Schwangerschaftsverlauf.

Für die Herausgebenden

Prof. Dr. med. Wolfgang Henrich
Charité – Universitätsmedizin Berlin

Priv.-Doz. Dr. med. habil. Julia Jückstock
Ludwig-Maximilians-Universität München

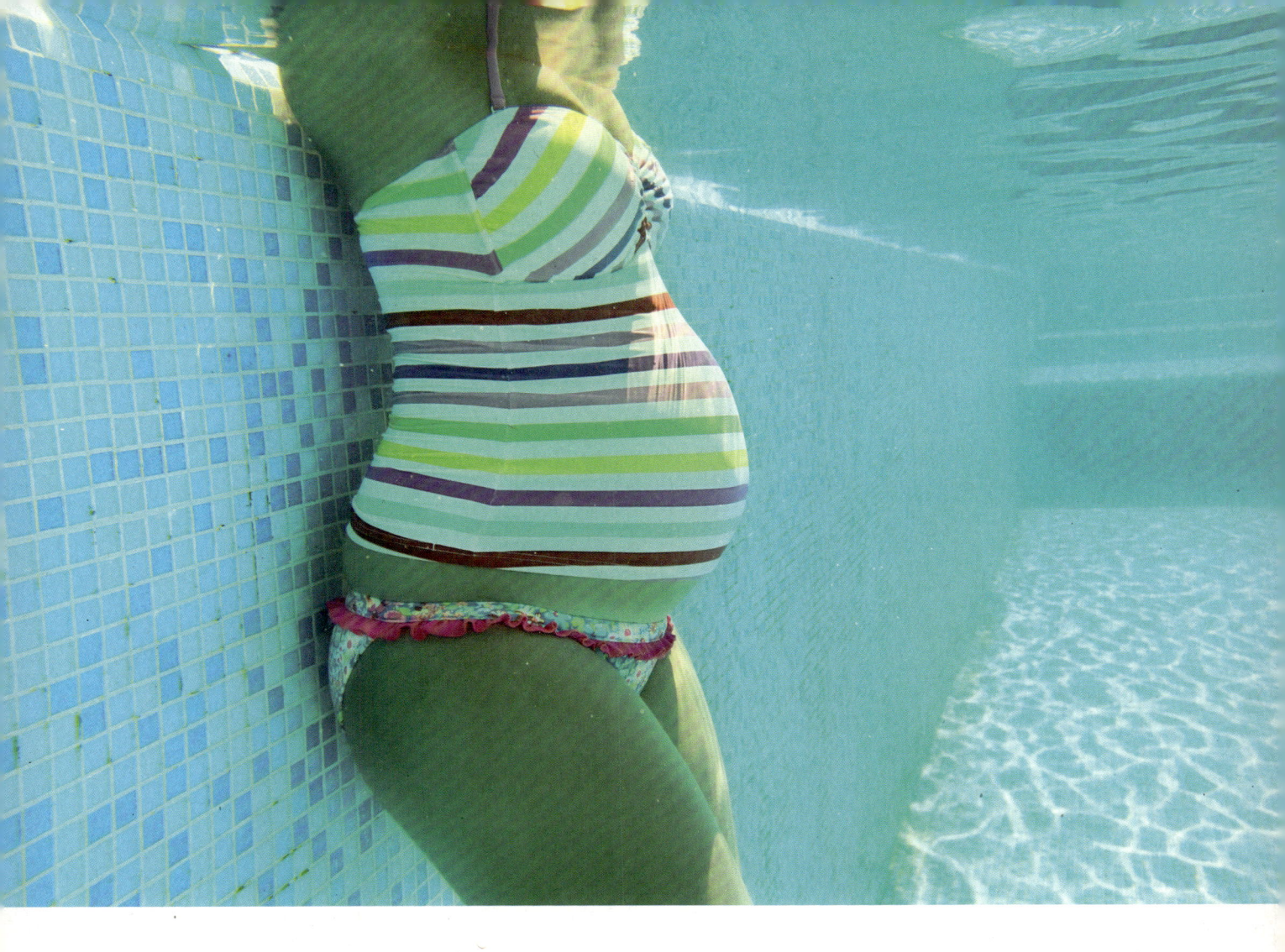

1 Was wir für Sie tun können

Jede Schwangerschaft ist ein Wunder. Aus einer Eizelle und einer Samenzelle entsteht bei einer Befruchtung neues Leben. Die Vereinigung der beiden kann stattfinden, wenn Sie kurz vor oder zur Zeit des Eisprungs, also ungefähr in der Mitte zwischen zwei Periodenblutungen, Geschlechtsverkehr haben. Die befruchtete Eizelle nistet sich nach einigen Tagen in die Gebärmutter ein und vergrößert sich durch Zellteilung. Nach und nach bilden sich der Embryo, die schützende Eihülle und die Plazenta (der Mutterkuchen), die als »Versorgungsstation« dient. Über die Plazenta und die Nabelschnur gelangen Sauerstoff und Nährstoffe in den Blutkreislauf des Embryos.

Diese Entwicklungs- und Teilungsvorgänge reagieren empfindlich auf viele Einflüsse. Die Natur hat vorgesehen, dass eine Schwangerschaft auch ohne jegliches Fehlverhalten der Mutter in den ersten drei Monaten enden kann.

Viele Schwangerschaften gehen noch vor Ausbleiben der Regelblutung oder kurz danach zugrunde. Das wird von der Frau nicht bemerkt, da der Abgang einer Regelblutung ähnelt.

Das Signal für spätere Fehlgeburten in den ersten drei Monaten ist eine starke Blutung, verbunden mit krampfartigen Unterbauchschmerzen. Zu Fehlgeburten kommt es meist aufgrund schwerwiegender chromosomaler Veränderungen oder anderer nicht mit dem Leben zu vereinbarenden Fehlbildungen. Sie sind *nicht* auf das Verhalten der Mutter zurückzuführen.

Der Weg zu einem gesunden Baby im Arm einer Mutter ist weit und auch nach den ersten drei Schwangerschaftsmonaten vielen Einflüssen ausgesetzt. In vielen Entwicklungsländern gibt es auch heute noch eine hohe Mütter-, Säuglings- und Kindersterblichkeit, die vor 100 Jahren in Deutschland ähnlich hoch war.

Viele Faktoren haben zur Senkung beigetragen. Frauen erleben heutzutage wesentlich weniger Schwangerschaften, es gibt verbesserte Lebensbedingungen durch sauberes Trinkwasser sowie verbesserte Hygiene. Und auch die Arbeitsbedingungen haben sich durch das Mutterschutzgesetz und die Mutterschutzfristen vor und nach der Schwangerschaft verbessert. Ausschlaggebend und seit Jahren bewiesen ist die Senkung der Sterblichkeitsrate für Mutter und Kind durch die ärztliche Schwangerenvorsorge – verbunden mit dem medizinischen Fortschritt. Durch die ärztliche Schwangerenvorsorge kann somit frühzeitig ein mögliches Risiko für Mutter und Kind entdeckt werden.

Der Begriff Risiko wird Ihnen in diesem Buch noch öfter begegnen. Was heißt aber der Begriff Risiko im Zusammenhang mit Schwangerschaft und Geburt? Aussagen über Risiken können immer nur nach Beobachtung sehr vieler Fälle getroffen werden. Sie gelten allgemein und nicht für den jeweiligen Einzelfall. Selbst wenn etwas sehr wahrscheinlich, das Risiko also sehr hoch ist, muss der Schaden nicht notwendigerweise eintreten. Nicht jeder Raucher bekommt zwangsläufig Lungenkrebs.

Das allgemeine Risiko der Säuglingssterblichkeit in Deutschland, also der Tod eines Kindes kurz nach der Geburt bis zum Ende des ersten Lebensjahrs, ist gering, aber nicht gleich null. Es beträgt statistisch 3,5 auf 1.000 Lebendgeburten, ein Risiko, das bisher in kaum einem anderen Land noch niedriger ist.

Einerseits sind die Risiken für die Mutter und ihr Neugeborenes auf einem historischen Tiefststand angekommen. Andererseits sinkt die Rate gewisser Komplikationen, die während einer Schwangerschaft auftreten können, seit Jahren nicht mehr, sondern stagniert oder steigt sogar wieder. Warum ist das so?

Verantwortlich dafür sind allgemeine gesellschaftliche Entwicklungen. Das Alter, in dem Frauen ihr erstes Kind bekommen, steigt seit Jahren an. Immer mehr Frauen haben Übergewicht und etwa ein Viertel der Frauen im gebärfähigen Alter sind Raucherinnen. Es gibt auch Medikamente, die in der Schwangerschaft zu einem Risiko für Fehlbildungen führen. Bei der Arbeit, im Alltag und im Haushalt ist die Schwangere von zahlreichen Stoffen umgeben, die ähnlich ungünstige Wirkungen haben können. Auch mit der Nahrung können schädliche Substanzen aufgenommen werden.

Risikofaktoren können nicht allein nur durch medizinische Maßnahmen vermindert werden. Hier ist die Mitwirkung jeder Schwangeren gefragt. Nur durch die Änderung des persönlichen Verhaltens und der Einstellung der werdenden Mutter sowie der Personen in ihrem Umfeld lassen sich hier Verbesserungen erzielen.

Die häufigsten Schwangerschaftskomplikationen in Deutschland sind:
- Infektionen in der Schwangerschaft (zwölf Prozent)
- Vorzeitige Wehen und Frühgeburt (neun Prozent)
- Schwangerschaftsdiabetes (fünf bis zehn Prozent)

Mit der Schwangerschaft beginnt ein neuer Abschnitt im Leben einer Frau. Zunächst jedoch merken Sie kaum etwas davon. Der bisherige Alltag mit Familie, Nachbarschaft, Arbeit und Freizeit ändert sich nur wenig. Dennoch ist eine Schwangerschaft etwas gänzlich Neues. Sie muss von der Frau und ihrer Umgebung »verarbeitet« werden. Sie kann nicht nur als erfreulich empfunden werden, sie wirkt auch belastend, da auf viele Fragen und Gefühle erst die richtigen Antworten gefunden werden müssen. Zum Beispiel:

- Kann ich so weiterleben wie bisher?
- Wird eine neue Wohnung benötigt?
- Braucht man besondere Anschaffungen für ein Kinderzimmer?
- Wie verändert sich die finanzielle Lage?
- Was kann ich für meine Gesundheit und die meines Babys tun?
- Welche gesundheitlichen Risikofaktoren liegen bei mir vor und wie ist mit ihnen umzugehen?
- Wie soll ich mein Ernährungsverhalten ändern?

- Soll ich (mehr) Sport oder Gymnastik treiben?
- Wo bekomme ich die Unterstützung, die ich mir wünsche oder die ich auch brauche?
- Bin ich zufrieden? Geht es mir gut?
- Muss es mir in der Schwangerschaft immer gut gehen?
- Warum habe ich plötzliche Stimmungsschwankungen?
- Wie werde ich mit Alltagsstress fertig?
- Ist es empfehlenswert, Multivitamin- und Mineralstoffpräparate einzunehmen?
- Wie verhält es sich mit der Einnahme von Medikamenten, auch von solchen pflanzlicher Herkunft?
- Liegen erblich bedingte Schwangerschafts- oder Geburtsrisiken vor
- Soll ich pränataldiagnostische Untersuchungen durchführen lassen, um eventuelle Fehlbildungen des Kindes auszuschließen?
- Was ist mit meiner Partnerbeziehung
- Was ist mit meiner Sexualität?
- Wo mache ich Schwangerschaftsgymnastik und den Geburtsvorbereitungskurs?
- Wo soll mein Kind zur Welt kommen?
- Nach welchen Gesichtspunkten treffe ich die Wahl des Geburtsortes?
- Wo bekomme ich eine fachlich gute Beratung und Unterstützung bei psychischen und psychosozialen Problemen?
- Wo bekomme ich Rat, wenn ich zusätzliche medizinische Fragen habe?
- Wie finde ich eine Hebamme, die zu mir passt?
- Was gehört alles zu meiner frauenärztlichen Schwangerschaftsvorsorge dazu?

Die soziale und psychische Situation der Schwangeren in diesem Umstellungsprozess wird im vollen Terminplan einer Schwangerschaft oft nicht ausreichend berücksichtigt.

Wissenschaftliche Untersuchungen zeigen, dass sich das Risiko von Komplikationen während der Schwangerschaft und bei der Geburt deutlich vermindern lässt, wenn über die medizinischen Maßnahmen hinaus psychosoziale Faktoren stärker berücksichtigt werden, also wenn darauf geachtet wird, dass Sie sich rundum wohlfühlen und dadurch den Optimismus und die Kraft haben, sich den neuen Herausforderungen zu stellen.

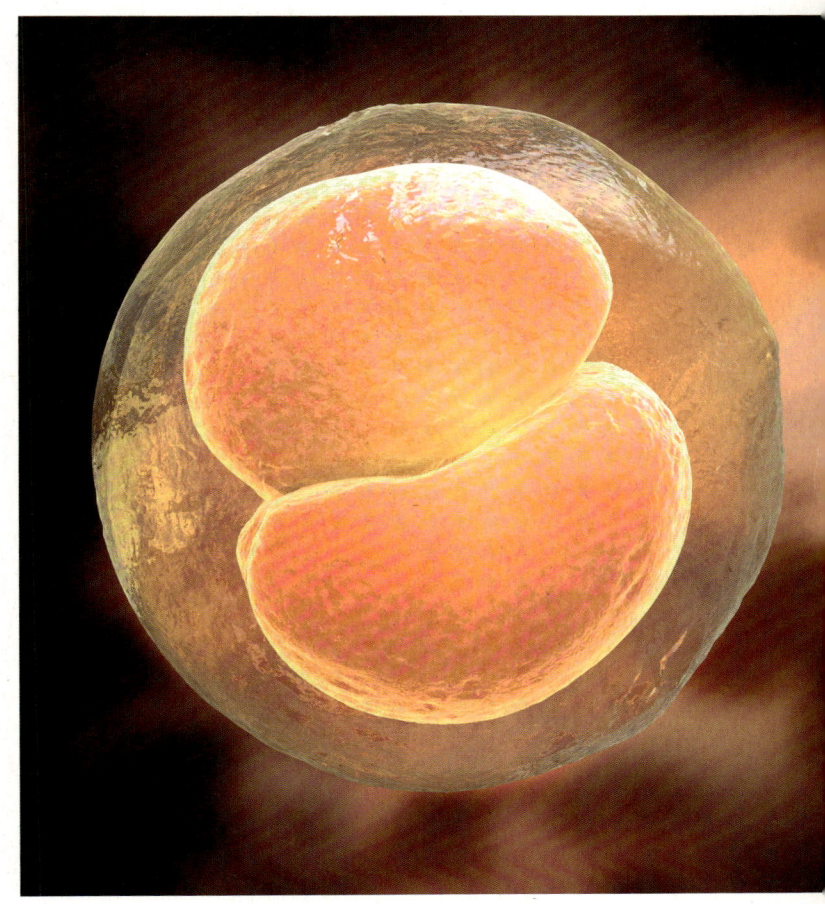

Embryo im Frühstadium (Vergrößerung)

Natürlich wünscht sich jede Frau, wünschen sich alle Eltern ein gesundes Kind und möchten zusammen mit der Frauenärztin/dem Frauenarzt und der Hebamme alles tun, damit sich dieser Wunsch erfüllt. Auch Partner, Familie und Freundinnen sind dabei oft gute Ratgeber, wobei mit dem Begriff »Partner« nicht nur der Vater oder Erzeuger des ungeborenen Kindes gemeint ist, sondern hier alle anderen Formen der Partnerschaft – beispielsweise gleichgeschlechtliche Lebenspartnerschaften und Ehen oder auch andere Unterstützungspersonen während der Schwangerschaft, der Geburt und dem Wochenbett – eingeschlossen werden.

Mit BabyCare möchten wir den gesunden Verlauf der Schwangerschaft durch Informationen und Angebote unterstützen, denn angemessene Verhaltensweisen und Entscheidungen beruhen auf Information und Wissen. Durch das Internet gibt es mittlerweile schier unendlich viele – oft ungeprüfte oder gar falsche – Informationen zur Schwangerschaft. Dies gilt insbesondere für die zahlreichen Schwangerschaftsforen. Bei unserem Buch und der BabyCare-App können Sie sicher sein, dass alles, was Sie darin lesen:

- Aktuell,
- Wissenschaftlich gesichert,
- Verständlich,
- Durch konkrete Empfehlungen auch für Sie umsetzbar und damit von Nutzen ist.

Hier ein kleiner Überblick über das, was Sie in den einzelnen Kapiteln erwartet:

Kapitel 2 beschäftigt sich mit der Psychologie der Schwangerschaft. Sie werden erfahren, dass Sie mit Ihren wechselnden Stimmungen durchaus keine Ausnahme sind. Ängste, wie alles weitergehen soll oder Spannungen mit dem Partner sind für verschiedene Stadien der Schwangerschaft durchaus typisch und üblich.

Kapitel 3 befasst sich mit dem normalen Schwangerschaftsverlauf. Es enthält Erläuterungen zum Mutterpass und erklärt, was in den Vorsorgeuntersuchungen gemacht wird. Beschrieben wird auch, welche Zustände oder Beschwerden häufig und üblich sind und bei welchen Sie Ihre Frauenärztin/Ihren Frauenarzt aufsuchen oder eventuell Ihre Hebamme um Rat fragen sollten. Schließlich folgen Hinweise und Tipps, was bei den vielen Schwangerschaftsbeschwerden, den sogenannten Zipperlein, die in der Schwangerschaft auftreten können, aber beileibe nicht auftreten müssen, gemacht werden kann, um diese zu lindern.

Kapitel 4 beschäftigt sich mit der wichtigen Rolle der Frauenärztinnen/Frauenärzte und beschreibt die Aufgaben und Angebote der Hebammen vor, während und nach der Geburt.

Kapitel 5 enthält die wichtigsten gesetzlichen Regelungen für Schwangere und Hinweise, was im Berufsleben jetzt zu beachten ist.

Kapitel 6 berichtet, wie andere Frauen ihre Schwangerschaft erleben. Das Kapitel basiert auf Auswertungen der Fragebogenangaben von vielen tausend anderen BabyCare-Teilnehmerinnen.

Kapitel 7 beschreibt mögliche Veränderungen der Gefühle in Liebe und Partnerschaft und spricht auch das Thema Sex an.

Kapitel 8 erläutert die derzeit wissenschaftlich gesicherten Risikofaktoren, die zu Schwangerschaftskomplikationen führen können. Dazu gehören Themen wie Rauchen, Alkohol- und Drogenkonsum, Ernährung und Gewicht, Reisen und Impfungen, Chemikalien und Umwelteinflüsse, Sport und Stress, aber auch Informationen zu Infektionskrankheiten und chronischen Krankheiten sowie möglicher Medikamenteneinnahme, Präeklampsie und Zwillingsschwangerschaften.

Zu jedem Thema wird in der Regel

- Zunächst die Verbreitung dieser Risiken in der weiblichen Bevölkerung im gebärfähigen Alter in Deutschland beschrieben
- Und im Anschluss daran die Bedeutung der einzelnen Risikofaktoren für die Schwangerschaft oder das Ungeborene erklärt.

In Bezug auf die Verbreitung der Risiken beziehen wir uns dabei auf Studien und geben immer die Quelle und das Erscheinungsjahr an. Werden Studien älteren Datums zitiert, lagen bei Drucklegung keine aktuelleren Daten für die Zielgruppe »Frauen im gebärfähigen Alter« oder für Schwangere vor. Dies ist vor dem Hintergrund der unzureichenden Datenlage in Deutschland leider häufiger der Fall.

Am Ende jeden Abschnitts haben wir für Sie jeweils konkrete Empfehlungen zur gesunden Schwangerschaft zusammengestellt.

> Kapitel 8 ist daher eher zum **Nachschlagen** gedacht, wenn Sie einzelne dieser Risikofaktoren aufweisen oder diese nicht ganz ausschließen können.

Kapitel 9 beschäftigt sich mit allem, was rund um die Geburt wichtig ist und hilft Ihnen bei den Geburtsvorbereitungen. Es gibt Hinweise zur Auswahl des Geburtsortes. Hier informieren wir Sie auch über die Möglichkeiten, mit den Geburtsschmerzen umzugehen, informieren über den Kaiserschnitt und das Stillen. Sie erhalten zudem Informationen darüber, welche Screeninguntersuchungen beim Neugeborenen durchgeführt werden und Hinweise für das Einrichten des Kinderzimmers.

Kapitel 10 informiert Sie über das Wichtigste für die Zeit nach der Geburt. Es erläutert die Besonderheiten der ersten Tage mit dem Neugeborenen, enthält Tipps für den Alltag, gibt Hinweise zum Babyblues und davon zu unterscheiden zur postpartalen Depression (PPD), informiert über den Kinderarzt und das Impfen und spricht auch das Thema Verhütung an, das nach der Geburt wieder an Bedeutung gewinnt.

Kapitel 11 enthält unsere Empfehlungen kurz zusammengefasst. Dort finden Sie auch praktische Tipps für den Alltag und wichtige Adressen und Anlaufstellen rund um die Schwangerschaft.

In Kapitel 12 wird Ihnen noch die Bedeutung der Fachausdrücke und Abkürzungen erklärt, die auch Ihre Frauenärztin/Ihr Frauenarzt verwendet. Über das anschließende Schlagwortverzeichnis können Sie die für Sie wichtigen Themen leicht finden.

Ganz am Ende des Handbuchs finden Sie das BabyCare-Gymnastikprogramm sowie das Tagebuch »**myBabyCare**«. Hier werden in übersichtlicher tabellarischer Form die Entwicklung des Kindes im Mutterleib und die normalen körperlichen und seelischen Veränderungen beschrieben, die Sie an sich wahrnehmen. Sie werden sehen, dass das für Sie ganz Ungewohnte offensichtlich völlig normal ist. Das sollte Sie beruhigen.

Zu jedem Schwangerschaftsmonat erhalten Sie in »myBabyCare« in Kurzform Informationen zu den Vorsorgeuntersuchungen, der Entwicklung des Kindes, zu körperlichen und seelischen Veränderungen und Beschwerden, zur Größen- und Gewichtsentwicklung des Kindes sowie Hinweise für Berufstätige. Auf der rechten Seite bieten wir Ihnen für jeden Schwangerschaftsmonat viel Platz in Form eines ganz persönlichen Tagebuchs. Nutzen Sie diesen Raum für Notizen zu den einzelnen Vorsorgeuntersuchungen und um

Gefühle, Gedanken, besondere Erlebnisse, aber auch Ängste aufzuschreiben. Welche Gedanken hatten Sie, als der Schwangerschaftstest das Ergebnis »schwanger« zeigte? Oder wie haben Sie die erste Zeit der Schwangerschaft erlebt? Wenn Sie Ihre Erinnerungen hier festhalten, haben Sie etwas zur Hand, wenn Ihr Kind Sie später einmal danach fragt.

Das Programm enthält auch einen **Fragebogen** – hier werden alle Faktoren abgefragt, die sich auf den Schwangerschaftsverlauf auswirken. Füllen Sie ihn möglichst im ersten Schwangerschaftsdrittel aus und senden ihn an uns. Sie erhalten dann **kostenlos** innerhalb von zwei Wochen eine persönliche Analyse Ihrer Situation (ein **Schwangerschaftsprofil**) mit auf Sie persönlich zugeschnittenen Empfehlungen.

> Den Fragebogen können Sie in der **BabyCare-App** ausfüllen (Kategorie »Ausführliche Analyse«). Wenn Sie es lieber analog mögen: Melden Sie sich bei uns (team@babycare.de) und wir schicken Ihnen einen Fragebogen in Papierform zu.

Sie können uns helfen, den Erfolg von BabyCare zu messen. Dazu machen Sie in der BabyCare-App unter der Rubrik nach der Geburt/Geburtsergebnis Angaben zu Ihrem Neugeborenen. Sie erstellen damit gleichzeitig eine Grußkarte, mit der Sie Freunde und Familie über die Ankunft des neuen Erdenbürgers informieren können.

Viel Platz, um Gedanken und Gefühle zu notieren, haben Sie also an vielen Stellen im BabyCare-Buch und in der BabyCare-App.

Damit haben Sie keinen reinen Schwangerschaftsratgeber, sondern ein Servicepaket, das Sie durch die gesamte Schwangerschaft begleiten will.

Mit unserer BabyCare-App erhalten Sie zusätzlich einen mobilen Begleiter für Ihre gesunde Schwangerschaft, der das BabyCare-Handbuch ergänzt. Einen Überblick über die App finden Sie auf der folgenden Seite.

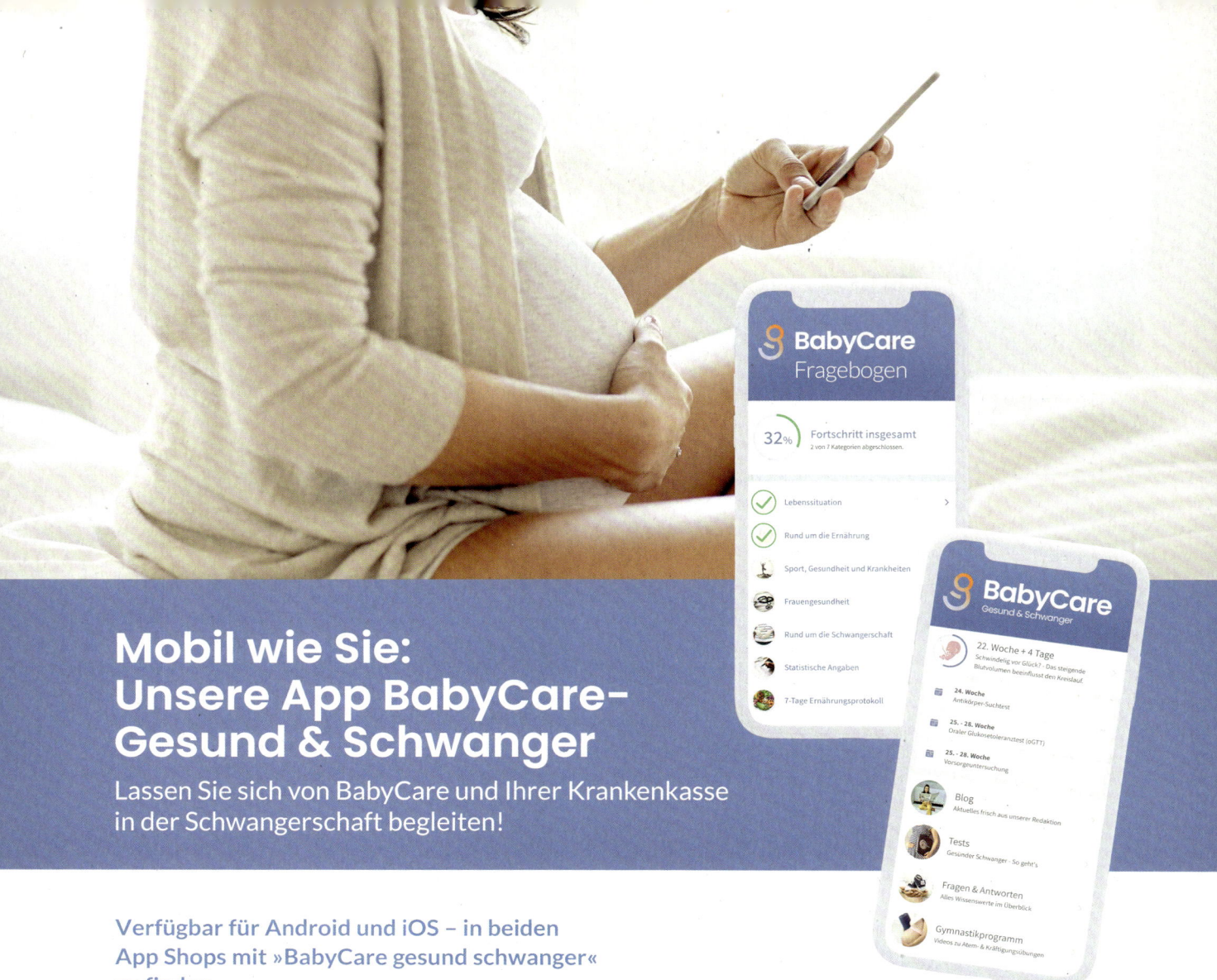

Mobil wie Sie:
Unsere App BabyCare-Gesund & Schwanger

Lassen Sie sich von BabyCare und Ihrer Krankenkasse in der Schwangerschaft begleiten!

Verfügbar für Android und iOS – in beiden App Shops mit »BabyCare gesund schwanger« zu finden.

Zur Teilnahme an BabyCare gehört auch die Nutzung unserer App – die Kosten dafür werden von mehr als 70 Krankenkassen übernommen. Viele unserer Kooperationspartner sind bereits in der App verfügbar – auch mit kassenspezifischen Zusatzleistungen und Informationen für Schwangere.

In der App können Sie

- Erfahren, was in jeder Schwangerschaftswoche passiert
- Prüfen, ob Sie mit Mikronährstoffen gut versorgt sind und ob Ihre Medikamente für Ihr Baby unbedenklich sind
- In der großen Fragen & Antworten Datenbank stöbern
- Den BabyCare Fragebogen ausfüllen und Ihre ausführliche Analyse anfordern
- Unser Gymnastikprogramm mit 7 Übungen als Videos inkl. bebilderter textueller Anleitung zu Hause durchführen
- Gesunde Rezepte für eine nährstoffoptimierte Ernährung nachkochen
- Unsere Entspannungsmusik "Du in mir" hören
- Mit derzeit 15 Kurztests heraufinden, welche Themen (Ernährung, Gewichtszunahme, Sport, Stress und vieles mehr) in der aktuellen Schwangerschaft wichtig sind und eventuell einer Anpassung bedürfen
- Nach der Geburt Ihres Babys eine Grußkarte erstellen und an Ihre Lieben versenden

Die App unterstützt Sie auch durch

- Erinnerungen an wichtige Termine und Untersuchungen
- Checklisten, um Ihnen organisatorisch unter die Arme zu greifen

Installieren, registrieren, freischalten – und positiven Einfluss auf den Verlauf Ihrer Schwangerschaft nehmen!

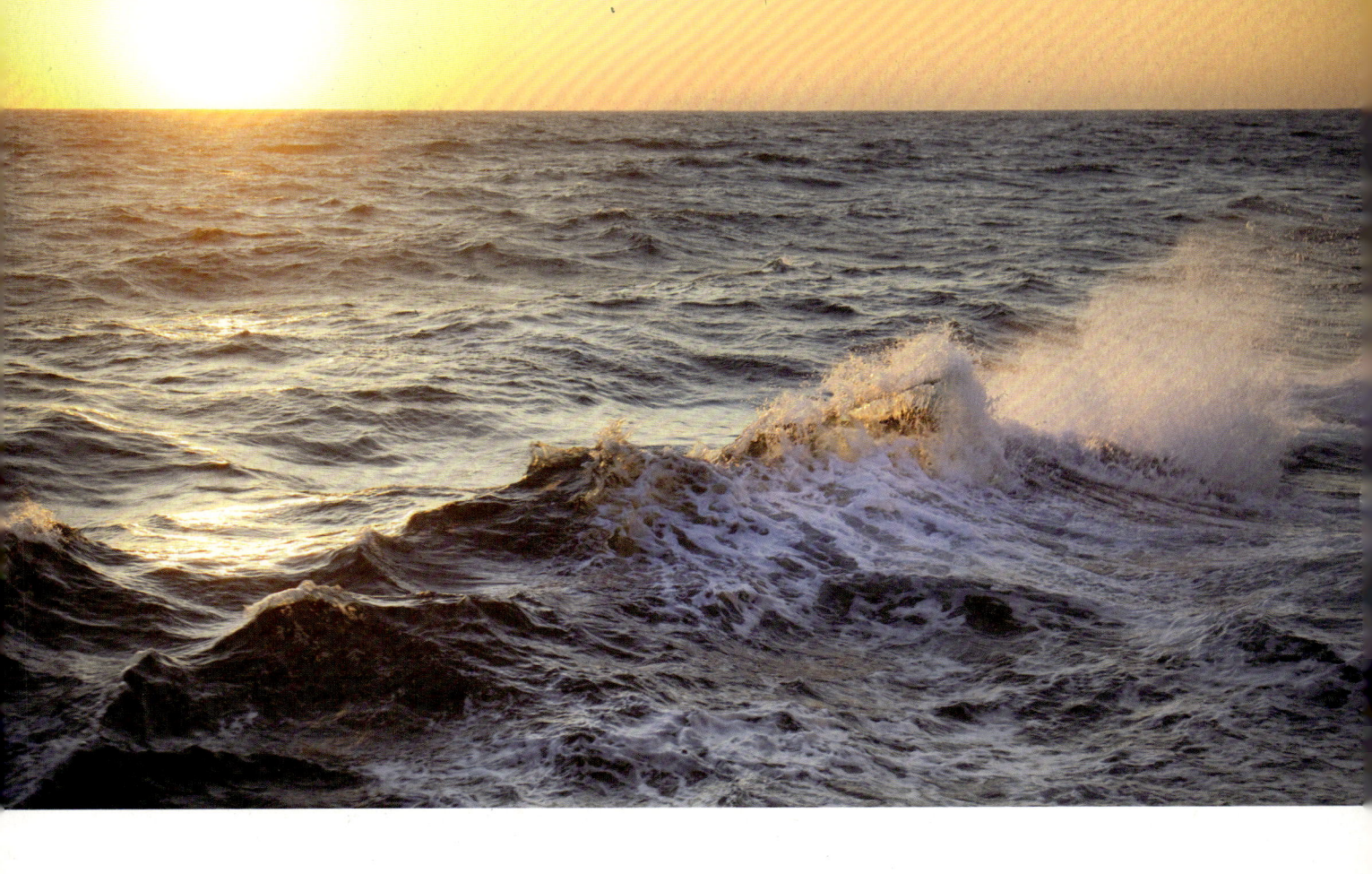

2 Warum die Gefühle Achterbahn fahren

Eine Schwangerschaft – vor allem die erste – und die an deren Ende stehende Geburt ist ein ganz besonderes Ereignis im Leben einer Frau. Sie verändert so gut wie alles: Familie, Partnerschaft, räumliche Wohnverhältnisse, Haushaltsbudget, Zeiteinteilung, Figur – das ganze bisherige Leben scheint umgekrempelt zu werden.

Eine Schwangerschaft stellt den Übergang in eine völlig neue Lebensphase dar. Um sich auf diese neue Lebensphase einstellen zu können, braucht es auch schon die Zeit einer gesamten Schwangerschaft – gerade beim ersten Kind. Der eigene Lebensrhythmus mit gewohnten Aktivitäten, Ruhepausen und dem Schlaf wird grundlegend auf den Kopf gestellt. Plötzlich trägt man Verantwortung für ein kleines Wesen, das seine Bedürfnisse durch Schreien äußern kann. Dieses kleine Wesen macht das mit einer großen Kompetenz und stellt Ihre eigenen Bedürfnisse in den Hintergrund. Die Sorge um das Kind ist ein neuer psychologischer Faktor, der eine große Rolle spielt. Mache ich alles richtig? Verstehe ich mein Kind? Was will mein Kind?

Häufig ist die erste Zeit zusammen mit dem Baby deutlich anders, als die Schwangerschaftsratgeber es erklärt haben. Frühzeitig wird man mit der Individualität des Babys konfrontiert und ist erstaunt, mit welcher Vehemenz dieses kleine Wesen seine Bedürfnisse durchsetzen kann. Zu diesem Thema hat eine amerikanische Psychologin über 1.000 Eltern (Mütter und Väter) befragt. In der Abbildung auf der übernächsten Seite sind die Ergebnisse dieser Befragung wiedergegeben.

Zweifelsfrei ist die Geburt eines Kindes die größte Veränderung im Leben einer Frau. Sie hat eine viel einschneidendere Bedeutung für die Frau als der Schulbeginn und die Pubertät des Kindes oder das Verlassen des Elternhauses.

Von den Befragten waren 78 Prozent der Auffassung, dass sich durch die Geburt des ersten Kindes ihr Leben stark veränderte. 53 Prozent gaben an, dass sich dadurch auch die Gefühle zu sich selbst stark veränderten und 30 Prozent schließlich fühlten sich durch die Geburt »ziemlich belastet«.

Ob eine Schwangerschaft gewollt, seit Jahren herbeigesehnt oder unerwartet eintritt, es ist immer erst mal ein kleiner Schock. Während der ersten drei Monate hat die Natur nicht vorgesehen, dass sich eine Frau mit ihrer Schwangerschaft identifizieren kann. Zunächst überwiegen die unangenehmen Beschwerden, die für den Schwangerschaftsverlauf zwar normal sind, aber als Krankheitsgefühl erlebt werden. Auch das Gefühl, schwanger zu sein, bleibt erst mal fremd und die Freude über die Schwangerschaft stellt sich nicht immer sofort ein.

Spätestens mit dem Einsetzen der ersten Kindsbewegungen fühlt man sich dann richtig schwanger. Stimmungsschwankungen, das Gefühl, die Verantwortung nicht tragen zu können, hässlich und nicht attraktiv zu sein und Tränenausbrüche gehören in die verschiedenen Phasen der Schwangerschaft, sind absolut normal und werden mit den vier Phasen der Schwangerschaft hier erklärt.

Die 40 Schwangerschaftswochen (abgekürzt SSW) lassen sich in **vier Phasen** aufteilen:

1. Verunsicherung (bis zur 12. SSW)
2. Anpassung (12.–20. SSW)
3. Konkretisierung (20.–32. SSW)
4. Vorbereitung auf die Geburt (ab der 32. SSW)

Diese Phasen verlaufen zwar unterschiedlich, weisen jedoch einige Gemeinsamkeiten auf. In jeder läuft nämlich ein ähnlicher Prozess ab. Am Anfang steht die Information, das Wissen um eine neue Situation. Die Frau erfährt, dass sie schwanger ist oder tritt in die nächste Phase der Schwangerschaft. Danach kommen die Gefühle ins Spiel. Gedanken zur neuen Situation und deren Bedeutung kreisen. Naturgemäß reagiert der Mensch auf bisher Unbekanntes mit Unsicherheit, vielleicht sogar mit Ängstlichkeit. Das Selbstbild der Frau gerät ins Wanken. Sie weiß nicht, wie sie mit der neuen Situation umgehen soll und ob sie diese gut bewältigen wird. Doch mit zunehmender Vertrautheit mit dem Neuen wachsen meist auch wieder Zuversicht und Selbstvertrauen.

Phase der Verunsicherung (bis 12. SSW)

Bei ungeplanten Schwangerschaften ist der Schock natürlich am größten, plötzlich zu erfahren, schwanger zu sein. Aber auch wenn schon lange ein Baby herbeigesehnt wurde, kann die Nachricht, dass es nun geklappt hat, zunächst äußerst gemischte Gefühle hervorrufen. Sind wir jetzt wirklich bereit, ein Baby zu bekommen? Was sagt der Freundeskreis? Reicht das Geld? Kann ich eine gute Mutter sein? Das Wissen, schwanger zu sein, löst eine Vielzahl von Fragen, Vorstellungen, Wünschen, Erwartungen, Befürchtungen und Ängsten aus. Eindeutige Antworten sind in dieser Phase selten, Stimmungsschwankungen bis hin zu Gefühlsverwirrungen dagegen häufig. Schlug man sich gestern noch mit Selbstzweifeln herum, so schwelgt man heute plötzlich in übermütigen Glücksgefühlen und ist doch morgen vielleicht schon wieder völlig verzagt.

Himmelhoch jauchzend, zu Tode betrübt – der häufige Wechsel der Gefühlslagen ist völlig normal. Die neue Rolle »werdende Eltern« wird nicht von einem auf den anderen Tag angenommen. Die Herausforderung der ersten Wochen besteht darin, die neue Situation in das bisherige Leben einzuordnen. Dies geschieht am besten mittels spielerischer Zukunftsplanung. Dabei kann man sich in der Fantasie in die neue Rolle hineindenken und sie so ausprobieren. Gespräche mit engsten Vertrauten helfen dabei, denn in dieser Zeit braucht die Schwangere viel emotionale und soziale Unterstützung. Die Verunsicherungsphase ist dann abgeschlossen, wenn sich die Frau mit der Schwangerschaft identifizieren kann und die Eltern ihre neue Rolle annehmen. In aller Regel werden dann auch die zukünftigen Großeltern, Verwandte, Freundinnen und Freunde sowie die Arbeitsstelle und die Arbeitskolleginnen und -kollegen über die Schwangerschaft informiert.

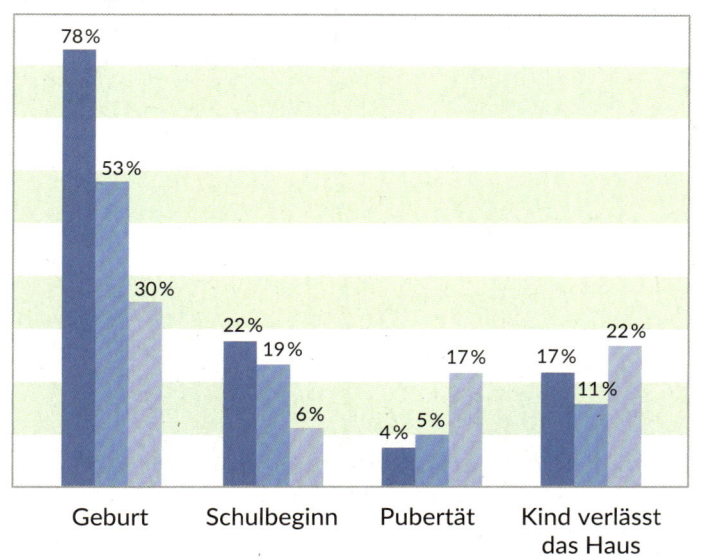

Phasen des Umbruchs – wie Kinder das Leben verändern
Quelle: Menaghan, E. 1982

- Mein Leben veränderte sich stark
- Meine Gefühle mich betreffend veränderten sich stark
- Ich fühlte mich dadurch ziemlich belastet

	Geburt	Schulbeginn	Pubertät	Kind verlässt das Haus
Mein Leben veränderte sich stark	78%	22%	4%	17%
Meine Gefühle mich betreffend veränderten sich stark	53%	19%	5%	11%
Ich fühlte mich dadurch ziemlich belastet	30%	6%	17%	22%

Phase der Anpassung (12.–20. SSW)

Freuen Sie sich auf die kommenden Wochen! Nach den ersten Wirren folgt eine ruhigere Zeit. Die Schwangerschaft wird akzeptiert, die ersten Beschwerden haben sich gelegt, der kleine Bauch ist schon bemerkbar und man wartet auf die ersten Kindsbewegungen. Die Unsicherheit bewegt sich jetzt um die Gedanken »ist alles in Ordnung?« Diese Zeit der Anpassung an das Neue ist in aller Regel eine Phase steigenden Wohlbefindens. Der Körper hat sich zunächst an den neuen Zustand gewöhnt.

Ein bisschen vertrauter wird es auch dadurch, dass in diesem Stadium das Kind auf dem Ultraschallbild bereits als kleiner Mensch zu erkennen ist. So hilft die moderne Technik den Eltern dabei, sich mit ihren neuen Rollen zu identifizieren.

Phase der Konkretisierung (20.–32. SSW)

»Da, es bewegt sich!« Mit diesem erstaunten Ausruf beginnt die sogenannte Konkretisierungsphase, in der die Schwangere sich allmählich an ihren wachsenden Bauch gewöhnt und eine intensive Beziehung zu dem anfangs noch so fremden Wesen aufbaut, das in ihr reift. Nun kann die Mutter ihr Kind ohne die Hilfe der Technik täglich selbst spüren. Es lebt und es wächst – nahezu alle Schwangeren empfinden bei dieser Feststellung Freude, Sicherheit und Erleichterung. Negative Gefühle, Ängste und Unsicherheiten sind jetzt bei den meisten wie weggeblasen.

Auch der Partner kann die Bewegungen des Kindes spüren, wenn er die Hand auf den Bauch legt und wird so in die Schwangerschaft einbezogen. Durch den wachsenden Bauch ist die Schwangerschaft jetzt auch deutlich sichtbar. Die Schwangere spürt, dass sie etwas Besonderes ist und von ihrer Umgebung auch so wahrgenommen wird.

Phase der Vorbereitung auf die Geburt (ab der 32. SSW)

Bald ist es so weit. Der Geburtstermin naht. Mehr und mehr stehen die Geburt und das Kind im Vordergrund. Ein Name muss gefunden werden, das Kinderbett wird gekauft, abends geht es zur Schwangerschaftsgymnastik und in den Geburtsvorbereitungskurs. All diese Aktivitäten tragen dazu bei, die neue Rolle besser zu verstehen und verstärken die Gewissheit, der neuen Lebenssituation gewachsen zu sein und diese bewältigen zu können.

Der herannahende Geburtstermin kann jedoch auch wieder Zweifel, Ängste und Unsicherheiten auslösen. Wie wird die Geburt verlaufen? Ist mein Kind gesund? Schaffe ich das alles?

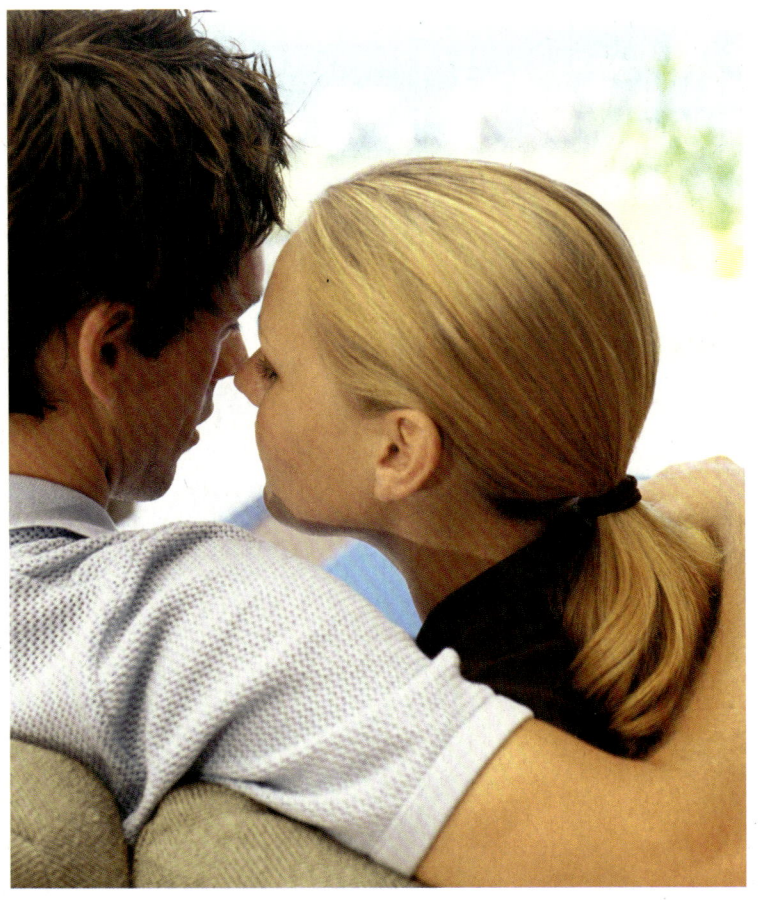

Für den werdenden Vater ist die Zeit der Schwangerschaft oft nicht leicht und es fällt ihm oft schwer, die Gefühle der Frau zu verstehen.

Trotzdem freuen sich viele Schwangere auf das baldige Ende der Schwangerschaft, da diese Phase auch durch mögliche Einschränkungen der körperlichen Beweglichkeit oder Beschwerden wie etwa häufiger Harndrang oder Rückenschmerzen geprägt sein kann.

Weiterhin ist das Bedürfnis der Schwangeren nach Schutz und Sicherheit in diesen letzten Wochen sehr ausgeprägt. Der gemeinsame »Nestbau« wirkt sich aber positiv auf das Wohlbefinden aus. Eine gute Gesundheit, wirtschaftliche Sicherheit und eine schöne Wohnung sind Dinge, die im Idealfall helfen, die psychische Belastung zu mindern. Auch wenn eine Frau ihre Sorgen auf mehrere Schultern verteilen kann – sei es auf die des Partners, der Eltern oder von Freundinnen und Freunden – dann wird sie sicherlich ruhiger werden.

Aber egal wie die persönlichen Verhältnisse aussehen, alle Frauen scheinen während der Schwangerschaft aus psychologischer Sicht betrachtet Ähnliches zu erleben.

Und der Partner?

Partnerschaften und Familien werden heutzutage in vielen unterschiedlichen Formen gelebt. Und das ist auch gut so. Schwangerschaften entstehen aber meist immer noch in Paarbeziehungen. Daraus ergibt sich, dass auch die Beziehung und der Partner in der »Gefühlsachterbahn« mitfahren.

Die Schwangerschaft und die Geburt verändern das Leben aller Beteiligten, das kann zunächst angsteinflößend sein. Dass der Partner die Schwangerschaft nicht am eigenen Leib erfährt, heißt nicht, dass er diese nicht miterlebt. Dies erklärt auch, warum werdende Väter häufiger erkranken als »nicht schwangere« Männer. Ähnlich wie ihrer schwangeren Partnerinnen klagen Männer oft über Beschwerden, die den Verdauungstrakt und die Wirbelsäule betreffen.

Und auch das »Gedankenkarussell«, das eine Schwangerschaft auslösen kann, macht vor den Partnern nicht halt. Wie geht es meiner Partnerin? Was kann ich tun, um sie zu unterstützen? Wie kann ich an der Schwangerschaft teilhaben? Was bedeutet die Schwangerschaft für unsere Beziehung? Wie wird die Geburt ablaufen? Können wir uns ein Kind finanziell leisten? Brauchen wir eine neue Wohnung oder ein neues Auto? Sind wir wirklich bereit, Eltern zu werden? Wie wird sich unser Leben verändern?

An dieser Stelle möchten wir Ihnen versichern, dass Sie nicht allein mit diesen Gedanken und Sorgen sind. Viele Paare haben ähnliche Gedanken und Gefühle. Deswegen möchten wir Ihnen raten, über diese zu sprechen und sich auszutauschen – miteinander, aber auch mit anderen. Am besten geht das mit Freunden, die auch Eltern werden oder bereits sind, aber auch in Geburtsvorbereitungskursen.

> In Kursen für Paare können Sie sich über die neue zukünftige Situation mit einem Kind austauschen oder Sie besuchen als werdender Vater einen Geburtsvorbereitungskurs nur für die Partner.

Haben Sie das Gefühl, zu der Schwangerschaft nichts beitragen zu können? Dies ist ein Irrtum. Sie sind jetzt die wichtigste Stütze Ihrer schwangeren Partnerin. Seien Sie für sie da, bieten Sie Hilfe an und haben Sie Verständnis für sie. Eine Schwangerschaft verändert so vieles im Leben, es verschiebt Prioritäten und Routinen. Vorlieben ändern sich möglicherweise. Wichtig ist, dass Sie offen sind für Veränderungen und gemeinsam darüber sprechen, wie Ihre Beziehung und Ihr Leben in Zukunft verlaufen soll. Sprechen Sie auch über Ihre eigenen Gefühle, mögliche Sorgen oder Ängste und Bedürfnisse. Dass Ihre Partnerin schwanger ist, heißt jedoch nicht, dass Sie sich nun alles gefallen lassen und ihr jeden Wunsch erfüllen müssen. Es bedeutet aber auch nicht, Ihre Partnerin mit ihren Bedürfnissen allein zu lassen. Sprechen Sie miteinander und finden Sie eine Lösung, mit der sich beide Partner wohlfühlen.

Wie kann ich an der Schwangerschaft meiner Partnerin teilhaben? Diesbezüglich raten wir Ihnen, Gewohnheitsveränderungen, die Ihre Partnerin gerade vornimmt, auch zu tätigen. Ernähren Sie sich zusammen gesund und ausgewogen, verzichten auch Sie auf Alkohol, Zigaretten und andere Drogen. Machen Sie gemeinsame Spaziergänge oder Sport, der in der Schwangerschaft geeignet ist. Gehen Sie zusammen zu einem Geburtsvorbereitungs- oder auch Säuglingspflegekurs und versuchen Sie, viele Termine zum Beispiel bei der Frauenärztin/dem Frauenarzt oder der Hebamme gemeinsam wahrzunehmen. Sprechen Sie von Anfang an mit Ihrem Kind im Bauch der Mutter und nehmen Sie über Ihre Hände Kontakt zu dem Baby auf, Sie werden merken, es wird anfangen, auf Ihre Stimme und Ihre Hände zu reagieren.

Möchten Sie bereits etwas Sichtbares für Ihr Kind tun? Übernehmen Sie die Renovierung und die Einrichtung des Kinderzimmers. Dies ist einerseits praktisch, da die Schwangere dies aufgrund möglicher Schadstoffe in Farben und Lacken nicht mehr selbst vornehmen sollte und es gibt Ihnen die Chance, Ihrem Kind ein Nest für die ersten Lebensjahre zu erschaffen, nachdem es das erste »Nest« – den Bauch Ihrer Partnerin – verlassen hat. Wichtige Hinweise und Tipps zur Gestaltung des Kinderzimmers finden Sie im Kapitel 9.8.

Auch unter der Geburt ist der Partner eine große Stütze für die Frau. Bleiben Sie an ihrer Seite, reichen Sie ihr etwas zu trinken, bringen Sie ihr einen nassen Waschlappen, halten Sie ihre Hand oder massieren Sie ihr den Rücken. Stellen Sie Fragen, die Ihre Partnerin nicht mehr selbst stellen kann und stehen Sie für ihre Wünsche ein, solange medizinisch nichts dagegen spricht. Das Allerwichtigste ist jedoch, dass Sie voll und ganz für Ihre Partnerin da sind.

Legen Sie also das Handy weg und schalten es am besten auf lautlos oder in den Flugmodus. Eine Geburt ist nicht die Zeit für Spiele, Social Media oder Filme. Und auch ungeduldige Verwandte zu Hause brauchen keine Live-Updates aus dem Kreißsaal. Dies stört die Geburt und hält Sie von Ihrer Partnerin fern. Bedenken Sie aber, auch wenn Sie selbst keine körperlichen Schmerzen erleiden, ist eine Geburt auch für den Partner kräftezehrend und anstrengend. Achten Sie auch für sich auf Ruhepausen, essen und trinken Sie regelmäßig und reden Sie Ihren Einsatz an der Seite Ihrer Partnerin nicht klein. Auch Sie leisten in dieser außergewöhnlichen Situation eine wichtige Aufgabe.

Mit der Geburt ist das Kind jetzt plötzlich »wirklich da«. Versuchen Sie die erste intensive, gefühlsturbulente Zeit zu dritt zu genießen und nicht Vorstellungen und Idealbilder zu erfüllen. Dafür ist in den nächsten Jahren noch genug Zeit. Lernen Sie Ihr Kind und Ihre Partnerin – nun in ihrer Mutterrolle – in Ruhe kennen und spüren Sie, wie sich das neue Leben als kleine Familie anfühlt.

Auch wenn Sie in dieser Zeit Ihrer Partnerin vieles abnehmen möchten, damit sie sich ausruhen kann, lassen Sie es ruhig angehen. Die Wohnung muss nicht perfekt aussehen und es muss auch nicht jeden Tag Besuch vorbeikommen. Versorgen Sie das Kind gemeinsam, das stärkt auch die familiäre Bindung. Auch das Stillen kann eine gemeinsame Aufgabe sein. Helfen Sie dabei, die richtige Position zu finden oder das Kind anzulegen und bringen Sie Ihrer Partnerin etwas zu trinken. Vergessen Sie nicht, Sie sind ein Team und von nun an gemeinsam für einen neuen Menschen verantwortlich.

In der ersten Zeit mit dem Kind können auch wieder Unsicherheiten und Ängste auftreten oder das Gefühl, dass die eigenen Bedürfnisse nicht genug erfüllt werden. Auch jetzt ist es wichtig, mit Ihrer Partnerin offen darüber zu sprechen und sich auszutauschen, vielleicht geht es ihr ja ähnlich.

> Sprechen Sie auch mit Freunden, der Hebamme oder der Frauenärztin/dem Frauenarzt darüber, diese können Ihnen sicher wertvolle Tipps geben.

Wenn das zweite Kind kommt – Geschwisterkinder einbeziehen

Die zweite Schwangerschaft ist für viele Paare einfacher, da sie ja bereits wissen, was in dieser Zeit passiert und welche Veränderungen eintreten werden.

Aber das Erstgeborene und zukünftige Geschwisterkind betritt hier völliges Neuland. Es wird allem mit Freude entgegensehen, aber auch Ängste haben. Bereiten Sie Ihr Kind gut und langsam auf die neue Zeit vor. Es ist wichtig, das Erstgeborene möglichst schon in der Schwangerschaft mit am Geschehen teilhaben zu lassen. Erklären Sie, wie das Kind in Ihrem Bauch wächst. Lassen Sie es die Hände auf Ihren Bauch legen und fühlen, wie das Baby sich bewegt und strampelt.

Wichtig ist, dass Sie immer bei der Wahrheit bleiben. Beschreiben Sie das Baby realistisch als hungriges, schreiendes Windelbündel und nicht als Super-Spielgefährten.

Später können Sie das große Geschwisterkind aussuchen lassen, welche der Ex-Spielsachen aus der eigenen Babyzeit für den Neuankömmling geeignet sind und welches es dem Baby weiterverschenken will. So entsteht ein Gefühl, ernst genommen zu werden. Das erstgeborene Kind lernt so, sich leichter von Dingen zu trennen, die es nicht mehr braucht.

Beziehen Sie auch hier Ihren Partner mit ein. Gewöhnen Sie Ihr Kind bereits in der Schwangerschaft daran, dass Papa beispielsweise abends die Geschichte zum Einschlafen vorliest oder es in die Betreuungseinrichtung bringt.

Wenn das Baby dann da ist, erfordert dieses Ihre ganze Aufmerksamkeit. Ein Geschwisterkind kann sich da leicht vernachlässigt fühlen. Nehmen Sie sich also auch Zeit für Ihr erstgeborenes Kind und schenken Sie ihm viel Zuwendung.

❶ Empfehlung

Beziehen Sie Ihren Partner in Ihre Schwangerschaft mit ein. Lassen Sie ihn teilhaben an Ihren Gedanken und Gefühlen und reden Sie miteinander, was Sie jeweils in dieser veränderten Lebenssituation beschäftigt.

Nutzen Sie lieber frühzeitig die angebotenen Hilfen als zu spät. Schwangersein will gelernt werden. Suchen Sie Kontakt zu anderen Schwangeren. Daraus können auch Kontakte für die spätere Betreuung Ihres Kindes in einer Kindergruppe entstehen.

Einige Männer sind sehr vorsichtig und skeptisch im Umgang mit dem Neugeborenen und haben Angst, dem kleinen Wesen etwas zu tun. Wie wäre es, wenn der Partner den Säuglingspflegekurs besucht?

Motivieren Sie Ihren Partner dazu, das Handbuch BabyCare zu lesen. Denn auch für den werdenden Vater ist es wichtig zu wissen, was in dieser Zeit in Ihrem Körper passiert und wie die Geburt abläuft. Damit auch er versteht, dass Ihre Gefühle von einem zum anderen Moment verrückt spielen können. So teilen Sie auch Ihre Ängste und Erfahrungen.

Wenn Sie Ihr zweites Kind erwarten, lassen Sie Ihr Erstgeborenes möglichst früh am Geschehen teilhaben, so kann sich Ihr Kind langsam an die neue Situation gewöhnen. Schenken Sie Ihrem erstgeborenen Kind viel Aufmerksamkeit und Zuwendung.

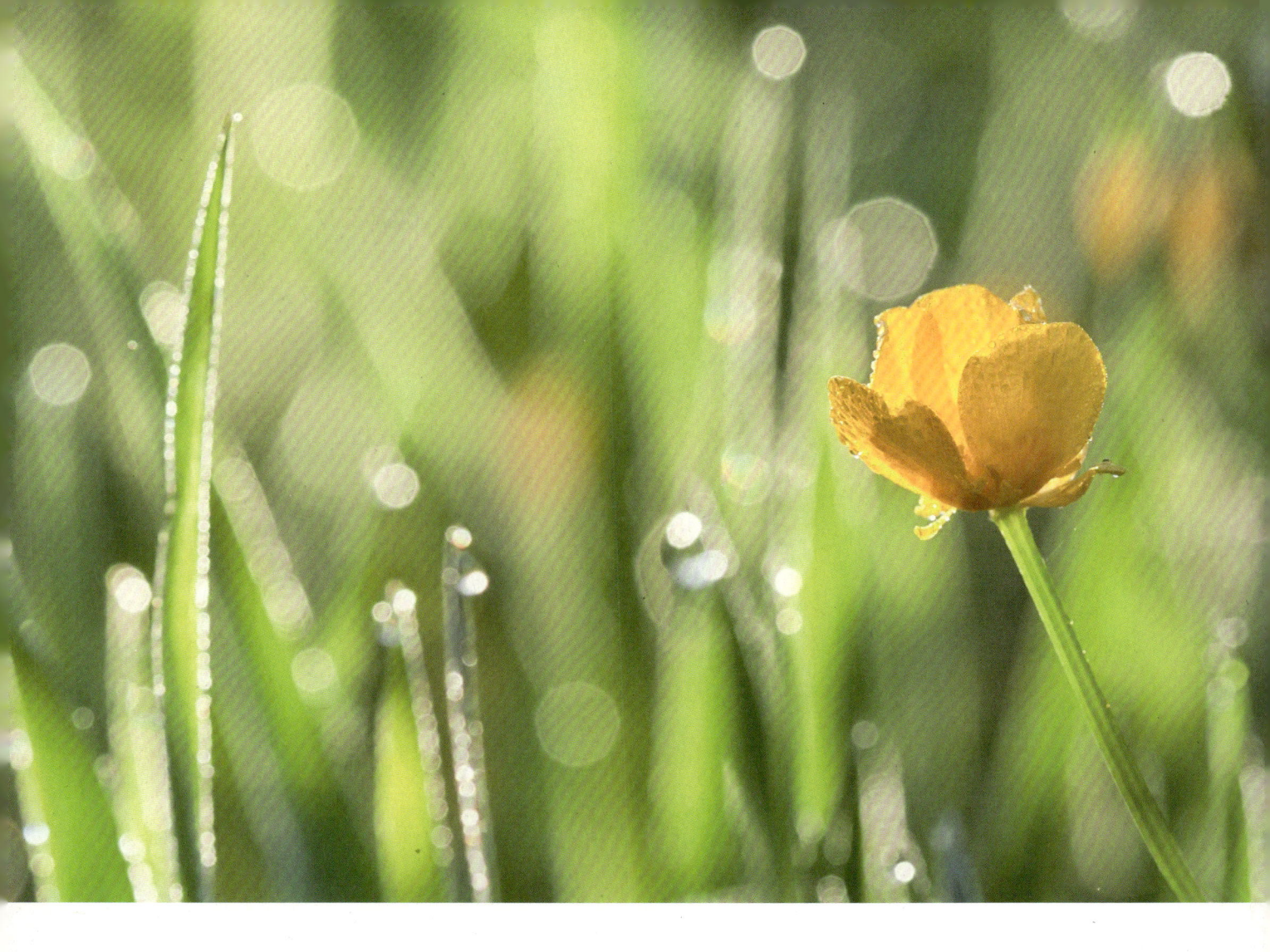

3 Die Schwangerschaft – so verläuft sie normal

Wenn Ihre monatliche Regelblutung ausbleibt und der Schwangerschaftstest zu Hause positiv ist, lassen Sie sich baldmöglichst einen Untersuchungstermin bei Ihrer Frauenärztin/Ihrem Frauenarzt geben, um eine Schwangerschaft festzustellen. Bei einer sehr frühen Untersuchung kann bei schwankenden Zyklen das Schwangerschaftsalter und der spätere Geburtstermin genauer bestimmt werden. Nachdem die Schwangerschaft festgestellt wurde, beginnen die regelmäßigen Untersuchungen der Mutterschaftsvorsorge.

Nach den ersten Untersuchungen erhalten Sie den Mutterpass. In ihm werden alle Vorsorgeuntersuchungen, alle Testergebnisse und eventuelle weitere Untersuchungen genau festgehalten. Der Mutterpass ist ein wichtiges Dokument. Sie sollten ihn während der Schwangerschaft immer bei sich haben und auch zur Geburt mitnehmen. Auch eine eventuell eintretende weitere Schwangerschaft wird hier wieder dokumentiert.

Ihre Frauenärztin/Ihren Frauenarzt werden Sie in Zukunft regelmäßig sehen. Zunächst sind bis zur 32. Schwangerschaftswoche Vorsorgetermine im Abstand von vier Wochen vorgesehen und anschließend alle zwei Wochen. Wenn der errechnete Geburtstermin überschritten ist, sind zwei Kontrolltermine pro Woche üblich. Nutzen Sie bitte dieses Angebot und nehmen Sie alle Vorsorgetermine wahr.

Besprechen Sie dabei mit Ihrer Frauenärztin/Ihrem Frauenarzt alles, was Ihnen im Zusammenhang mit Ihrem Kind, Ihrer Schwangerschaft und Ihrer Gesundheit wichtig erscheint.

Bei den Vorsorgeterminen werden unter anderem folgende Untersuchungen durchgeführt und im Mutterpass festgehalten:

- Messung des Körpergewichts
- Messung des Blutdrucks
- Urinuntersuchung auf Eiweiß- und Zuckerwerte
- Blutuntersuchungen: Blutgruppe, Rhesusfaktor, roter Blutfarbstoff, Lues (Syphilis), Hepatitis-B-Test, HIV-Infektion (nach Rücksprache mit Ihnen) und gegebenenfalls andere Infektionserkrankungen (zum Beispiel Toxoplasmose oder Cytomegalie Virus Infektion (CMV)) sowie ein Screening auf Gestationsdiabetes
- Untersuchung des Bauches, um den Fundusstand (Größe der Gebärmutter) und im späteren Schwangerschaftsverlauf die Kindslage festzustellen
- Abhören der kindlichen Herztöne mittels Ultraschallverstärker
- Untersuchung der Hände und Beine auf Schwellungen (Ödeme) und Krampfadern (Varikosis)
- Vaginale Untersuchung (Gebärmutterhals, gegebenenfalls Scheidensekret, pH-Messung) und vaginale Sonografie (Ultraschall) der Zervix (des Muttermundes)

Ihre Frauenärztin/Ihr Frauenarzt hat für einige Untersuchungen gesonderte Informationsblätter für Sie.

Einige zusätzliche Vorsorgeuntersuchungen werden Ihnen angeboten und Sie müssen selbst entscheiden, ob Sie diese durchführen lassen. Dazu gehören unter anderem der HIV-Test (siehe dazu auch Kapitel 8.11), der Test auf Gestationsdiabetes, die Bestimmung des Rhesusfaktors beim Kind und der Bluttest auf Trisomien (NIPT).

Für diese Untersuchungen hält Ihre Frauenärztin/Ihr Frauenarzt jeweils spezielle Informationsblätter vorrätig, die Sie bei der Entscheidungsfindung für oder gegen diese Untersuchungen unterstützen sollen.

3.1 Den Mutterpass verstehen

Der Mutterpass enthält viele medizinische Fachbegriffe und die Ergebnisse der Untersuchungen werden oft in Abkürzungen eingetragen. Für den medizinischen Laien wird dieses wichtige Dokument schnell zu einem Buch mit sieben Siegeln.

Damit Sie die Informationen, die der Pass über Sie und die Entwicklung Ihres Kindes enthält, besser verstehen können, erläutern wir im Folgenden die einzelnen Begriffe und Vermerke.

Bei der ersten Vorsorgeuntersuchung erhebt Ihre Frauenärztin/Ihr Frauenarzt zuerst eine **Anamnese**. Sie werden nach bei Ihnen bestehenden Krankheiten sowie Krankheiten in Ihrer Familie, nach Ihren Lebensumständen, Ihrem sozialen Umfeld und Ihrer Berufstätigkeit sowie speziell zu Ihrer gynäkologischen Vorgeschichte befragt.

Dabei werden folgende Begriffe verwendet, die wir hier kurz erläutern:

- Gravida: bezeichnet die Zahl der Schwangerschaften (mit Fehlgeburten und gegebenenfalls Schwangerschaftsabbrüchen) einschließlich der jetzigen Schwangerschaft
- Para: gibt an, wie viele Kinder bereits geboren wurden
- Diabetes mellitus: Zuckerkrankheit
- Hypertonie: Bluthochdruck (>140/90 mmHg)

- Genetische Krankheiten: vererbbare Krankheiten (in der eigenen Familie, aber auch bei dem Vater des Kindes oder seiner Familie)
- Rhesus-Inkompatibilität: Unverträglichkeit des Rhesus-Faktors des Blutes von Mutter und Kind
- Adipositas: Übergewicht
- Sterilitätsbehandlung: Kinderwunschbehandlung
- SSW: Schwangerschaftswoche
- Mangelgeburt: untergewichtiges Neugeborenes
- Post partum: nach der Geburt
- Uterusoperation: operativer Eingriff an der Gebärmutter (zum Beispiel Operation am Muttermund, vorheriger Kaiserschnitt)
- Konzeptionstermin: Tag der Empfängnis

Die Angaben zu den **vorangegangenen Schwangerschaften** werden mit folgenden Begriffen dokumentiert:

- Sectio: Kaiserschnitt
- Vag. Operation: Vaginal-operative Geburt (Zangen- oder Sauggglockengeburt)
- Abort (A°): Fehlgeburt
- Abruptio/Interruptio (I°): Schwangerschaftsabbruch
- EU: Extra-Uteringravidität (Bauchhöhlen- oder Eileiterschwangerschaft)

Für die Gesundheit Ihres Kindes ist es wichtig, eine Immunität gegen Röteln zu haben. Nehmen Sie bitte Ihr **gelbes Impfbuch** mit zur ersten Vorsorgeuntersuchung, damit dies überprüft werden kann. Sollten keine zwei Impfungen gegen Röteln nachgewiesen sein, wird ein Röteln-Antikörpertest durchgeführt und das Ergebnis im Mutterpass eingetragen.

An dieser Stelle erfolgt auch ein Eintrag, ob eine Impfung gegen Influenza (echte Grippe) und Pertussis (Keuchhusten) in der Schwangerschaft durchgeführt wurde. Mehr Informationen zum Thema Impfen im Kapitel 8.7.

Im **Gravidogramm**, dem aufklappbaren Teil des Mutterpasses, ist der Schwangerschaftsverlauf grafisch dargestellt. Hier werden alle Vorsorgeuntersuchungen im Einzelnen festgehalten:

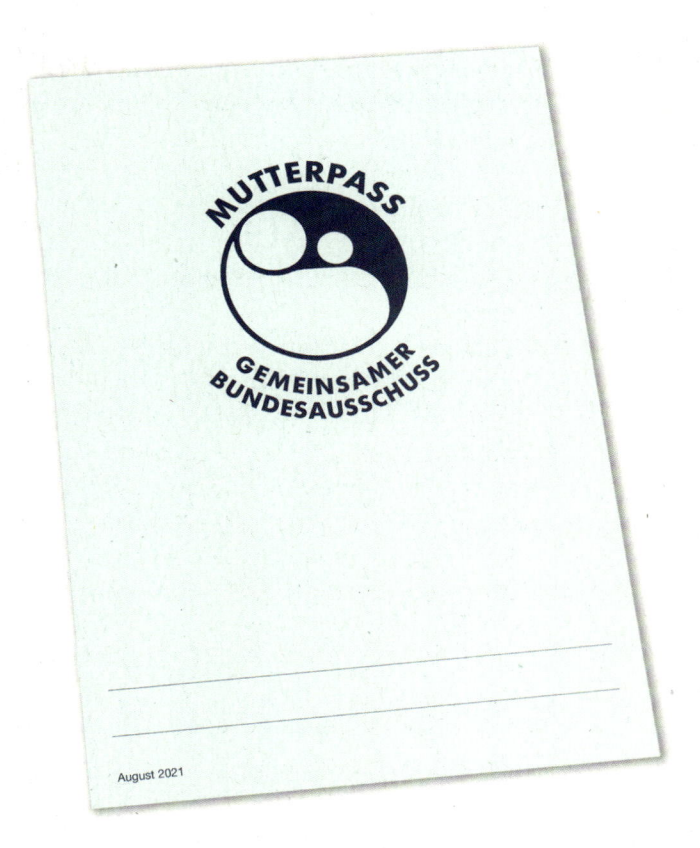

Im Mutterpass werden alle für die Schwangerschaft wichtigen Informationen dokumentiert. Sie sollten ihn stets bei sich tragen.

- Anti-D-Prophylaxe: Schutz gegen eine Rhesus-Unverträglichkeit bei künftigen Schwangerschaften, wenn der Rhesusfaktor der Mutter negativ ist und das Kind Rh-positiv, was durch eine genetische Blutuntersuchung bei der Mutter nachgewiesen werden kann (Nicht Invasiver Pränataltest – NIPT)
- Fundusstand: Höhenstand der Gebärmutter
- Symph. Fundusabstand: Länge zwischen der Symphyse (Schambein) und dem höchsten Punkt der Gebärmutter (in Zentimetern)
- Ödeme: Wassereinlagerungen im Gewebe
- Varikosis: Krampfadern
- RR (syst./diast.): Systolischer (oberer) und diastolischer (unterer) Blutdruckwert
- Hb (Ery): Blutfarbstoff (Zahl der roten Blutkörperchen), hieraus geht hervor, ob die Schwangere Eisen einnehmen muss
- Urin: Untersuchung auf Eiweiß- und Zuckerwerte und bei Beschwerden eine bakteriologische Untersuchung des Sedimentes (»Bodensatz« des Urins)
- Vaginale Untersuchung: Untersuchungen durch die Scheide

> **ⓘ Info**
> **Laboruntersuchungen (Blut- und Urintests) im Rahmen der Vorsorge**
>
> **Antikörper-Suchtest:**
> Mithilfe des Antikörpersuchtests wird festgestellt, ob im Blut der Mutter natürliche Antikörper gegen Antigene fremder roter Blutkörperchen gebildet wurden oder ob irreguläre Antikörper im Blut der Schwangeren vorhanden sind. Darüber hinaus wird mit dem Antikörpersuchtest geprüft, ob eine Rhesusunverträglichkeit besteht.
>
> **Fetaler RHD-Status:**
> Bestimmung des Rhesusfaktors des Ungeborenen mittels einer mütterlichen Blutuntersuchung (nur bei Rhesus-negativen Schwangeren).
>
> **Nachweis von Chlamydia trachomatis-Antigen:**
> Chlamydien sind Bakterien, die Schleimhäute befallen und Entzündungen der Lunge, der Augen oder der Harnorgane verursachen können. Mit einer Urinprobe wird festgestellt, ob bei der Schwangeren eine Chlamydieninfektion vorliegt, denn sie erhöht das Risiko einer Fehl- oder Frühgeburt.
>
> **LSR:**
> Lues-Serologie, Untersuchung auf die Geschlechtskrankheit Syphilis.
>
> **Nachweis von HBs-Antigen:**
> Der Bluttest ermittelt, ob Sie Hepatitis-B-Antikörper haben. Bei positivem Test muss Ihr Baby direkt nach der Geburt behandelt und geimpft werden.
>
> **Blutuntersuchung auf Toxoplasmose:**
> Toxoplasmose ist eine Infektionskrankheit, die durch den Verzehr von rohem oder unzureichend gebratenem Fleisch, unzureichend gewaschenem Salat (aber auch beispielsweise von Erdbeeren) übertragen werden kann. Eine Übertragung kann auch durch den Kontakt mit Katzenkot erfolgen. Nach den derzeitigen Mutterschaftsrichtlinien ist der Toxoplasmosetest keine allgemeine Kassenleistung, sondern eine individuelle Gesundheitsleistung (IGeL), die selbst bezahlt werden muss. Die Kosten der Untersuchung werden nur bei klinischen Anzeichen einer Infektion (wie zum Beispiel einer Lymphknotenschwellung) übernommen. Viele Krankenkassen übernehmen die Kosten für den Toxoplasmosetest jedoch als **Zusatzleistung**. Fragen Sie diesbezüglich bei Ihrer Krankenkasse nach.
>
> **HIV-Screening:**
> In Deutschland wird dieses Screening allen Schwangeren in jeder Schwangerschaft empfohlen, da eine Ansteckung manchmal unbemerkt geschieht. Der Test wird in den Vorsorgeuntersuchungen angeboten und ist für Schwangere kostenlos. Das Ergebnis wird *nicht* in den Mutterpass eingetragen.
>
> Weitere Informationen zu Blutuntersuchungen auf Ihren individuellen Infektionsschutz (zum Beispiel gegen **CMV**) und die dafür entstehenden Kosten bekommen Sie von Ihrer Frauenärztin/Ihrem Frauenarzt.

Durch Ultraschalluntersuchungen kann das Kind im Mutterleib bildlich dargestellt werden. Nach den Mutterschaftsrichtlinien werden derzeit allen gesetzlich krankenversicherten Schwangeren insgesamt drei Basis-Ultraschalluntersuchungen angeboten, die in der 9. bis 12. Schwangerschaftswoche (SSW), in der 19. bis 22. SSW und in der 29. bis 32. SSW durchgeführt werden.

Ihre Frauenärztin/Ihr Frauenarzt händigt Ihnen vor dem ersten Ultraschallscreening ein ausführliches Merkblatt aus, das Sie über diese Ultraschalluntersuchungen detailliert informiert.

Der Begriff »Screening« bedeutet im Übrigen Suchtest oder Reihenuntersuchung.

Im Folgenden werden die im Mutterpass für die Ultraschalluntersuchungen verwendeten Begriffe und Abkürzungen sowie deren Bedeutung erklärt.

Beim **ersten Ultraschallscreening** wird untersucht, ob die Schwangerschaft in der Gebärmutter sitzt (intrauteriner Sitz) und ob ein Embryo darstellbar ist, bei Mehrlingsschwangerschaften, ob die Mehrlinge sich eine Fruchthöhle und eine Plazenta teilen (monochorial). Die Herzaktion wird dargestellt und es wird der Kopf-Querdurchmesser (BPD; biparietaler Durchmesser) oder die Scheitelsteißlänge (SSL) gemessen und beurteilt, ob Auffälligkeiten vorliegen und das Kind zeitgerecht entwickelt ist. Konsiliaruntersuchung heißt, dass eine weitere

Ärztin/ein weiterer Arzt für die Diagnose hinzugezogen wurde.

2. Screening: Hier können Sie wählen, ob Sie zusätzlich zu der Basisuntersuchung (im Mutterpass grau hinterlegt) eine erweiterte Basisuntersuchung möchten, die auch bestimmte Körperteile des Kindes genauer untersucht. Für die Basisuntersuchung wird Folgendes eingetragen:

- Plazentalok./-struktur: Sitz und Aufbau des Mutterkuchens in der Gebärmutter
- FOD/KU: frontookzipitaler Durchmesser (Durchmesser des Kopfes von Stirn zu Hinterhaupt/Kopfumfang)
- ATD: abdominaler Transversaldurchmesser (Querdurchmesser des kindlichen Bauches)
- APD/AU: Anterior-posterior Durchmesser – Durchmesser des kindlichen Bauches (der Wirbelsäule bis zum Nabel)/Abdomenumfang (kindlicher Bauchumfang)
- FL: Femurlänge (Länge des Oberschenkelknochens)

Bei der erweiterten Basisultraschalluntersuchung (dem sogenannten 2b-Screening) gibt es folgende medizinische Fachausdrücke:

- Ventrikelauffälligkeiten: Verdacht auf Wassereinlagerungen im Gehirn (Hydrocephalus)
- Dorsale Hautkontur: möglicher Hinweis auf Spina bifida (offener Rücken)
- Persistierende Arrhythmie: unregelmäßiger Herzschlag des Kindes
- Konturunterbrechung der vorderen Bauchwand: Ist die vordere Bauchwand geschlossen?

3. Screening: Hier wird kontrolliert, ob die Schwangerschaft sich weiter gut entwickelt.

Nur wenn es besondere medizinische Gründe gibt, können außerhalb der Basis-Ultraschalluntersuchungen noch andere Ultraschalluntersuchungen wie der Fein-Ultraschall (auch Organ-Ultraschall genannt) notwendig werden. Auch die Dopplersonografie wird nur bei Bedarf eingesetzt, zum Beispiel, wenn die Größenentwicklung des Kindes verzögert ist.

Besondere Befunde im Schwangerschaftsverlauf werden in Abschnitt B des Mutterpasses mit folgenden Begriffen festgehalten:

- Dauermedikation: Medikamente, die regelmäßig eingenommen werden müssen
- Abusus: Missbrauch (zum Beispiel von Medikamenten, Drogen, Alkohol oder Zigaretten)
- Placenta praevia: Die Plazenta liegt nicht wie üblich im oberen Bereich der Gebärmutter, sondern über oder nahe dem Gebärmutterhals. In einem späteren Stadium der Schwangerschaft können schmerzfreie, aber starke Blutungen auftreten. Wenn die Placenta nahe dem Entbindungstermin weiterhin über dem Muttermund liegt, ist ein Kaiserschnitt nötig.
- Hydramnion/Polyhydramnion): vermehrte Fruchtwassermenge
- Oligohydramnie: verminderte Fruchtwassermenge
- Plazenta-Insuffizienz: mangelhafte Funktion des Mutterkuchens, über den die Ernährung und Sauerstoffversorgung des Kindes im Mutterleib erfolgt
- Isthmozervikale Insuffizienz: Verschlussschwäche des Gebärmutterhalses
- Anämie: Blutarmut
- Indirekter Coombs-Test positiv: positiver Antikörper-Suchtest; das heißt, die Schwangere hat Antikörper gegen das Blut des Babys gebildet
- Hypotonie: niedriger Blutdruck
- Gestationsdiabetes: in der Schwangerschaft neu auftretende Zuckerkrankheit
- Lageanomalie: für die Geburt ungünstige Lage des Kindes im Becken (Beckenendlage (BEL) oder Querlage)

Zwischen der 25. und 28. Schwangerschaftswoche wird Ihnen auch – falls Sie nicht an Diabetes mellitus erkrankt sind – ein zweistufiger Test angeboten, der ermittelt, ob Sie einen **Schwangerschaftsdiabetes** entwickelt haben (siehe Kapitel 8.9 und Kapitel 8.12). Lassen Sie diesen Test unbedingt durchführen.

Zunächst erhalten Sie im Rahmen der Vorsorgeuntersuchung eine Zuckerlösung zum Trinken. Nach einer Stunde wird Blut abgenommen und Ihr Blutzuckerwert bestimmt (Vortest). Ist der

Wert auffällig, muss in den nächsten Tagen ein zweiter Test (Bestätigungstest, oGTT) durchgeführt werden, bei dem Sie nüchtern morgens in die Praxis einbestellt werden. Ihnen wird dreimal Blut abgenommen und der Blutzuckerwert gemessen (vor Einnahme der Zuckerlösung, nach einer und nach zwei Stunden). Bei einer bestimmten Wertüberschreitung wird die Diagnose »Schwangerschaftsdiabetes« gestellt und das Ergebnis im Mutterpass dokumentiert. Die weitere Betreuung in der Schwangerschaft wird dann zusammen mit einer(m) auf Gestationsdiabetes spezialisierten Fachärztin/Facharzt erfolgen.

Gegen Ende der Schwangerschaft (ab der 28. Woche) werden bei Bedarf auch kardiotokographische Befunde erhoben. In der unter CTG oder Herzton-Wehenschreiber bekannten Untersuchung werden über einen Zeitraum von etwa 20 Minuten die kindlichen Herztöne und eine eventuell vorhandene Wehentätigkeit der Mutter aufgezeichnet. Das CTG gibt Hinweise darauf, wie es dem Kind geht, ob die Herzfrequenz normal ist und ob das Kind durch auftretende Wehen gestresst ist.

In der Abschlussuntersuchung (Epikrise) werden abschließend Angaben zur Schwangerschaft gemacht und die Geburt und die ersten Untersuchungen des Kindes dokumentiert. Folgende Begriffe werden verwendet:

- Ante partum: vor der Geburt
- APGAR-Zahl: Beurteilung der Lebensfrische des Kindes direkt nach der Geburt und dann nach fünf und zehn Minuten (siehe hierzu auch Seite 153)
- pH-Wert: Säuregrad des Blutes in der Nabelschnurarterie.

Außerdem werden auf dieser Seite Angaben zum Wochenbettverlauf eingetragen.

Nach der Geburt sind zwei frauenärztliche Untersuchungen und Beratungen der Wöchnerin vorgesehen. Der erste Termin soll innerhalb der ersten Woche nach der Entbindung stattfinden. Dabei soll das Hämoglobin (Hb-Wert) bestimmt werden.

Eine weitere Untersuchung bei der Frauenärztin/dem Frauenarzt erfolgt etwa sechs, spätestens jedoch acht Wochen nach der Entbindung. Hier werden Sie abschließend beraten, noch einmal gynäkologisch untersucht und es erfolgt eine Blutdruckmessung sowie eine Urinuntersuchung. Es können dann auch fehlende Impfungen nachgeholt werden.

> Es ist wichtig, diese beiden frauenärztlichen Termine wahrzunehmen, um sicher zu sein, dass die Rückbildungsvorgänge nach der Geburt ordnungsgemäß verlaufen sind.

3.2 Die zehn Schwangerschaftsmonate

Sie haben richtig gelesen: zehn Schwangerschaftsmonate. Aber jeder weiß doch, dass eine Schwangerschaft nur neun Monate dauert. Ja, für den Laien schon, aber medizinisch korrekt wird die Schwangerschaft nach Mondmonaten zu je 28 Tagen berechnet und beginnt am ersten Tag der letzten Periode. Von diesem Zeitpunkt an dauert eine Schwangerschaft üblicherweise 280 Tage, das sind 40 Wochen oder zehn Mondmonate. Nach dem Sonnenkalender berechnet entspricht dies einer Schwangerschaftsdauer von etwa neun Monaten.

Frauen mit einem regelmäßigen Zyklus von 28 Tagen können sich den Geburtstermin ihres Babys leicht selbst ausrechnen.

Beispiel für die Berechnung des Geburtstermins:

Erster Tag der letzten Periode	01.07.2023
+ 7 Tage	08.07.2023
+ 1 Jahr	08.07.2024
− 3 Monate	08.04.2024

Ist ein Schwangerschaftstest nach Ausbleiben der letzten Periode positiv ausgefallen, ermitteln Sie den ersten Tag der letzten Periode, zählen zuerst sieben Tage und dann nochmals ein Jahr dazu. Von diesem Datum ziehen Sie drei Monate ab. Daraus ergibt sich der Geburtstermin. Da der erste Tag der letzten Regelblutung

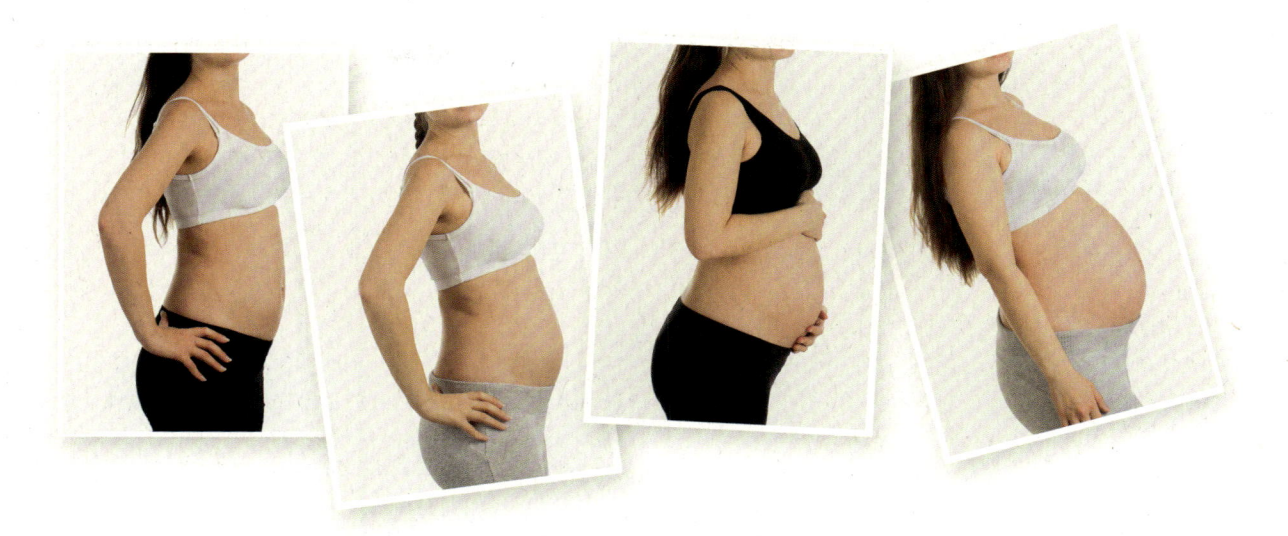

Zu jeder Phase der Schwangerschaft gehören bestimmte Vorsorgeuntersuchungen, deren Ergebnisse im Mutterpass festgehalten werden.

den meisten Frauen bekannt ist, beginnt an diesem auch die Zählung der Schwangerschaftswochen, obwohl die eigentliche Befruchtung (Konzeption) erst rund 14 Tage später erfolgt.

Wenn Sie die BabyCare-App nutzen, wird Ihr Geburtstermin dort ganz bequem berechnet. Sie können dort entweder den ersten Tag der letzten Monatsblutung angeben oder – wenn Sie es denn genau wissen – den Tag, an dem die Befruchtung stattgefunden hat.

Zwar gebären 80 bis 90 Prozent aller Frauen innerhalb einer Spanne von zehn Tagen vor oder nach dem errechneten Termin, doch Sie sollten sich darauf nicht verlassen und nicht zu genau planen. Ihr Kind hat seinen eigenen Plan. Nur vier Prozent der Kinder kommen pünktlich am errechneten Geburtstermin zur Welt.

In den Übersichtstabellen des persönlichen Tagebuchs »my BabyCare« am Ende dieses Handbuches schildern wir den normalen Verlauf einer Schwangerschaft.

Monat für Monat verfolgen Sie damit die körperlichen und seelischen Veränderungen, die Sie an sich selbst feststellen können. Für jeden Monat gibt es Informationen zu den vorgesehenen Vorsorgeuntersuchungen, zu üblichen Schwangerschaftsbeschwerden, zur Entwicklung des Kindes und seinem Größen- und Gewichtswachstum und es gibt Hinweise für Berufstätige, was in welchem Schwangerschaftsmonat wichtig ist.

Auf der rechten Seite einer jeden Monatsübersicht ist dann viel Platz, auf dem Sie dann Ihre eigenen Erfahrungen und Veränderungen notieren und damit als Erinnerung für später festhalten können.

❗ Empfehlung

Nutzen Sie das Schwangerschaftstagebuch »my BabyCare« am Ende des Handbuchs, um sich einen Überblick über jeden einzelnen Schwangerschaftsmonat zu verschaffen und halten Sie Ihre eigenen Erlebnisse als Erinnerungen für später fest.

So informativ und übersichtlich diese Angaben in den Übersichtstabellen für die einzelnen Schwangerschaftsmonate auch sind, sie sollten stets bedenken, dass alle dort angegebenen Zeiten und Maße **Durchschnittswerte** sind, die individuell abweichen können. Sie brauchen also nicht beunruhigt zu sein, wenn manche Zustände bei Ihnen etwas früher oder etwas später eintreten.

Sollten bei Ihnen größeren Abweichungen auftreten, wird Ihre Frauenärztin/Ihr Frauenarzt dies ansprechen.

3.3 Übliche Beschwerden und solche, die Sie ernst nehmen sollten

Vor allem die ersten Wochen einer Schwangerschaft können – aber müssen nicht – unangenehm sein. Übelkeit, Unwohlsein und Erbrechen kommen wegen der hormonellen Veränderungen in Ihrem Körper häufiger vor. Auch später können psychische und körperliche Allgemeinsymptome wie Müdigkeit, Harndrang, Krämpfe in den Beinen, Nasenschleimhautentzündung, Nasenbluten, Schlafstörungen und Rückenschmerzen öfter oder verstärkt auftreten. So abschreckend sich diese Aufzählung anhört, dies alles kann vorkommen und bewegt sich doch im Rahmen des Üblichen. Was dagegen zu tun ist, erfahren Sie im nächsten Kapitel. Wenn diese Symptome oder Beschwerden über längere Zeit auftreten, sollten Sie Ihre Frauenarztpraxis aufsuchen.

Generell gilt: Nehmen Sie bitte jeden der Vorsorgetermine bei Ihrer Frauenärztin/Ihrem Frauenarzt wahr. Falls Sie einmal einen versäumen sollten – das kann vorkommen – machen Sie einen neuen Termin aus. Kontrollieren Sie Ihre Gewichtszunahme und achten Sie auf Ihren Gesundheitszustand, denn dabei geht es auch um die Gesundheit Ihres Babys. Aber hören Sie nicht täglich ängstlich in sich hinein.

Bei den folgenden Beschwerden oder Vorkommnissen sollten Sie sich umgehend mit Ihrer Frauenärztin/Ihrem Frauenarzt in Verbindung setzen, der dann über eine weitere Diagnostik und mögliche Maßnahmen entscheidet:

- Blutungen aus der Scheide
- Starke und anhaltende Bauchschmerzen in den ersten Wochen der Schwangerschaft, ungewöhnliche Schmerzen im Unterbauch
- Starke Gewichtszunahme
- Abgehendes Fruchtwasser (vorzeitiger Blasensprung); Symptome wie ein tropfender Wasserhahn
- Häufige, starke Kopfschmerzen
- Schwindel, Schmerzen, Augenflimmern (Hinweiszeichen auf Bluthochdruck)
- Häufiges Nasenbluten
- Anhaltendes leichtes oder plötzlich hohes Fieber
- Stechende Schmerzen im Oberbauch gegen Ende der Schwangerschaft
- Schwellungen im Gesicht, an Händen, Füßen und Gelenken (Ödeme)
- Starke und anhaltende Kopfschmerzen in der späten Schwangerschaft

Sollten Sie in Ihrer Frauenarztpraxis niemand antreffen (zum Beispiel am Wochenende), wenden Sie sich an die nächste Entbindungsklinik.

3.4 Was Sie gegen Schwangerschaftsbeschwerden tun können

In den zehn Monaten der Schwangerschaft verändert sich sehr viel in Ihrem Körper. Das geht bei vielen Frauen mit Beschwerden einher. Da es sich dabei in der Regel nicht um krankhafte Zustände handelt, sondern um Umstellungsprobleme und Wachstumsschmerzen, kann man nicht wirklich die Ursachen behandeln. Dennoch ist es möglich, viele »Zipperlein« zu lindern.

Hier haben wir für Sie stichwortartig bewährte Tipps und Hausmittel zusammengestellt, die gegen mögliche Beschwerden helfen können.

Wenn es sich bei Ihren Beschwerden nicht um eine Befindlichkeitsstörung, sondern um einen krankhaften Zustand handelt, der behandelt werden muss, ist Ihre Frauenärztin/Ihr Frauenarzt zuständig. Wenden Sie sich auch dahin, wenn sich die Beschwerden durch die hier vorgeschlagenen Maßnahmen nicht bessern.

Eine besondere Rolle bei der Behandlung und Linderung der schwangerschaftsbedingten »Zipperlein« spielen oft sogenannte Aromaöle, die man in Drogerien oder Apotheken kaufen kann. Mit Aromaölen in einer Duftlampe können Sie im ganzen Raum einen schönen Duft verbreiten, eine Kombination für Ihr persönliches »Riechfläschchen« zusammenstellen, Ihr Massageöl herstellen (insgesamt 15–30 Tropfen auf 100 Milliliter Öl) oder als Badezusatz verwenden (für ein Vollbad 8–15 Tropfen mit etwas

Honig, Sahne oder Salz vermischt ins Wasser geben).

Da Aromaöle unter bestimmten Umständen auch möglicherweise unerwünschte Wirkungen haben können, besprechen Sie mit Ihrer Frauenärztin/Ihrem Frauenarzt oder Ihrer Hebamme, welche Aromaöle Sie bei welchen Beschwerden einsetzen können.

Blähungen
- Fenchel-Anis-Kümmel-Tee (bei Bedarf, nicht regelmäßig trinken)
- In Ruhe essen, gut kauen
- Auf Zucker und Weißmehl verzichten

Blutarmut
Wichtig sind genügend Eisen, Folsäure, Vitamin C und Vitamin B12. Wenig Kaffee und schwarzen Tee trinken, weil diese die Aufnahme dieser Mikronährstoffe hemmen.

Blutdruck zu niedrig
- Ausreichend trinken
- Bürstenmassagen
- Nicht zu warm baden oder duschen
- Wechselduschen/-bäder für Arme und Beine
- Kreislaufanregende gymnastische Übungen
- Schwimmen
- Flott gehen
- Atemübungen
- Yoga

Brustspannen
- Gut stützenden Büstenhalter tragen
- Brustmassage mit dem Öl, das Sie für Ihren Bauch verwenden, aber die Brustwarzen dabei aussparen
- Ein warmes Bad mit einem entspannendem Badezusatz

Hämorrhoiden
- Auflagen mit Quark oder geriebener roher Kartoffel
- Mit Schwedenbitter (Apotheke) oder Apfelessig betupfen, anschließend Ringelblumensalbe oder Beinwellsalbe
- Kühle Sitzbäder mit Hamamelis, Eichenrinde, Beinwell oder Brennnessel
- Keine scharfen Gewürze essen

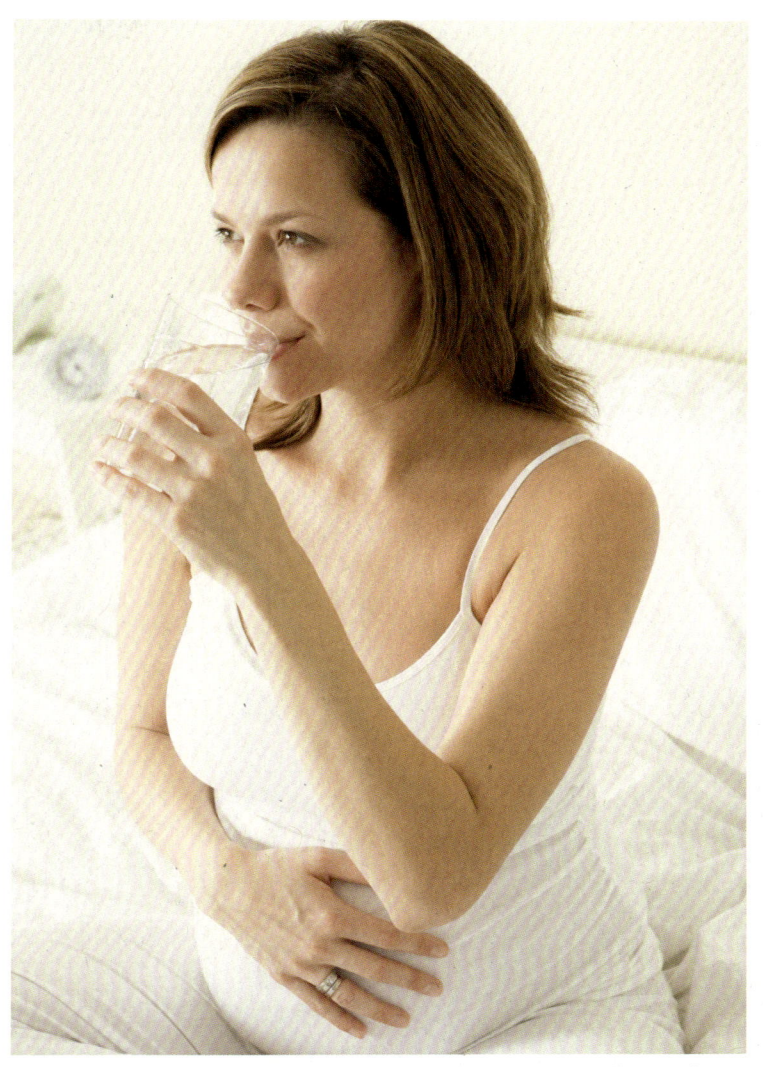

Wenn Ihr Blutdruck zu niedrig ist, achten Sie auf jeden Fall auch darauf, ausreichend zu trinken.

- Für leichten Stuhlgang sorgen (nicht pressen)
- Salben oder Zäpfchen aus der Apotheke (es gibt auch naturheilkundliche)

Harnwegsbeschwerden
- Müssen immer ärztlich abgeklärt werden
- Keine parfümierten, desinfizierenden Intimpflegemittel mit Konservierungsstoffen verwenden und wenn möglich auf das dauerhafte Tragen von Slipeinlagen verzichten
- Unterwäsche aus Naturfasern tragen (häufig wechseln!)
- Weißen Zucker vermeiden
- Vitamin C macht den Urin sauer und hemmt so das Wachstum pathogener Keime
- Auf warme Kleidung, besonders auf warme Füße achten

Hautjucken (Pruritus)
- Muss immer ärztlich abgeklärt werden
- Abwaschung oder Bad mit Apfelessig, Kleie- oder Molkebad

Krampfadern (Varizen)
- Kreislauf anregen, zum Beispiel zügig gehen
- Schwimmen
- Für guten Stuhlgang sorgen (siehe Verstopfung)
- Öfter mal die Beine einige Minuten hochlagern oder senkrecht an einer Wand in die Höhe strecken, dann mit den flachen Händen beklopfen und zum Herz hin streichen (eventuell mit Rosskastanienextrakt, Krampfadernöl oder einem Gel aus der Apotheke)
- Keine Kniestrümpfe tragen
- Die Beine nicht übereinanderschlagen und nicht im Schneidersitz sitzen
- Stützstrümpfe tragen

Rückenschmerzen
- Achten Sie auf Ihre Haltung beim Stehen und Gehen!
- Übungen auf allen Vieren (Katzenbuckel); Gymnastikbeispiele mit Übungen speziell bei Kreuzschmerzen finden Sie in den Gymnastikübungen am Ende des Handbuchs. Eine Hebamme, Physiotherapeut/-in oder Yogalehrer/-in kann auch mit Übungen helfen, zum Beispiel in einem Schwangerenkurs. Auch Massagen können helfen; Vorsicht im Kreuzbeinbereich, kann wehenanregend wirken
- Schwimmen im warmen Wasser, vor allem Rückenschwimmen oder Aquafitness für Schwangere

Verstopfte Nase
Sie ist eine normale Begleiterscheinung der Schwangerschaft.

- Pflanzliches Nasenspray oder Nasenbalsam aus der Apotheke

Ödeme
- Immer ärztlich abklären lassen
- Für mehr Ruhe sorgen
- Belastung, Stress abbauen
- Körperwarmes Fußbad in einer gesättigten Salzlösung

Schlafprobleme
- Atem- und Entspannungsübungen
- Entspannungsmusik hören
- Warmes Fußbad
- Heiße Milch trinken oder Tee aus Melisse, Orangenblüten (nur kurz ziehen lassen), Hopfen, Beruhigungs- oder Schlaftee-Mischung
- Alkoholfreies Bier trinken

Sodbrennen
- Langsam essen, gut kauen, kleine Portionen
- Beim Essen nicht trinken, dafür zwischen den Mahlzeiten reichlich Flüssigkeit zu sich nehmen
- Magenstärkend wirken Senf, Meerrettich, Hopfentee und Ingwer (nicht bei Wehenbereitschaft)
- Keine scharf gebratenen, fettgebackenen, schwer verdaulichen Nahrungsmittel; auch Süßes und Kaffee reizen den Magen
- Nach dem Essen nicht gleich flachliegen
- Mit erhöhtem Oberkörper schlafen

Essen:
Gut sind Karotten, Kartoffeln, Gerste, Hafer, Milch, Quark, Mandeln oder Nüsse; so lange wie möglich kauen.

Bei hartnäckigen Beschwerden Heilerde für die innerliche Anwendung (Apotheke) in Wasser auflösen und trinken.

> *Achtung:*
> Säurebindende Medikamente nur auf ärztliche Empfehlung einnehmen.

Übelkeit, Erbrechen
Da diese Beschwerden oft mit niedrigem Blutzucker zusammenhängen, helfen ein kleiner Imbiss (Zwieback) und gesüßter Tee morgens vor dem Aufstehen oder eine kleine Zwischenmahlzeit (immer einen Müsliriegel dabei haben). Auch Ingwer kann helfen (Tee, Sticks, Ingwer in den Bauchnabel legen). Aber Vorsicht bei Wehenbereitschaft!

Tee: Fenchel, Anis, Melisse, Pfefferminze, Himbeerblätter oder eine Tasse Wasser mit einem Esslöffel Apfelessig

Nahrungsergänzungsstoffe: Genügend Eisen, Magnesium, Vitamin B (vor allem B1 und B6), viel Vitamin C (Früchte, schwarzer Johannisbeersaft), siehe auch magenstärkendes bei Sodbrennen

> Gegen Übelkeit kann auch Akupunktur helfen. Fragen Sie Ihre Frauenärztin/Ihren Frauenarzt oder Ihre Hebamme!

Verstopfung
Sie kommt häufig vor und wird durch Eisengaben verstärkt. Keine starken Abführmittel nehmen; sie könnten Wehen auslösen.

- Mithilfe der Ernährung für einen regelmäßigen weichen Stuhlgang sorgen: viele Ballaststoffe, zusätzlicher Milchzucker, indische Flohsamen (auf genügend Flüssigkeitszufuhr achten)

Wadenkrämpfe
Sie können auf Magnesium- oder Calciummangel hindeuten.
- Kreislauf anregen mit flottem Gehen
- Schwimmen
- Massagen

Wenn die Krämpfe vor allem nachts auftreten, vor dem Schlafengehen Fußgymnastik, Wechselbäder oder -duschen der Beine, anschließend mit kreislaufanregendem Mittel (Apotheke oder Hebamme fragen) beklopfen und massieren.

Zahnfleischbluten
- Mund mit Salbei, Myrtetinktur, Mundwasser spülen

Vorzeitige Wehen
Senkwehen etwa vier Wochen vor der Geburt sind normal und meist werden die Kinder vier Wochen nach dem Senken des Leibes geboren. Aber nicht alle Babys senken sich vorher, sondern manche erst unmittelbar vor der Geburt. Schwangerschaftswehen, die nicht regelmäßig, sondern nur ab und zu kommen, sind als Übungswehen normal. Dabei wird der Bauch hart. Das kann bereits ab der 20 Schwangerschaftswoche vorkommen und tritt oft auf, wenn sich Mutter oder Kind kräftig bewegen.

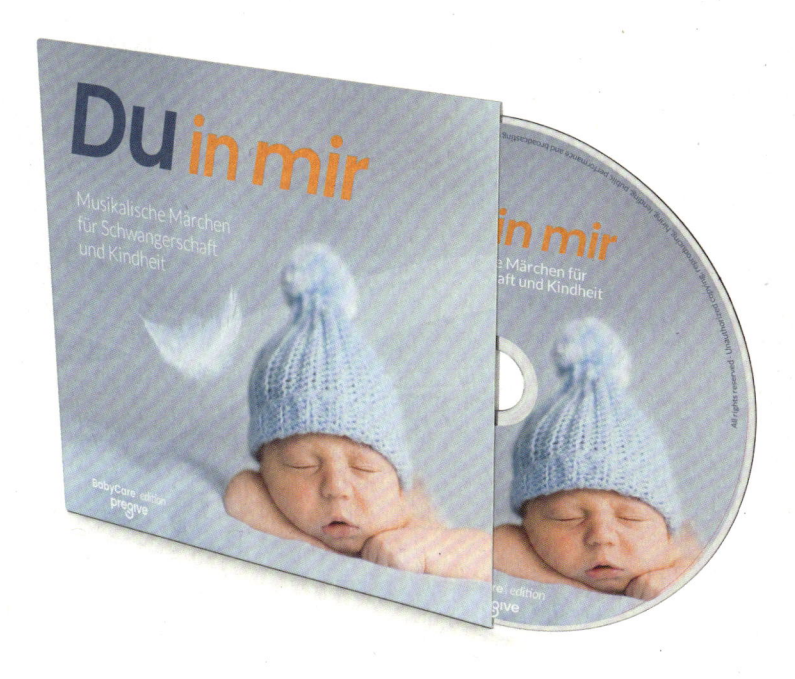

»Du in mir«, Entspannungsmusik für Mutter und Kind, zu bestellen unter: www.babycare.de

Bei regelmäßigen vorzeitigen Wehen hier folgende Tipps:

- Auf genügend Schlaf achten: Schwangere sollen zehn Stunden täglich schlafen!
- Für äußere und innere Ruhe sorgen, also ein geruhsames, faules Leben führen
- Konflikte austragen oder Kontakte mit Menschen, über die man sich ärgert, meiden (egal, ob Schwiegereltern oder bei der Arbeit)
- Entspannungsübungen aus dem Geburtsvorbereitungskurs regelmäßig machen
- Yoga, autogenes Training
- Entspannungsmusik hören
- Husten behandeln
- Verstopfung und Blähungen behandeln

Beruhigende Tees: Melisse, Hopfenblüten (als Tee oder alkoholfreies Bier), Lavendel, Beruhigungs- und Schlaftee – Mischungen **ohne** Himbeer- und Brombeerblätter (lockert das Gewebe)

*Teemischung**: Baldrian, Thymian, Hopfen, Melisse, Johanniskraut, Majoran: pro Tag zwei Tassen schluckweise über den ganzen Tag verteilt trinken
(*Rezeptur aus: Ingeborg Stadelmann, 2018, »Die Hebammensprechstunde«)

Alles, was wehenanregend wirkt, sollten Sie unbedingt vermeiden.

- Keine koffeinhaltigen Getränke (Kaffee, schwarzen Tee, Cola und Ähnliches) trinken
- Keine chininhaltigen Getränke (Bitter Lemon, Tonic)
- Keine Manipulation oder Stimulation der Brustwarzen
- Bei weichem Muttermund Vorsicht mit Himbeer- und Brombeerblättertee (entspannt das Gewebe auch im Becken)
- Durchfall behandeln
- Nicht zu heftig abführen, aber für regelmäßigen, weichen Stuhlgang sorgen
- Nicht fasten und nicht dursten
- Keine körperlichen Anstrengungen, bei denen der Bauch hart wird
- Bauchmuskulatur schonen
- Nicht vornüberbeugen, sondern in die Knie gehen (um beispielsweise kleine Kinder aufzuheben, sich erst setzen, dann das Kind auf den Schoß nehmen)
- Bauch nicht mit großen kreisenden Bewegungen behandeln, sondern mit sehr kleinen Kreisen oder zupfen oder mit Hautrollen über den Bauch wandern, um ihn zu pflegen

Kräuter und Gewürze, die zu meiden sind: Petersilienwurzel, Basilikum, Oregano, Verbene/Eisenkraut, Zimt, Nelken, Ingwer, Kardamom (wichtig in der Weihnachtszeit).

> Übrigens: Frauen, die Wehen auslösen wollen, sollten 200 Gramm Zimtsterne pro Tag essen.

❗ Empfehlung

Lassen Sie sich bei der Verwendung von Aromaölen von Ihrer Frauenärztin/Ihrem Frauenarzt oder Ihrer Hebamme beraten, nicht alle sind bei bestimmten Beschwerden geeignet. Falls Sie homöopathische Arzneimittel zu sich nehmen: Vorsicht bei der Verwendung von ätherischen Ölen. Hier kann es zu Wechselwirkungen kommen.

Auch bei der Verwendung von pflanzlichen oder homöopathischen Präparaten sollten Sie in der Schwangerschaft immer Ihre Frauenärztin/Ihren Frauenarzt zu Rate ziehen.

Tee- und Ölrezepte können Sie sich auch in der Apotheke mischen lassen.

Seien Sie vorsichtig bei Ratschlägen von Laien. Auch was sonst hilft, kann in der Schwangerschaft schädlich sein.

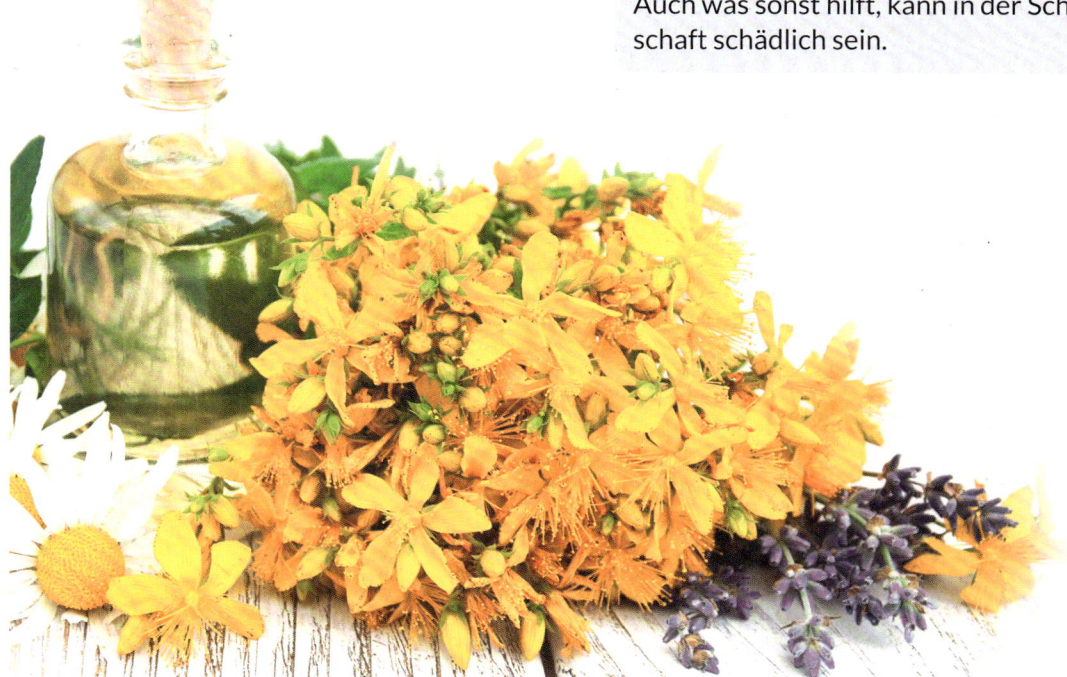

Gegen viele Beschwerden in der Schwangerschaft bieten Naturprodukte wirksame Hilfe.

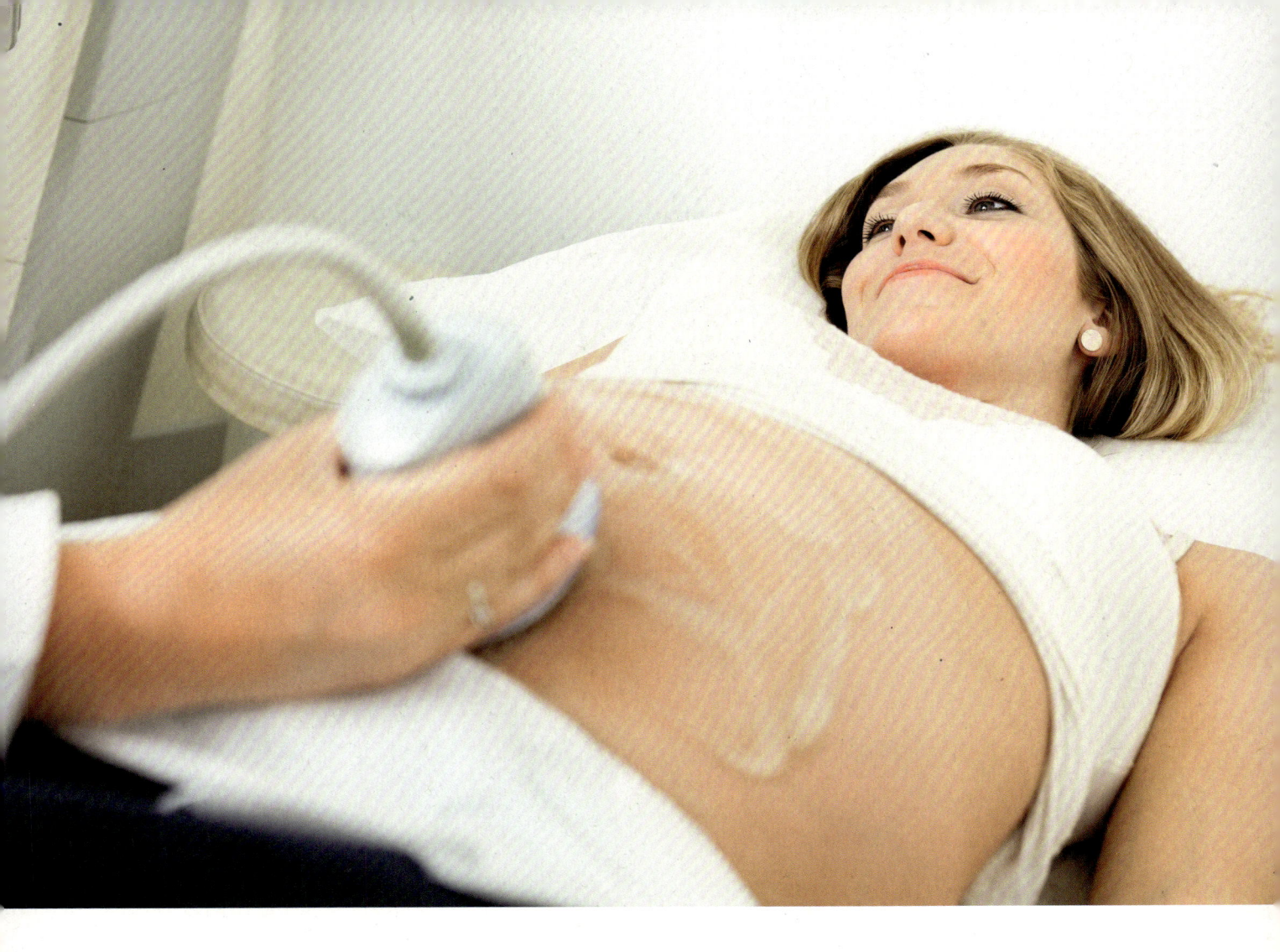

4 Betreuung in der Schwangerschaft

Bei Ihrer Frauenärztin/Ihrem Frauenarzt sollen Sie sich in guten Händen fühlen. Das ist wichtig, denn während der Schwangerschaft werden Sie sich noch häufiger sehen als bisher.

Frauenärztinnen/Frauenärzte sind die nach der Allgemeinmedizin am häufigsten besuchte Fachrichtung und liegen damit weit vor der Inanspruchnahme zum Beispiel von Internistinnen/Internisten. In den jüngeren Altersgruppen werden Frauenärztinnen/Frauenärzte in gleicher Häufigkeit aufgesucht wie Ärztinnen/Ärzte für Allgemeinmedizin.

Die Mehrzahl der Frauen ist außerdem mit der frauenärztlichen Versorgung sehr zufrieden. 88 Prozent vergeben die Schulnoten eins und zwei. Fast alle würden die von ihnen besuchte Frauenarztpraxis auch einer guten Freundin oder Bekannten weiterempfehlen (siehe Abbildungen auf der folgenden Seite).

In der Schwangerschaft nehmen die Arztbesuche bei Frauenärztinnen/Frauenärzten in erster Linie wegen der regelmäßigen Vorsorgeuntersuchungen an Häufigkeit zu. Neben Ihrer Frauenärztin/Ihrem Frauenarzt werden Sie sich im Verlauf der Schwangerschaft gegebenenfalls auch von einer Hebamme betreuen lassen. In vielen Gegenden sind Hebammen oft stark ausgebucht. Machen Sie sich deshalb also so früh wie möglich auf Hebammensuche.

4.1 Die Frauenärztin/ der Frauenarzt

Seit den 60er Jahren des letzten Jahrhunderts gibt es in Deutschland die Schwangerenvorsorge nach den Mutterschaftsrichtlinien, die kontinuierlich weiterentwickelt wird, um auf neue Herausforderungen zu reagieren. Es gibt kein bevölkerungsbezogenes Präventionsprogramm,

Betreuung in der Schwangerschaft

Inanspruchnahme von ausgewählten niedergelassenen Ärztinnen/Ärzten in den letzten 12 Monaten durch Frauen (mind. einmal)
Quelle: RKI / DGES1/2008-2011 (2013) n=4.092

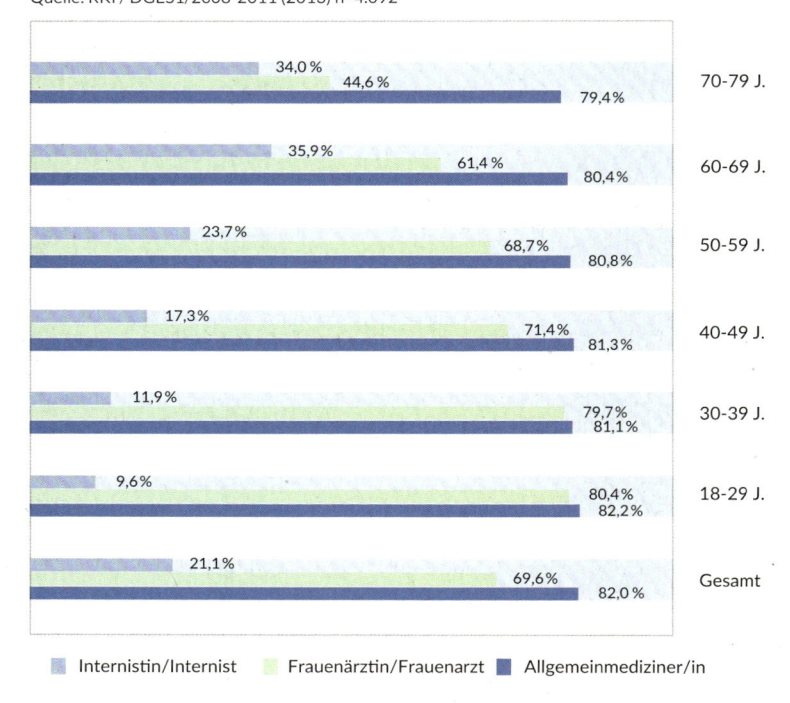

Altersgruppe	Internistin/Internist	Frauenärztin/Frauenarzt	Allgemeinmediziner/in
70-79 J.	34,0 %	44,6 %	79,4 %
60-69 J.	35,9 %	61,4 %	80,4 %
50-59 J.	23,7 %	68,7 %	80,8 %
40-49 J.	17,3 %	71,4 %	81,3 %
30-39 J.	11,9 %	79,7 %	81,1 %
18-29 J.	9,6 %	80,4 %	82,2 %
Gesamt	21,1 %	69,6 %	82,0 %

Benotung der besuchten Frauenarztpraxis (Schulnoten)
Quelle: FBE Patientinnenbefragung in frauenärztlichen Praxen, 2011 (n=1.015)

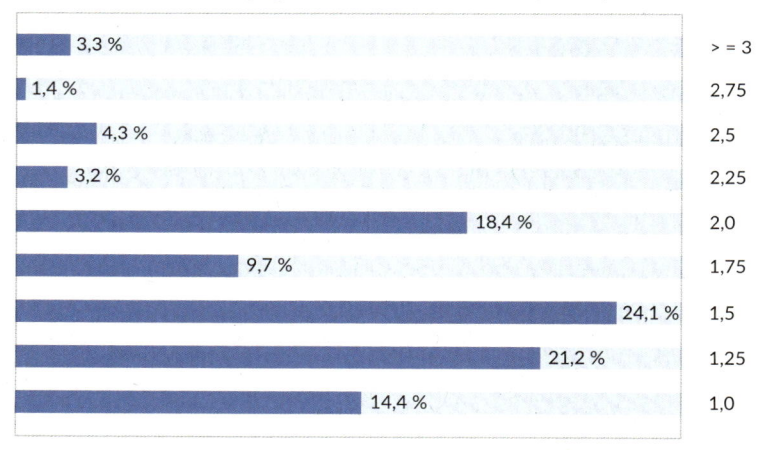

>= 3	3,3 %
2,75	1,4 %
2,5	4,3 %
2,25	3,2 %
2,0	18,4 %
1,75	9,7 %
1,5	24,1 %
1,25	21,2 %
1,0	14,4 %

Bereitschaft, die eigene Frauenärztin/den eigenen Frauenarzt einer guten Freundin oder Bekannten weiterzuempfehlen
Quelle: FBE Patientinnenbefragung in frauenärztlichen Praxen, 2011 (n=1.015)

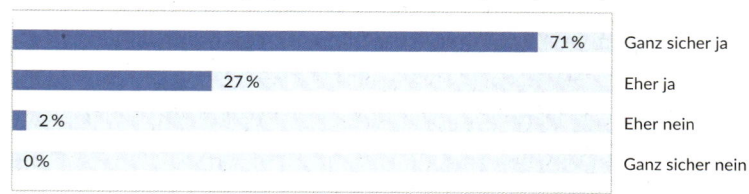

Ganz sicher ja	71 %
Eher ja	27 %
Eher nein	2 %
Ganz sicher nein	0 %

das in höherer Häufigkeit genutzt wird. Weit über 90 Prozent der Schwangeren nehmen daran teil und nur weniger als zehn Prozent lassen einige der empfohlenen Untersuchungen ausfallen. Mehr als drei Viertel der Schwangeren lassen die Vorsorge ausschließlich bei Frauenärztinnen/Frauenärzten durchführen, ein Fünftel besucht zusätzlich auch Hebammen.

Wie überall in der Medizin ist der Fortschritt in der Geburtshilfe und Frauenheilkunde rasant. Die Möglichkeiten, eine Krankheit zu erkennen und zu heilen, nehmen ständig zu. Durch die Teilnahme an Fortbildungsveranstaltungen und die Lektüre von Fachzeitschriften kann Ihre Frauenärztin/Ihr Frauenarzt auf dem Laufenden bleiben und Sinnvolles von Überflüssigem unterscheiden. Eines hat sich allerdings auch gezeigt: Gleichzeitig mit der Ausweitung der Medizintechnik ist der Beratungsbedarf bei schwangeren Frauen deutlich gewachsen. Dies liegt daran, dass durch die neuen Diagnosemöglichkeiten im Vergleich zu früher eine wahre Informationsflut eingesetzt hat. Wenn der Spruch gilt: »Was ich nicht weiß, macht mich nicht heiß«, dann gilt andererseits auch seine Umkehrung: »Was ich weiß, kann mich beruhigen.« Stellen Sie also alle Ihre Fragen zu den vorgeschlagenen Untersuchungen und lassen Sie sich die Ergebnisse erläutern.

Die frauenärztliche Schwangerenvorsorge hat entscheidend dazu beigetragen, die Sterblichkeit von Müttern und Kindern signifikant zu reduzieren. Allerdings bestehen weiter Herausforderungen, die vor allem im zunehmenden Alter der Schwangeren begründet sind und sich – im Vergleich zu früher – in einer höheren Morbidität (Krankheitshäufigkeit) der Schwangeren niederschlagen.

Auch die Zahl der Frauen mit (unerfülltem) Kinderwunsch hat in den letzten Jahren zugenommen. Eine wichtige Aufgabe der Frauenärztinnen/Frauenärzte ist es deshalb auch, mögliche Risiken für den Eintritt und den Verlauf der Schwangerschaft durch geeignete diagnostische Maßnahmen rechtzeitig zu erkennen und bei Bedarf wirksame therapeutische Maßnahmen einzuleiten.

Neben der individuellen Betreuung der Schwangeren, die weit über medizinische Fragen hinausgehen kann, machen sich Frauenärztinnen/Frauenärzte und ihr Berufsverband auch für die Weiterentwicklung der Schwangerenvorsorge stark. Dazu gehört auch die weitere Überprüfung von erfolgversprechenden diagnostisch-therapeutischen Maßnahmen, die bisher noch nicht in die Regelversorgung der Schwangerenvorsorge Eingang gefunden haben. Dies geschieht in speziellen Modellvorhaben in Zusammenarbeit mit Krankenkassen. Beispielhaft soll hier das Programm »Baby on time« genannt werden, dessen Ziel es ist, zusätzlich zum BabyCare-Programm die Zahl der Frühgeburten durch diagnostisch-therapeutische Maßnahmen weiter zu verringern. Dies ist mit großem Erfolg gelungen.

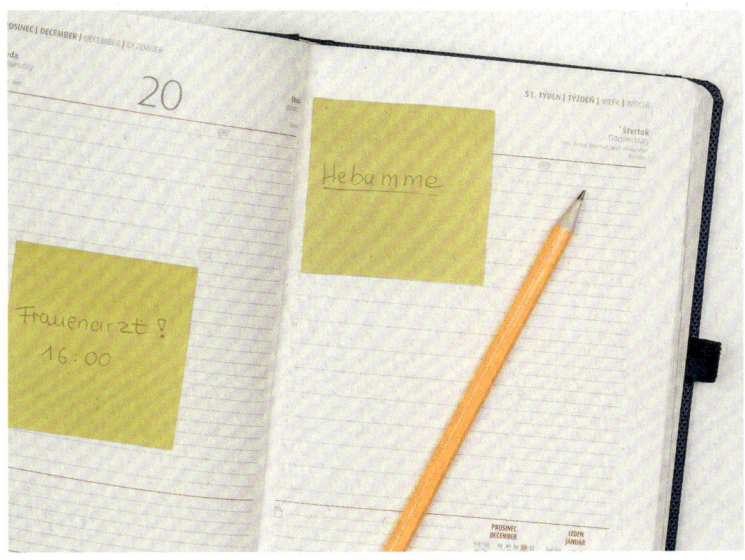

Während der Schwangerschaft ist es wichtig, alle Vorsorgetermine wahrzunehmen.

Die Aufgaben der Frauenärztinnen/Frauenärzte haben sich aber auch mit den neuen Medien (Internet/Social Media) verändert. Fast alle Schwangeren nutzen heute diese Informationsmöglichkeiten. Natürlich spricht gar nichts dagegen, sich bei Fragen oder Problemen, die in der Schwangerschaft auftreten, zunächst auch über diese Kanäle zu informieren. Achten Sie aber im Internet – insbesondere in den zahlreichen Schwangerschaftsforen – auf die Qualität der Beiträge. Sie sollten möglichen Ratschlägen oder Vorschlägen, die Sie dort finden, niemals ohne Rücksprache mit Ihrer Frauenärztin/Ihrem Frauenarzt vertrauen, vor allem, wenn es um medizinische Fragen geht.

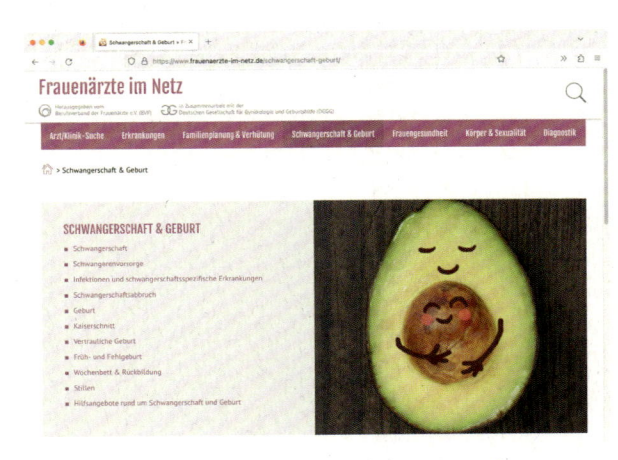

Medizinische Informationen für Schwangere im Internet: www.frauenaerzte-im-netz.de

Der Berufsverband der Frauenärzte hat in Zusammenarbeit mit der Deutschen Gesellschaft für Gynäkologie und Geburtshilfe eine eigene Internetseite mit wissenschaftlich gesicherten Informationen rund um die Schwangerschaft und die Geburt (www.frauenaerzte-im-netz.de). Hier finden Sie auch eine Suchmaschine für Frauenärztinnen/Frauenärzte sowie Kliniken.

Man muss heute davon ausgehen, dass eine weitere Verringerung von Komplikationen in der Schwangerschaft – zum Beispiel von Frühgeburten – nicht allein durch rein medizinisch-technische Maßnahmen zu erreichen ist. Dies scheint vor allem durch allgemeine Gesundheitsförderung (zum Beispiel Ernährung, Sport), durch Vorsorge und psychosoziale Beratung in nennenswertem Umfang gelingen zu können.

Haben Sie also keinerlei Scheu, auch diese Bereiche bei Ihrer Frauenärztin/Ihrem Frauenarzt anzusprechen. Sie kennen sich in der Materie aus und werden sich gerne die Zeit nehmen, Ihre Fragen zu beantworten. Das vorliegende Handbuch unterstützt das Gespräch mit Ihrer Frauenärztin/Ihrem Frauenarzt. Es kann ein solches Gespräch aber nicht ersetzen. Es ermöglicht Ihnen aber, sich vorab zu informieren, um die jeweils für Sie wichtigen Dinge dabei gezielt ansprechen zu können.

Benotung der frauenärztlichen Schwangerenvorsorge durch Schwangere (Schulnoten)
Quelle: Wiederholungsbefragung von BabyCare-Teilnehmerinnen nach der Geburt, zuletzt 2017 (n=4.850)

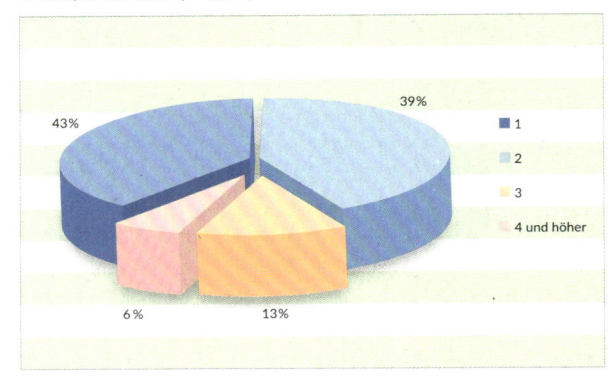

- 1: 39%
- 2: 43%
- 3: 13%
- 4 und höher: 6%

Die hohe Qualität der frauenärztlichen Vorsorge zeigt sich auch in der Benotung durch Schwangere. 82 Prozent benoten die Arbeit Ihrer Frauenärztinnen/Frauenärzte mit sehr gut und gut (siehe Abbildung oben).

Lassen Sie sich also durch Ihre Frauenärztin/Ihren Frauenarzt sicher durch die Schwangerschaft begleiten.

4.2 Die Hebamme

Hebammen begleiten nicht nur die Geburt des Kindes, sondern können auch Ansprechpartnerinnen sowie Begleiterinnen in der gesamten Zeit der Schwangerschaft und auch nach der Geburt sein. Nicht selten arbeitet Ihre Frauenärztin/Ihr Frauenarzt eng mit Hebammen in der Schwangerenvorsorge zusammen – oft auch in gemeinsamen Praxisräumen. Das erspart Ihnen die eigene Suche.

In der Geburtshilfe arbeiten Hebammen, die im Krankenhaus angestellt sind und solche, die freiberuflich tätig sind und Hausgeburten anbieten oder als Beleghebamme arbeiten. Letztere sind selbstständig, haben aber mit einer oder mehreren Kliniken Belegverträge geschlossen. Wenn Sie sich eine Beleghebamme suchen, dann muss die Entbindung auch in einem Krankenhaus stattfinden, mit dem diese einen Vertrag abgeschlossen hat. Da Beleghebammen sehr gefragt sind, sollten Sie sich schon frühzeitig um einen Kontakt bemühen.

Sie können aber auch bei einer freiberuflich tätigen Hebamme die Geburtsvorbereitung und die Wochenbettbetreuung in Anspruch nehmen und bei der Entbindung in der Klinik mit der Hebamme gebären, die dort gerade Dienst hat. Fragen Sie am besten bei Ihrer Hebamme nach, wie diese arbeitet.

Während der Schwangerschaft, während der Geburt sowie nach der Schwangerschaft können Sie Hebammenleistungen in Anspruch nehmen, im Einzelnen für:

- Beratung in der Schwangerschaft (auch telefonisch)
- Hilfe bei Schwangerschaftsbeschwerden
- Geburtsvorbereitungskurse (siehe Kapitel 9.1)
- Betreuung während der Geburt
- Wochenbettbesuche
- Kurse für Rückbildungsgymnastik
- Stillberatung (auch telefonisch)

Hebammen bieten auch Schwangerenvorsorge an. Allerdings können Sie dort nicht alle Leistungen bekommen. Folgendes dürfen nur Frauenärztinnen/Frauenärzte durchführen oder veranlassen:

- Ultraschalluntersuchungen
- Blutuntersuchungen auf Trisomien (NIPT)
- Bestimmung des Rhesusfaktors des Ungeborenen (Fetaler RHD-Status)
- Ausstellen einer Arbeitsunfähigkeitsbescheinigung
- Erteilung eines ärztlichen Beschäftigungsverbots
- Eine frauenärztliche psychosomatische (Grund-)Versorgung

Hebammen rechnen bei gesetzlich Versicherten alle ihre Leistungen direkt mit Ihrer Krankenkasse ab, ohne dass Sie sich darum kümmern müssen. Sollten Sie privat versichert sein, erhalten Sie wie gewohnt eine Rechnung, die Sie dann zur Kostenerstattung an Ihre Versicherung weiterreichen.

Anders ist das bei einer Beleghebamme. Da Sie diese immer anrufen können, berechnen die meisten Hebammen eine Rufpauschale (etwa 250 – 300 Euro), die nicht standardmäßig von den Krankenkassen bezahlt wird. Da einige Krankenkassen diese Kosten aber zusätzlich übernehmen, raten wir Ihnen, sich diesbezüglich bei Ihrer Krankenkasse zu erkundigen.

Von der Wochenbettbetreuung einmal abgesehen, die mehr als 95 Prozent aller Schwangeren nutzen, werden die anderen genannten vorgeburtlichen Leistungen der Hebammen nur von etwa zwei Dritteln aller Schwangeren in Anspruch genommen (siehe Abbildung).

Hebammenbetreuung vor und nach der Geburt
Quelle: BabyCare Wiederholungsbefragung, zuletzt 2020 (n=5408)

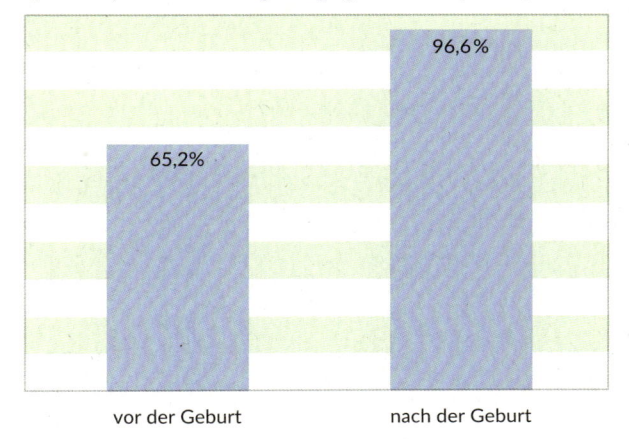

- vor der Geburt: 65,2 %
- nach der Geburt: 96,6 %

Betreuung während der Geburt

Zu den Aufgaben einer Hebamme gehört die gesamte Betreuung während einer Geburt: Angefangen von den ersten Wehen oder einem Blasensprung über die Zeit der Wehen bis zur Geburt des Kindes und der Plazenta mit einer Nachbeobachtung bis zwei Stunden nach der Geburt. Diese Aufgabe ist erst beendet, wenn die Hebamme sich überzeugt hat, dass mit dem Kind und der Mutter alles in Ordnung ist.

Während die Hebamme eine normal verlaufende Geburt in eigener Verantwortung leitet, ist sie verpflichtet, bei Abweichungen eine Frauenärztin/einen Frauenarzt hinzuzuziehen. Allerdings ist es in den meisten Kliniken ohnehin üblich, zur Geburt die/den diensthabende(n) Ärztin/Arzt zu rufen, auch wenn alles normal verläuft. Im Kreißsaal einer Klinik wird in der Regel eine dort angestellte Hebamme für Sie zuständig sein. Im Schichtdienst wird zumeist alle acht Stunden gewechselt. In einigen Kliniken besteht die Möglichkeit der Geburt mit einer Beleghebamme.

In manchen Kliniken gibt es auch die Möglichkeit, in einem Hebammenkreißsaal zu entbinden. Es handelt sich hier um ein hebammengeleitetes geburtshilfliches Betreuungsmodell in der Frauenklinik, in dem Hebammen gesunde Frauen in der Schwangerschaft, während und nach der Geburt sowie im Wochenbett betreuen. Die Hebammen arbeiten in dieser Abteilung selbstständig und eigenverantwortlich. Sollten während der Geburt im Hebammenkreißsaal weitere medizinische Maßnahmen notwendig werden, wird die Geburt an den ärztlich mitbetreuten Kreißsaal übergeben.

Sie können Ihr Kind auch in einem der etwa 110 Geburtshäuser zur Welt bringen, die es mittlerweile in Deutschland gibt. In Geburtshäusern gibt es in der Regel keine frauenärztliche Betreuung, so dass die Hebamme Sie in die nächste Klinik begleiten muss, sollte es zu Komplikationen kommen. In den meisten Geburtshäusern erfolgt die Entbindung ambulant, denn es fehlt an stationärer Betreuung.

Wenn Sie Ihr Kind zu Hause bekommen wollen, können Sie sich an eine der Hebammen wenden, die auch für die Begleitung von Hausgeburten zur Verfügung stehen.

Weit über 95 Prozent der Schwangeren in Deutschland bringen ihr Kind in einer Entbindungsklinik auf die Welt. Nur wenige erwägen eine Geburt in einem Geburtshaus oder eine Hausgeburt (siehe Kapitel 9.2). Im Jahr 2020 wurden von 16.202 außerklinisch geplanten und begonnenen Einlingsgeburten 15 Prozent schließlich in einer Klinik durchgeführt beziehungsweise die Schwangere unter der Geburt dorthin verlegt, 5 Prozent erhielten einen Kaiserschnitt (QUAG, Qualitätsbericht 2020).

Zur Frage, ob außerklinische Geburten ein höheres Risiko für Komplikationen bei der Geburt aufweisen als klinische Geburten, gibt es unterschiedliche Erkenntnisse. Einige wissenschaftliche Untersuchungen zeigen, dass eine außerklinische Geburt für eine gesunde Schwangere mit einem normalen Schwangerschaftsverlauf – also ohne ersichtliche Risikofaktoren für eine Frühgeburt oder andere Komplikationen – mit keinem erhöhten Risiko verbunden ist (de Jonge, A. et al. 2013). Eine andere große Studie zeigt jedoch, dass sich bei Hausgeburten das Risiko einer Totgeburt verdoppelt (Evers, A. C. et al. 2010).

Wochenbettbesuche

Bei den Wochenbettbesuchen kümmert sich die Hebamme um Sie und Ihr Baby. Sie untersucht das Kind, versorgt den Nabel und achtet darauf, wie sich die Neugeborenen-Gelbsucht entwickelt. Bei allen Fragen und Unsicherheiten, die nun in der Zeit nach der Geburt auftauchen können, ist Ihre Hebamme für Sie da. Sie unterstützt Sie beim Stillen und hilft, wenn Probleme auftreten. Sie beobachtet die Rückbildung der Gebärmutter sowie den Wochenfluss und gibt Tipps zur Dammpflege nach Geburtsverletzungen. Außerdem beobachtet sie die Brust und hilft bei ersten Anzeichen von Verhärtungen oder wunden Brustwarzen. Sie zeigt Ihnen auch die ersten Übungen der Rückbildungsgymnastik.

Sie haben Anspruch auf tägliche Hebammenhilfe in den ersten zehn Tagen nach der Geburt und – falls nötig – macht die Hebamme während der ersten zwölf Wochen noch bis zu 16 weitere Hausbesuche. Bei Stillproblemen können Sie die Hebamme bis zum Ende der Stillzeit in Anspruch nehmen.

Kurse für Rückbildungsgymnastik

Gymnastische Übungen helfen, die Umstellungsprozesse des Körpers nach Schwangerschaft und Geburt zu unterstützen. Dabei geht es um die Kräftigung der gelockerten und gedehnten Muskulatur, um Entspannung und allgemeine »Rückenstärkung« für den zunächst häufig stressigen Alltag mit dem neuen Baby. Empfehlenswert ist es, vier bis acht Wochen nach der Geburt mit einem Kurs zu beginnen (bei Kaiserschnitt erst nach zehn Wochen). Die Krankenkasse bezahlt zehn Zeitstunden Rückbildungsgymnastik in einer Gruppe.

Stillberatung

Über die übliche Stillberatung im Rahmen der Wochenbettbesuche hinaus können Sie bei Ihrer Hebamme bis zum Ende der Stillzeit noch zwei weitere Hausbesuche und zwei telefonische Beratungen zu Stillproblemen in Anspruch nehmen, zum Beispiel, wenn Sie eine Brustentzündung befürchten oder Hilfe beim Abstillen benötigen. Weitere Informationen zum Stillen finden Sie in Kapitel 9.6.

Sonstige Angebote

Hebammen bieten zusätzlich noch andere Kurse an, und zwar für Säuglingspflege, Yoga, Schwimmen, Babymassage und Ähnliches, die zumeist jedoch aus der eigenen Tasche bezahlt werden müssen.

Viele Hebammen haben auch Zusatzqualifikationen in naturheilkundlichen Behandlungsmethoden (beispielsweise Kräuterheilkunde, Akupunktur, Aromatherapie) oder beherrschen spezielle Massagetechniken und besondere Atem- und Entspannungsmethoden.

> **❗ Empfehlung**
>
> Suchen Sie sich möglichst frühzeitig eine Hebamme, die zu Ihnen passt und bei der Sie sich gut aufgehoben fühlen (im Internet unter www.hebammensuche.de). In manchen Regionen gibt es eine Hebammenknappheit und es ist schwer, eine Hebamme zu finden.
>
> Innerhalb der ersten Woche nach der Entbindung sollten Sie sich auf jeden Fall zur Nachuntersuchung bei Ihrer Frauenärztin/Ihrem Frauenarzt vorstellen. Dabei soll das Hämoglobin bestimmt werden.
>
> Eine weitere Untersuchung bei der Frauenärztin/dem Frauenarzt erfolgt dann sechs bis acht Wochen nach der Geburt. Dort ist dann auch das Thema Verhütung wieder aktuell und es sollten Impfungen, die in der Schwangerschaft nicht durchgeführt werden konnten, jetzt nachgeholt werden.

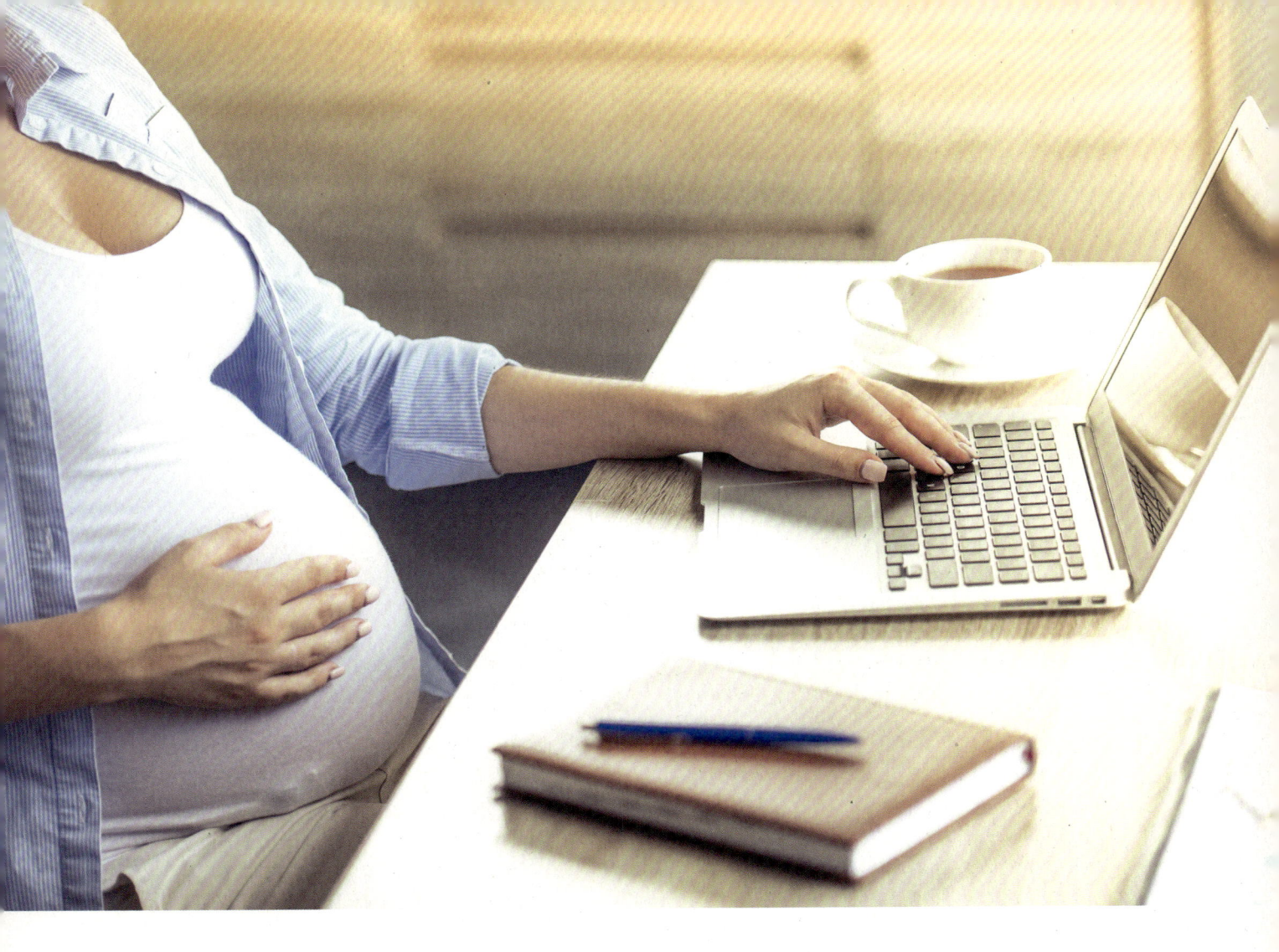

5 Schwangerschaft und Rechtliches

Vom Beginn der Schwangerschaft bis nach der Entbindung und während der Stillzeit gilt das **Mutterschutzgesetz.** Es gilt für alle Arbeitnehmerinnen (auch Heimarbeiterinnen), Frauen in Berufsausbildung und Praktikantinnen, Frauen mit Behinderung, die in einer Werkstatt für behinderte Menschen beschäftigt sind, Frauen, die als Entwicklungshelferinnen oder als Freiwillige in Freiwilligendiensten tätig sind, Schülerinnen und Studentinnen. Für Beamtinnen, Richterinnen und Soldatinnen gelten ähnliche Regelungen, die im **Beamtenrecht** festgelegt sind. Nur Hausfrauen und selbstständig Tätige fallen nicht darunter.

> In einem Vorstellungsgespräch ist die Frage nach der Schwangerschaft generell unzulässig. Wenn Sie danach gefragt werden, sind Sie zu einer ehrlichen Antwort nicht verpflichtet. Sie dürfen eine in Wahrheit bestehende Schwangerschaft verheimlichen.

Meldepflicht

Wenn Ihre Schwangerschaft zweifelsfrei festgestellt wurde, sollten Sie Ihren Arbeitgeber/Ihre Arbeitgeberin darüber sowie über den voraussichtlichen Geburtstermin unterrichten. Denn nur so kann der Fürsorgepflicht Ihnen gegenüber nachgekommen werden. Eine mündliche Information darüber genügt. Wird von Ihnen hier ein schriftlicher Nachweis der Schwangerschaft, verlangt, müssen Ihnen die Kosten für das ärztliche Attest erstattet werden. Sie sind nicht verpflichtet, den Mutterpass vorzulegen. Ihr Arbeitgeber/Ihre Arbeitgeberin muss eine Gefährdungsbeurteilung Ihres Arbeitsplatzes erstellen und mit Ihnen besprechen. Zudem ist gesetzlich geregelt, dass jede Schwangerschaft der zuständigen Aufsichtsbehörde mitzuteilen ist, die die Einhaltung des Mutterschutzgesetzes überwacht.

Andere Personen darf der/die Arbeitgeber(in) nicht über Ihre Schwangerschaft informieren.

Angaben zur Berufstätigkeit bei BabyCare-Teilnehmerinnen
Quelle: Eigene Berechnungen, BabyCare-Teilnehmerinnen 2013 bis 2018 (n=17.089)

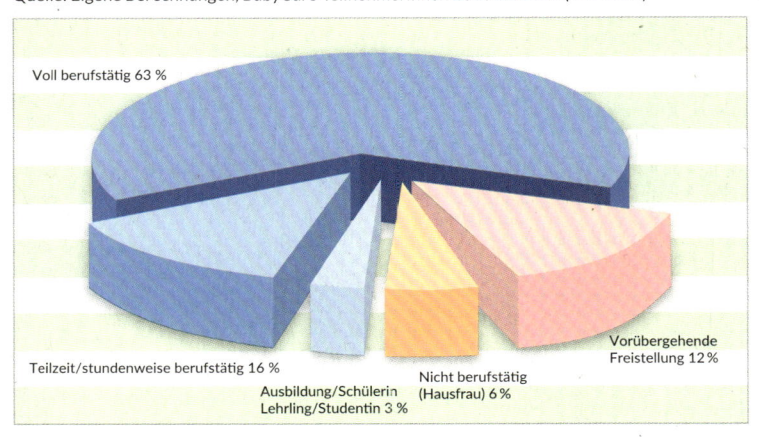

- Voll berufstätig 63 %
- Teilzeit/stundenweise berufstätig 16 %
- Ausbildung/Schülerin Lehrling/Studentin 3 %
- Nicht berufstätig (Hausfrau) 6 %
- Vorübergehende Freistellung 12 %

Häufigkeit von Arbeitsbelastungen bei BabyCare-Teilnehmerinnen
Quelle: Eigene Berechnungen, Berufstätige BabyCare-Teilnehmerinnen 2013 bis 2018 (n=15.105)

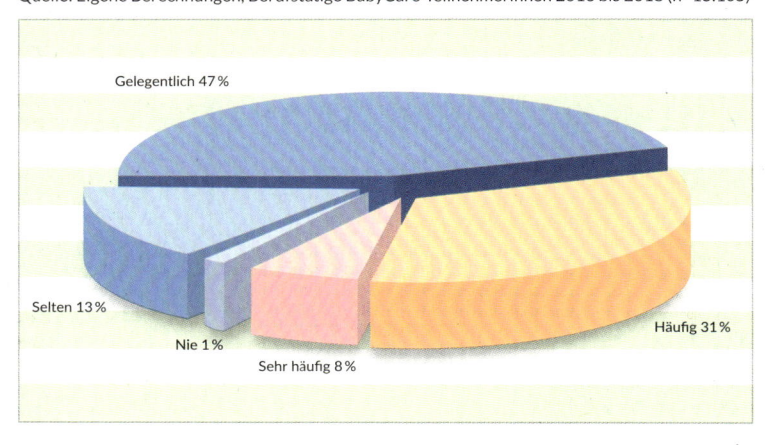

- Gelegentlich 47 %
- Selten 13 %
- Nie 1 %
- Sehr häufig 8 %
- Häufig 31 %

Stärke von Arbeitsbelastungen bei BabyCare-Teilnehmerinnen
Quelle: Eigene Berechnungen, Berufstätige BabyCare-Teilnehmerinnen 2013 bis 2018 (n=16.645)

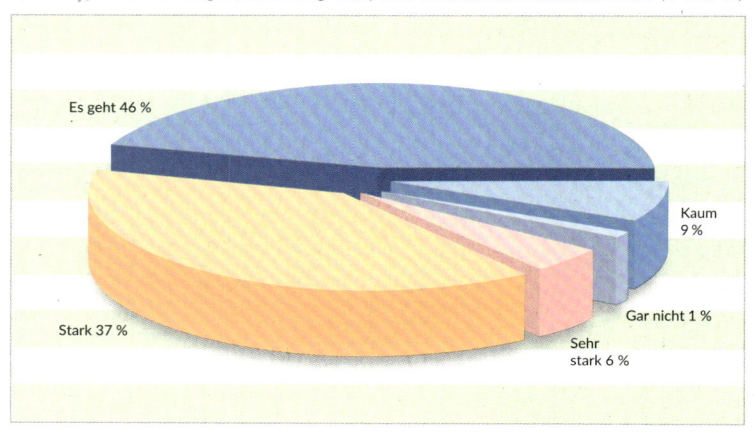

- Es geht 46 %
- Stark 37 %
- Sehr stark 6 %
- Gar nicht 1 %
- Kaum 9 %

Freizeit für Untersuchungen

Von betrieblicher Seite aus ist Ihnen die Freizeit zu gewähren, die für die ärztlichen Untersuchungen bei Schwangerschaft und Mutterschaft benötigt wird.

Berufstätigkeit in der Schwangerschaft

Ihre gewohnte berufliche Tätigkeit kann in der Schwangerschaft weiter ausgeführt werden, außer wenn diese durch das Mutterschutzgesetz untersagt ist.

Folgende Tätigkeiten dürfen in der Regel von Schwangeren nicht ausgeübt werden:

- Schwere körperliche Arbeiten oder Arbeiten mit erhöhter Unfallgefahr
- Arbeiten, bei denen man gesundheitsgefährdenden Stoffen oder Strahlen, Staub, Dämpfen, Hitze, Kälte, Lärm oder Erschütterungen ausgesetzt ist
- Arbeiten, bei denen man ständig stehen muss, ohne gelegentlich hin und her gehen oder sich kurz hinsetzen zu können
- Arbeiten, bei denen man sich häufig erheblich strecken oder beugen, dauernd hocken oder sich gebückt halten muss
- Arbeiten, bei denen Infektionsgefahr besteht
- Fließbandarbeit, Akkordarbeit und sonstige Arbeiten, bei denen durch ein gesteigertes Arbeitstempo ein höheres Entgelt erzielt werden kann
- Mehrarbeit, Nachtarbeit und Arbeit an Sonn- und Feiertagen (mit Ausnahmen für bestimmte Berufsgruppen wie Hotel- oder Gaststättengewerbe, Krankenpflege)

Die Abbildung oben links zeigt, dass 63 Prozent der befragten BabyCare-Teilnehmerinnen während der Schwangerschaft voll berufstätig sind. 16 Prozent üben eine Beschäftigung in Teilzeit aus und sechs Prozent arbeiten nicht.

Im Rahmen der täglichen Berufstätigkeit entwickeln sich aber auch Arbeitsbelastungen, die – wenn sie häufig auftreten – negative Auswirkungen auf das Ungeborene beziehungsweise die Mutter haben können. Nahezu die Hälfte der BabyCare-Teilnehmerinnen gibt an, gelegentlich Arbeitsbelastungen ausgesetzt zu

> **ⓘ Info**
> **Gesundheitsschutz und Beschäftigungsverbote**
>
> Ihre Vorgesetzten sind verpflichtet, die betrieblichen Arbeitsbedingungen in Bezug auf mögliche Gefährdungen für eine schwangere oder stillende Frau zu überprüfen. Wenn Sie Ihrer Arbeitsstelle die Schwangerschaft gemeldet haben, müssen Sie dort über die erforderlichen Schutzmaßnahmen informiert werden und es müssen Ihnen etwaige Anpassungen der Arbeitsbedingungen angeboten werden.
>
> Zu einem betrieblichen Beschäftigungsverbot kommt es nur, wenn an Ihrem Arbeitsplatz unverantwortbare Gefährdungen für Sie oder Ihr Kind entstehen können, die weder durch eine Umgestaltung des Arbeitsplatzes noch durch einen Arbeitsplatzwechsel behoben werden können. Es müssen alle Möglichkeiten ausgeschöpft werden, um Sie weiterzubeschäftigen.
>
> Zu einem ärztlichen Beschäftigungsverbot kommt es, wenn Ihre Frauenärztin/Ihr Frauenarzt Ihre eigene Gesundheit oder die Ihres ungeborenen Kindes aufgrund Ihres individuellen Gesundheitszustandes bei einer Weiterbeschäftigung als gefährdet einstuft. Voraussetzung für dieses Beschäftigungsverbot ist ein entsprechendes ärztliches Zeugnis.

sein. Mehr als ein Drittel nennt sogar häufige oder sehr häufige Belastungen. Die Stärke der Arbeitsbelastung schätzen 46 Prozent als »es geht« ein. Stark oder sehr stark belastet fühlen sich aber immerhin 43 Prozent der Befragten (siehe die Abbildungen links).

Mutterschutz und Mutterschaftsgeld

Der Mutterschutz beginnt sechs Wochen vor dem errechneten Geburtstermin und dauert nach der Geburt acht Wochen, nach Früh- und Mehrlingsgeburten zwölf Wochen. Kommt das Kind zu früh auf die Welt, steht Ihnen außerdem die Zeit zu, die Sie aufgrund der verfrühten Entbindung vor der Geburt nicht in Anspruch nehmen konnten. In der Schutzfrist nach der Entbindung besteht für die Mutter ein zwingendes Beschäftigungsverbot.

> Übrigens: Die Zeit des Mutterschutzes mindert nicht den vollen Urlaubsanspruch.

Ob und wie viel **Mutterschaftsgeld** Sie erhalten, hängt sehr stark davon ab, wie Sie zu Beginn der Schutzfrist arbeiten und versichert sind.

- Wenn Sie zu Beginn der Schutzfrist mit Anspruch auf Krankengeld versichert sind, erhalten Sie für die gesamte Mutterschutzzeit von Ihrer Krankenkasse Mutterschaftsgeld, und zwar maximal 13 Euro je Kalendertag. Die Differenz zu Ihrem durchschnittlichen Nettoverdienst trägt Ihre Arbeitsstelle.
- Wurde Ihr Arbeitsverhältnis während der Schwangerschaft zulässig aufgelöst, erhalten Sie das Mutterschaftsgeld in voller Höhe von Ihrer Krankenkasse.
- Sind Sie arbeitslos und hatten bei Beginn der Schutzfrist vor der Entbindung Anspruch auf Arbeitslosenbezüge, erhalten Sie Mutterschaftsgeld in Höhe dieser Bezüge.

Wenn Sie gesetzlich krankenversichert oder arbeitslos sind, beantragen Sie das Mutterschaftsgeld bei Ihrer Krankenkasse. Sind Sie **nicht selbst** Mitglied einer gesetzlichen Krankenkasse (familien- oder privatversichert) oder befinden sich in einem **sozialversicherungsfreien** Job, dann beantragen Sie das Mutterschaftsgeld beim Bundesamt für soziale Sicherung (www.bundesamtsozialesicherung.de/de/mutterschaftsgeld/ueberblick/).

Elternzeit

Elternzeit ist ein höchstpersönlicher Anspruch auf Freistellung von der Arbeit zur Betreuung und Erziehung von Kindern. Den Anspruch auf Elternzeit haben alle Arbeitnehmerinnen/Arbeitnehmer und Personen in Berufsausbildung, die als Elternteil ein Kind, mit dem sie im Haushalt zusammen leben, betreuen. Die Elternzeit beginnt frühestens mit der Geburt des Kindes, wenn der Vater sie nimmt oder nach dem Ende der Mutterschutzfrist, wenn die Mutter sie nimmt. Elternzeit ist ein Individualanspruch. Sie **und** Ihr Partner haben die

> **ⓘ Info**
>
> **Checkliste für meine Schwangerschaft**
> ☐ Den Arbeitgeber/die Arbeitgeberin über meine Schwangerschaft unterrichtet
> ▶ Es gelten ab sofort die besonderen Schutzbestimmungen nach dem Mutterschutzgesetz, damit auch ein umfassender Kündigungsschutz
>
> ☐ Mutterschaftsgeld beantragt
> ▶ Bescheinigung des Frauenarztes bei der Krankenkasse einreichen sowie auch der Arbeitsstelle vorlegen
>
> ☐ Elternzeit beantragt
> ▶ **Sieben Wochen** vor Beginn dem Arbeitgeber/der Arbeitgeberin des jeweiligen Elternteils mitteilen
>
> ☐ Krankenversicherung des Kindes geklärt
> ▶ Krankenkasse oder Krankenversicherung kontaktieren
>
> ☐ Informationen über Möglichkeiten der Kinderbetreuung eingeholt
>
> ☐ Bei nicht verheirateten Paaren: Vaterschaftsanerkennung
> ▶ Beim Standes- oder Jugendamt Ihres Wohnortes vorzunehmen
>
> **Und nach der Geburt**
> ☐ Geburt beim Standesamt angezeigt?
> ▶ Geburtsurkunden abholen
>
> ☐ Meldung beim Einwohnermeldeamt erfolgt?
> ▶ Telefonisch erfragen, ob eine Weiterleitung vom Standesamt erfolgte
>
> ☐ Reisepass für das Kind beantragen
>
> ☐ Elterngeldantrag bei der Elterngeldstelle
> ▶ Unbedingt innerhalb der ersten **drei Lebensmonate** des Kindes beantragen
> ▶ In manchen Bundesländern auch digital möglich
>
> ☐ Kindergeld beantragen
> ▶ Bei der Familienkasse des örtlich zuständigen Arbeitsamts (innerhalb der ersten **vier Lebensjahre** des Kindes)

Möglichkeit, maximal drei Jahre (bis zur Vollendung des dritten Lebensjahres des Kindes) diese für sich in Anspruch zu nehmen. Elternzeit wird für jeden Elternteil separat betrachtet. Es können auch beide Eltern gleichzeitig in Elternzeit gehen. Zwölf Monate der Elternzeit können auf die Zeit bis zum achten Lebensjahr des Kindes übertragen werden.

Wenn die Elternzeit unmittelbar nach der Geburt des Kindes oder nach der Mutterschutzfrist beginnen soll, muss diese sieben Wochen vor ihrem Beginn schriftlich bei der arbeitgebenden Stelle des jeweiligen Elternteils beantragt werden. Wird diese Antragsfrist nicht eingehalten, verschiebt sich der Termin für den Beginn der Elternzeit entsprechend. Diese Erklärung ist verbindlich. Einer nachträglichen Verlängerung oder Verkürzung der Elternzeit muss die arbeitgebende Stelle zustimmen.

Für Sie oder Ihren Partner ist während der Elternzeit eine Erwerbstätigkeit bis zu 30 Stunden wöchentlich zulässig, allerdings wird das Einkommen aus dieser Teilzeittätigkeit in die Berechnung des Elterngeldes einbezogen.

Elterngeld und ElterngeldPlus
Das Basis-Elterngeld beläuft sich auf 65 beziehungsweise 67 Prozent der laufenden Nettoeinnahmen (ohne Sonderzahlungen) des Elternteils, welches nach der Geburt des Kindes zu Hause bleibt. Es beträgt mindestens 300 Euro/Monat und maximal 1.800 Euro/Monat und wird Müttern oder Vätern für maximal 14 Monate (inklusive Partnermonate) gezahlt. Alleinerziehende haben Anspruch darauf, das Elterngeld für volle 14 Monate zu erhalten.

> Ausführliche Informationen zu den Themen Elterngeld, ElterngeldPlus und Elternzeit finden Sie in einer kostenlosen Broschüre des Bundesministeriums für Familie, Senioren, Frauen und Jugend, die im Internet unter www.bmfsfj.de bestellt oder heruntergeladen werden kann.

Das **ElterngeldPlus** richtet sich an Eltern, die frühzeitig wieder in Teilzeit arbeiten wollen. Es wird für den doppelten Zeitraum gezahlt, jedoch mit halben Beträgen. Eltern können zwischen Elterngeld und ElterngeldPlus wählen oder auch beide Modelle kombinieren.

Schon jetzt die Zeit nach der Geburt planen
Sobald Ihr Kind auf der Welt ist, werden Sie wenig Zeit haben, sich um die vielen organisatorischen Dinge zu kümmern, die dann auf Sie zukommen. Deshalb hier bereits einige Informationen, was Sie nach der Geburt Ihres Kindes an Formalitäten erledigen müssen.

Geburtsurkunde
Innerhalb von einer Woche muss das Kind beim Standesamt des Geburtsortes angezeigt werden. Dort werden dann auch die Geburtsurkunde sowie die erforderlichen Kopien, zum Beispiel für den Eltern- und Kindergeldantrag ausgestellt. An dieser Stelle erfolgt auch die Wahl des Vor- und Familiennamens Ihres Kindes. Oft kann das Kind aber auch direkt im Krankenhaus angemeldet werden und man muss dann nur noch zum Abholen der Geburtsurkunden zum Standesamt.

Benötigte Unterlagen? Geburtsbescheinigung der Klinik, Personalausweise beider Elternteile, Heiratsurkunde oder beglaubigte Abschrift aus dem Familienbuch.

Nicht verheiratete Paare brauchen zusätzlich die Geburtsurkunde der Mutter und die **Vaterschaftsanerkennung**. Letztere ist nur bei unverheirateten Paaren notwendig und sollte möglichst bereits **vor** der Geburt erfolgen, damit der Vater direkt in die Geburtsurkunde eingetragen werden kann. Die Vaterschaftsanerkennung ist beim Standes- oder Jugendamt des Wohnortes vorzunehmen.

Benötigte Unterlagen? Personalausweise, Geburtsurkunden oder Abstammungsurkunden der Eltern und – wenn das Kind bereits geboren ist – die Geburtsurkunde des Babys.

Miteinander verheiratete Frauen können auch nach Einführung der »Ehe für alle« nicht automatisch gemeinsam Eltern werden. Dafür muss die Partnerin derzeit das von ihrer Frau geborene Kind noch adoptieren.

Melden Sie Ihr Kind an
Sie sollten Ihr Kind nach der Geburt so früh wie möglich beim Einwohnermeldeamt des Wohnortes anmelden. Meistens leitet das Standesamt die Meldung weiter. Fragen Sie beim Einwohnermeldeamt nach, um sich einen überflüssigen Weg zu sparen.

Krankenversicherung des Kindes
Wenn beide Eltern gesetzlich versichert sind, dann wird Ihr Kind ebenfalls gesetzlich versichert. Sind Sie und Ihr Partner Mitglied in verschiedenen gesetzlichen Krankenkassen, so können Sie die gesetzliche Krankenkasse für das Kind frei wählen. Sind beide Elternteile privat versichert, dann muss auch das Kind privat versichert werden. Ist ein Elternteil privat versichert und der andere ist Mitglied einer gesetzlichen Krankenkasse, dann hängt es von den Einkommensverhältnissen der Eltern ab, ob ein Kind privat oder gesetzlich krankenversichert werden kann. Lassen Sie sich am besten von Ihrer Versicherungsvertreterin/Ihrem Versicherungsvertreter oder Ihrer Krankenkasse dazu beraten.

Kinderbetreuung
Sie sollten sich frühzeitig Gedanken machen, wo Sie Ihr Kind betreuen lassen wollen, wenn Sie selbst wieder arbeiten gehen. Besprechen Sie dies mit Ihrem Partner am besten bereits während der Schwangerschaft, denn da haben Sie noch etwas Zeit und Ruhe.

> Ob Tagesmutter oder Kita – stellen Sie rechtzeitig einen Antrag, denn gute Kindertageseinrichtungen sind begehrt und führen lange Wartelisten.

Die jeweiligen Einrichtungen stellen Anträge zur Aufnahme des Kindes bereit, was jedoch noch keine Zusage ist, dass das Kind wirklich einen Platz in der entsprechenden Kita erhält. Erst bei Vertragsabschluss hat das Kind einen Anspruch auf die Betreuung in dieser Einrichtung.

Stillzeiten
Wenn Sie noch stillen, nachdem Sie die Arbeit wieder aufgenommen haben, stehen Ihnen voll bezahlte Stillpausen zu. Ihnen muss auf Ihr

Verlangen hin die Zeit eingeräumt werden, die zum Stillen erforderlich ist. Ihnen stehen mindestens zweimal täglich eine halbe Stunde oder einmal täglich eine Stunde zu. Haben Sie eine zusammenhängende Arbeitszeit von mehr als acht Stunden, erhöht sich diese Zeit auf zweimal mindestens 45 Minuten. Wenn in der Nähe der Arbeitsstätte keine Stillgelegenheit zur Verfügung steht, soll einmal eine Stillzeit von mindestens 90 Minuten gewährt werden.

Die Stillzeit darf weder vor- noch nachgearbeitet, noch auf die betrieblich festgesetzten Ruhepausen angerechnet werden. Diese Regelungen gelten im Allgemeinen, bis Ihr Kind ein Jahr alt ist. Auch für die Stillzeit gelten bestimmte Beschäftigungsverbote, und zwar:

- Verbot der Nacht-, Mehr-, Sonn- und Feiertagsarbeit (mit Ausnahmen für bestimmte Berufsgruppen)
- Verbot der Beschäftigung mit chemischen Gefahrstoffen, mit biologischen Arbeitsstoffen, mit gefährlichen Gegenständen oder unter sonstigen gesundheitsgefährdenden Arbeitsbedingungen

In Zweifelsfällen wenden Sie sich an den betriebsärztlichen Dienst, die Sicherheitsfachkraft oder das zuständige Gewerbeaufsichtsamt.

Kündigung des Arbeitsverhältnisses

Wenn Sie nach der Geburt Ihres Kindes nicht wieder arbeiten gehen möchten, können Sie Ihr Arbeitsverhältnis während der Schwangerschaft und während der Schutzfrist nach der Entbindung jederzeit ohne Einhaltung einer Frist zum Ende der Schutzfrist kündigen.

Während der Elternzeit können Sie selbst jederzeit unter Einhaltung Ihrer gesetzlichen oder vertraglichen Kündigungsfrist kündigen. Wollen Sie das Arbeitsverhältnis zum Ende der Elternzeit beenden, müssen Sie aber eine Kündigungsfrist von drei Monaten einhalten, damit rechtzeitig ein Ersatz für Sie gefunden werden kann. Sie selbst können in dieser Zeit kaum gekündigt werden. Vom Beginn der Schwangerschaft bis vier Monate nach der Entbindung und während der Elternzeit genießen Sie einen weitgehenden Kündigungsschutz, der auch gilt, wenn Sie noch in der Probezeit sind.

> Aber beachten Sie, dass durch die Schwangerschaft oder Elternzeit ein befristeter Arbeitsvertrag nicht verlängert wird, sondern zum vereinbarten Zeitpunkt ausläuft. Der Kündigungsschutz für diese Zeit greift hier nicht, denn es erfolgt ja keine Kündigung, lediglich eine Beendigung des Vertrages.

In Ausnahmefällen, zum Beispiel bei Schließung des Betriebes oder Wegfall des Arbeitsplatzes ist eine Kündigung möglich, jedoch nur mit Zustimmung des Gewerbeaufsichtsamtes. Wird Ihnen ohne diese erforderliche Genehmigung gekündigt, müssen Sie sich wehren, da Sie sonst Ihre Rechte verlieren könnten. Sie müssen der Kündigung schriftlich widersprechen und, wenn die Kündigung nicht zurückgezogen wird, beim Arbeitsgericht eine Kündigungsschutzklage erheben. Dafür wird keine Rechtsvertretung benötigt; das Verfahren ist kostenfrei.

❗ Empfehlung

Laut Gesetz müssen Arbeitnehmerinnen ihre arbeitgebende Stelle von der Schwangerschaft unterrichten, wenn sie davon wissen. Es sind aber keine Sanktionen zu erwarten, wenn Sie – wie viele es tun – bis zur zwölften Woche mit der Meldung warten.

Überdenken Sie die Dauer der Elternzeit bei der Antragstellung sorgfältig, denn die nachträgliche Verlängerung oder auch Verkürzung der Elternzeit ist nur mit Zustimmung der arbeitgebenden Stelle möglich!

Machen Sie sich frühzeitig Gedanken, wie Ihr Kind betreut werden soll, wenn Sie nach der Geburt wieder arbeiten gehen. In manchen Regionen gibt es lange Wartelisten für Betreuungseinrichtungen.

Besprechen Sie mit Ihren Vorgesetzten die Stillzeiten, denn diese stehen Ihnen zu.

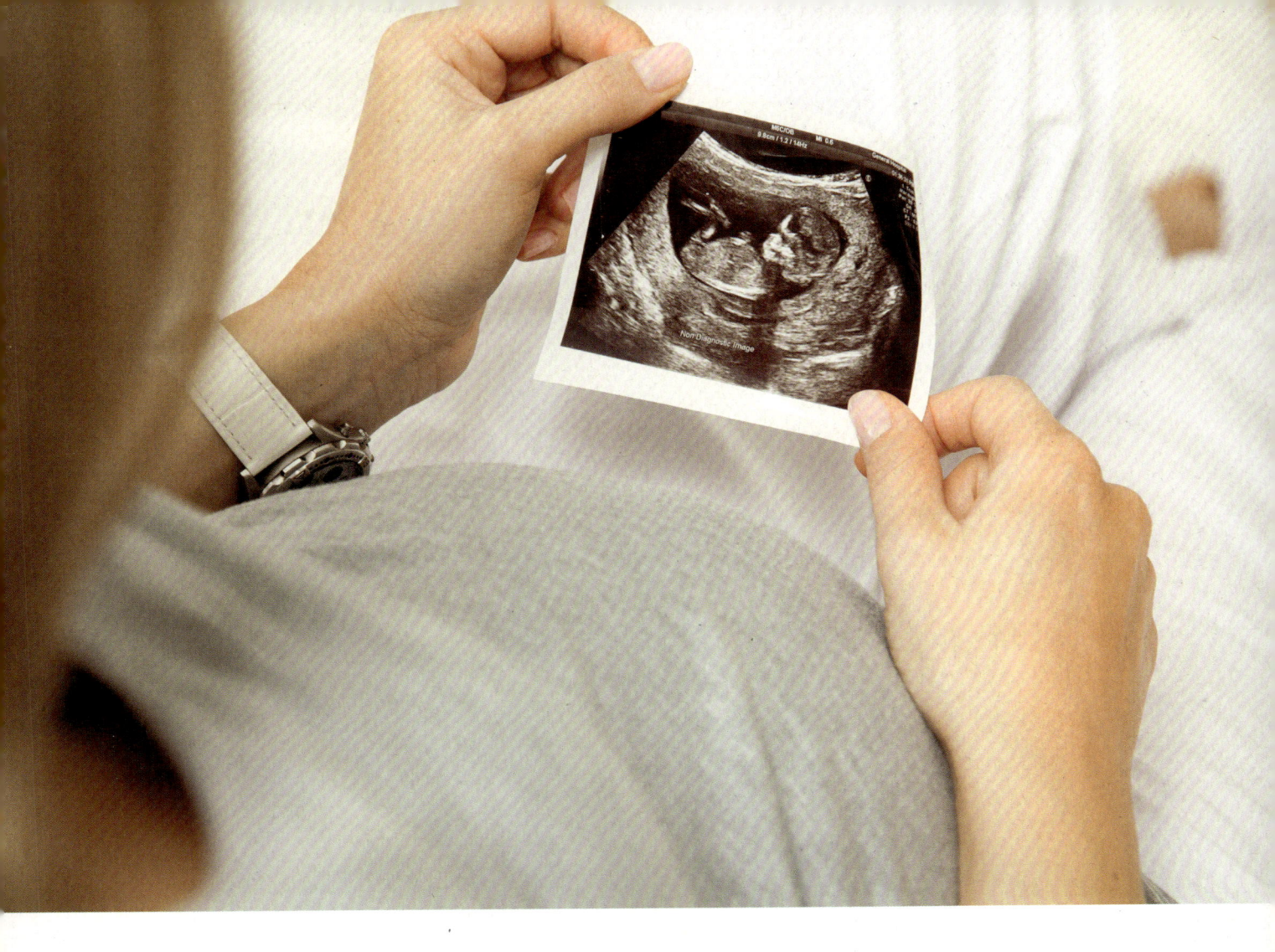

6 Wie Frauen die Schwangerschaft erleben

Frauen, die zum ersten Mal schwanger sind, fragen sich natürlich, was sie in den nächsten Monaten alles erleben werden. Aber jede Schwangerschaft ist einzigartig. Das wissen Frauen, die schon zwei oder mehrere Schwangerschaften erlebt haben. Nur selten verlaufen Schwangerschaften gleichartig, beim zweiten oder dritten Mal kann alles völlig anders sein. Gleichwohl gibt es Gemeinsamkeiten.

6.1 Was beschäftigt die Frauen am meisten?

Im Mittelpunkt steht natürlich die Frage, wie sich das Leben durch das Kind beziehungsweise das weitere Kind verändern wird:

- Wie verändert sich unser Leben?
- Noch mehr Verantwortung mit einem (weiteren) Kind?
- Wie wird sich meine Beziehung zu meinem Partner verändern?
- Wie viel Zeit bleibt für mich, wenn das Kind geboren ist?
- Werde ich dem Kind gerecht? Wie viel Zeit brauche ich für das Kind?
- Werden mein Partner und ich die Zukunft gemeinsam meistern?
- Wird es weniger Zeit für mich und den Partner geben?
- Wie wird das Leben mit dem Kind sein?
- Wie vereinbaren wir Familie und Beruf?
- Wie sieht es später mit Betreuungsmöglichkeiten aus?

Genauso viel Aufmerksamkeit wird Gefühlen, Ängsten und der psychischen Stimmungslage insgesamt geschenkt. Beispiele dafür:

- Besinnung auf sich selbst
- Bangen, ob alles gut geht

- Spannung
- Unmut: Warum ist Deutschland so wenig kinderfreundlich?
- Uneingeschränktes Glücksgefühl
- Zuversicht
- Ungeduld
- Unsicherheit oder Angst vor der Geburt
- Unsicherheit bezüglich bestimmter diagnostischer Maßnahmen
- Vorfreude auf das Kind
- Warten auf die Geburt

6.2 Was Befragungsdaten dazu zeigen

In unserem BabyCare-Fragebogen befragen wir die Schwangeren danach. Nahezu alle Schwangeren freuen sich auf das Kind, auch wenn die Schwangerschaft in einzelnen Fällen der Schwangeren, dem Partner oder der Familie Probleme bereitet.

92 Prozent der Schwangeren haben einen Ansprechpartner bei auftretenden Problemen und das ist gut, da eine entsprechende Unterstützung durch den Partner, die Mutter oder eine Freundin gut für einen gesunden Verlauf der Schwangerschaft ist.

88 Prozent sehen mit Optimismus in die Zukunft, auch wenn sich ein Drittel der Befragten Sorgen wegen der Finanzen oder wegen der zunehmenden Belastungen macht. Auch Sorgen wegen der beruflichen Zukunft sind nicht selten.

Wie Frauen die Schwangerschaft erleben
Quelle: Eigene Berechnungen, BabyCare-Teilnehmerinnen 2013 bis 2018 (n=16.911)

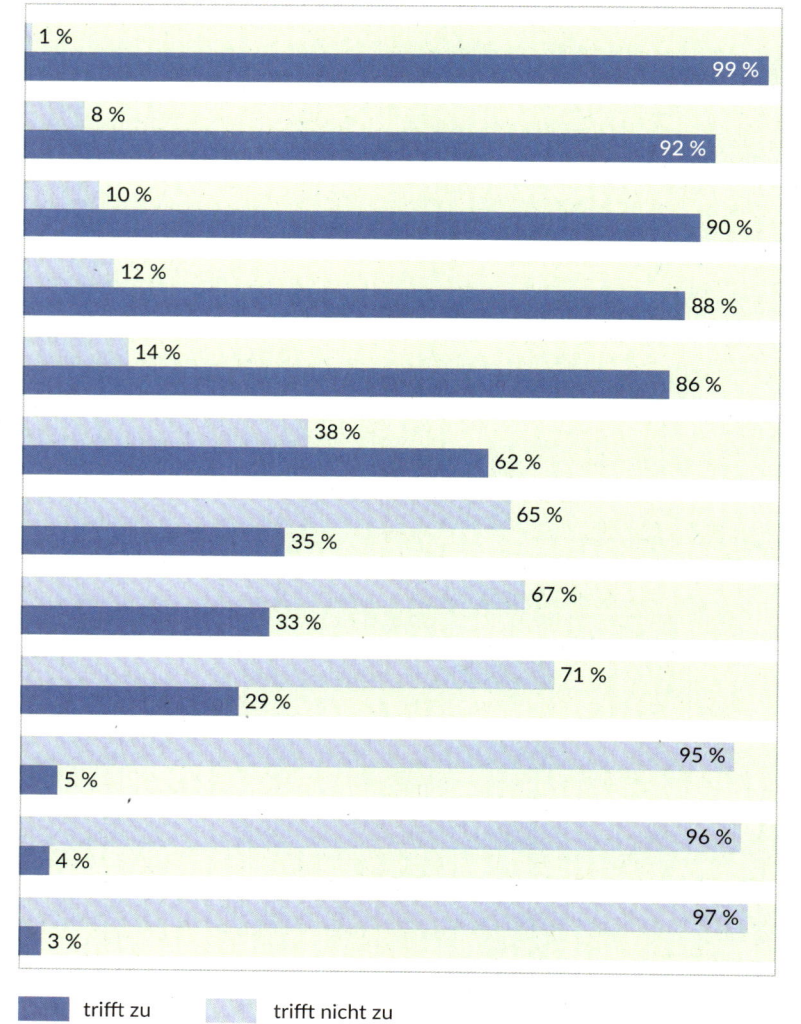

Aussage	trifft nicht zu	trifft zu
Ich freue mich auf das Kind	1 %	99 %
Ich habe Ansprechpartner bei Problemen	8 %	92 %
Ich erhalte viel emotionale Unterstützung	10 %	90 %
Ich sehe mit Optimismus in die Zukunft	12 %	88 %
Ich hatte die feste Absicht, schwanger zu werden	14 %	86 %
Ich habe manchmal Sorgen, kein gesundes Kind zu gebären	38 %	62 %
Meine Belastung wird durch das Kind zunehmen	65 %	35 %
Ich habe manchmal finanzielle Sorgen	67 %	33 %
Ich habe manchmal Sorgen wegen beruflicher Zukunft	71 %	29 %
Ich habe Probleme mit der Schwangerschaft	95 %	5 %
Mein Partner hat Probleme mit der Schwangerschaft	96 %	4 %
Meine Familie hat Probleme mit der Schwangerschaft	97 %	3 %

Medizinische Komplikationen in der Schwangerschaft vor der 37. Schwangerschaftswoche

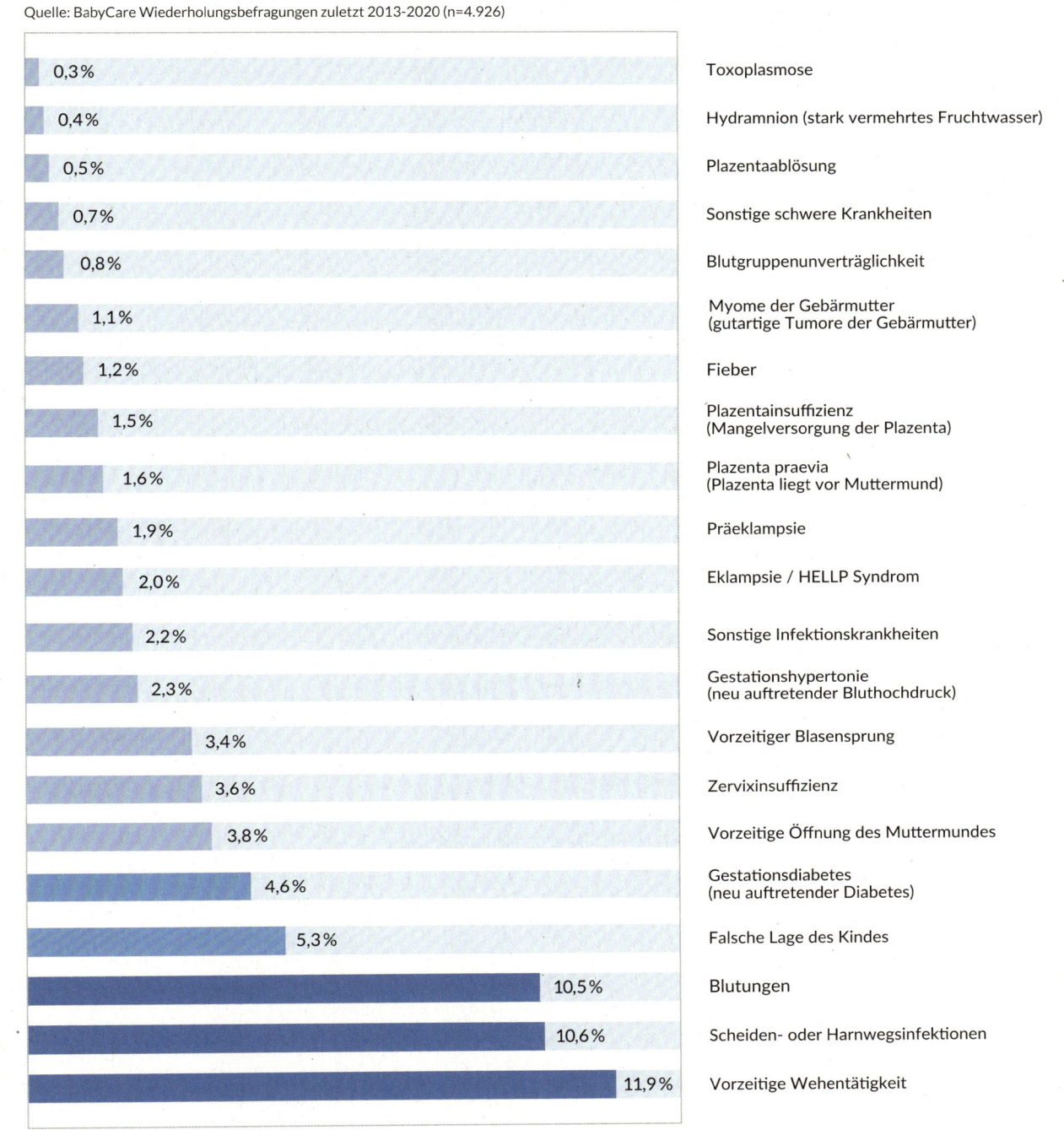

Quelle: BabyCare Wiederholungsbefragungen zuletzt 2013-2020 (n=4.926)

Toxoplasmose	0,3 %
Hydramnion (stark vermehrtes Fruchtwasser)	0,4 %
Plazentaablösung	0,5 %
Sonstige schwere Krankheiten	0,7 %
Blutgruppenunverträglichkeit	0,8 %
Myome der Gebärmutter (gutartige Tumore der Gebärmutter)	1,1 %
Fieber	1,2 %
Plazentainsuffizienz (Mangelversorgung der Plazenta)	1,5 %
Plazenta praevia (Plazenta liegt vor Muttermund)	1,6 %
Präeklampsie	1,9 %
Eklampsie / HELLP Syndrom	2,0 %
Sonstige Infektionskrankheiten	2,2 %
Gestationshypertonie (neu auftretender Bluthochdruck)	2,3 %
Vorzeitiger Blasensprung	3,4 %
Zervixinsuffizienz	3,6 %
Vorzeitige Öffnung des Muttermundes	3,8 %
Gestationsdiabetes (neu auftretender Diabetes)	4,6 %
Falsche Lage des Kindes	5,3 %
Blutungen	10,5 %
Scheiden- oder Harnwegsinfektionen	10,6 %
Vorzeitige Wehentätigkeit	11,9 %

Knapp zwei Drittel der Schwangeren machen sich manchmal Sorgen, kein gesundes Kind zu gebären. Diese Sorge ist normal und glücklicherweise in der großen Mehrzahl der Schwangerschaften unbegründet, da die Häufigkeit der Geburt von Kindern mit schweren Erkrankungen unter zehn Prozent liegt. Viele Schwangere machen sich auch Sorgen, dass im Verlauf der Schwangerschaft medizinische Komplikationen eintreten könnten. Auch hier gilt es erst einmal, Ruhe zu bewahren, denn erstens sind schwere Komplikationen insgesamt selten und zweitens können viele – wenn sie rechtzeitig diagnostiziert werden – oft gut medizinisch behandelt oder beherrscht werden. Welche medizinischen Komplikationen tatsächlich in der Schwangerschaft auftraten, haben wir bei einem Teil unserer BabyCare-Teilnehmerinnen in einer

Wiederholungsbefragung nach der Geburt des Kindes erhoben. Die Ergebnisse sind in der Abbildung auf der vorigen Seite dargestellt.

Am häufigsten kommen vor der 37. Schwangerschaftswoche vorzeitige Wehen, Scheiden- und Harnwegsinfektionen oder Blutungen vor. Fünf Prozent entwickeln einen Schwangerschaftsdiabetes. Schwerere Komplikationen, die häufig auch zu einer Frühgeburt führen, treten glücklicherweise nur bei weniger als fünf von 100 Schwangeren auf. Das Risiko von Scheiden- und Harnwegsinfektionen können Sie im Übrigen durch Schutzmaßnahmen und eine passende Intimhygiene verringern und durch die Selbstmessung des pH-Wertes rechtzeitig erkennen (siehe Kapitel 8.11).

6.3 Das Erlebnis der Geburt

Frauen, die zum ersten Mal ein Kind erwarten, sehen dem Geburtstermin verständlicherweise mit großer Spannung und vielleicht auch mit etwas Angst entgegen. Viele Gespräche mit Freundinnen, die diese Erfahrung schon gemacht haben, kreisen um die Frage, wie man die Geburt wohl selbst erleben wird. In unserer Befragung war die Geburt trotz der damit verbundenen Schmerzen für knapp die Hälfte der Frauen, die bereits ein oder mehrere Kinder geboren hatten, ein angenehmes bis sehr angenehmes Erlebnis. 39 Prozent empfanden die Geburt aber als eher oder sogar sehr unangenehm, 17 Prozent waren indifferent.

Bei den Frauen, die das Erlebnis der Geburt als eher unangenehm oder sehr unangenehm bezeichneten, waren in der späten Schwangerschaft oder im Laufe der Geburt deutlich häufiger Komplikationen aufgetreten.

Schwangere, die sich vor der Geburt oder den Geburtsschmerzen fürchten, sollten sich eingehend über die verschiedenen Möglichkeiten der Erleichterung von Geburten und der Verringerung von Geburtsschmerzen informieren. Dazu zählen beispielsweise Akupunktur oder Hypnobirthing, aber auch die schulmedizinischen Anästhesieverfahren (siehe Kapitel 9.4).

> Knapp die Hälfte der von uns nach der Geburt befragten Schwangeren empfanden die Geburt als angenehm und nur etwa zehn Prozent waren vor der 37. Schwangerschaftswoche von eher schwereren Komplikationen betroffen. Grund genug, die Schwangerschaft mit Optimismus zu durchleben, was die große Mehrzahl der Schwangeren auch tut.

Wie Frauen, die bereits ein Kind geboren haben, die Geburt empfunden haben
Quelle: Eigene Berechnungen, BabyCare Wiederholungsbefragungen zuletzt 2017 (n=4.939)

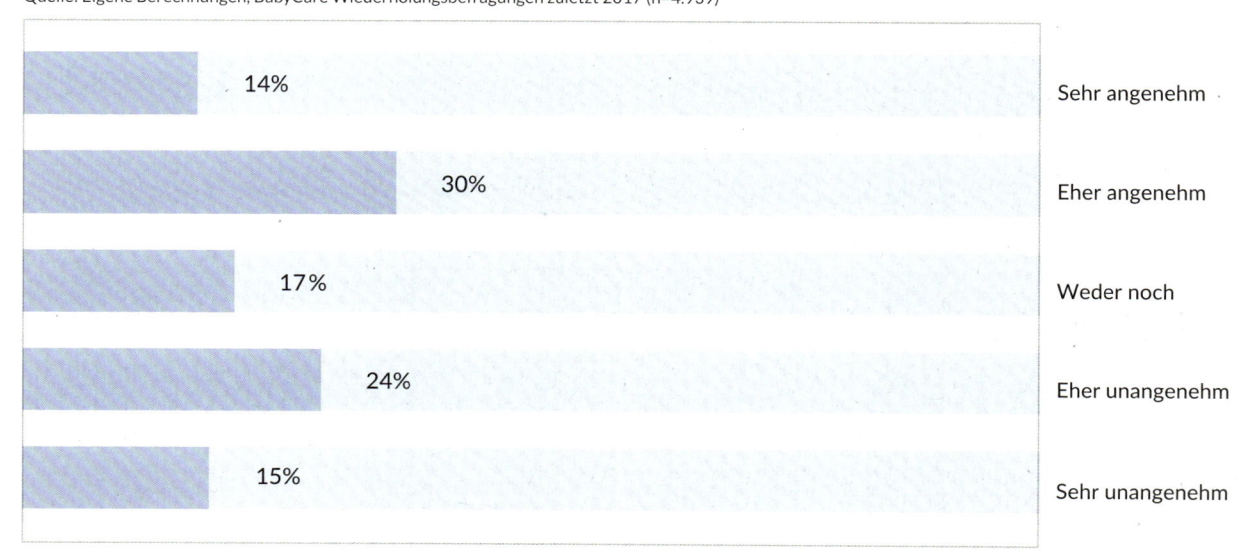

14%	Sehr angenehm
30%	Eher angenehm
17%	Weder noch
24%	Eher unangenehm
15%	Sehr unangenehm

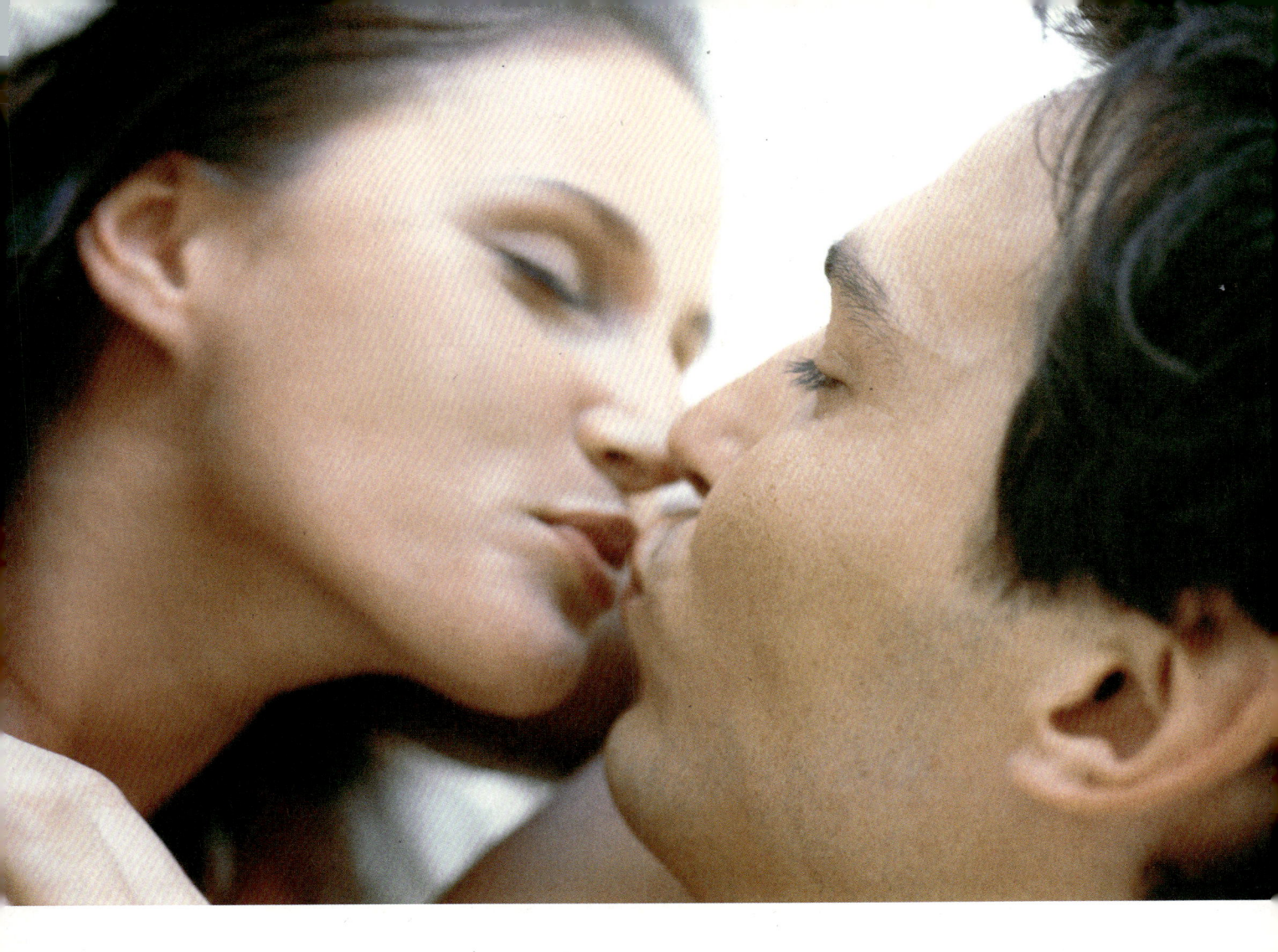

7 Schwangerschaft, Liebe und Sex

Sex während der Schwangerschaft ist für viele Paare ein heikles Thema. Man spürt, dass sich etwas verändert hat, aber man spricht nicht gerne darüber. Doch warum sollte ausgerechnet die Sexualität in der Schwangerschaft von dem häufigen Wechselbad der Gefühle unbeeinflusst bleiben? Dass alles gleich bleibt, dürfte sogar sehr selten der Fall sein. Für die meisten Paare ändert sich der Stellenwert der Sexualität in der Schwangerschaft und nach der Geburt im Vergleich zur Zeit vor der Schwangerschaft.

Die Abbildung auf der nächsten Seite zeigt, wie häufig pro Monat Frauen in Deutschland Geschlechtsverkehr haben. Am häufigsten haben Frauen sechs- bis zehnmal im Monat Sex, immerhin acht Prozent aber mehr als zwanzigmal. Aber auch geringere Häufigkeiten treffen bei jeder vierten Frau zu. Wie es im Einzelfall aussieht, hängt von sehr vielen Faktoren ab: ob ein Paar frisch verliebt oder schon seit Jahren zusammen ist, ob es Kinder gibt, die das Beisammensein stören oder die berufliche Belastung besonders groß ist.

Der Stellenwert, das Verlangen und das Empfinden von Sex ändern sich bei Frauen im Verlauf der Schwangerschaft. Im ersten Schwangerschaftsdrittel verringern die häufig auftretenden schwangerschaftsbedingten Beschwerden nicht selten das sexuelle Verlangen, während es im zweiten Drittel eher wieder zunimmt, um im dritten Drittel wieder abzufallen. Jetzt wird es für die Frau immer beschwerlicher, beim Geschlechtsverkehr die Rückenlage, die am meisten bevorzugte Stellung, einzunehmen.

Dann sind Stellungen zu empfehlen, bei denen die Frau dem Mann den Rücken zuwendet, in der Seitenlage, im Sitzen oder Knien. Befriedigung durch Masturbation, Petting oder Oralgenitalverkehr ist ebenfalls möglich.

Häufigkeit des monatlichen Geschlechtsverkehrs von Frauen in Deutschland
Quelle: Statista, 2019

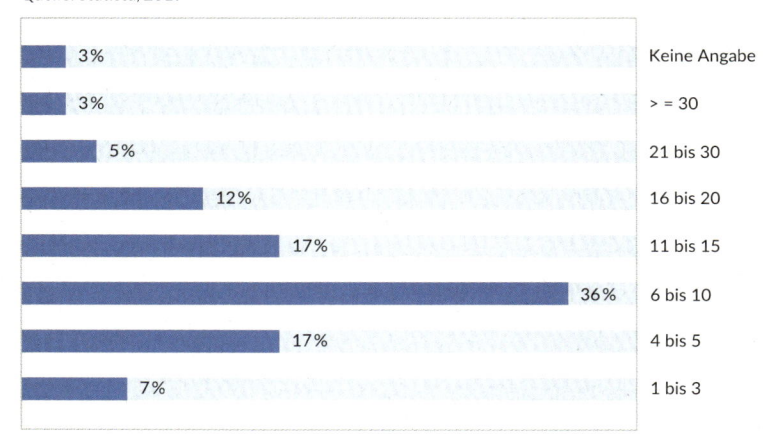

Anzahl	Prozent
Keine Angabe	3%
>= 30	3%
21 bis 30	5%
16 bis 20	12%
11 bis 15	17%
6 bis 10	36%
4 bis 5	17%
1 bis 3	7%

Aus medizinischer Sicht spricht nichts gegen Sex in der gesamten Schwangerschaft. Die Sorge, das Kind oder die Fruchtblase zu verletzen, ist unbegründet. Untersuchungen zeigen wiederholt (Kontoyannis, M. 2012), dass es keinen Zusammenhang zwischen häufigem Sexualverkehr und beispielsweise Frühgeburten gibt.

Es kann allerdings Situationen geben, bei denen auf Sex in der Schwangerschaft verzichtet werden muss. Dies trifft für bestimmte Risikoschwangerschaften zu, wie zum Beispiel:

- Drohende Frühgeburt durch vorzeitige Wehen, vorzeitiges Öffnen des Muttermundes
- Falsche Lage des Mutterkuchens (Placenta praevia)
- Frühzeitiger Abgang des Schleimpfropfs oder Fruchtwasserverlust
- Mehrlingsschwangerschaft

Ihre Frauenärztin/Ihr Frauenarzt wird dann mit Ihnen darüber sprechen.

Sex nach der Geburt

Prinzipiell ist Geschlechtsverkehr wieder möglich, sobald der Wochenfluss versiegt ist, also nach etwa vier bis sechs Wochen. Dann ist auch meist die Wunde eines Dammschnitts verheilt. Während des Wochenflusses – so die medizinische Empfehlung – sollten Sie auf Geschlechtsverkehr verzichten. Wenn Sie jedoch nicht verzichten wollen, benutzen Sie unbedingt ein Kondom.

Bei vielen Paaren aber dauert es oft Monate, bis sie wieder miteinander schlafen. Noch sechs Monate nach der Entbindung erleben etwa 40 Prozent der Frauen ihre Sexualität im Vergleich zu der Zeit vor der Schwangerschaft als qualitativ schlechter (Berner, M. et al. 2005).

Jedoch spätestens wenn die Stillzeit vorüber ist, sind diese Schwierigkeiten dann häufig vorbei. Jetzt kann die Frau wieder unabhängiger von ihrem Baby leben. Und je älter das Kind wird, desto sicherer werden auch die Eltern in ihrer neuen Rolle.

Offene Partnerschaft

Eine aktuelle Studie zum Sexualverhalten der Deutschen zeigt, dass 21 Prozent der Männer und 17 Prozent der Frauen während einer Partnerschaft einmal oder mehrmals sexuellen Verkehr mit einer anderen Person als dem festen Partner haben (Haversath, J. et al. 2017). War dies im letzten Jahr vor der Schwangerschaft auch bei Ihnen der Fall, sollten Sie eine Untersuchung auf sexuell übertragbare Krankheiten (vgl. Kapitel 8.11) in Erwägung ziehen. Sprechen Sie mit Ihrer Frauenärztin/Ihrem Frauenarzt darüber.

> **❗ Empfehlung**
>
> Verdrängen Sie Probleme oder Konflikte über Sex nicht, die möglicherweise in der Schwangerschaft auftreten. Denn diese können bis über die Geburt hinaus andauern. Sprechen Sie mit Ihrem Partner offen über die Veränderungen in Ihrem Sexualleben.
>
> Und scheuen Sie sich nicht, bei anhaltenden Konflikten mit Freunden zu sprechen, die in der gleichen Situation sind oder waren. Sie werden staunen, wie viele Gemeinsamkeiten schwangere Paare haben.
>
> Wenn Sie eine sogenannte »offene Partnerschaft« mit wechselnden Geschlechtspartnern haben, benutzen Sie unbedingt Kondome, um sich vor Infektionen zu schützen. Vaginale Infektionen in der späten Schwangerschaft erhöhen das Risiko für Frühgeburten.

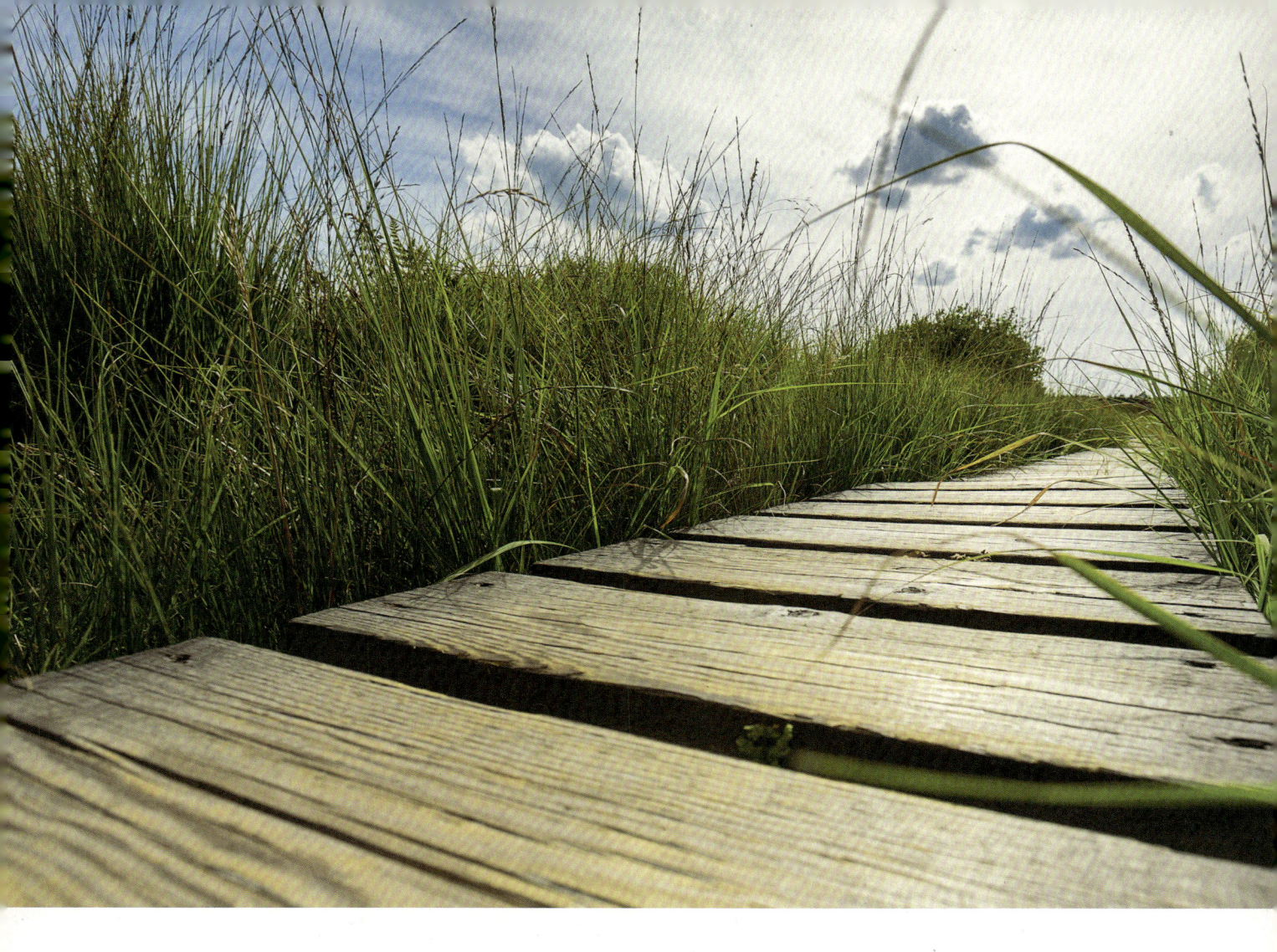

8 Risiken im Verlauf der Schwangerschaft

In diesem Buch wollen und müssen wir Sie auch auf die möglichen Risiken und Gefahren hinweisen, die in einer Schwangerschaft auftreten können. Denn in 20 bis 25 Prozent aller Schwangerschaften kommt es zu Komplikationen. Diese können sowohl die Mutter als auch das ungeborene Kind oder beide betreffen. Um was für Komplikationen handelt es sich im Einzelnen?

- Etwa zehn Prozent der Schwangeren entwickeln in der Schwangerschaft eine Krankheit. Am häufigsten ist dabei der sogenannte Schwangerschafts- oder Gestationsdiabetes, der bei fünf bis zehn Prozent der Schwangeren in Deutschland auftritt. Aber auch Thrombosen und weitere Krankheiten und Komplikationen treten nicht selten während der Schwangerschaft auf.
- Auch schon vor der Schwangerschaft bereits bestehende Krankheiten wie beispielsweise Diabetes oder Schilddrüsenfunktionsstörungen können zu Komplikationen im Verlauf der Schwangerschaft oder aber der Geburt führen.
- Bei einigen Schwangerschaften ist – je nach familiärer Disposition – die Wahrscheinlichkeit erhöht, dass das heranwachsende Kind Fehlbildungen oder andere gesundheitliche Beeinträchtigungen aufweist.
- Fehlgeburten führen in 20 Prozent aller begonnenen Schwangerschaften zu einer frühen und traurigen Beendigung der Schwangerschaft.
- Etwa sieben Prozent aller Schwangeren sind von einer Frühgeburt betroffen.

Das alles sind Dinge, die man nicht verschweigen sollte. In den meisten Fällen kann jedoch durch rechtzeitiges Erkennen von Symptomen und/oder einer schnellen und gezielten Diagnostik und einer sich daran anschließenden Therapie medizinisch viel getan werden.

Für Sie ist es aber noch viel wichtiger, dass Sie bei einigen der genannten Komplikationen und Risiken durch Ihr persönliches Verhalten selbst sehr viel tun können, um die Wahrscheinlichkeit ihres Eintritts zu verringern. Dies gilt vor allem hinsichtlich des Frühgeburtsrisikos. Denn im Laufe der Zeit hat die Wissenschaft viele Faktoren, also Einflüsse, Umstände und Verhaltensweisen entdeckt, die für medizinische Probleme im Verlauf der Schwangerschaft mitverantwortlich sind. In vielen Fällen ist es der Forschung auch gelungen, genau zu ermitteln, wie groß der Einfluss jedes einzelnen Faktors auf den Schwangerschaftsverlauf ist. Das ist ein bedeutender Fortschritt und für jede Frau eine große Hilfe bei der Einschätzung, mit welchem Risiko sie für sich persönlich rechnen muss.

Doch auch wenn auf Sie einige wenige der im Folgenden beschriebenen Risikofaktoren zutreffen sollten, so ist das kein Grund zur Panik. Sie haben zwar statistisch gesehen ein erhöhtes Risiko für eine Frühgeburt, aber trotzdem wird Ihr Kind in aller Regel immer noch mit einer Wahrscheinlichkeit von 90 Prozent oder mehr gesund und rechtzeitig zur Welt kommen. Das Positive dabei: Wenn Sie diese Risikofaktoren kennen und deshalb einiges dafür tun können, diese zu vermeiden beziehungsweise zu verringern, dann können Sie diese Wahrscheinlichkeit noch weiter erhöhen.

Im Folgenden wird die allgemeine Verbreitung jedes Risikofaktors in der weiblichen Bevölkerung der Bundesrepublik Deutschland im Alter zwischen 20 und 39 Jahren aufgezeigt. Anschließend werden die möglichen Folgen dieser Risiken für die Schwangerschaft dargestellt. Als Beleg werden Zahlen und Beispiele aus wissenschaftlichen Studien angeführt. Wenn möglich, wird darauf eingegangen, wie stark der einzelne Faktor das Risiko erhöht, dass in der Schwangerschaft ein medizinisches Problem (in der Regel eine Frühgeburt) eintritt.

Dieses Kapitel sollten Sie nicht von vorn bis hinten durchlesen, sondern es einfach als **Nachschlagewerk** benutzen. Wir sind sicher, dass Sie viele neue und überraschende Erkenntnisse gewinnen werden.

8.1 Alkohol

Allgemeiner Konsum

Wer was und vor allem wie viel trinkt, ist aus Befragungen zum Konsumverhalten ziemlich genau bekannt. Etwa die Hälfte der Frauen im gebärfähigen Alter in Deutschland weist einen moderaten Alkoholkonsum auf und jede vierte bis fünfte ist abstinent, trinkt also gar keinen Alkohol. Allerdings weist fast jede dritte jüngere (unter 30-jährige) Frau und jede fünfte Frau ab 30 Jahren einen riskanten Alkoholkonsum auf (siehe Abbildung rechts).

Wer zu viel und regelmäßig trinkt, schädigt langfristig seine Gesundheit. Alkohol im Übermaß ist giftig, daran gibt es keinen Zweifel. Im Übermaß heißt für Frauen: 20 Gramm reiner Alkohol und mehr jeden Tag. Das beginnt ab dem dritten Glas Bier oder dem zweiten Glas Wein pro Tag. Man sollte sich nicht von einigen Befunden der letzten Jahre beeindrucken lassen, die Alkohol – speziell Rotwein – eine schützende Wirkung zuschreiben. In Maßen genossen – mit Betonung auf »in Maßen!« – soll Rotwein zum Beispiel Herz-Kreislauf-Erkrankungen entgegenwirken.

> Für die Zeit der Schwangerschaft gilt aber auf jeden Fall, dass Alkohol – wie alle auf das Nervensystem wirkende Substanzen – komplett gemieden werden muss.

Alkohol und Schwangerschaft

Wie schädlich Alkohol in der Schwangerschaft ist, wurde in der Wissenschaft umfangreich dokumentiert. Am gefährlichsten ist der Konsum von Alkohol in der Zeit, in der sich die Organe des Embryos entwickeln, also zwischen dem 15. und 60. Tag nach der Befruchtung. Es kann zu einer ganzen Reihe von folgenschweren Erkrankungen beim Kind kommen:

- Zu geringes Wachstum
- Zu niedriges Geburtsgewicht
- Psychomotorische Störungen, Hyperaktivität
- Gesichtsanomalien
- Fehlbildungen
- Störungen des zentralen Nervensystems
- Geistige Retardierung

Alkoholkonsum bei Frauen in Deutschland
Quelle: GEDA 2010

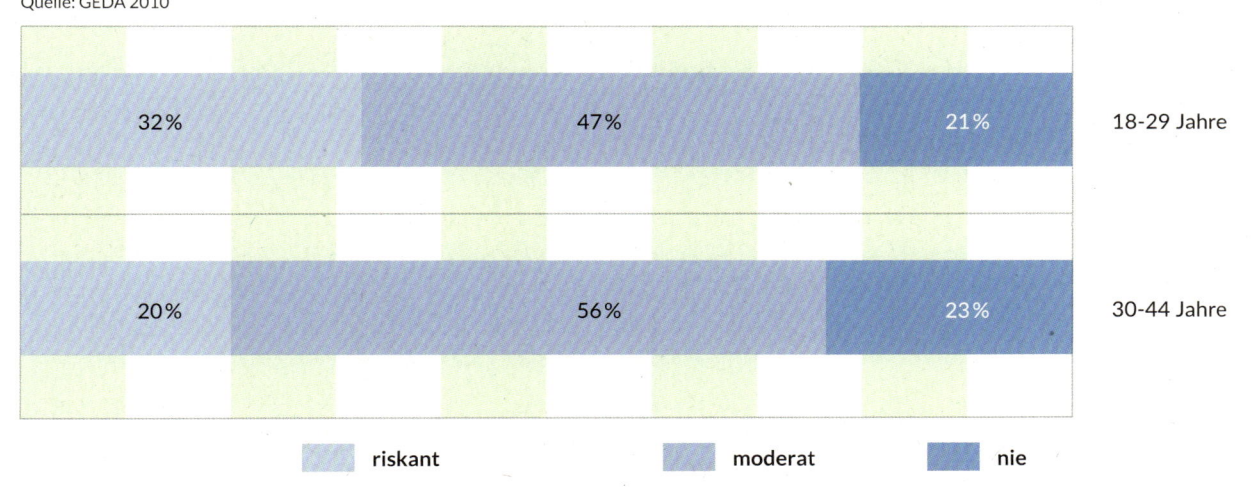

Altersgruppe	riskant	moderat	nie
18-29 Jahre	32%	47%	21%
30-44 Jahre	20%	56%	23%

In der Medizin wird hier vom Fetalen Alkoholsyndrom (FAS) oder der Fetalen Alkoholspektrumstörung (**FASD**) gesprochen. In Deutschland werden jährlich etwa 10.000 Kinder mit dieser Störung geboren, 3.000 davon mit schweren Formen. Große Mengen Alkohol wirken wie ein starkes Gift und schädigen das Erbgut, daher gilt auch die Empfehlung, schon vor der Schwangerschaft Alkoholexzesse zu vermeiden.

Aber gibt es nun einen Schwellenwert, unter dem Alkohol in der Schwangerschaft nicht schädlich ist? Nein, es gibt dazu keine verlässlichen Studiendaten. Deshalb empfiehlt die große Mehrzahl der medizinischen Fachgesellschaften, während der gesamten Schwangerschaft auf Alkohol komplett zu verzichten. Vielleicht überzeugen Sie auch unsere Daten, die wir mit dem BabyCare-Fragebogen über Jahre erhoben haben (siehe folgende Tabelle).

Alkohol und das Risiko für Fehl- und Totgeburten
Quelle: BabyCare-Daten 2018 (n=22.891)

BabyCare Teilnehmerinnen		
Alkohol-Konsum	NEIN	JA
Befragte (n=)	20756	2135
Anteile	91 %	9 %
Fehl- und Totgeburten	1,9 %	3,8 %

Das Risiko für Fehl- und Totgeburten verdoppelt sich durch Alkoholkonsum in der Schwangerschaft. Und dies, obwohl von den zehn Prozent der Teilnehmerinnen, die Alkohol in der Schwangerschaft konsumierten, die ganz große Mehrzahl angab, nur recht geringe Alkoholmengen pro Woche (weniger als 60 Gramm) zu sich genommen zu haben.

Eines aber sollten Sie in jedem Fall beherzigen: Trinken Sie in den ersten neun Schwangerschaftswochen keinen einzigen Tropfen Alkohol! Denn in dieser Zeit ist die Möglichkeit einer Schädigung des sich entwickelnden Embryos (Organentwicklung) besonders hoch.

Falls Sie vor der Diagnose der Schwangerschaft Alkohol getrunken haben, so sind die möglichen Risiken für den Embryo von der Häufigkeit und der Menge des Alkoholkonsums abhängig. Bei regelmäßigem und hohem Konsum kann es zu einer Fehlgeburt kommen. Man spricht hier von dem »Alles-oder-nichts-Prinzip«, was bedeutet, dass es in den ersten Tagen der Schwangerschaft zu einer Fehlgeburt kommt, wenn durch äußere Einflüsse Zellen so stark geschädigt werden, dass sie sich nicht weiterentwickeln.

Wenn Sie in dieser Zeit ab und zu ein Glas Alkohol getrunken haben, dürfte das Risiko gering sein. Machen Sie sich keine zu großen Sorgen, denn Sie können daran nichts mehr ändern – allerdings für den weiteren Schwangerschaftsverlauf komplett auf Alkohol verzichten!

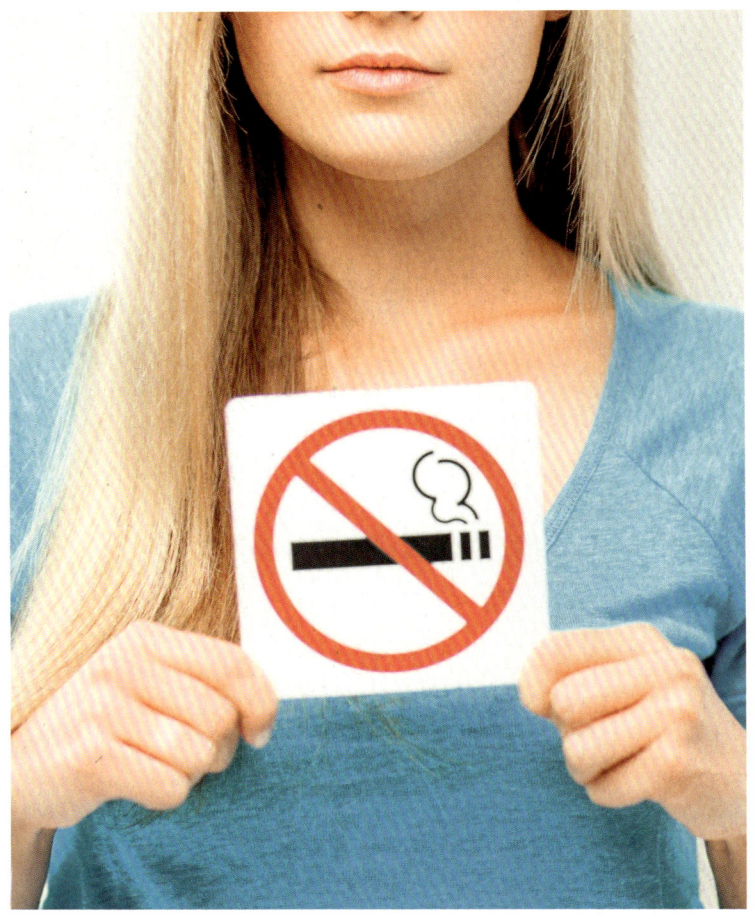

Die Gefahren des Rauchens in der Schwangerschaft für das ungeborene Kind sind eindeutig erwiesen.

Die Gefahren des Tabakrauchens für die Gesundheit sind allgemein bekannt. Selbst die meisten Raucher sind sich bewusst, dass sie durch den Konsum ihre Gesundheit schädigen. Sie ändern an ihrem Verhalten dennoch nichts. Die Gründe dafür sind Nikotinabhängigkeit, Gewöhnung, Stressabbau, Dazugehörigkeitsgefühl und »weil das einfach zu einer angenehmen Stimmung passt«.

Auch wenn viele Frauen im gebärfähigen Alter nicht selbst rauchen, entkommen nicht wenige den Schadstoffen der Zigarette dennoch nicht, wenn sie durch **Passivrauchen** belastet sind. Das bedeutet, dass in ihrer Umgebung geraucht wird und sie diesen Tabakrauch einatmen müssen. So sind 17 Prozent der BabyCare-Teilnehmerinnen durch Passivrauch exponiert.

Rauchen und Schwangerschaft

An der Gefährlichkeit des Rauchens in der Schwangerschaft gibt es nichts zu beschönigen. Rauchen schädigt das sich entwickelnde Kind auf mindestens drei Wegen:

- Nikotin verengt die Blutgefäße. Dies führt zu einer verminderten Durchblutung der Plazenta und lässt den kindlichen Blutdruck ansteigen.
- Das im Tabakrauch enthaltene Kohlenmonoxid führt zu einer Verringerung des Sauerstoffgehalts im Blut. Das Kind leidet dadurch praktisch immer unter »Atemnot«.
- Zigaretten enthalten mehr als 100 giftige chemische Substanzen, die ungefiltert an das Kind weitergegeben werden und sogar sein Erbgut schädigen können.

Rauchen vor und während der Schwangerschaft sowie in der Neugeborenenphase kann das Risiko für das Auftreten folgender Krankheiten oder Komplikationen deutlich erhöhen:

- Fehlgeburt
- Frühgeburt
- Totgeburt
- Mangelgeburt (ein zu kleines Kind)
- Vorzeitige Plazentalösung
- Präeklampsie
- Fehlbildungen

> **❗ Empfehlung**
> Verzichten Sie während der Schwangerschaft möglichst ganz auf den Konsum von Alkohol in jeglicher Form. Falls Sie damit Probleme haben, sprechen Sie mit Ihrer Frauenärztin/Ihrem Frauenarzt. Sie können sich (auch anonym) bei der Bundeszentrale für gesundheitliche Aufklärung (BZgA) telefonisch beraten lassen: 02 21 - 89 20 31.

8.2 Rauchen

Allgemeines Rauchverhalten

Auch wenn der Anteil der Raucherinnen und Raucher in der Bevölkerung in Deutschland in den letzten 20 Jahren deutlich gesunken ist, rauchten im Jahr 2021 noch 17 Prozent aller Frauen. Allerdings sind es unter den 25- bis 29-Jährigen immer noch mehr als 30 Prozent (siehe Abbildungen rechts).

Anteil der Raucherinnen und Raucher im Alter von 18 bis 59 Jahren von 2000 bis 2021
Quelle: IFT, Epidemiologischer Suchtsurvey 2021

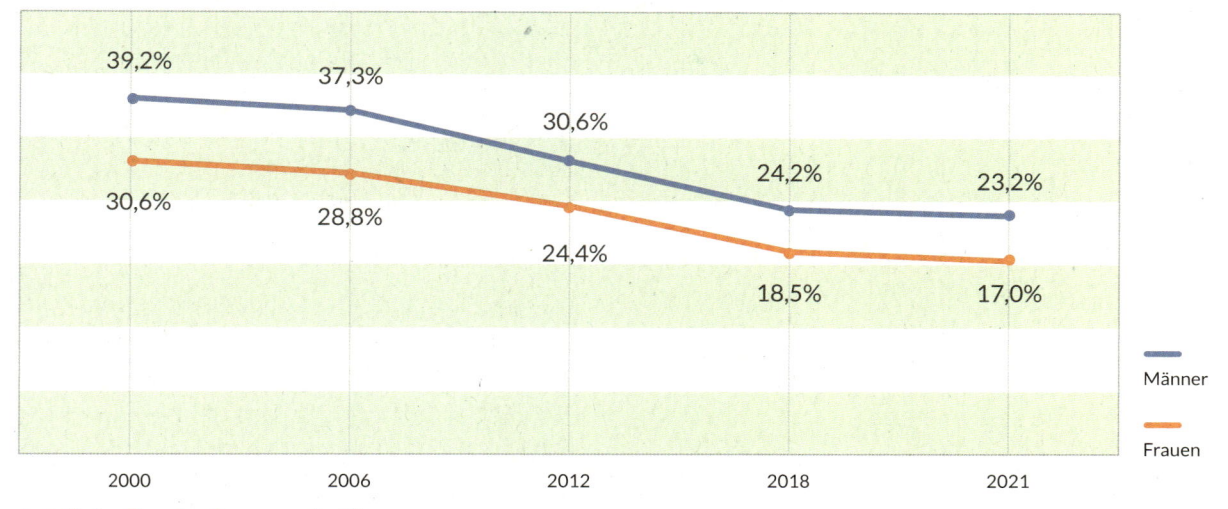

Jahr	Männer	Frauen
2000	39,2%	30,6%
2006	37,3%	28,8%
2012	30,6%	24,4%
2018	24,2%	18,5%
2021	23,2%	17,0%

Anteil der Raucherinnen nach Altersgruppen
Quelle: Epidemiologischer Suchtsurvey 2015

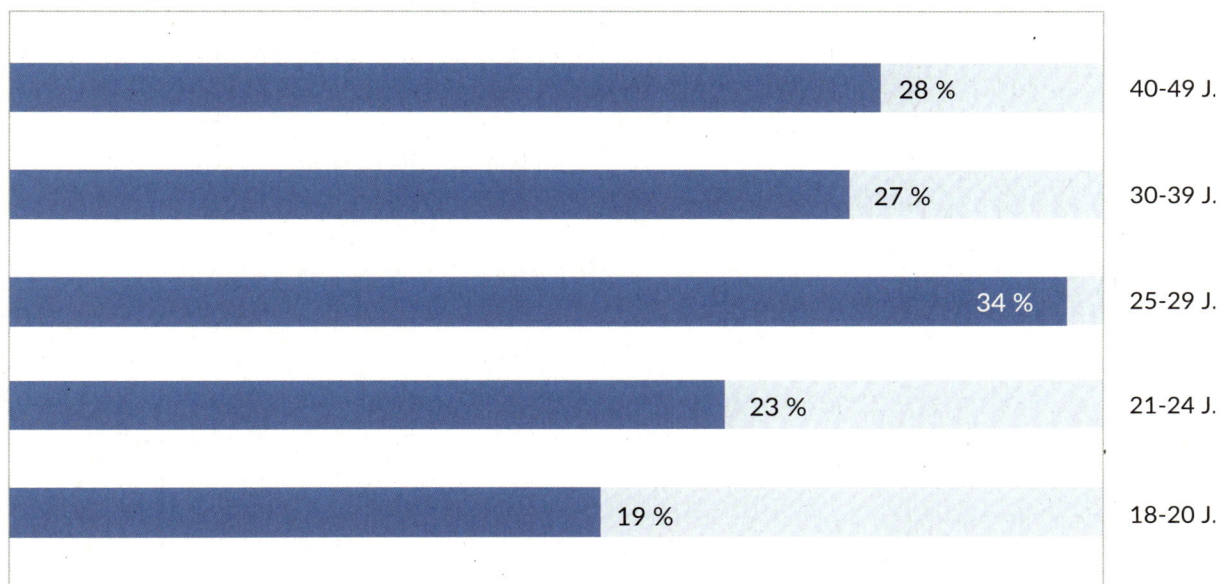

Altersgruppe	Anteil
40–49 J.	28 %
30–39 J.	27 %
25–29 J.	34 %
21–24 J.	23 %
18–20 J.	19 %

- Plötzlicher Kindstod
- Atemwegserkrankungen der Kinder

Es kann gemessen werden, wie mit jeder gerauchten Zigarette das Risiko ansteigt. Man spricht von einer klaren »Dosis-Wirkungs-Beziehung«: je höher die Dosis, desto schädlicher die Wirkung.

So nimmt das Geburtsgewicht des Kindes mit zunehmender Menge des inhalierten Tabakrauchs beständig ab. Die Kinder von Raucherinnen sind 150–250 g leichter als die von Nichtraucherinnen. Genauso steigt die Wahrscheinlichkeit, dass es zu einer Fehlgeburt kommt und die Rate der Frühgeburtlichkeit ist mehr als doppelt so hoch (siehe Grafik auf der folgenden Seite). Bei Schwangeren, die auch nach dem ersten Trimenon noch stark rauchen (mehr als 20 Zigaretten), verdreifacht sich die Frühgeburtenrate. Die Kinder von rauchenden Schwangeren sind in ihrer Kindheit und Jugend deutlich anfälliger für viele Krankheiten. Auch die Folgen des Passivrauchens sind messbar: Schwangere, die selbst nicht rauchen, aber am Arbeitsplatz oder zu Hause starkem Tabakrauch anderer ausgesetzt sind, gebären ebenfalls Kinder mit einem geringeren Geburtsgewicht.

Ihre Babys sind bei der Geburt im Schnitt um 30 g leichter als die Babys von Müttern, die überhaupt nicht mit Tabakrauch in Berührung gekommen sind. Rauchende Schwangere stillen ihre Kinder seltener und wenn, dann meistens nur für eine kurze Zeit.

Risiko für Frühgeburten nach der Anzahl gerauchter Zigaretten im ersten Trimenon oder später
Quelle: Ko, T.J. 2014

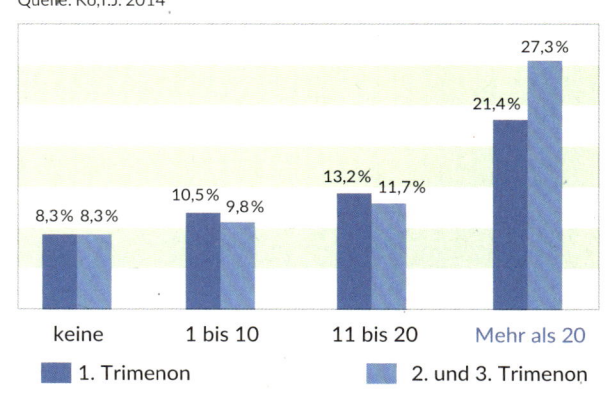

Zigaretten	1. Trimenon	2. und 3. Trimenon
keine	8,3%	8,3%
1 bis 10	10,5%	9,8%
11 bis 20	13,2%	11,7%
Mehr als 20	21,4%	27,3%

Viele Frauen stellen das Rauchen ein, sobald sie bemerken, dass sie schwanger sind. Intuitiv tun sie das Richtige. Leider schaffen dies andere nicht. Oft sind es die starken Raucherinnen, die der Zigarette nicht ganz entsagen können – viele von ihnen schränken das Rauchen aber deutlich ein. Nikotinersatzpräparate (ausgenommen E-Zigaretten) können hilfreich sein. Sie sollten aber erst benutzt werden, wenn das Durchhaltevermögen allein nicht ausreicht.

Nikotinpflaster oder Nikotinkaugummis in der Schwangerschaft?

Die Risiken der Nikotinaufnahme und anderer schädigender Substanzen durch Nikotinersatzprodukte müssen gegenüber den Risiken des Zigarettenrauchens abgewogen werden.

Diese Methode ist in der Schwangerschaft nur dann zu empfehlen, wenn Sie zum Beispiel sehr stark rauchen und es Ihnen nicht gelingt, Ihren Zigarettenkonsum in einem nennenswerten Umfang zu reduzieren oder es ohne diese Hilfe nicht schaffen, mit dem Rauchen aufzuhören.

> Sie müssen diese Möglichkeit aber unbedingt mit Ihrer Frauenärztin/Ihrem Frauenarzt besprechen. Nehmen Sie die Präparate nicht »auf eigene Faust« ein.

E-Zigaretten als Alternative?

Ob die seit einigen Jahren populären E-Zigaretten eine unbedenkliche Alternative zu gewöhnlichen Zigaretten darstellen, wird derzeit noch kontrovers diskutiert. Insbesondere rauchende Frauen, die eine Schwangerschaft planen oder bereits schwanger sind, mögen sich diese Frage stellen. Die sogenannten Liquids, die verdampfenden Flüssigkeiten in E-Zigaretten, bestehen hauptsächlich aus Propylenglykol, Wasser, Glyzerin, Ethanol, verschiedenen Aromastoffen und gegebenenfalls auch Nikotin.

E-Zigaretten enthalten keinen Tabak und es werden beim »Dampfen« weder Kohlenmonoxid, Blausäure, Arsen noch krebserzeugende polyzyklische aromatische Kohlenwasserstoffe erzeugt. Dennoch können zur langfristigen gesundheitlichen Wirkung derzeit keine verlässlichen Aussagen getroffen werden und es ist bereits bekannt, dass das Propylenglykol zumindest kurzfristig Atemwegsirritationen auslösen kann. Zudem wird die Zusammensetzung der Inhalationslösungen für E-Zigaretten nicht einheitlich überwacht, wodurch weitere schädliche Inhaltsstoffe als die angegebenen enthalten sein können.

> Auch wenn es Hinweise gibt, dass von nikotinfreien E-Zigaretten weniger Gesundheitsgefahren ausgehen als von herkömmlichen Zigaretten, kann insbesondere aufgrund der noch unzureichenden Studienlage ein Konsum während der Schwangerschaft keineswegs empfohlen werden und es gilt, dass der komplette Verzicht aufs Rauchen (Dampfen) der beste Schutz für die Gesundheit von Mutter und Kind ist.

❶ Empfehlung

Rauchen Sie nicht. Rauchen in der Schwangerschaft ist gefährlich und schädigt in jedem Fall das ungeborene Kind im Mutterleib! Jede gerauchte Zigarette zählt! Auch ein Umstieg auf das Dampfen (die E-Zigarette), ist in der Schwangerschaft nicht zu empfehlen.

Halten Sie sich auch nicht in Räumen auf, in denen geraucht wird oder wurde.

> Unterstützung und Beratung beim Rauchverzicht sowie bei allen Fragen rund ums Rauchen/Nichtrauchen bietet die Telefon-Hotline der BZgA: 0800 - 8 31 31 31.
> Die BZgA hat im Internet unter www.rauchfrei-info.de auch gutes Material zur Rauchentwöhnung speziell für Schwangere und ihre Partner.

8.3 Drogen

Allgemeiner Konsum
Im Alter von 25 bis 39 Jahren verwenden Frauen zu höchstens vier Prozent aktuell Drogen, überwiegend Cannabis (siehe Abbildung unten). Harte Drogen wie Heroin, Ecstasy, Crystal Meth oder Kokain werden von Frauen in dieser Altersgruppe nur selten verwendet.

Drogen und Schwangerschaft
Cannabis: Es ist sehr schwer, genaue Aussagen darüber zu machen, welche Auswirkungen der Konsum auf das ungeborene Leben hat. Das liegt vor allem daran, dass meist nicht nur eine Droge konsumiert wird, sondern mehrere. Wer einen Joint raucht, setzt sich häufig auch den Schadstoffen von Tabak aus. Nicht selten wird dazu noch Alkohol getrunken oder es werden weitere Drogen genommen. Die Schwangere, die nur Cannabis zu sich nimmt, gibt es nur selten oder jedenfalls nicht in so großen Zahlen, dass sich daraus eine statistische Wahrscheinlichkeit für Gesundheitsrisiken sicher berechnen ließe. Das gilt in ähnlicher Weise auch für die isolierte Betrachtung von allen anderen Drogen.

Bei aller Unsicherheit ist nach dem derzeitigen Forschungsstand nicht auszuschließen, dass der mittlere bis starke Konsum von Cannabis vor und während der Schwangerschaft zu einer Reihe von Komplikationen führt. Dazu gehören:

- Frühgeburt
- Geringere Gewichtszunahme der Mutter
- Fehlbildungen
- Geringeres Geburtsgewicht des Kindes
- Entwicklungsstörungen des Kindes

Kokain: Was für Cannabis gesagt wurde, gilt auch für Kokain, das jedoch entschieden gefährlicher ist. Kokain kann zu jeder Zeit der Schwangerschaft jedes Organ und jedes Gewebe schädigen. Die Risiken sind:

- Fehlgeburt
- Vorzeitige Wehen
- Vorzeitige Plazentalösung

Drogenkonsum bei Frauen in den letzten 12 Monaten
Quelle: Institut für Therapieforschung (IFT) 2015 sowie BZgA, 2018

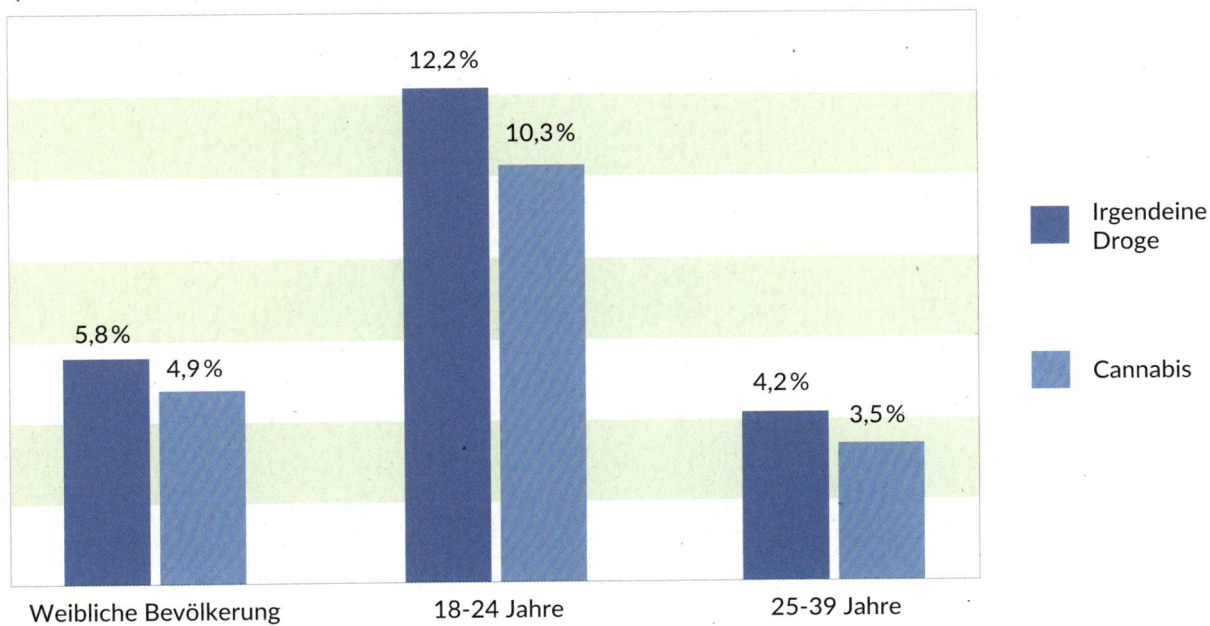

	Irgendeine Droge	Cannabis
Weibliche Bevölkerung	5,8 %	4,9 %
18-24 Jahre	12,2 %	10,3 %
25-39 Jahre	4,2 %	3,5 %

- Frühgeburt
- Fehlbildungen (Herzfehler)
- Geringeres Geburtsgewicht
- Geringeres Wachstum des Kindes
- Verhaltensstörungen des Kindes

Amphetamine (Ecstasy, Speed, Crystal Meth): Untersuchungen aus Großbritannien zeigen Zusammenhänge zwischen dem Konsum und Fehlbildungen sowie Frühgeburten (McElhatton, P. R. et al. 1999, Berghella, V. 2012).

Das Methamphetamin Crystal Meth ist plazentagängig, geht also durch den Konsum der Mutter direkt auf das Ungeborene über. Dies kann zur Folge haben, dass betroffene Babys süchtig auf die Welt kommen, viel schreien, schwitzen und unter Unruhezuständen, Schlaflosigkeit und Schmerzen leiden. Auch über die Muttermilch wird die Droge an das Kind weitergegeben und schädigt es.

LSD: Die Droge steht in Verdacht, Kontraktionen der Gebärmutter auszulösen, weshalb durch den Konsum das Risiko einer Frühgeburt besteht.

Heroin: Heroinabhängigkeit bei Schwangeren ist höchst gefährlich, auch weil das Risiko, sich an unsauberen Spritzen zu infizieren, außerordentlich groß ist. Deshalb bekommen heroinabhängige Schwangere in der Regel den Ersatzstoff Methadon. Kinder heroinabhängiger Mütter weisen nach der Geburt schwere Entzugserscheinungen auf – auch bei Methadoneinnahme.

> Schwangere in Substitutionsbehandlung (Methadon) sollten frühzeitig mit ihrer Ärztin/ihrem Arzt darüber sprechen und gemeinsam das weitere Vorgehen planen. Ein plötzliches Absetzen der Ersatzmedikamente kann zu vorzeitigen Wehen und sogar zu einer Frühgeburt führen.

❶ Empfehlung
Verzichten Sie auf Drogen!
Die Sucht & Drogenhotline der BZgA ist rund um die Uhr erreichbar: Telefon 01805 31 30 31.

8.4 Chemikalien und Umwelteinflüsse

Allgemeine Bedeutung
Tagtäglich sind wir einer Vielzahl von chemischen, biologischen oder physikalischen Einflüssen ausgesetzt, die akute oder chronische Gesundheitsschädigungen hervorrufen können. Dies betrifft unter anderem Lärm, Strahlung, Schadstoffe in der Luft, im Wasser oder auch in Nahrungsmitteln. In Deutschland sind mehr als 140.000 Chemikalien beziehungsweise chemische Verbindungen auf dem Markt und täglich werden es mehr.

Prinzipiell kann es zu drei verschiedenen gesundheitlichen Schädigungen kommen:

- Mutagene Effekte (Schädigung des Erbguts und der Fortpflanzungsfähigkeit)
- Teratogene Effekte (Schädigung der Kindesentwicklung)
- Karzinogene Effekte (Krebsverursachung)

Logischerweise hängt die Frage, ob Gesundheitsschäden eintreten, davon ab, wie »giftig« der einzelne Stoff ist. Dies wird meist in Tierversuchen ermittelt. Dann kommt es darauf an, wie viel der Mensch davon in welchem Zeitraum aufnimmt und wie häufig das geschieht.

In Deutschland sind – wie in anderen Ländern – viele Einrichtungen und Behörden für Kontrolle und Überprüfung der gesundheitlichen Risiken durch Umweltschadstoffe zuständig. Für viele, aber bei weitem nicht für alle Schadstoffe wurden Grenzwerte, also rechtlich zulässige Höchstwerte festgelegt. Die festgelegten Grenzwerte für Schadstoffe beziehen sich in der Regel auf gesunde Erwachsene. Schwangere, besonders in den ersten Schwangerschaftswochen (Embryonalentwicklung) und Kleinkinder gelten als Risikogruppen, da Umweltschadstoffe hier auch bei durchaus geringerer Exposition zu gesundheitlichen Schädigungen führen können.

Der Infokasten auf der rechten Seite informiert über Stoffe, die von Schwangeren – wo immer möglich – gemieden beziehungsweise die Exposition verringert werden sollte.

ⓘ Info
Stoffe, Gase und Strahlen, die in der Schwangerschaft zu meiden sind

Stoff	Mögliche Folgen	Vorkommen
Blei	Spermienveränderungen Fehlgeburt Totgeburt Geistige Retardierung des Kindes	Bleirohre im Haus (Wasserversorgung) Batterien Farben Keramik Automobilabgase Nahrungsmittel Grundwasserbelastung Bleiverarbeitung
Quecksilber	Entwicklungsstörungen des Fetus Geistige Retardierung des Kindes	Tinte Pestizide Amalgamproduktion
Chloroform Benzol Toluol Trichlorethylen	Fehlbildungen	Chemische Reinigungen Entfettungsmittel Korrekturfolien und -flüssigkeit Textilindustrie
Vinylchlorid	Fruchtbarkeitsstörungen Chromosomenveränderungen Fehlgeburt Totgeburt Fehlbildungen	Kunststoffherstellung und –verarbeitung
Polychlorierte Biphenyle (PCB)	Fehlgeburt Totgeburt Neurologische Folgeschäden beim Kind	Pestizide Kopierpapier Nahrungsmittel
Pestizide	Fehlgeburt Totgeburt Neurologische Folgeschäden beim Kind	Insektenvernichtungsmittel Holzbearbeitung Nahrungsmittel
Kohlenmonoxid	Geringes Geburtsgewicht Totgeburt	Automobilabgase Zigarettenrauch
Röntgenstrahlen vor allem in den ersten sechs Wochen (Organbildung)	Fruchtbarkeitsstörungen Fehlbildungen	Medizinische Anwendungen
Kupfer	Bei Neugeborenen: Leberfunktionsstörungen/Leberzirrhose	Kupferrohre in der Wasserversorgung

Zu häufigen Schadstoffexpositionen in der Schwangerschaft haben wir Ihnen die folgenden Informationen zusammengestellt.

Ionisierende Strahlung (Röntgenstrahlung)
Abhängig von der Dosis und vom Schwangerschaftsalter kann eine vorgeburtliche Strahlenexposition zum Tod des Embryos sowie zu Fehlbildungen, Wachstumsstörungen, malignen Erkrankungen sowie zu genetischen Veränderungen führen. Trotzdem wird das Risiko ärztlicher Aufnahmen bei Beachtung eines optimalen Strahlenschutzes als sehr niedrig eingestuft. Die Strahlenbelastung im Bereich der Gebärmutter wird bei lokalen Röntgenaufnahmen im oberen Körperbereich zwischen 0,1 bis 1 Picogray (pGy)

geschätzt und somit in der Größenordnung der natürlichen Hintergrundbelastung. Jedoch fehlen bislang Belege für eine sichere Schwellendosis. So sollten Röntgenuntersuchungen in der Schwangerschaft nur dann vollzogen werden, wenn sie zwingend notwendig sind. Gleichzeitig sollte aber eine erforderliche Röntgenuntersuchung nicht unterlassen werden. Es sind besondere Schutzmaßnahmen anzuwenden und die Anzahl der Bilder sollte auf ein Minimum beschränkt werden.

> Wurden Sie in den ersten Wochen der Schwangerschaft geröntgt, teilen Sie dies – falls noch nicht geschehen – auf jeden Fall Ihrer Frauenärztin/Ihrem Frauenarzt mit.

Ionisierende Strahlung (Höhenstrahlung) / Flugreisen

Für fast alle Schwangeren kann das Risiko einer gesundheitsschädlichen Strahlenwirkung für den Embryo/Fetus durch Höhenstrahlung vernachlässigt werden. Nur wenn häufiger Langstrecken geflogen werden, kann der kritische Wert von mehr als einem Millisievert (mSv) überschritten werden. Dies dürfte vor allem nur auf Pilotinnen und Flugbegleiterinnen zutreffen, die aber in der Schwangerschaft zumeist am Boden eingesetzt werden.

Nicht ionisierende Strahlung / Elektromagnetische Felder / Handys, PCs

Hochfrequente elektromagnetische Felder (EMF) sind in unserem Alltag allgegenwärtig, beispielsweise durch Handys, Smartphones, Wearables, WLAN, Mobilfunk, Bluetooth, elektrische Geräte oder Hochspannungsleitungen, Nutzung von Autos, Zügen, U- oder S-Bahn und vielem anderen mehr. Die Belastung durch elektromagnetische Felder kann gemessen werden. Eine Schweizer Studie (Röösli, M. 2014) ergab, dass die mittlere Belastung im Durchschnitt bei 0,21 Volt pro Meter (V/m) lag und damit deutlich unter den Grenzwerten von 40 bis 61 V/m. Die Studie zeigte jedoch auch erhebliche Belastungsunterschiede, abhängig von den jeweiligen Lebensgewohnheiten der Testpersonen. Die höchsten Belastungen werden im Alltag in den öffentlichen Verkehrsmitteln gemessen (bis zu 0,72 V/m).

Die eigene Handynutzung, aber auch die Exposition durch elektromagnetische Felder in Räumen oder Fahrzeugen trägt in hohem Maße zur persönlichen Belastung bei. Um diese zu minimieren, soll die spezifische Absorptionsrate (SAR) eines Handys möglichst gering sein. Um gesundheitliche Wirkungen der hochfrequenten Felder auszuschließen, soll die SAR eines Handys nicht mehr als 2 Watt pro Kilogramm betragen.

> Die SAR-Werte Ihres Handys können Sie beim Bundesamt für Strahlenschutz über folgenden Internetlink abrufen: www.bfs.de/SiteGlobals/Forms/Suche/BfS/DE/SAR-suche_Formular.html.

Über die gesundheitlichen Risiken von EMF gibt es viele Diskussionen, aber wenig gesicherte Erkenntnisse. Dies liegt auch daran, dass die behaupteten erhöhten Risiken für Krebserkrankungen schwer nachzuweisen sind, da diese erst nach Jahrzehnten eintreten und nur schwer auf bestimmte Expositionen wie die Handynutzung zurückgeführt werden können.

Die unzureichende Datenlage gilt letztlich auch für die gesundheitlichen Risiken in der Schwangerschaft. Hier liegen einige Studien mit sehr unterschiedlichen Ergebnissen vor. Während einige Studien bei einer Belastung durch EMF in der Schwangerschaft ein erhöhtes Fehlgeburtsrisiko (De-Kun, L. 2017) oder Risiken für kognitive beziehungsweise intellektuelle Probleme des Kindes sehen (Hall, P. 2014), zeigen andere Studien hier keine Zusammenhänge. Auch hier gilt, dass die mögliche Exposition gegenüber EMF nur schwer von anderen Risiken abzugrenzen ist.

Unstrittig ist, dass ein mögliches gesundheitliches Risiko mit der aufgenommenen Strahlungsmenge steigt, womit ein vorsichtiger Umgang mit den Geräten und Strahlenquellen anzuraten ist. Aus diesem Grund ist es gerade in der Schwangerschaft überlegenswert, die Strahlenexposition zu verringern. Generell gilt unter der Maxime des vorbeugenden Gesundheitsschutzes, die Risiken aus nichtionisierender Strahlung in der Schwangerschaft zu verringern.

Pflanzenschutzmittelrückstände in Lebensmitteln
Quelle: Bayerische Landesamt für Gesundheit und Lebensmittelsicherheit, Pestizide in Lebensmitteln 2018

Lebensmittel	Probenzahl	ohne Rückstände	mit Rückständen	über Höchstgehalt	mit Rückständen %	über Höchstgehalt %
Obst	908	256	638	14	70,3 %	1,5 %
konventionell	723	81	628	14	86,9 %	1,9 %
biologisch	185	175	10	0	5,4 %	0,0 %
Obsterzeugnisse	115	60	50	5	43,5 %	4,3 %
konventionell	102	53	44	5	43,1 %	4,9 %
biologisch	13	7	6	0	46,2 %	0,0 %
Gemüse	843	424	404	15	47,9 %	1,8 %
konventionell	686	288	383	15	55,8 %	2,2 %
biologisch	157	136	21	0	13,4 %	0,0 %
Gemüseerzeugnisse	76	21	51	4	67,1 %	5,3 %
konventionell	70	18	48	4	68,6 %	5,7 %
biologisch	6	3	3	0	50,0 %	0,0 %
Gesamt (Obst und Gemüse)	2463	1093	1309	61	53,1 %	2,5 %
Gesamt	3345	1874	1397	74	41,8 %	2,2 %
Tierische Produkte	882	781	88	13	10,0 %	1,5 %
Milch, Milcherzeugnisse	135	123	6	6	4,4 %	4,4 %
Butter, Käse	13	11	2	0	15,4 %	0,0 %
Eier, Eierzeugnisse	90	86	3	1	3,3 %	1,1 %
Fleisch, Fleisch	295	260	32	3	10,8 %	1,0 %
Fisch, Fischerzeugnisse	62	56	6	0	9,7 %	0,0 %
Fettgewebe	211	189	19	3	9,0 %	1,4 %
Babynahrung	24	19	5	0	20,8 %	0,0 %
Honig	52	37	15	0	28,8 %	0,0 %

Es ist deshalb empfehlenswert:

- Die Gesprächsdauer kurzzuhalten
- Gespräche bei schlechtem Empfang zu unterlassen
- Beim Verbindungsaufbau das Gerät nicht an das Ohr zu halten
- Das Gerät nicht auf den Bauch zu legen
- Ein Headset zu benutzen
- Bei Nichtbenutzung das Gerät in den Flugmodus schalten

Die Arbeit am Laptop sollte kein größeres Risiko beinhalten, neuere Geräte geben inzwischen deutlich weniger Strahlung ab als ältere. Trotzdem gilt auch hier, dass jeder Zentimeter Abstand zur Strahlungsquelle die Intensität der Strahlung senkt. Je weiter der Laptop also beim Arbeiten von Ihrem Bauch und damit Ihrem Kind entfernt ist, desto besser. Auch die Wärmeentwicklung ist hierbei zu beachten. So können Laptops schnell bis zu 70 °C heiß werden, wenn durch die Unterlage keine ausreichende Belüftung gewährleistet ist. Deshalb raten wir Ihnen, beim Arbeiten mit dem Laptop – etwa auf dem Sofa – einen kleinen Laptoptisch zu benutzen. Er wurde extra für das Arbeiten auf dem Sofa oder im Bett erfunden! So ist der notwendige Abstand zum Bauch gewährleistet und eine ausreichende Lüftung garantiert.

> Schonender für den Rücken ist es übrigens, wenn der Laptop beim Arbeiten »ganz konventionell« auf dem Küchen- oder Schreibtisch steht.

Schadstoffbelastung durch Nahrungsmittel

Hier spielt vor allem die Belastung mit Pestiziden und Schwermetallen eine große Rolle. Über diese Schadstoffbelastungen weiß man in Deutschland durch Stichproben der Lebensmittelüberwachungsbehörden ziemlich gut Bescheid. Im Jahr 2018 gab es die in der Tabelle auf der vorigen Seite genannten Ergebnisse.

Über alle Lebensmittelgruppen werden in fast der Hälfte aller Proben Rückstände gefunden, wobei aber lediglich zwei Prozent den Rückstandshöchstgehalt überschreiten. Besonders hoch ist der Rückstandsanteil bei Obst und Gemüse.

> Erzeugnisse aus biologischem Anbau sind deutlich weniger belastet als die aus konventionellem Anbau. Deshalb empfiehlt es sich, zumindest während der Schwangerschaft und Stillzeit Obst und Gemüse aus biologischem Anbau zu verzehren.

Seefische und Meeresfrüchte

Schwangeren wird empfohlen, zweimal in der Woche Seefisch zu essen, da dieser Omega-3-Fettsäuren und Jod liefert, die für die Schwangerschaft und auch für die Gehirnentwicklung des Kindes sehr wichtig sind.

Allerdings sind Fische und Meeresfrüchte nicht selten durch Schadstoffe (insbesondere Quecksilber) belastet. Genauere Untersuchungen durch Überwachungsbehörden haben hier weiteren Aufschluss gegeben.

Zu den stärker belasteten Fischen gehören Haifisch, Buttermakrele, Aal, Schwertfisch, Heilbutt, Brasse, Rotbarsch und Thunfisch (siehe Abbildung rechts). Aber auch Meeresfrüchte, insbesondere rohe, sollten nicht verzehrt werden – sie sind besonders mit Schadstoffen belastet, da sie Filtrierer sind, also ihre Nahrung aus dem Wasser herausfiltern. Hingegen sind Scholle und Lachs in der Regel gering belastet.

Trinkwasser

In Bezug auf die Qualität unseres Trinkwassers aus der normalen Wasserversorgung kann Entwarnung gegeben werden. »Das Trinkwasser größerer Trinkwasserversorger besitzt eine gute bis sehr gute Qualität. Bis zu 120.000 Messungen pro Parameter und Jahr im Berichtszeitraum von 2017 bis 2019 zeigen, dass nahezu alle mikrobiologischen und chemischen Qualitätsparameter mit Ausnahme weniger Pflanzenschutzmittel-Wirkstoffe zu mehr als 99 Prozent eingehalten wurden. Grenzwerte wurden nur vereinzelt überschritten.« (Qualität des Trinkwassers aus zentralen Versorgungsanlagen, UBA 2021). Dennoch ist es wegen der

Quecksilberbelastung von Fischen und Meeresfrüchten

Quelle: www.eucell.de/ernaehrung/lebensmittellisten/umweltbelastungen/quecksilber.html

Fischarten	Mittelwert µg in 100 g Lebensmittel
Shrimps	1,2
Muscheltiere/-erzeugnisse	2,1
Dorschleber (in Öl)	2,8
Lachs	3,0
Forelle	5,1
Miesmuschel	5,8
Dorsch	6,7
Makrele	6,7
Hering	7,0
Nordseekrabbe	7,1
Kabeljau	7,6
Tintenfisch	10,0
Seelachs	12,2
Flunder	13,3
Aal (geräuchert)	17,1
Rotbarsch	24,1
Heilbutt	28,8
Thunfisch	33,7
Flussaal	37,3
Brasse	43,4
Schillerlocke	51,5
Buttermakrele	59,3
Haie	82,1
Schwertfisch	89,5

unterschiedlichen und in der Regel unbekannten Qualität der Hauswasserrohre empfehlenswert, das Wasser, das über Nacht in der Leitung gestanden hat, morgens – bevor Sie es trinken, zur Tee- oder Kaffeezubereitung oder für die Milchflasche des Babys verwenden – für ein bis zwei Minuten ablaufen zu lassen.

> **❶ Empfehlung**
>
> Gehen Sie im Haushalt oder bei Hobbys möglichst selten mit Chemikalien um. Meiden Sie Tätigkeiten, bei denen Sie längere Zeit in Kontakt mit Farben, Lacken, Unkrautvernichtungsmitteln oder anderen Chemikalien kommen.
>
> Vorsicht auch beim Kontakt mit Tonern in Kopiergeräten und bestimmten Büromaterialien wie Korrekturfolien und -flüssigkeit.
>
> Lassen Sie morgens – bevor Sie es trinken, für die Milchflasche des Babys oder zum Kaffee-, Teekochen nutzen – das Wasser aus dem Wasserhahn, was die Nacht über in der Leitung gestanden hat, ein bis zwei Minuten ablaufen.
>
> Beachten Sie unsere Empfehlungen in Bezug auf den möglichst strahlungsarmen Umgang mit Handy und Laptop.
>
> Umweltschadstoffe in der Nahrung (PCB, Dioxine, Pestizide) verringern Sie durch eine abwechslungsreiche und saisonale Ernährung oder durch den Kauf von Produkten aus kontrolliert-biologischem Anbau. Das ist vor allem beim Konsum von Gemüse, Obst, Fleisch und Geflügelprodukten zu empfehlen.

8.5 Sport

Sport auf allen Bildschirmen, Fitnessstudios gefühlt an jeder Ecke – doch der Eindruck täuscht. Statistisch gesehen ist es mit der körperlichen Bewegung der weiblichen Bevölkerung im gebärfähigen Alter nicht weit her. Nur 57 Prozent der 18- bis 29-jährigen Frauen treiben regelmäßig mindestens zwei Stunden pro Woche Sport, 30- bis 44-Jährige mit 41 Prozent noch seltener (siehe Abbildung auf der nächsten Seite).

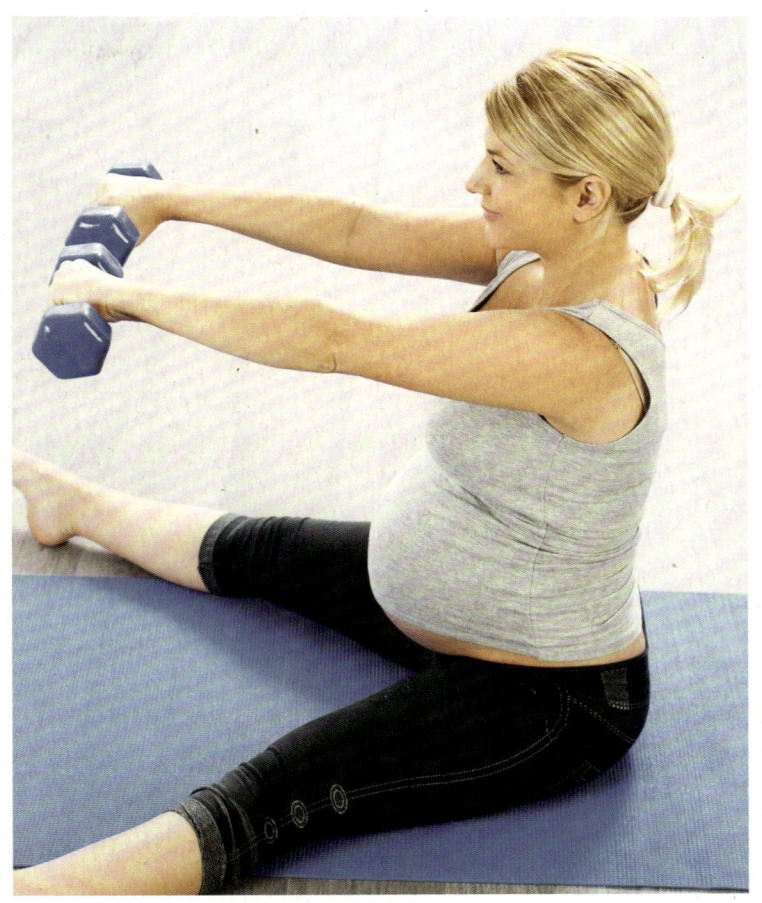

Nur etwa die Hälfte der 18- bis 44-jährigen Frauen betreibt Sport (mindestens zwei Stunden pro Woche)

Sport in der Schwangerschaft

Es ist noch gar nicht lange her, da wurde Schwangeren von jeder sportlichen Aktivität abgeraten. Nur ein wenig Gymnastik, Schwimmen und Spazierengehen waren laut Experten erlaubt. Das hat sich grundlegend geändert. Heute werden körperliche Aktivität und Sport in der Schwangerschaft generell empfohlen. Moderater Ausdauersport wie Nordic Walking, Radfahren und Schwimmen, aber auch Muskeltraining wie Pilates, Yoga oder leichtes Krafttraining sind empfehlenswert. Dabei sollten aber immer folgende Punkte berücksichtigt werden:

- Eine Schwangerschaft stellt eine besondere Herausforderung für den Körper einer Frau dar. Die Entwicklung des Ungeborenen erfordert die Zusammenarbeit aller körpereigenen Systeme: Herz-Kreislauf-System, Stoffwechsel, Atmung und der gesamte Bewegungsapparat werden in den 40 Wochen einer Schwangerschaft verstärkt beansprucht.

- Schwangerschaftsbedingte körperliche Veränderungen treten vor allem ab dem sechsten Monat ein. Sie sind gerade beim regelmäßigen Sporttreiben zu beachten. Der wachsende Uterus führt zu einer Schwerpunktverlagerung und zu einer Kippung des Beckens.
- Der Körper gibt während der Schwangerschaft das Hormon Relaxin ab, wodurch Sehnen und Bänder gelockert werden. Deshalb ist es sehr wichtig, Bewegungen nicht abrupt zu beenden, sondern sanft und schonend.
- Generell sollte bei sportlichen Aktivitäten auf eine richtige Atemtechnik geachtet werden, das heißt, dass man bei Belastung ausatmen und bei Entlastung einatmen sollte.

> Selbst für Nicht-Sportlerinnen wird der Trainingsbeginn in der Schwangerschaft mittlerweile empfohlen. Sie sollten einen geeigneten Kurs belegen und unter fachlicher Anleitung trainieren, um falsche Bewegungsmuster zu vermeiden.

Durch spezielle Übungen sollten vor allem auch die Bauch- und Beckenmuskulatur gestärkt werden. Die individuelle Intensität kann durch einen einfachen »Talk-Test« bestimmt werden: Wenn Sie sich bei der körperlichen Aktivität noch unterhalten können, ist die Anstrengung nicht zu hoch.

Für den Anfang sollte mit drei Trainingseinheiten à 15 Minuten pro Woche begonnen und sich langsam auf viermal wöchentlich eine halbe Stunde gesteigert werden. Schwangere Sporteinsteigerinnen sollten aber Sportarten mit höheren Aufprallkräften, Sprüngen und Gegnerkontakt unbedingt meiden.

Sportlich aktive Frauen dürfen sich in der Schwangerschaft durchaus intensiver betätigen und müssen ihr gewohntes Training nicht aufgeben. Selbst intensives Training schadet dem Fetus nicht. Werden dabei einfache Regeln beachtet, kann man sogar bis kurz vor der Geburt nicht nur den eigenen Körper – sondern auch das Baby fit halten. Nebenstehend eine Übersicht über in der Schwangerschaft geeignete und ungeeignete Sportarten.

Sportliche Aktivität wirkt sich positiv auf die kardiovaskuläre und kardiopulmonale Fitness aus. Durch Sportaktivität können die zelluläre Glukoseaufnahme und die Insulinsensitivität erhöht werden, das Risiko eines Gestationsdiabetes wird reduziert. Ebenso reduziert sich vermutlich das Risiko einer Präeklampsie. Sportliche Aktivität führt auch zu einer verbesserten Gewichtskontrolle in der Schwangerschaft. Muskuloskelettale Beschwerden, insbesondere Rückenschmerzen, treten seltener oder

Sportliche Aktivität von 18- bis 44-jährigen Frauen in Deutschland
Quelle: GEDA 2012

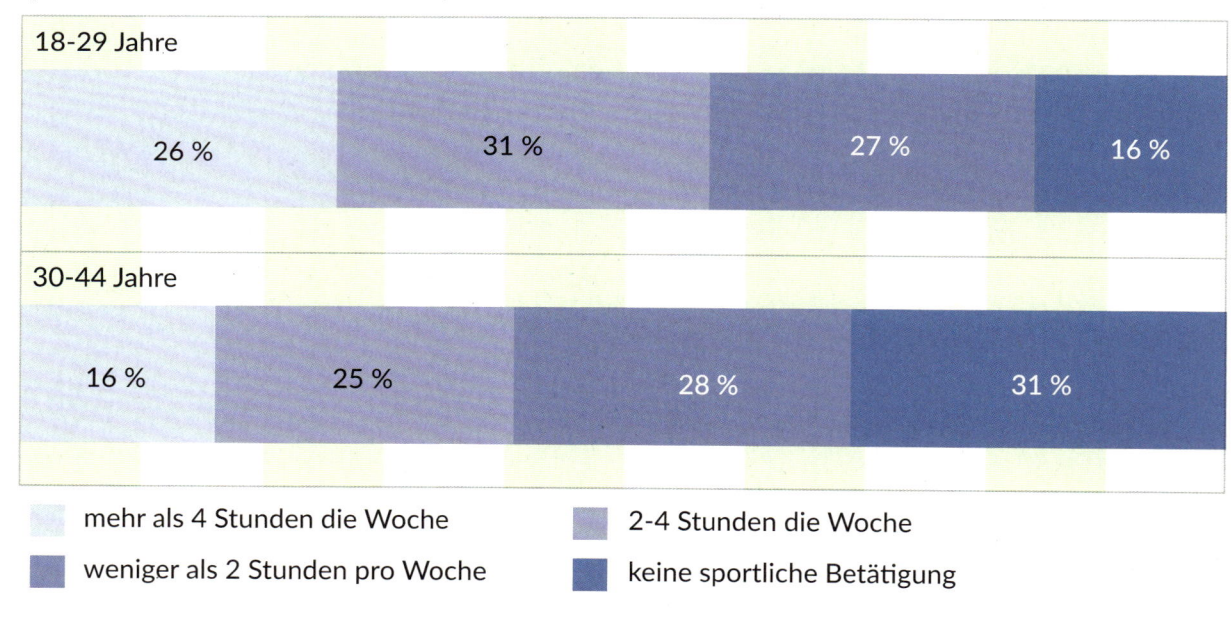

Alter	mehr als 4 Stunden die Woche	2-4 Stunden die Woche	weniger als 2 Stunden pro Woche	keine sportliche Betätigung
18-29 Jahre	26 %	31 %	27 %	16 %
30-44 Jahre	16 %	25 %	28 %	31 %

ℹ️ Info

Empfohlene Sportarten
- Schwimmen und Aquafitness
- Wandern, längere Spaziergänge
- Radfahren
- Leichtes Laufen (mit stoßdämpfenden Laufschuhen)
- Gymnastik und Atemgymnastik
- Muskeltraining (leicht)
- Entspannungsübungen
- Yoga, Tai-Chi, Qigong
- Skilanglauf
- Tanzen

Bedingt geeignet
- Anstrengendes Laufen
- Aerobic
- Sauna (nur für Geübte; nicht in den ersten Wochen)
- Sport in großer Höhe (2.000 Meter und höher ist nicht zu empfehlen, wenn die Schwangere nicht an diese Höhe gewöhnt ist)
- Bodenturnen
- Tischtennis
- Schnorcheln
- Rudern
- Segeln

Nicht zu empfehlen
- Sport mit erhöhter Verletzungsgefahr
- Sport mit harten Stößen oder schnellen Beschleunigungen
- Squash (für Ungeübte)
- Tennis (für Ungeübte)
- Tauchen (strengstens verboten)
- Reiten (für Ungeübte)
- Handball
- Fußball
- Kampfsport
- Kraftsport, Bodybuilding
- Fallschirmspringen, Drachenfliegen
- Surfen
- Ski alpin (für Ungeübte)

Denken Sie daran, dass die Schwangerschaft Ihren Körper schon wie beim Leistungssport belastet. Seien Sie nicht zu ehrgeizig. Akzeptieren Sie, dass sich durch das steigende Körpergewicht und den zunehmenden Bauchumfang Einschränkungen der sportlichen Aktivitäten ergeben werden.

vermindert auf. Einem regelmäßig durchgeführten spezifischen Training (Beckenbodenübungen) können präventive Effekte hinsichtlich einer Urininkontinenz zugeschrieben werden.

Außerdem wird der Geburtsverlauf positiv beeinflusst – besonders hinsichtlich der Schmerzwahrnehmung beziehungsweise Schmerztoleranz (Kagan, K.O., Kuhn, U. 2004 sowie Hartmann, S. et al. 2005). Regelmäßige körperliche Aktivität vermindert zudem das Risiko für die Entstehung von Varizen und Thrombosen in der Schwangerschaft (Korsten-Reck, U. et al. 2009).

Das Trainingspensum wird mit fortschreitender Schwangerschaft automatisch reduziert. Stört der wachsende Babybauch irgendwann, sind Schwimmen und Aquafitness sehr gute Alternativen. Das Wasser kompensiert einen Teil des Körpergewichts. Dies hilft, eine Ödembildung zu vermeiden, außerdem kann wegen des niedrigeren Pulses im Wasser intensiver trainiert werden, oft sogar bis kurz vor der Geburt.

Die ideale Wassertemperatur für Schwimmen und Aquafitness liegt bei 20° C bis 33° C. Das Risiko für Infektionen wird durch Schwimmen und Aquafitness nicht erhöht.

Zu intensive Belastungen sind allerdings zu vermeiden, da sie zu einer Sauerstoffunterversorgung der Mutter und somit zu einer Mangelversorgung des Kindes führen können. Bei moderatem Training ist das Baby aber nicht gefährdet. Es ist sogar geschützt, weil Schwangere die kritische Lactatschwelle später als Nicht-Schwangere erreichen. Das Lactat wird zwar im Muskel einer Schwangeren genauso produziert wie bei einer Nicht-Schwangeren, aber durch das erhöhte Blutvolumen und die damit verbundene Verdünnung des Blutes treten Übersäuerungseffekte erst wesentlich später auf.

> Risikoschwangere (zum Beispiel nach einer Frühgeburt, eine Fehlgeburt oder bei frühzeitiger Wehentätigkeit) sollten ihre sportlichen Aktivitäten unbedingt mit ihrer Frauenärztin/ihrem Frauenarzt absprechen.

Grundsätzlich gilt auch für **Zwillings- und Mehrlingsschwangerschaften**: Jede sportliche Aktivität, die sich gut anfühlt, schadet den Babys nicht. Auf ihr Bauchgefühl können Schwangere sich normalerweise verlassen. Das Trainingspensum muss jedoch individuell festgelegt und die Wohlbefindensgrenze sollte dabei nicht überschritten werden. Sobald die Aktivität zu anstrengend wird oder etwas schmerzt, sollte die Bewegung reduziert, eine Pause eingelegt oder damit aufgehört werden.

Eine Auswertung der BabyCare-Daten zu den Sportarten, die in der Schwangerschaft ausgeübt werden (siehe Abbildung unten), zeigt, dass die übergroße Mehrheit der Schwangeren moderate, für die Schwangerschaft gut geeignete Sportarten wählt. Mannschaftsspiele, Sport mit harten Stößen oder erhöhter Verletzungsgefahr werden nur selten angegeben.

Eine dänische Studie warnt allerdings vor den Risiken von sportlicher Aktivität mit hoher Frequenz und Intensität in der Frühschwangerschaft (mehr als sieben Stunden pro Woche). Vor allem High-Impact-Sportarten werden in Zusammenhang mit Schwangerschaftsrisiken bis zur 18. Schwangerschaftswoche gebracht (Madson, M. et al. 2007). High-Impact (engl. für »hohe Belastung«) sind Schrittmuster, bei denen für kurze Zeit beide Füße den Bodenkontakt verlieren, also Sport mit Sprüngen wie zum Beispiel Joggen oder Kampfsportarten. Trotzdem spielt auch hier die individuelle körperliche Fitness beziehungsweise der individuelle Trainingszustand der Schwangeren eine große Rolle.

Leistungssportlerinnen sollten zudem auf die Überwärmung des Körpers (Hyperthermie) achten. Sehr anstrengender Sport, der einen richtig ins Schwitzen bringt, kann innerhalb einer Stunde zu einer Körpererwärmung um fast zwei Grad führen. Eine Überwärmung des Körpers und vor allem des Embryos im ersten Schwangerschaftsdrittel wird nach Untersuchungen mit Fehlbildungen und Fehlgeburten in Zusammenhang gebracht und sollte vor allem in der Zeit der Organbildung vermieden werden.

Ausgeübte Sportarten in der Schwangerschaft
Quelle: Eigene Berechnungen, BabyCare-Teilnehmerinnen 2013 bis 2018, Befragte mit sportlicher Aktivität (n=12.928), Mehrfachnennungen (205 %)

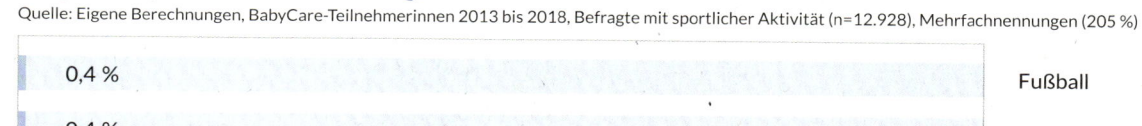

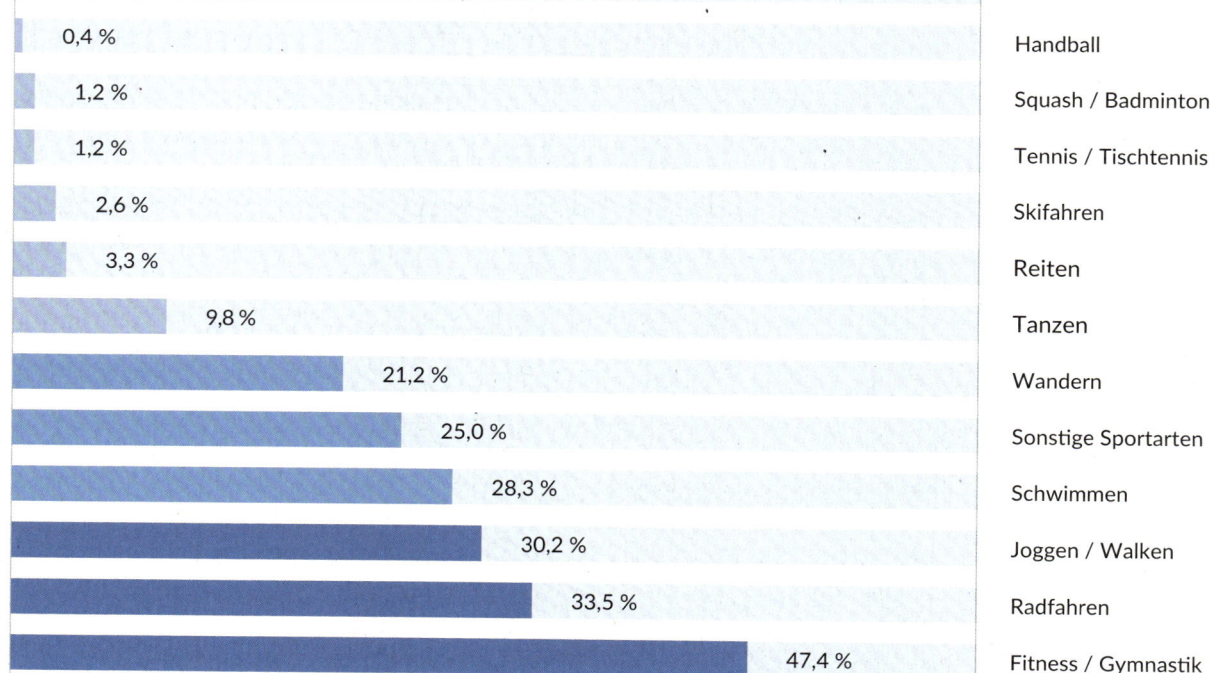

Sportart	Anteil
Fußball	0,4 %
Handball	0,4 %
Squash / Badminton	1,2 %
Tennis / Tischtennis	1,2 %
Skifahren	2,6 %
Reiten	3,3 %
Tanzen	9,8 %
Wandern	21,2 %
Sonstige Sportarten	25,0 %
Schwimmen	28,3 %
Joggen / Walken	30,2 %
Radfahren	33,5 %
Fitness / Gymnastik	47,4 %

Aus diesem Grund sind zumindest am Anfang der Schwangerschaft auch Besuche in Saunen, Whirlpools, Solarien und heißen Thermen tabu.

Sauna in der Schwangerschaft

Leiden Sie unter Kreislaufproblemen und haben noch keine Saunaerfahrung, ist eine Schwitzkur vor allem in den ersten Monaten der Schwangerschaft nicht ratsam. Auch bei Risikoschwangerschaften, Schwangerschaftskomplikationen oder bei Beschwerden wie Bluthochdruck, Krampfadern und Nierenproblemen muss der Gang in die Sauna ausbleiben. Da die hohen Temperaturen und verschiedene Aromazusätze im Aufguss Wehen auslösen können, sollten Sie Saunagänge kurz vor dem Geburtstermin vermeiden. Nehmen Sie Ihren Körper wahr: Sobald Ihr Bauch hart wird und sich die Herzfrequenz deutlich erhöht, sollten Sie die Sauna umgehend verlassen. Legen Sie kürzere Saunagänge ein oder besuchen Sie ein Dampfbad!

Bevor Sie mit Sport in der Schwangerschaft beginnen, sollten Sie mit Ihrer Frauenärztin/Ihrem Frauenarzt klären, ob bei Ihnen folgende Risikofaktoren vorliegen:

- Frühere Fehlgeburten oder andere Schwangerschaftskomplikationen
- Bluthochdruck
- Diabetes mellitus
- Herz-Kreislauf-Krankheiten
- Extremes Über- oder Untergewicht

Reiten in der Schwangerschaft

Schadet Reiten der Schwangeren oder dem Kind? Ist das nicht zu gefährlich? Auf diese Fragen gibt es zwei Neins und ein Ja. Erfahrene und gut trainierte Reiterinnen können aus sportlicher und medizinischer Sicht weiterreiten, solange sie sich leistungsfähig und völlig gesund fühlen. Wenn Krankheiten oder Komplikationen auftreten oder wenn sich eine Schwangere nicht mehr so fit und belastungsfähig fühlt wie früher, dann sollte sie besser aufhören, denn in diesem Fall besteht die Gefahr, dass die Schwangerschaft in eine Frühgeburt mündet. Viele Reiterinnen passen im Laufe der Schwangerschaft ihre Reitweise an, verzichten auf anstrengendes Dressur- und Springtraining und reiten lieber im Entlastungssitz, statt wie in der klassischen Dressur jede Pferdebewegung tief im Sattel mitzureiten.

Wenn die Schwangere gesund und leistungsfähig ist, ist es für das Baby völlig unschädlich, wenn die werdende Mutter reitet, wie neuere Untersuchungen ergeben haben. Trotzdem ist das Reiten für Schwangere nicht die ideale Sportart: In einer Untersuchung (Kramarz, S. 2011) mit über 1.800 Frauen, die während ihrer Schwangerschaft geritten sind, hatte fast jede Zehnte in dieser Zeit einen Reitunfall oder einen Unfall im Umgang mit den Pferden. Darunter waren viele Frauen, die von sich selbst sagten, dass sie sich mit ihrem Pferd völlig vertraut und sicher gefühlt haben.

Wenn eine Frau in ihrer Schwangerschaft weiter reiten möchte, so sollte sie immer darauf achten, dass sie fit und konzentriert genug ist, um sich auf unerwartete Situationen einstellen zu können und sie sollte jedes vorhersehbare Risiko meiden. Anfängerinnen haben beim Reiten ein sehr hohes Unfallrisiko. Deshalb sollten Ungeübte und Gelegenheitsreiterinnen in der Schwangerschaft auf gar keinen Fall in den Sattel steigen.

> **❗ Empfehlung**
>
> Schwangere sollen täglich in Bewegung sein.
>
> Wenn Sie bisher nicht sportlich aktiv waren, gehen Sie viel spazieren oder besuchen Sie einen Gymnastikkurs. Wenn Sie geübter sind, machen Sie Nordic Walking, gehen Sie Schwimmen oder zur Aquafitness.
>
> Wer regelmäßig sportlich aktiv ist, sollte etwas schonender vorgehen und die nicht empfohlenen Sportarten meiden.
>
> Leistungssportlerinnen sollten sich sportmedizinisch beraten lassen. Die Deutsche Sporthochschule Köln bietet ein Onlinecoaching für schwangere Sportlerinnen an:
> www.dshs-koeln.de/sport-und-schwangerschaft/

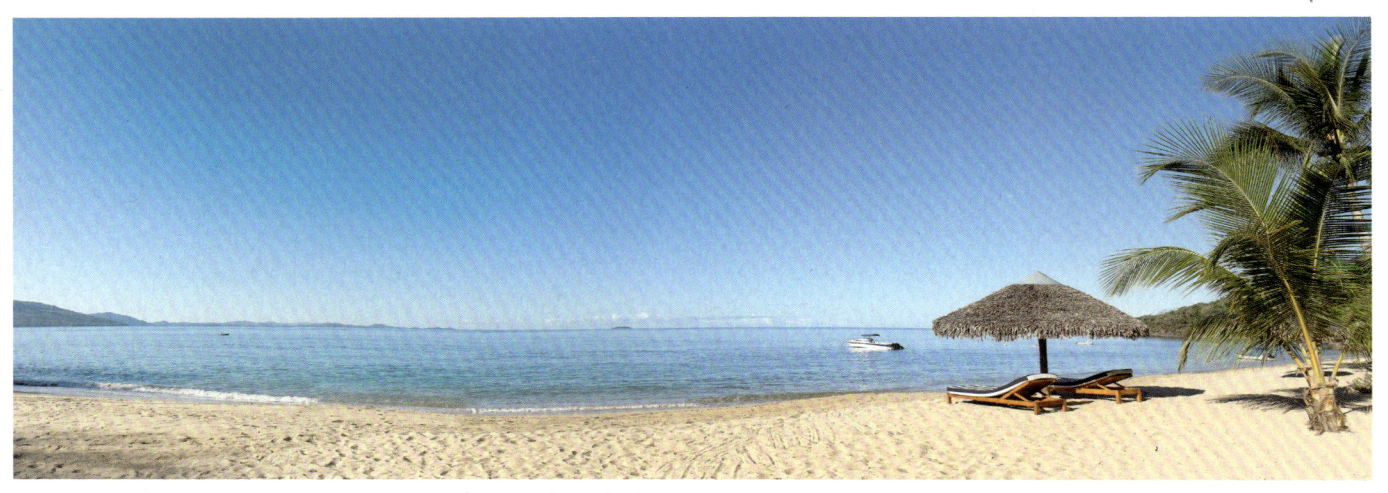

Der Traumurlaub setzt oft lange Flugreisen voraus, die jedoch am Beginn und Ende der Schwangerschaft nicht zu empfehlen sind.

8.6 Reisen

Sie reisen gern und viel? Auch wenn Sie schwanger sind, müssen Sie sich Ihren Traumurlaub nicht verkneifen. Kürzere Flugreisen sind bis auf die letzten vier Wochen vor dem errechneten Geburtstermin unbedenklich. Lange Flugreisen sind zu Beginn der Schwangerschaft oder am Ende der Schwangerschaft nicht zu empfehlen. Im letzteren Fall werden Sie dann von den Fluggesellschaften – außer in dringenden, ärztlich vertretbaren Fällen – nicht mehr befördert. Falls Sie den Zeitpunkt der Reise frei wählen können, ist das zweite Drittel der Schwangerschaft am ehesten geeignet.

Die Frage ist nicht, ob Sie in der Schwangerschaft Urlaub machen, sondern wo. 14 Prozent der Bundesbürger im Alter zwischen 20 und 39 Jahren sind in den letzten drei Jahren mindestens einmal ins außereuropäische Ausland gereist. Zieht es auch Sie in der Schwangerschaft in die Ferne, sollten Sie Folgendes beachten:

- Bei Reisen außerhalb Europas werden oft Impfungen empfohlen oder sogar vorgeschrieben. Diese können für Schwangere Risiken bergen (siehe Kapitel 8.7).
- Bei Reisen in Länder mit unterdurchschnittlichen hygienischen Verhältnissen oder in die Tropen besteht generell ein erhöhtes Risiko für Infektionskrankheiten (siehe auch die Kapitel 8.7 und Kapitel 8.11). Dabei geht es nicht nur um gefürchtete Tropenkrankheiten, die von Parasiten oder von Viren hervorgerufen und vor allem von Insekten durch Stiche übertragen werden – wie die Malaria oder das Zika-Virus.
- Auch harmlosere Infektionen sollten in der Schwangerschaft vermieden werden. Eine norwegische Studie (Lerdal, A. 2007) unter Touristen, die außerhalb Europas und Nordamerikas unterwegs waren, fand heraus, dass 59 Prozent der Reisenden während des Urlaubs Diarrhoe (Durchfall) hatten, 18 Prozent medizinische Leistungen in Anspruch nehmen mussten, sieben Prozent während des Urlaubs Ärzte oder Krankenhäuser aufsuchen mussten und 25 Prozent noch nach der Rückkehr anhaltende gesundheitliche Probleme hatten.
- Denken Sie bei Fernreisen auch an die langen Flugzeiten und die eingeschränkte Bewegungs- und Beinfreiheit. Dies erhöht die Gefahr einer Thrombosebildung (Blutgerinnselbildung in Venen oder Arterien), vor allem, wenn Sie Ödeme oder Krampfadern haben.

Kennen Sie das Economy-Class-Syndrom?

- Tiefe Beinvenenthrombose
- Risiko einer Lungenembolie
- Dehydration durch geringe Luftfeuchtigkeit und zu geringe Flüssigkeitsaufnahme

Während eines **Langstreckenflugs** sollte man

- Ausreichend Flüssigkeit (nichtalkoholische Getränke) zu sich nehmen

- Möglichst einen Platz am Gang buchen. Dann können Sie während des Fluges häufiger aufstehen, um sich die Beine zu vertreten und sich zu bewegen
- Unbedingt Kompressionsstrümpfe tragen, auch wenn man (unabhängig von der Schwangerschaft) keine Risikofaktoren für Thrombosen aufweist
- Sich vor der Reise ärztlich beraten lassen

Auch in der Schwangerschaft sollten Sie beim **Autofahren** den Gurt benutzen, dabei aber seine Stellung verändern und ihn nicht quer über den Bauch spannen. Legen Sie den Quergurt unter dem Bauch an! Und fahren Sie während der Schwangerschaft besonders vorsichtig.

Wenn Sie sehr häufig mit dem Auto unterwegs sein müssen, empfiehlt sich die Anschaffung eines speziellen Sitzgurtes für Schwangere, der im Babyfachhandel etwa 20 Euro kostet.

> **Empfehlung**
> Wenn Sie auf die genannten Hinweise achten, dann steht Ihrem Urlaubsgenuss nichts im Wege. Mit Gesundheitsrisiken verbunden sind vor allem Fernreisen in Länder mit schlechten hygienischen Verhältnissen und die dazu erforderlichen Langstreckenflüge. Vor und nach ausgedehnteren Reisen sollten Schwangere sich ärztlich beraten lassen. Frauen mit Frühgeburtsrisiken sollten auf Urlaubsreisen in die Ferne ganz verzichten.

8.7 Impfungen

Viele Infektionskrankheiten können während der Schwangerschaft zu Fehlentwicklungen des Kindes führen oder besonders komplikationsreiche Verläufe für die Schwangere haben. Bei den meisten dieser Infektionen besteht die Möglichkeit, sich durch Impfungen zu schützen. Deshalb sollte keine Schwangerschaft ohne einen vollständigen Impfschutz eintreten.

Frauen, die eine Schwangerschaft planen, sollten vorher mit ihrer Frauenärztin/ihrem Frauenarzt rechtzeitig über die Möglichkeiten und Notwendigkeiten von Impfungen oder Auffrischungsimpfungen sprechen. Die durch die Impfungen gebildeten Antikörper gehen auf das Ungeborene über und schützen das Neugeborene während der ersten Lebensmonate (sogenannter Nestschutz). Dadurch bewahren Sie sowohl sich als auch Ihr Kind in der Schwangerschaft und danach vor einer ganzen Reihe von Krankheiten. Das Beste wäre, wenn jede Frau jederzeit über einen vollständigen Impfschutz verfügte. Dann bräuchte man sich vor einer eingetretenen Schwangerschaft keine Gedanken über fehlende Impfungen zu machen.

> Notwendig ist ein sicherer Tetanus-, Diphtherie-, Kinderlähmungs- und Keuchhustenschutz. Notwendig ist darüber hinaus ein sicherer Schutz vor Hepatitis B, vor der Grippe, vor Masern, Mumps, Röteln und Windpocken sowie vor einer COVID-Erkrankung.

Allerdings kann man auch in der Schwangerschaft fehlende Impfungen nachholen. Die Angst vor Impfungen ist während der gesamten Schwangerschaft völlig unbegründet. Aber dennoch sollten nur wirklich notwendige Impfungen in der Schwangerschaft verabreicht werden.

So ist eine Auffrischungsimpfung bei unzureichendem Tetanusschutz oder eine Grundimmunisierung bei fehlendem Schutz vor Hepatitis B auch in der Schwangerschaft dringend zu empfehlen. Jede Schwangere sollte auch in der Schwangerschaft wegen der erheblich höheren Gefahr für eine schwere Herz- oder Lungenkomplikation oder auch eine Fehl- bzw. Frühgeburt eine Grippeimpfung erhalten.

Ebenso sollte bereits vor einer Schwangerschaft ein vollständiger Impfschutz gegen Covid (Erkrankung durch SARS-CoV 2-Infektionen) bestehen. Nicht oder nicht vollständig geimpfte Schwangere sollten während der Schwangerschaft unbedingt dagegen geimpft werden.

Nicht erlaubt sind in der Schwangerschaft Impfungen mit Lebendimpfstoffen gegen Masern, Mumps, Röteln oder Windpocken. Eine versehentlich durchgeführte Impfung mit

Impfmöglichkeit in der Schwangerschaft

In der Schwangerschaft ausdrücklich von der STIKO empfohlen

Generelle Keuchhusten-Impfung in der 28. – 36. Schwangerschaftswoche
Grippe-Impfung
Covid-Impfung bislang ungeimpfter Schwangerer

In der Schwangerschaft unbedenklich

Tetanus, Diphtherie, Keuchhusten
Kinderlähmung
Grippe
Hepatitis B

Frühsommer-Meningoencephalitis (FSME)
Pneumokokken
Tollwut

Impfserie in der Schwangerschaft unterbrechen – aber als Totimpfstoff unbedenklich

Humane Papillomviren (HPV)

Strenge Indikationsstellung – aber bei nicht vermeidbarer Reise erlaubt

Gelbfieber
Hepatitis A
Meningokokken

Japanencephalitis
Typhus
Cholera

Verboten – aber bei versehentlicher Impfung unbedenklich

Masern, Mumps, Röteln (MMR)
Windpocken

Lebendimpfstoffen ist jedoch kein Grund zur Sorge oder gar für einen Schwangerschaftsabbruch, denn auch hier besteht nur ein theoretisches Risiko: Es sind weltweit keine Fälle bekannt, bei denen eine Lebendimpfung einen Schaden beim Kind bewirkt hat.

Die Abbildung oben zeigt, dass bei Notwendigkeit alle Impfungen möglich sind – außer mit Lebendimpfstoffen gegen Masern, Mumps, Röteln und Varizellen. In der Schwangerschaft gilt der Grundsatz, so wenig wie möglich aber so viel wie nötig zu impfen.

Von Reisen in Gebiete, in denen Impfungen beispielsweise gegen Gelbfieber, Typhus oder Cholera indiziert sind, ist Schwangeren unbedingt abzuraten. Wenn aber eine solche Reise dringend angetreten werden muss, sind notwendige Impfungen erlaubt und besser, als eine Erkrankung zu riskieren. Auch eine Malariaprophylaxe ist in der Schwangerschaft möglich. Aktuelle reisemedizinische Hinweise für alle Staaten erhalten Sie auf der Homepage des Auswärtigen Amtes: www.auswaertiges-amt.de/de/ReiseUndSicherheit/reise-gesundheit/reisemedizinische-hinweise.

Die Ständige Impfkommission (STIKO) des Robert Koch-Instituts hat in einem besonderen Kapitel ihrer Impfempfehlungen den Impfschutz für die Schwangerschaft beschrieben. So wird von Expertenseite explizit für Schwangere zur **Grippeimpfung** als Schutz vor schweren Erkrankungsverläufen geraten, die – wie oben bereits erwähnt – bei Schwangeren viel häufiger als bei nicht Nicht-Schwangeren zu gefährlichen Komplikationen führen können.

Des Weiteren rät die STIKO für den Aufbau eines Nestschutzes gegen **Keuchhusten** zu einer Keuchhusten-Impfung im letzten Schwangerschaftsdrittel, die auch erfolgen soll, wenn vor oder zu Beginn einer Schwangerschaft bereits gegen Keuchhusten geimpft wurde. Nur die idealerweise zwischen der 28.– 32. Schwangerschaftswoche durchgeführte Impfung führt zu einem sicheren Nestschutz beim Neugeborenen. Und der wird gebraucht, weil Keuchhusten-Infektionen gerade in den ersten Lebensmonaten immer wieder zu schwersten Verläufen mit Klinikbehandlung oder sogar mit tödlichem Ausgang führen. Weil diese Impfungen so wichtig sind, sollen sie auch im Mutterpass durch die betreuende Praxis dokumentiert werden.

Der Einsatz ausgewählter Impfstoffe bei Frauen mit Kinderwunsch und Schwangeren ist also ein wichtiger Bestandteil der medizinischen Betreuung für Mutter, Ungeborenes und Neugeborenes.

> Zusammenfassend gilt: Schwangere sollten darauf bedacht sein, alle erforderlichen Impfungen zu erhalten, um sich und ihrem Kind größtmögliche Sicherheit zu verschaffen. Auch in der Schwangerschaft gilt: **Nichtimpfen ist gefährlicher als Impfen**.

❗ Empfehlung

Vor einer Schwangerschaft alle Impfungen auf aktuellem Stand zu haben, ist die beste Versicherung für einen verlässlichen Infektionsschutz in der Schwangerschaft. Jeder Frau sollte deshalb empfohlen werden, beim nächsten Frauenarzttermin den Impfausweis auf Vollständigkeit überprüfen zu lassen.

Aber auch wenn Impfungen in der Schwangerschaft fehlen, können notwendige Impfungen in dieser Zeit noch verabreicht werden.

Der Einsatz von Immunglobulinen bei fehlendem Impfschutz sollte nur im Ausnahmefall erwogen werden.

Alle Impfungen, die nicht in der Schwangerschaft erfolgen konnten – einschließlich der Lebendimpfungen –, dürfen im Wochenbett, auch während des Stillens, zeitgleich verabreicht werden. Lediglich eine Gelbfieberimpfung sollte in der Stillzeit nicht erfolgen.

8.8 Lebensalter

Im Jahr 2017 war über die Hälfte der Schwangeren 30 Jahre und älter. Der Anteil der Schwangeren unter 30 Jahren sinkt seit dem Jahr 2002 auf knapp 40 Prozent. Noch deutlicher wird diese Entwicklung, wenn längere Zeiträume betrachtet werden. Im Jahr 1965 waren die Schwangeren bei der Geburt ihres ersten Kindes im Durchschnitt 25 Jahre alt, heute sind sie 30.

Durchschnittsalter der Schwangeren bei der Geburt des ersten Kindes und weiterer Kinder (Westdeutschland)
Quelle: Statistisches Bundesamt 2011/2020

Jahr	1. Kind	2. Kind	3. Kind
1965	24,9 Jahre	27,5 Jahre	29,9 Jahre
1975	24,8 Jahre	27,4 Jahre	30,1 Jahre
1985	26,2 Jahre	28,3 Jahre	30,4 Jahre
1995	28,2 Jahre	29,8 Jahre	31,3 Jahre
2000	29,0 Jahre	30,7 Jahre	32,1 Jahre
2005	29,7 Jahre	31,4 Jahre	32,7 Jahre
2010	30,2 Jahre	31,9 Jahre	33,3 Jahre
2018	30,0 Jahre	32,1 Jahre	33,1 Jahre

Sowohl bei sehr jungen werdenden Müttern als auch bei vergleichsweise älteren kann es verstärkt zu medizinischen Komplikationen kommen – aber aus unterschiedlichen Gründen.

Mütter ab 35 Jahren

Frauen, die ab dem 35. Lebensjahr zum ersten Mal schwanger werden, bezeichnet man als »Risikoschwangere«. Der Begriff ist falsch und irreführend. Die Altersgrenze von 35 Jahren, nach der alles so viel riskanter sein soll, gibt es nicht.

Mit steigendem Alter der Mutter treten aber zunehmend Chromosomenanomalien (»unnormale« Chromosomen) auf. Diese können in der Tat zu schweren Erkrankungen und Behinderungen des Kindes führen. Die »Grenze 35« basiert lediglich darauf, dass ab diesem Zeitpunkt früher die Kosten für entsprechende diagnostische

Altersverteilung der Schwangeren
Quelle: Aqua-Institut 2018

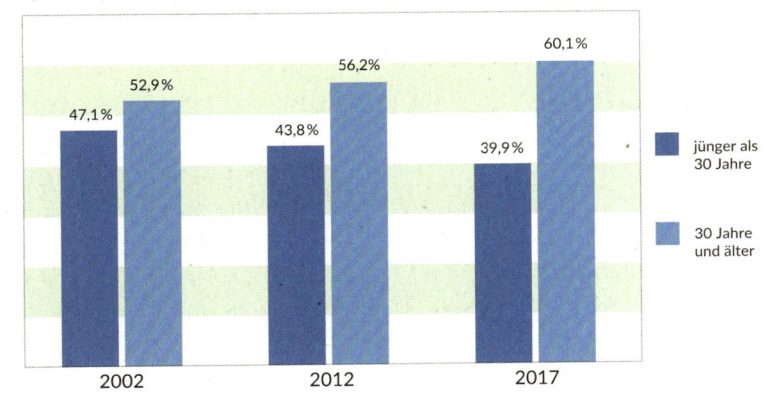

Jahr	jünger als 30 Jahre	30 Jahre und älter
2002	47,1 %	52,9 %
2012	43,8 %	56,2 %
2017	39,9 %	60,1 %

Wahrscheinlichkeit des Auftretens von Chromosomenanomalien (Down-Syndrom) auf 1.000 Geburten nach Alter der Mutter
Quelle: Cefalo/Moos 1995

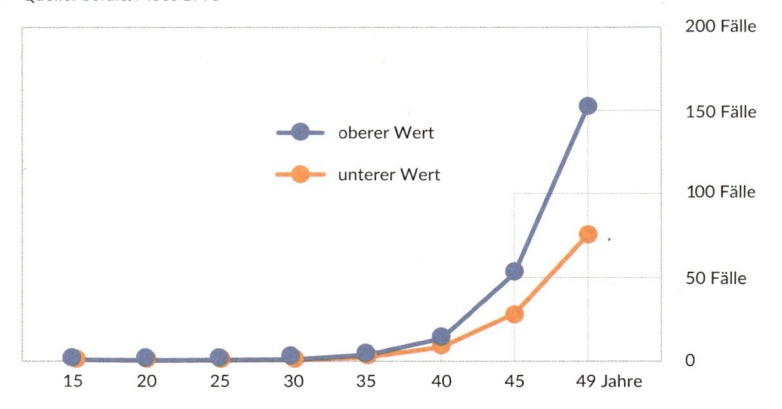

Maßnahmen von den Krankenkassen übernommen wurden. Aber wie groß ist das Risiko ab 35 Jahren wirklich?

Betrachten wir einmal die Wahrscheinlichkeit des Auftretens von Chromosomenanomalien nach dem Alter der Schwangeren in der Grafik oben. Zur Erläuterung: Von 1.000 Kindern, die von 20-jährigen Frauen geboren werden, haben rechnerisch 0,6 eine solche Chromosomenanomalie. Das Risiko, ein solches Kind zu bekommen, liegt also für 20-Jährige bei 0,06 Prozent. Bei 35-jährigen Frauen beträgt es rund 0,3 Prozent, also drei von 1.000 Kindern können betroffen sein. So stimmt es, dass Frauen mit 35 Jahren ein fünfmal höheres Risiko als 20-Jährige haben, doch positiv ausgedrückt, beträgt die Wahrscheinlichkeit für 35-Jährige, ein Kind ohne solche Anomalien zu bekommen, immer noch 99,7 Prozent!

Erst ab 40 steigt das Risiko auf 1,4 Prozent, mit 45 auf 5,2 Prozent und mit 49 sogar auf 15,3 Prozent an. Erst ab dem Alter von 40, besonders aber von 45 Jahren liegen also wirklich erhebliche Risiken vor. Ausführliche Informationen zu pränataldiagnostischen Untersuchungen zum Ausschluss bestimmter Chromosomenanomalien finden Sie in Kapitel 8.15.

Nach allen vorliegenden Untersuchungen ist aber über alle Problembereiche hinweg die Häufigkeit des Auftretens von Komplikationen bei älteren Schwangeren, also bei solchen ab 35 Jahren, höher als bei Jüngeren.

Eine spontane Schwangerschaft ist im Alter um 40 Jahre wenig wahrscheinlich. Viele Paare nehmen deshalb reproduktionsmedizinische Maßnahmen (Kinderwunschbehandlungen) in Anspruch, um schwanger zu werden. Infolge dieser Behandlungen oder im Zusammenhang damit kommen unter anderem folgende Erkrankungen und Ereignisse häufiger vor:

- Mehrlingsschwangerschaften
- Extrauteringravidität (EUG) / Eileiterschwangerschaften/Bauchhöhlenschwangerschaften
- Fehlgeburten
- Hypertonie (Bluthochdruck)
- Schwangerschaftshypertonie, Präeklampsie, HELLP-Syndrom
- Plazenta praevia
- Diabetes mellitus, Gestationsdiabetes
- Herz-Kreislauf-Erkrankungen/Herzinfarkt

Frühgeburtenrate nach dem Gebäralter
Quelle: Perinatalstatistik Niedersachsen 2012

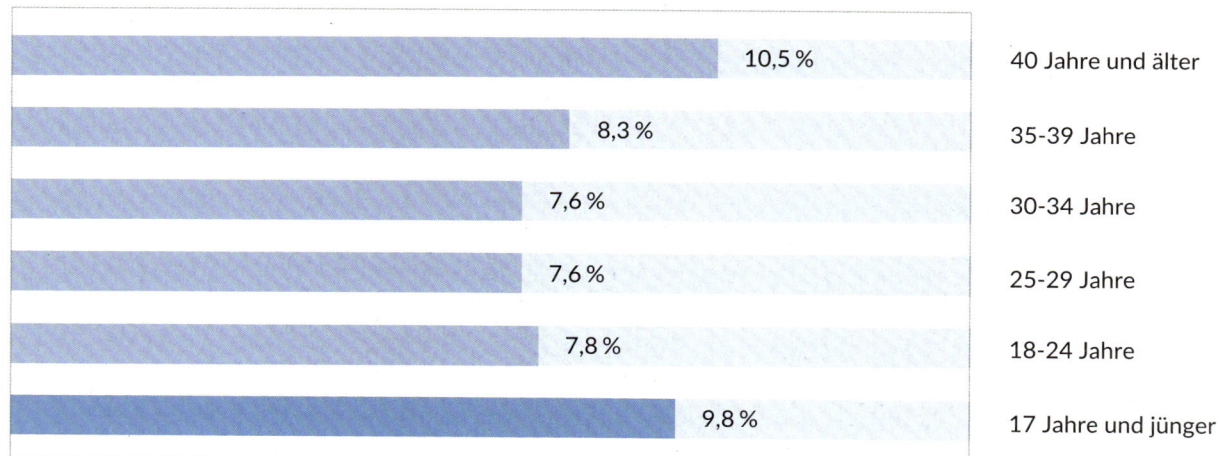

40 Jahre und älter	10,5 %
35-39 Jahre	8,3 %
30-34 Jahre	7,6 %
25-29 Jahre	7,6 %
18-24 Jahre	7,8 %
17 Jahre und jünger	9,8 %

- Früh- und Totgeburten
- Mütterliche Todesfälle
- Kindliche Fehlbildungen

Das Risiko einer Frühgeburt ist bei Schwangeren ab 40 Jahren gegenüber den 25- bis 29-Jährigen um 40 Prozent erhöht (siehe Abbildung links unten).

Mütter unter 18 Jahren

Auch ganz junge Schwangere, Jugendliche unter 18 Jahren, können besondere medizinische Probleme haben. Ihre Kinder haben meist ein niedrigeres Geburtsgewicht. Nicht das Alter spielt hier tatsächlich die entscheidende Rolle, sondern die psychische Belastung der jungen Mädchen, wenn sie schwanger werden

Häufig fehlt eine ausreichende Unterstützung durch den Partner und das Umfeld. Außerdem mangelt es bei den ganz jungen Schwangeren oft am Problembewusstsein im Hinblick auf die nötige Vorsorge (Rauchen, Alkoholkonsum).

> **❶ Empfehlung**
> Die Schwangerschaftsrisiken für Frauen ab 35 Jahren sind leicht erhöht, ab 40 Jahren etwas stärker. Das Risiko, ein Kind mit Fehlbildungen zu gebären, ist leicht erhöht und kann durch pränataldiagnostische Untersuchungen ermittelt werden. Ausführliche Informationen zu den unterschiedlichen Verfahren im Kapitel 8.15.

8.9 Ernährung und Gewicht

Das Wichtigste gleich zu Anfang:

- Eine Schwangerschaft ist nicht die Zeit für Reduktionsdiäten
- Sie ist aber auch nicht die Zeit, in der man plötzlich »für zwei« essen muss
- Achten Sie auf Ihre Gewichtszunahme, Ihre Ernährung und auf regelmäßige Bewegung
- Wichtig ist vor allem die Zusammensetzung Ihrer Ernährung mit Blick auf Fette, Kohlenhydrate, Eiweiß und Mikronährstoffe
- Essen Sie abwechslungsreich, mit viel Gemüse und Obst

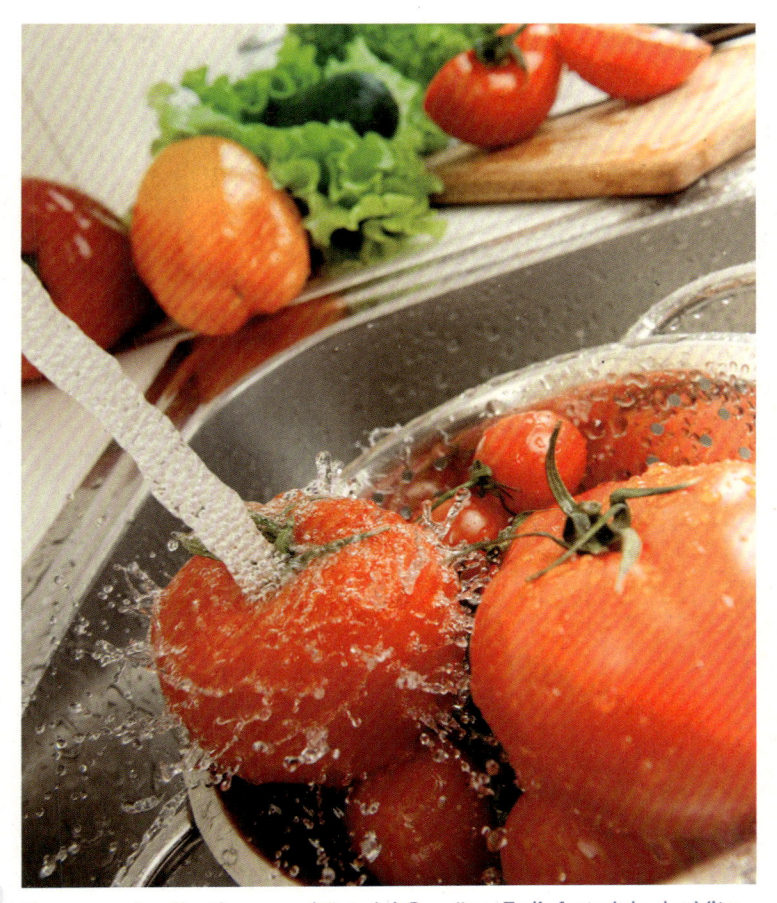

Zur gesunden Ernährung gehört viel Gemüse. Es liefert viele der Vitamine, die besonders in der Schwangerschaft wichtig sind

Für die Mehrzahl der normalgewichtigen Schwangeren gilt, dass sie bis zum Ende des dritten Monats täglich 2.100 bis 2.400 kcal beziehungsweise die ihrer Körpergröße entsprechende Kalorienmenge zu sich nehmen sollten. Ihr täglicher Energiebedarf ist vom Alter, von der Körpergröße und vom Umfang und der Intensität der körperlichen Betätigung abhängig.

Auf unserer Website www.babycare.de und in der BabyCare-App finden Sie einen Energiebedarfsrechner, der das Alter und die körperlichen Aktivitäten berücksichtigt. Er errechnet Ihren individuellen Energiebedarf, der in den letzten Monaten der Schwangerschaft um etwa 10 Prozent erhöht ist.

Ihre Nahrung sollte zu etwa 15 Prozent aus Eiweiß (zum Beispiel Fleisch, Hülsenfrüchte, Eier, Milchprodukte wie Quark, Joghurt, Käse, Milch), zu 30 bis 35 Prozent aus Fett (möglichst pflanzlichem) und zu 50 Prozent aus Kohlenhydraten

Empfohlene Nahrungszusammensetzung
Quelle: Empfehlungen der Deutschen Gesellschaft für Ernährung 2013

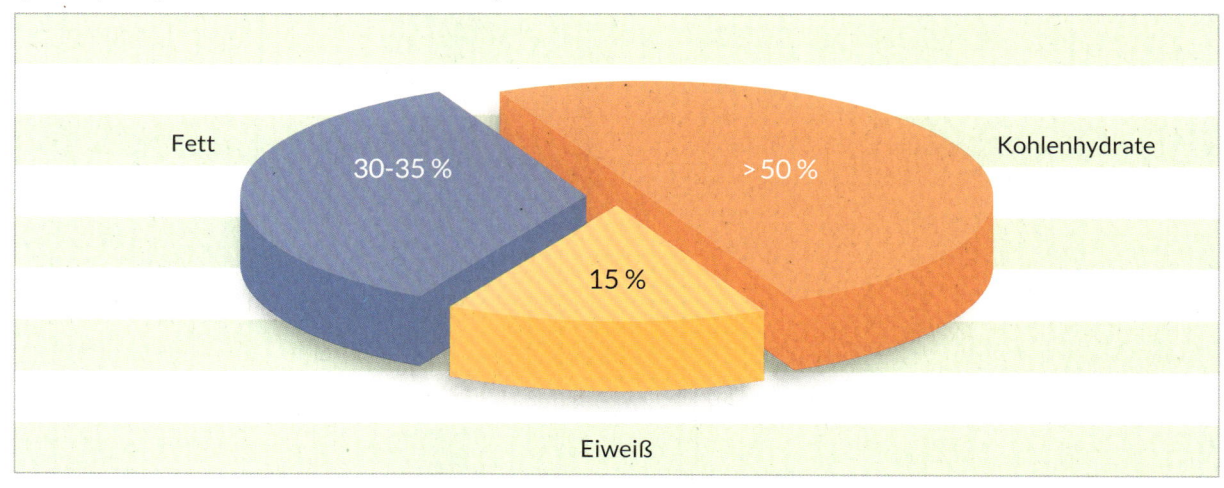

- Fett: 30-35 %
- Kohlenhydrate: > 50 %
- Eiweiß: 15 %

(Getreideprodukte – möglichst Vollkorn – wie Brot, Müsli, Nudeln, Reis) sowie Kartoffeln bestehen (siehe die Ernährungspyramide rechts).

Achten Sie neben der richtigen Zusammensetzung Ihrer Nahrung, was Kohlenhydrate, Eiweiß und Fett anbelangt, auch auf den Gehalt an Mineralstoffen und Vitaminen (Mikronährstoffen). Eine unzureichende Versorgung bei bestimmten Mikronährstoffen erhöht das Risiko, Fehl- oder Frühgeburten zu erleiden oder Kinder mit geringem Geburtsgewicht, aber auch mit Anomalien und Fehlbildungen oder anderen Gesundheitsstörungen zu gebären.

Alle Mineralstoffe und Vitamine sind bereits ab den ersten Schwangerschaftswochen in der Phase der Organbildung des Embryos sehr wichtig. Besonders bedeutsam sind Eisen, Jod und Folsäure. Sie müssen aber keinen Kurs in Ernährungslehre machen, um sich in der Schwangerschaft ausgewogen zu ernähren und mit allen notwendigen Nährstoffen zu versorgen. Aber etwas Aufmerksamkeit und Mühe lohnen sich schon, um sich über seine Ernährung in der Schwangerschaft bewusst zu werden.

Der BabyCare-Fragebogen enthält das Ernährungsprotokoll der Gesellschaft für optimierte Ernährung (GOE). Wenn Sie dort über sieben Tage genau dokumentieren, was Sie im Einzelnen an jedem Tag essen, erhalten Sie mit der übrigen Fragebogenauswertung eine individuelle Analyse Ihres Ernährungsverhaltens, die Ihnen auch Ihre aktuelle Versorgung mit Mikronährstoffen durch die Ernährung anhand einer einfachen Grafik zeigt (siehe ein Beispiel in der Abbildung unten).

Beispiel eines Ernährungsprotokolls
Quelle: Gesellschaft für optimierte Ernährung (GOE)

Vitamin K	60 µg	351 µg	1
Vitamin B1 (Thiamin)	1 mg	1,23 mg	1
Vitamin B2 (Riboflavin)	1,2 mg	1,41 mg	1
Niacinäquivalent	13 mg	23,5 mg	0,88
Pantothensäure	6 mg	4,64 mg	0,96
Vitamin B6 (Pyridoxin)	1,2 mg	1,49 mg	1
Biotin	60 µg	40,2 µg	0,97
Gesamte Folsäure	0,55 mg	0,201 mg	0,15
Vitamin B12 (Cobalamin)	3,5 µg	4,9 µg	1
Vitamin C (Ascorbinsäure)	0,1 g	0,146 g	1
Mineralstoffe			
Natrium	> 0,62 g	2,15 g	1
Kalium	> 2 g	2,65 g	0,99
Calcium	1 g	0,97 g	1
Magnesium	0,31 g	0,359 g	1
Phosphor	0,8 g	1,36 g	0,92
Eisen	30 mg	11,8 mg	0,17
Zink	7 mg	11,6 mg	0,79
Kupfer	1 - 1,5 mg	1,69 mg	0,99
Mangan	2 - 5 mg	5,28 mg	0,99
Fluoride	3,1 mg	1,11 mg	0,97
Jod	0,23 mg	0,103 mg	0,24
Spezielle Inhaltsstoffe			
Ballaststoffe	30 g	27,7 g	0,98
Saccharose, Anteil		19 %	
Saccharose (Rübenzucker)		86,5 g	
Cholesterin	< 0,3 g	0,297 g	0,9
Alkohol	< 1,00 g	0 g	1
Fettsäuren und Lipide			
Gesättigte Fettsäuren, Anteil	< 10 %	15 %	0,53

Mit der Ernährungsanalyse:
- Erfahren Sie Ihre persönliche Versorgungssituation für alle Vitamine und Mineralstoffe sowie für Eiweiß, Fett und Kohlenhydrate
- Können Sie den Bedarf leicht erkennen
- Können Sie zusammen mit Ihrer Frauenärztin/Ihrem Frauenarzt entscheiden, ob Sie gegebenenfalls Zusatzpräparate benötigen
- Können Sie in einer Ernährungsberatung Möglichkeiten finden, Ihre Ernährung zu verbessern

Ein Beispiel einer Auswertung des Ernährungsprotokolls zeigt die Abbildung links unten.

Anhand der Farbe der Balken können Sie ganz leicht erkennen, ob alles in Ordnung ist. Grün bedeutet, mit dem angegebenen Nährstoff gut versorgt zu sein. Bei gelben Balken nach links wird weniger zu sich genommen als empfohlen. Rote Balken in die linke Richtung bedeuten, dass die Empfehlungen erheblich unterschritten werden. Das Risiko einer Unterversorgung ist also groß.

Wer es noch genauer wissen will, kann auch die angegebenen Ist-Werte mit den Sollempfehlungen vergleichen. Die Auswertung erfolgt für mehr als 40 angegebene Mikronährstoffe.

ⓘ Info
Die Ernährungspyramide

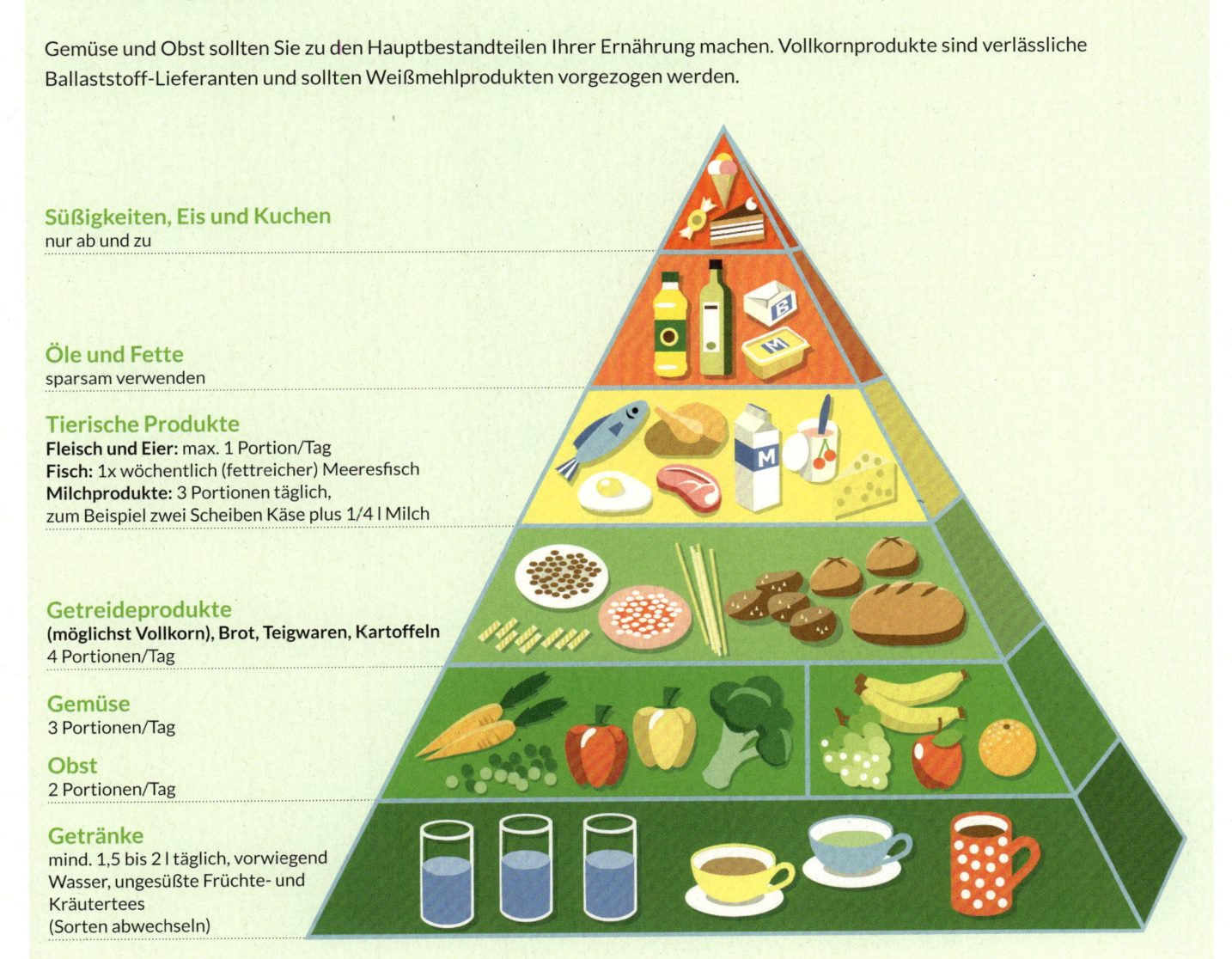

Gemüse und Obst sollten Sie zu den Hauptbestandteilen Ihrer Ernährung machen. Vollkornprodukte sind verlässliche Ballaststoff-Lieferanten und sollten Weißmehlprodukten vorgezogen werden.

Süßigkeiten, Eis und Kuchen
nur ab und zu

Öle und Fette
sparsam verwenden

Tierische Produkte
Fleisch und Eier: max. 1 Portion/Tag
Fisch: 1x wöchentlich (fettreicher) Meeresfisch
Milchprodukte: 3 Portionen täglich, zum Beispiel zwei Scheiben Käse plus 1/4 l Milch

Getreideprodukte
(möglichst Vollkorn), Brot, Teigwaren, Kartoffeln
4 Portionen/Tag

Gemüse
3 Portionen/Tag

Obst
2 Portionen/Tag

Getränke
mind. 1,5 bis 2 l täglich, vorwiegend Wasser, ungesüßte Früchte- und Kräutertees
(Sorten abwechseln)

Weitere gute Informationen zur Ernährung und Lebensstil in der Schwangerschaft und in der Stillzeit erhalten Sie im Internet unter: www.gesundinsleben.de

Bedarf an Mikronährstoffen vor und in der Schwangerschaft

In der Schwangerschaft erhöht sich der tägliche Bedarf an vielen Mikronährstoffen. So steigt beispielsweise die Empfehlung für die Eisenzufuhr um 100 Prozent von 15 Milligramm auf 30 Milligramm. Die Zufuhrempfehlung für Folsäure steigt bereits ab Beginn der Schwangerschaft um fast 85 Prozent, bei Vitamin B6 ab dem 4. Schwangerschaftsmonat um fast 30 Prozent und bei Jod liegt sie für die gesamte Schwangerschaft um 15 Prozent höher. Diese erhöhten Zufuhrempfehlungen berücksichtigen damit neben Ihrem eigenen Bedarf auch den Mehrbedarf, den Sie zur Versorgung des heranwachsenden Kindes haben.

Glücklicherweise müssen Sie sich nicht über alle möglichen Vitamine und Mineralstoffe Gedanken machen. Denn bei der Mehrzahl dieser Stoffe ist – wie wir aus den Ernährungsanalysen von mehr als 40.000 Schwangeren wissen – auch der zusätzliche Bedarf in der Schwangerschaft durch die übliche Ernährung in der Regel gedeckt. Anders ist dies allerdings bei Eisen, Folsäure und Jod.

Die Tabelle unten zeigt Ihnen die empfohlenen Zufuhrmengen von Mikronährstoffen in der Schwangerschaft und Stillzeit und die absoluten und prozentualen Veränderungen gegenüber nicht schwangeren Frauen. Durch die schwangerschaftsbedingten Mehrbedarfe erreichen fast alle Frauen bei Eisen, Jod und Folsäure nicht mehr die empfohlenen Mengen, wenn man eine unveränderte Ernährungsweise der Frauen in der Frühschwangerschaft im Vergleich zu der Zeit vor der Schwangerschaft zugrunde legt. Die Tabelle rechts gibt Ihnen einen Überblick, in welchen Lebensmitteln besonders viele dieser Mikronährstoffe enthalten sind.

In der Schwangerschaft verdoppelt sich die empfohlene Zufuhrmenge von **Eisen** aus der Nahrung von 15 auf 30 mg pro Tag. Allerdings muss hierbei berücksichtigt werden, dass der Blutverlust durch die Menstruation entfällt und Eisen besser aufgenommen wird. Viele Schwangere entwickeln trotzdem einen Eisenmangel.

Empfohlene Zufuhrmengen von Mikronährstoffen in der Schwangerschaft und Stillzeit
Quelle: DGE 2022 (www.dge.de/wissenschaft/referenzwerte/?L=0)

Mikronährstoff	Zufuhrbedarf	Frauen 25<=51 J.	Schwangere	Stillende	Für Schwangere Zusatz absolut	Zusatz %
Eisen	mg	15	30	20	15	100
Folsäure	µg	300	550	450	250	83
Vitamin B6	mg	1,4	1,8*	1,6	0,4	29*
Zink	mg	7	9*	11	2	29*
Vitamin B1	mg	1	1,2*	1,3	0,2	20*
Vitamin B2	mg	1,1	1,3*	1,4	0,2	18*
Vitamin E	mg	12	13	17	1	8
Vitamin B12	µg	4	4,5	5,5	0,5	13
Niacin	mg	12	14*	16	2	17*
Jod	µg	200	230	260	30	15
Phosphor	mg	700	800	900	100	14
Vitamin C	mg	95	105*	125	10	11*
Magnesium	mg	300	300	30	0	0
Calcium	mg	1.000	1.000	1.000	0	0

*= ab dem 4. Schwangerschaftsmonat

Eisenmangel gehört weltweit und auch in den Industrieländern immer noch zu den häufigsten Ernährungsdefiziten. Die Bedeutung eines Eisenmangels wird selbst heute häufig noch verkannt und in vielen Fällen nicht oder oft nur als Zufallsbefund zu spät diagnostiziert. Die Folge kann eine Vielzahl von Symptomen wie Blässe, Müdigkeit, Abgeschlagenheit, Konzentrationsstörungen, Haarausfall, Veränderungen an den Fingernägeln, Einrisse an den Mundwinkeln und Herzrasen sein, um nur die wichtigsten Symptome zu nennen. Für Schwangere bedeutet Eisenmangel ein zusätzliches und vermeidbares Risiko. Er steht in Zusammenhang mit Früh- oder sogar Totgeburten, aber auch mit einem zu geringen Geburtsgewicht des Kindes, was dann für das Neugeborene eine ziemlich schwierige Eisengabe nötig macht. Eisenmangel im Kleinkindalter gefährdet die geistige Entwicklung. Es besteht offenbar auch ein Zusammenhang zwischen dem Aufmerksamkeitsdefizit-Syndrom (ADHS) und Eisenmangel. Bei Kindern sind später oft schnelle Ermüdbarkeit, eingeschränktes Leistungsvermögen sowie Lern- und Konzentrationsstörungen typische Folgen der Unterversorgung mit Eisen.

Die aufgeführten Lebensmittel enthalten besonders hohe Anteile an Eisen, Jod, Folsäure und Calcium

Jeweils 100 g des Lebensmittels enthalten (in mg oder µg):

Eisen: mg		Jod: µg		Folsäure: µg		Calcium: mg	
Blutwurst	17	Schellfisch	200	Weizenkeime	520	Mohn	1.460
Hirse	9	Garnelen	130	Rinderleber*	160	Parmesan	1.200
Weizenkeime	8	Fischfilet (gebraten)	120	Sonnenblumenkerne	100	Emmentaler	1.100
Rinderleber*	7,9	Kabeljau	120	Mandeln	96	Gouda	800
Leberwurst*	7	Seelachs	100	Tofu	84	Tilsiter	750
Sonnenblumenkerne	6,3	Miesmuscheln	80	Walnüsse	77	Sesam	738
Haferflocken	4,6	Feldsalat	60	Haselnüsse	71	Blauschimmelkäse	550
Schokolade (zartbitter)	4,6	Hering	50	Hühnerei	65	Camembert	500
Miesmuscheln	4,5	Scholle	40	Spargel	65	Schafskäse	450
Haselnüsse	4	Thunfisch (frisch)	40	Erdbeeren	60	Gummibärchen	360
Mandeln	4	Thunfisch in Öl (Dose)	40	Fenchel	60	Ölsardinen	330
Müsli-Frucht	3,3	Makrele	36	Leberwurst*	54	Mandeln	250
Müsli-Schoko	3,2	Sardinen	22	Brokkoli	50	Haselnüsse	230
Getrocknete Feigen	3	Käse (hart, frisch)	20	Erdnussbutter	50	Grünkohl	210
Kichererbsen	3	Champignons/Pilze	18	Paprika (frisch)	50	Leinsamen	200
Mangold	3	Hühnerei	18	Linsen	48	Tofu	159
Roggenvollkornbrot	3	Brokkoli	15	Toastbrot	46	Milcheis	150
Spinat	3	Rinderleber*	14	Kakaopulver	44	Weiße Bohnen	130
Weiße Bohnen	2,7	Sonnenblumenkerne	14	Weiße dicke Bohnen	44	Garnelen	125
Weizenvollkornbrot	2,67	Grünkohl/Rosenkohl	12	Salat (frisch)	42	Milch	120
Linsen	2,64	Salat (frisch)	12	Artischocke	40	Quark (Magerstufe)	120
Schinken (gekocht)	2,59	Möhren	11	Tomaten	40	Joghurt	120
Tofu	2,5	Schwarzwurzeln	11	Porree	39	Fenchel	110
Walnüsse	2,5	Mangold/Spinat	10	Müsli-Frucht	38	Brokkoli	105
Getr. Pflaumen	2,44	Milch	10	Mangold	37	Mangold	103
Fenchel	2,3	Quark (Magerstufe)	10	Spinat	37	Sonnenblumenkerne	100
Kalbfleisch	2,3	Getrocknete Feigen	9	Roggenvollkornbrot	36	Porree	90

*Leber (rot markiert) sollte im ersten Schwangerschaftsdrittel aufgrund ihres hohen Vitamin A-Gehalts nicht gegessen werden (siehe Kapitel 8.9, Infobox »Informationen zu Vitamin A und Provitamin A«)

Eisenzufuhr vor und in der Schwangerschaft

Quelle: BabyCare-Daten 2013 (n=25.229)
Sollaufnahme vor der Schwangerschaft 15 mg, in der Schwangerschaft 30 mg

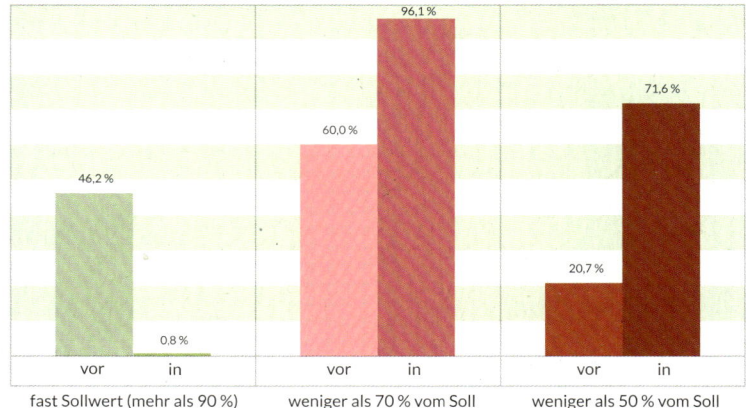

	vor	in
fast Sollwert (mehr als 90 %)	46,2 %	0,8 %
weniger als 70 % vom Soll	60,0 %	96,1 %
weniger als 50 % vom Soll	20,7 %	71,6 %

Folsäurezufuhr vor und in der Schwangerschaft

Quelle: BabyCare-Daten 2013 (n=25.229)
Sollaufnahme vor der Schwangerschaft 300 Mikrogramm, in der Schwangerschaft 550 Mikrogramm

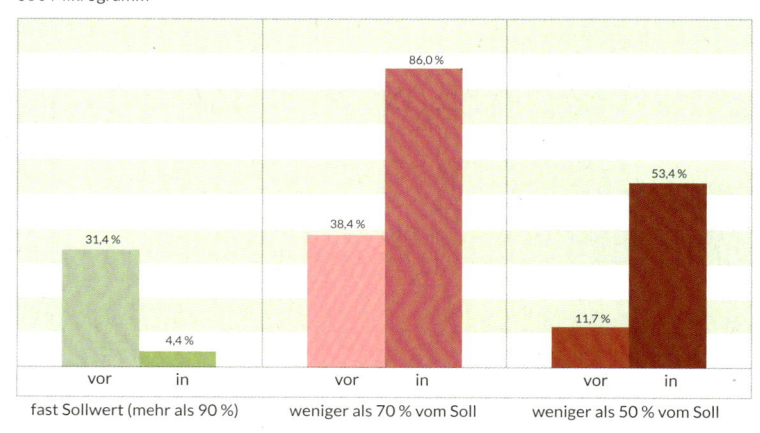

	vor	in
fast Sollwert (mehr als 90 %)	31,4 %	4,4 %
weniger als 70 % vom Soll	38,4 %	86,0 %
weniger als 50 % vom Soll	11,7 %	53,4 %

Jodzufuhr vor und in der Schwangerschaft

Quelle: BabyCare-Daten 2013 (n=25.229)
Sollaufnahme vor der Schwangerschaft 200 Mikrogramm, in der Schwangerschaft 230 Mikrogramm

	vor	in
fast Sollwert (mehr als 90 %)	23,6 %	13,6 %
weniger als 70 % vom Soll	57,0 %	69,7 %
weniger als 50 % vom Soll	30,0 %	42,3 %

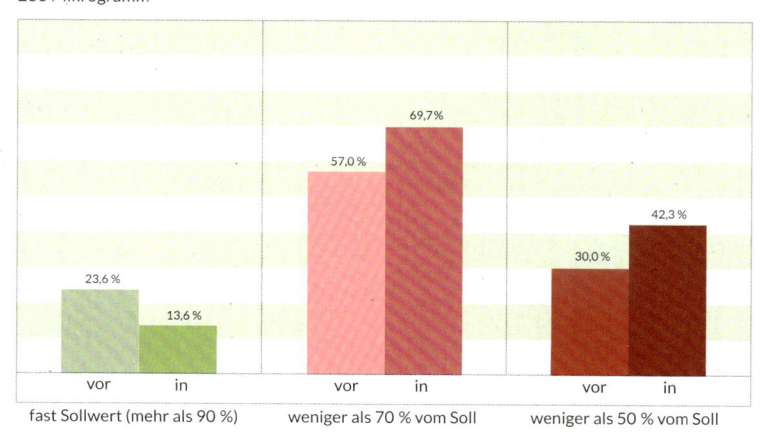

Es ist nicht einfach, durch die normale Ernährung auf eine tägliche Eisenzufuhr von 30 mg zu kommen, zumal Sie Leber-Produkte wegen des hohen Vitamin A-Gehaltes in der Frühschwangerschaft nicht essen sollten.

Die Aufnahme von Eisen vor allem aus pflanzlichen Lebensmitteln wird durch den Konsum von Obst und Gemüse erleichtert, da Vitamin C die Aufnahme von Eisen im Körper begünstigt, während Tee- und Kaffeekonsum die Eisenaufnahme behindern.

Mit den Rezepten in der BabyCare-App können Sie Ihre Eisenzufuhr optimieren. Ob die Verwendung eines Eisenpräparats zu befürworten ist, muss immer individuell entschieden werden. Dazu muss der Eisenstatus durch Anamnese und Blutuntersuchungen beobachtet werden.

Denn während bei vielen Mikronährstoffen die Ernährungsanalyse gute Hinweise auf die Versorgung im Körper gibt, ist dies bei Eisen nicht immer der Fall. Dies liegt darin begründet, dass die Eisenversorgung nicht nur von der nahrungsbedingten Eisenaufnahme, sondern auch vom *Eisenverlust* bestimmt wird. Und dieser kann bei Frauen mit starker Menstruation, bei Blutspenderinnen, Sportlerinnen, Vegetarierinnen oder bei Schwangeren mit kurz zurückliegenden Geburten oder vorherigen Operationen sehr hoch sein. So gehen diese Frauen bereits mit sehr geringen Eisenspeichern in die Schwangerschaft.

> Bei Eisen ist zusätzlich auch eine Bestimmung der Eisenspeicher durch eine Blutabnahme und Laboranalyse zu empfehlen.

Eine von uns durchgeführte Untersuchung mit Schwangeren (Kirschner, W. et al. 2015) zeigte, dass eine alleinige Bestimmung des Hämoglobin-Wertes (Hb) nicht ausreicht, um einen Eisenmangel zu diagnostizieren. In der Untersuchung wurde ein Eisenmangel bei alleiniger Bestimmung des Hb-Wertes nur bei 15 Prozent der Frauen diagnostiziert. Es hatten jedoch weitere 32 Prozent einen deutlichen Eisenmangel, der nur über die Serum-Ferritin-Bestimmung festgestellt werden konnte.

> **❗ Empfehlung**
> Zur sicheren Bestimmung des individuellen Eisenstatus sind eine Blutprobe und die Analyse verschiedener Werte (Hb-Wert, Serum-Ferritin, Transferrinsättigung und CRP-Wert) optimal. Das Serum-Ferritin ist sehr aussagekräftig, kann jedoch bei bestimmten Krankheiten einen Eisenmangel oder eine Eisenmangelanämie verschleiern.
>
> Eine Eisenpräparateinnahme sollte nur in Absprache mit Ihrer Frauenärztin/Ihrem Frauenarzt erfolgen. Dabei wird zusätzlich unterschieden zwischen hoch dosierten Eisenpräparaten zur Behebung eines Eisenmangels und Multivitaminpräparaten, die Eisen im physiologischen Bereich enthalten, um den Mehrbedarf zu decken.

Bei **Folsäure** ist es schon vor der Schwangerschaft nicht einfach, die empfohlenen Mengen von 300 Mikrogramm Folsäure durch die Ernährung zu sich zu nehmen. Hier sind bereits 40 Prozent der Frauen unterversorgt. In der Schwangerschaft nehmen fast 90 Prozent weniger als 70 Prozent, jede Zweite nimmt sogar weniger als die Hälfte der empfohlenen Mengen an Folsäure auf (siehe Abbildung links).

Der Mangel an Folsäure führt nicht nur zu einem erhöhten Risiko für Fehl- und Frühgeburten. Es ist gesichert, dass eine Supplementierung mit 400 Mikrogramm Folsäure pro Tag das Risiko für Fehlbildungen erheblich senkt. Frauen mit Kinderwunsch sollten deshalb bereits vor der Schwangerschaft bis zum Ende des dritten Schwangerschaftsmonats 400 Mikrogramm Folsäure täglich einnehmen. Wer ungeplant schwanger wird und keine Folsäure vor der Schwangerschaft eingenommen hat, sollte 800 Mikrogramm pro Tag bis zum Ende des dritten Schwangerschaftsmonats zu sich nehmen.

Den Mehrbedarf in der Schwangerschaft durch die normale tägliche Ernährung vollständig zu decken, ist quasi unmöglich. Folsäure ist ein sehr hitze- und lichtempfindliches Vitamin und der Vitamingehalt verringert sich durch Kochen oder längeres Lagern. Deshalb sollte Folsäure zumindest in der Frühschwangerschaft **immer** mit einem Folsäurepräparat supplementiert werden. Besprechen Sie mit Ihrer Frauenärztin/Ihrem Frauenarzt, ob Sie das Folsäurepräparat auch nach dem dritten Schwangerschaftsmonat weiterverwenden sollten. Folsäurepräparate sind durchweg sehr gut verträglich.

Auch bei **Jod** ist es schon vor der Schwangerschaft nicht einfach, die empfohlenen Mengen von 200 Mikrogramm Jod pro Tag durch die Nahrung zu sich zu nehmen. Sind schon vor der Schwangerschaft fast 60 Prozent der Frauen unterversorgt (weniger als 70 Prozent vom Soll), so nehmen in der Schwangerschaft nahezu alle Frauen zu wenig zu sich, fast die Hälfte nimmt weniger als 50 Prozent der empfohlenen täglichen Jodmenge von 230 Mikrogramm auf.

Jodmangel kann neben einem Kropf beim Neugeborenen (und bei der Mutter) zu geistigen Entwicklungsstörungen des Kindes führen. Schilddrüsenhormone spielen bei der fetalen Gehirnentwicklung eine herausragende Rolle.

Untersuchungen haben gezeigt, dass auch leichte Formen der Schilddrüsenunterfunktion bei Schwangeren, die häufig unerkannt bleiben, die Intelligenz der Kinder mindern können (Barth, S. et al. 2013). Bis zur 20. Schwangerschaftswoche ist das Ungeborene ausschließlich von der mütterlichen Schilddrüsenfunktion abhängig. In einigen Ländern wird daher erwogen, ein Screening (Reihenuntersuchung) auf Schilddrüsenunterfunktion und Jodmangel in der Schwangerschaft einzuführen. Dies ist bislang allerdings in Deutschland nicht der Fall.

Dem Jodmangel kann selbst durch die regelmäßige Verwendung von jodiertem Speisesalz oder den Verzehr von Seefisch und Produkten, die mit Jodsalz hergestellt werden, nicht mit Sicherheit vorgebeugt werden. Für Erwachsene empfiehlt die DGE eine tägliche Jodaufnahme von 200 Mikrogramm. Die mittlere tägliche Jodzufuhr von Frauen im gebärfähigen Alter liegt allerdings nur bei 125 Mikrogramm. Besonders vor dem Hintergrund, dass für Schwangere eine Tagesdosis von 230 Mikrogramm und für Stillende von 260 Mikrogramm empfohlen werden, ist dies viel zu gering.

Die Tabelle auf Seite 75 listet Nahrungsmittel auf, die viel Jod enthalten. Wer keinen Seefisch oder keine Meeresfrüchte mag, keine Milch oder Milchprodukte verzehrt und kein Jodsalz verwendet, hat größte Schwierigkeiten, den Tagesbedarf zu decken. In der BabyCare-App finden Sie Rezepte, die Ihnen helfen, Ihre Jodaufnahme zu optimieren. Oft wird der empfohlene Bedarf dennoch nicht erreicht. Die Verwendung eines Jodpräparates wird daher empfohlen. Frauen mit Schilddrüsenerkrankungen sollten die zusätzliche Jodverwendung aber unbedingt ärztlich abklären lassen. Näheres dazu in Kapitel 8.12.

> Achtung: Von der Verwendung getrockneter Algen- und Tangpräparate ist abzuraten. Große Raubfische wie Thunfisch oder Schwertfisch sollten möglichst selten verzehrt werden.

Eine gute Versorgung mit **Vitamin E** ist nicht immer gegeben. Kritische Aufnahmemengen liegen allerdings nur bei knapp 20 Prozent der Schwangeren vor. Studien legen nahe, dass die Unterversorgung mit Vitamin E zu einem erhöhten Risiko für allergische Erkrankungen des Kindes, vor allem zu Asthma führen könnte (Devereux, G. et al. 2006). Pflanzliche Öle wie Sonnenblumen-, Mais-, Soja- und Weizenkeimöl, Nüsse, Leinsamen, Haferflocken und Eier enthalten viel Vitamin E. Auf diese Lebensmittel sollte bei einer Unterversorgung besonders geachtet werden. Eine Supplementierung sollte nur bei einer Versorgung unter 70 Prozent in der Ernährungsanalyse erwogen werden.

Laut Nationaler Verzehrsstudie (NVS II) erreichen 55 Prozent aller Frauen die Empfehlungen für **Calcium** (1.000 Milligramm) nicht. Auch wenn der Calciumbedarf in der Schwangerschaft nicht steigt, nehmen Schwangere mit ihrer gewohnten Kost häufig nicht ausreichend Calcium auf. Calcium wird vor allem zur Knochenbildung des Fetus benötigt. Ein **Calciummangel** in der Schwangerschaft erhöht das Risiko für Präklampsie (siehe Kapitel 8.14). Symptome des Calciummangels können Muskelkrämpfe und eine ganze Reihe weiterer unspezifischer Symptome sein.

Wenn Sie gerne Milch trinken und Milchprodukte wie Käse und Joghurt essen, gelingt die Deckung des Bedarfs aus der Ernährung. Auch calciumreiches Mineralwasser (über 300 mg/l) hilft beim Erreichen des Ziels. Achten Sie auf calciumreiche Nahrungsmittel, die Sie der Übersichtstabelle auf Seite 75 entnehmen können.

Eine Supplementierung von Calcium sollte bei einer Versorgung unter 70 Prozent in der Ernährungsanalyse unbedingt erwogen werden. Eine generelle Supplementierung ist nicht notwendig, da eine ausgewogene Ernährung den Calciumbedarf decken kann. Wichtig: Um Calcium richtig aufnehmen zu können, ist eine ausreichende Vitamin D-Versorgung notwendig.

Die DGE empfiehlt vor und in der Schwangerschaft 300 mg **Magnesium**. Auch wenn mit der Ernährungsanalyse mehr als 85 Prozent der Schwangeren eine ausreichend gute Versorgung mit Magnesium aus der üblichen Ernährung aufweisen, kommen Unterversorgungen durchaus vereinzelt vor. Verschiedene Untersuchungen des Magnesiumspiegels im Serum von Schwangeren zeigen zudem, dass knapp 30 Prozent Werte unterhalb des Referenzwertes von 0,8 mmol/l aufweisen. Sportlerinnen haben einen höheren Magnesiumbedarf.

Ein **Magnesiummangel** ist in der Regel die Ursache für die ab dem zweiten Schwangerschaftsdrittel sehr häufig auftretenden Wadenkrämpfe oder Schulter-Nacken-Rücken-Muskelverspannungen. Weitere Symptome, die auch auf einen Magnesiummangel hinweisen können, sind:

- Appetitlosigkeit
- Übelkeit und Erbrechen
- Müdigkeit und Schwäche

Achten Sie auf magnesiumreiche Lebensmittel in Ihrer Nahrung. Milch, Vollkornprodukte, Geflügel, Fisch, Kartoffeln, Reis, Bohnen, Linsen, Kakao, Tofu, Sonnenblumenkerne, Nüsse und getrocknete Früchte enthalten viel Magnesium. Ist eine Veränderung der Ernährung nicht möglich, sollte eine Supplementierung bei einer angezeigten Unterversorgung in der Ernährungsanalyse erwogen werden.

> **ⓘ Info**
> **Informationen zu Vitamin A und Provitamin A**
>
> Die Deutsche Gesellschaft für Ernährung (DGE) empfiehlt für Frauen im gebärfähigen Alter eine tägliche Aufnahme von 700 μg Retinolaktivitätsäquivalenten und in der Schwangerschaft von 800 μg Retinoläquivalenten. In der Stillzeit steigt der Bedarf noch einmal auf dann 1300 μg Retinoläquivalente pro Tag.
>
> Während der Schwangerschaft und Stillzeit ist eine ausreichende Versorgung mit Vitamin A besonders wichtig, da es zum Beispiel die Zelldifferenzierung unterstützt.
>
> Allerdings kann eine **Überdosierung** von Vitamin A zu Schädigungen beim Kind führen. Daher sollten Sie im ersten Schwangerschaftsdrittel auf Lebensmittel mit hohem Vitamin A Gehalt (Innereien, Leber) verzichten. Auch wenn Sie mehrere Multivitaminpräparate verwenden, sollten Sie deren Zusammensetzung sehr genau prüfen und die auf der Packung angegebenen Vitamin-A-Werte (angegeben ist meist Retinol oder Retinolacetat) zusammenzählen. Bei der Berechnung zählen die Mengen von **Provitamin A**, einer Vorstufe des Vitamins A (zum Beispiel das **Betacarotin**) nicht dazu, denn dieses verwandelt unser Körper nur bei Bedarf in Vitamin A, so dass es nicht überdosiert werden kann.
>
> **Lebensmittel mit viel Vitamin** A (je 100 g)
> - Kalbsinnereien 25,9 mg, Fischleberöl 24,0 mg
> - Rinderleber 14,2 mg, Schweineleber 9,0 mg
> - Schlag- oder Saure Sahne 40 % Fett 0,6 mg
>
> **Lebensmittel mit viel Provitamin** A (je 100 g)
> - Karotten 1,6 mg, Petersilie 1,2 mg
> - Grünkohl 0,8 mg, Feldsalat 0,6 mg
> - Fenchel 0,6 mg, Spinat 0,5 mg

Das gilt auch, wenn sich aus den weiteren Fragebogenangaben Hinweise auf einen erhöhten Bedarf – beispielsweise bei intensiver sportlicher Tätigkeit – ergeben. Ob Sie möglicherweise zu wenig Magnesium zu sich nehmen, teilen wir Ihnen im Auswertungsschreiben mit. Eine generelle Supplementierung von Magnesium ist aber nicht notwendig.

Zusammenfassend ist eine gesunde Ernährung mit vielen Vitaminen und Mineralstoffen (Mikronährstoffen) in der Schwangerschaft wichtig. Eine Einnahme von Supplementen kann eine ausgewogene Ernährung aber nicht ersetzen. Eine Vielzahl von Untersuchungen über die gesundheitlichen Folgen einer Unterversorgung mit bestimmten Mikronährstoffen und die Daten über das Ernährungsverhalten von Frauen im gebärfähigen Alter sowie Schwangeren zeigen ohne jeden Zweifel, dass:

- Der oft erhöhte Bedarf in der Schwangerschaft bei der großen Mehrzahl der Mikronährstoffe durch eine gesunde und ausgewogene Ernährung gedeckt werden kann
- Bei Folsäure und auch bei Jod eine Supplementierung notwendig ist und bei Eisen eine ärztliche Abklärung des Eisenstatus empfohlen wird
- Frauen, die in der Ernährungsanalyse eine geringe Zufuhr bei Calcium, Magnesium und Vitamin E aufweisen, sich gezielt nährstoffreicher ernähren und eine qualifizierte Ernährungsberatung in Erwägung ziehen sollten; bei Bedarf sollten sie entsprechende Präparate verwenden.

> **❗ Empfehlung**
> Generell sollten Sie die zusätzliche Verwendung von Mikronährstoffpräparaten mit Ihrer Frauenärztin/Ihrem Frauenarzt besprechen. Wenn auch selten, kann es zu Gegenanzeigen – medizinischer Fachausdruck Kontraindikationen – aufgrund bestehender Krankheiten kommen, zum Beispiel, dass Jod bei bestimmten Schilddrüsenerkrankungen nicht zusätzlich eingenommen werden darf.
>
> Um Ihre Versorgung mit Vitaminen und Mineralstoffen zu klären, empfehlen wir Ihnen, den BabyCare-Fragebogen mit dem Ernährungsprotokoll in der BabyCare-App auszufüllen. Dies gilt gerade auch für Schwangere, die eine Unterversorgung vermuten. Das Ernährungsprotokoll kann eine Ernährungsberatung aber keinesfalls ersetzen.

Vegetarisch lebende Schwangere sollten besonders auf ihre Eisen- und Jodzufuhr achten, um die empfohlenen Nährstoffaufnahmen in der Schwangerschaft sicher zu erreichen. Gegebenenfalls hilft eine Ernährungsberatung.

Bei einer **rein veganen Ernährung** sollte die Nährstoffversorgung ärztlich überprüft werden. Eine individuelle Ernährungsberatung und die Einnahme von Nährstoffsupplementen sind notwendig, um den Nährstoffbedarf zu decken, denn eine mangelnde Nährstoffversorgung gefährdet die gesunde Entwicklung des Babys.

Ernährungstypen unter Schwangeren
Eine Unterversorgung mit den erläuterten Mikronährstoffen in der Schwangerschaft ist mit erheblichen und vermeidbaren Risiken für die Gesundheit der Mutter und die des Kindes verbunden und hängt auch davon ab, welchem der sechs Ernährungstypen Sie sich selbst zuordnen (siehe Abbildungen unten).

Wenn Sie sich den beiden »gesunden« Ernährungstypen zugeordnet haben, ist die Zufuhr der hier besprochenen, für die Schwangerschaft wichtigen Mikronährstoffe im Vergleich zu den anderen Ernährungstypen signifikant besser (siehe die untere Tabelle). Gleichwohl bleibt bei Folsäure, Jod und gegebenenfalls Eisen die ausreichende Versorgung kritisch. Hiermit bestätigt sich, dass auch eine sehr gesundheitsbewusste Ernährung den Zufuhrbedarf nicht immer hinreichend decken kann.

Umgekehrt sollten sich Schwangere, die sich den Typen »schnell & bequem« sowie »schnell & preiswert« zuordnen, noch intensiver um ihre Versorgung mit diesen Mikronährstoffen kümmern und Mikronährstoffpräparate verwenden. Auch eine Ernährungsberatung kann dabei helfen.

Rohmilchprodukte, roher Fisch, rohes Fleisch
Diese unbehandelten oder unverarbeiteten Lebensmittel sind in der Schwangerschaft bedenklich, weil sie durch Bakterien oder Viren verunreinigt sein können. Diese Verunreinigungen können zu Infektionen des Magen-Darm-Traktes führen (siehe Kapitel 8.11). Sind derartige Infektionen auch in der Schwangerschaft meist beherrschbar, so sind sie dennoch möglichst zu vermeiden, weil bereits länger anhaltendes Fieber ein Risiko für den Fetus darstellt. Besonders gefährlich ist in der Schwangerschaft eine **Listerien- oder Toxoplasmoseinfektion**, weil es zur Infektion des Feten und zu Fehlgeburten, Frühgeburten und zu schweren Infektionen beim Neugeborenen kommen kann. Weitere Informationen im Infokasten rechts.

Getränke in der Schwangerschaft
Das Thema Alkohol und den in der Schwangerschaft notwendigen Verzicht haben wir bereits in Kap. 8.1. angesprochen. Schwangere sollten täglich mindestens eineinhalb, besser zwei Liter Flüssigkeit zu sich nehmen. Das »schaffen« viele Schwangere nicht. Am häufigsten wird in der Schwangerschaft **Mineralwasser** getrunken.

Ernährungstypen unter BabyCare-Teilnehmerinnen
Quelle: BabyCare-Daten 2013 (n=29.815)

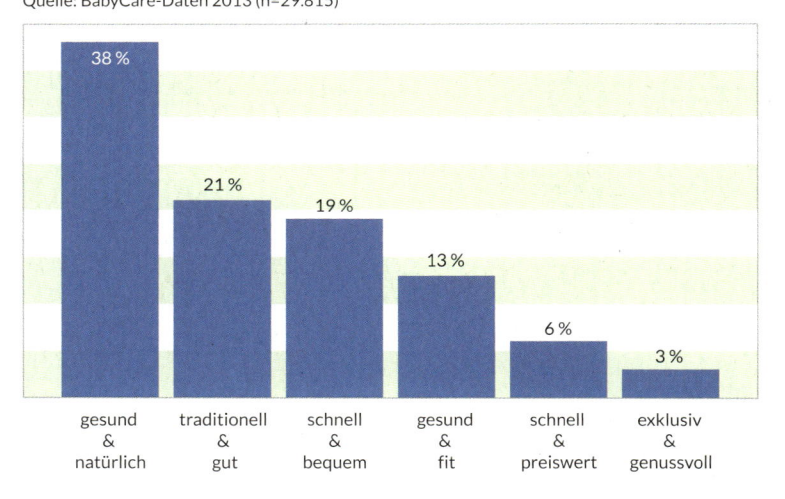

- gesund & natürlich: 38 %
- traditionell & gut: 21 %
- schnell & bequem: 19 %
- gesund & fit: 13 %
- schnell & preiswert: 6 %
- exklusiv & genussvoll: 3 %

Unzureichende Mikronährstoffzufuhr nach Ernährungstypen
Quelle: BabyCare-Daten 2013 (n=29.815)

	schnell & bequem	schnell & preiswert	exklusiv & genussvoll	traditionell & gut	gesund & natürlich	gesund & fit
Befragte	5.652	1.739	914	6.304	11.465	3.741
Eisen	79,4 %	74,9 %	73,4 %	74,7 %	66,8 %	65,1 %
Folsäure	80,6 %	77,4 %	73,0 %	77,1 %	66,0 %	63,5 %
Jod	47,6 %	47,2 %	31,8 %	40,6 %	30,1 %	27,6 %
Calcium	20,5 %	20,7 %	18,6 %	20,0 %	13,4 %	10,8 %
Magnesium	7,7 %	8,3 %	6,7 %	5,9 %	4,2 %	4,5 %

ⓘ Info
Rohmilch, rohes Fleisch und roher Fisch – Listeriose & Co.

Rohmilchprodukte, rohes Fleisch und roher Fisch erhöhen das Risiko für Infektionskrankheiten, die Sie in der Schwangerschaft wegen der Immunlage ohnehin meiden sollten. Dazu gehören Salmonelleninfektionen, aber auch Listeriose und Toxoplasmose. Letztere können zu schweren Schädigungen des Kindes führen. Essen Sie deshalb kein rohes oder nicht ganz durchgebratenes/n Fleisch oder Fisch. Dasselbe gilt für rohes Ei (auch Mayonnaise) und Rohmilchprodukte. Bestellen Sie also beim Italiener kein Tiramisu oder Carpaccio, beim Japaner kein Sushi und im Gasthaus kein Tartar oder Steak, das nicht durchgebraten ist. Auch rosarotes Lamm- oder Wildfleisch ist tabu!

Was sind Rohmilchprodukte?
Rohmilchprodukte sind Milch und Milchprodukte (Butter, Käse, Quark), die nicht wärmebehandelt, also nicht pasteurisiert oder sterilisiert sind (zu erkennen durch den Hinweis »aus Rohmilch hergestellt« auf der Verpackung). Bei unverpackten Käsesorten nachfragen. Verzichten Sie auf Rohmilchprodukte und Rohmilchkäse, mit Ausnahme von lange gereiftem Hartkäse. Meiden Sie auch Weichkäse aus pasteurisierter Milch, Käse mit Oberflächenschmiere, eingelegten Käse aus offenen Gefäßen und vorgefertigten Reibekäse.

Was ist rohes Fleisch oder roher Fisch?
Dies lässt sich weniger gut durch die Auflistung einzelner Lebensmittel beantworten, sondern mit einem Blick auf den Herstellungsprozess. Kochen, Braten, Sterilisieren und Pasteurisieren tötet die Bakterien ab. So besteht also keine Infektionsgefahr, wenn Sie beispielsweise aus Rohmilchkäse eine gekochte Käsesauce zubereiten. Dagegen sollten Teewurst, Mettwurst, Salami und Rohschinken, gar rohes Hackfleisch (Tartar) in der Schwangerschaft nicht konsumiert werden, da hier beim Herstellungsprozess Bakterien unter Umständen nicht hinlänglich abgetötet werden. Auch geräucherte oder gebeizte Fischerzeugnisse wie Räucherlachs, geräucherte Forellenfilets oder Matjes sollten Sie in der Schwangerschaft meiden.

Gefahren durch Verunreinigungen
Bei allen Lebensmitteln besteht prinzipiell die Gefahr von sogenannten Querinfektionen oder Querkontaminationen. Dies gilt sogar für einen grünen Blattsalat. Solche Querkontaminationen können schon beim Herstellungsprozess, beim Verkauf der Waren (Aufschnittmaschine, Messer) oder beim Zubereiten von Speisen in der Restaurantküche oder zu Hause auftreten. Verbreiten können sich die Erreger auch bei reduziertem Sauerstoffangebot (vakuumverpackte Ware) und bei langen Kühllagerzeiten. Vorgefertigte abgepackte Salate, wie sie im Supermarkt angeboten werden, und Salate aus Salattheken sollten zum Schutz vor Listeriose gemieden werden. Tiefkühlobst und -gemüse sowie Sprossen und Keimlinge sollten vor dem Verzehr auf über 70° C erhitzt werden.

Eine Untersuchung in Niedersachsen ergab, dass von insgesamt 4.123 untersuchten Lebensmitteln bei zwei Prozent Listerien nachweisbar waren und 0,2 Prozent Keimgehalte von mehr als 100 Einheiten aufwiesen, bei denen nach dem Verzehr eine Erkrankung sehr wahrscheinlich ist (siehe folgende Abbildung).

Lebensmittelgruppe	Probenzahl	Listerien vorhanden	Über 100 Einheiten
Fisch & Fischerzeugnisse	460	10,7 %	0,7 %
Fleisch- & Wurstwaren	543	4,8 %	0,7 %
Fertiggerichte	171	1,2 %	0,0 %
Milchprodukte	953	0,2 %	0,1 %
Feinkost-, Mischsalate, Antipasti	426	2,3 %	0,0 %
Süßspeisen, Speiseeis, Backwaren	1.480	0,1 %	0,0 %
Proben insgesamt	4.123	2,2 %	0,2 %

Quelle: Landesamt für Verbraucherschutz Niedersachsen 2009

Einen absoluten Schutz gegen Lebensmittelinfektionen kann es nicht geben. Sie können aber das Risiko dafür deutlich reduzieren, indem Sie auf den Verzehr entsprechender Produkte verzichten.

Achten Sie auf eine gute Küchenhygiene. Sauberes Arbeiten in der heimischen Küche kann Infektionen vermindern: Ei, Geflügel, Fisch und Fleisch sollten getrennt von den anderen Lebensmitteln verarbeitet werden (nicht dieselben Schneidebrettchen verwenden).

Die Arbeitsflächen sollten zwischen den einzelnen Arbeitsschritten gereinigt werden. Wechseln Sie häufig die Küchenlappen oder kochen Sie diese aus.

Nichtalkoholische Getränke – Konsumhäufigkeit und Trinkmengen
Quelle: BabyCare-Daten 2013 (n = 29.746)

Getränk	Täglich	3-4 Tassen	>=5 Tassen
Mineralwasser	84,0 %		
Obstsäfte	38,1 %		
Leitungswasser	35,1 %		
Kräutertee	34,5 %	20,7 %	21,4 %
Kaffee mit Koffein	33,1 %	4,7 %	0,5 %
Früchtetee	28,9 %	20,7 %	21,4 %
Vitaminsaft	26,9 %		
Cola, Fanta etc.	13,1 %		
Kaffee ohne Koffein	9,8 %	1,6 %	0,2 %
Schwarzer Tee	8,9 %	15,4 %	6,3 %
Grüner Tee	4,1 %	2,9 %	1,2 %
Sportlergetränke	0,6 %		

Mit einer sorgfältigen Auswahl des Mineralwassers in der Schwangerschaft können Sie Ihre Versorgung mit Mineralstoffen optimieren. Achten Sie auf die Inhaltsstoffe. Zur Deckung des täglichen Flüssigkeitsbedarfs ist aber auch **Leitungswasser** gut geeignet.

> **Chininhaltige Getränke** wie Bitter-Lemon sollten Sie in der Schwangerschaft nicht konsumieren. Sie könnten Wehen auslösen.

Kaffee ist neben Mineralwasser das beliebteste Getränk der Deutschen – so auch der Frauen im Alter von 25 bis 39 Jahren.

In der Schwangerschaft führen jedoch Kräuter- und Früchtetee die Hitliste an. Nur 33 Prozent der Schwangeren trinken täglich koffeinhaltigen Kaffee, weitere neun Prozent trinken täglich schwarzen und vier Prozent grünen Tee.

Koffeingehalt verschiedener Getränke
Quelle: Europäische Behörde für Lebensmittelsicherheit (2015)

Koffein – so viel steckt drin	
200 ml-Tasse Filterkaffee	90 mg
60 ml-Tasse Espresso	80 mg
200 ml-Tasse Schwarz- oder Grüntee	30-45 mg
330 ml-Glas Colagetränk	35 mg
250 ml-Dose Energy-Drink	80 mg

Studien zum Zusammenhang zwischen hohem **Kaffeekonsum** und Schwangerschaftskomplikationen sind nicht so aussagekräftig, dass sich eine risikolose Koffeinmenge ableiten lässt. Vorsichtshalber sollten Schwangere den Kaffeekonsum auf weniger als zwei bis drei Tassen täglich beschränken oder zu koffeinfreiem Kaffee wechseln.

Als kritische Grenze gelten etwa 200 mg Koffein pro Tag. Die Tabelle unten gibt einen Überblick, wie viel Koffein in den einzelnen Getränken enthalten ist.

Für **schwarzen Tee** gilt dasselbe wie für Kaffee: nicht mehr als zwei bis drei Tassen pro Tag. Der Koffeingehalt von grünem und schwarzem Tee ist vergleichbar. Wie viel Koffein in den frisch aufgebrühten Tee übergeht, hängt von der Zubereitungsart ab. Zum einen hat die Länge der Ziehzeit Einfluss auf den Koffeingehalt, zum anderen die Wassertemperatur. Da grüner Tee nicht wie schwarzer Tee mit kochendem Wasser aufgebrüht wird, ist der Koffeingehalt bei grünem Tee im Aufguss geringer.

Grüner Tee gilt als gesundheitsfördernd, denn er enthält sogenannte Antioxidantien, die vor Krankheiten wie Krebs, Herz-Kreislauf-Erkrankungen, aber auch Infektionen schützen. In Untersuchungen (zum Beispiel Yazdy, M. M. et al. 2012) wurde herausgefunden, dass bestimmte Inhaltsstoffe des grünen Tees die Aufnahme von Folsäure im Körper behindern. Daher wird empfohlen, in der Schwangerschaft den täglichen Konsum von grünem Tee auf bis zu zwei Tassen zu begrenzen.

Viele Schwangere trinken gerne **Kräutertees**. Hier ist besonders darauf zu achten, dass die Inhaltsstoffe in der Schwangerschaft nicht kontraindiziert sind.

Bestimmte Kräuter können Wehen auslösend wirken, wie beispielsweise Frauenmantel, Frauenwurzel, Himbeerblätter, Gelbwurz oder Goldenes Kreuzkraut. Dieser Hinweis ist deshalb so wichtig, weil von den 35 Prozent Kräuterteekonsumentinnen 21 Prozent täglich fünf und mehr Tassen trinken.

Körpergewicht

Die durchschnittliche Gewichtszunahme während der Schwangerschaft beträgt 12 Kilogramm, mit allerdings deutlichen Abweichungen nach oben oder nach unten. Die Abbildung auf Seite 85 zeigt beispielhaft eine durchschnittliche Gewichtszunahme und das Größenwachstum des Kindes sowie die Gewichtszunahme der Schwangeren im gesamten Schwangerschaftsverlauf.

Sie können sehen, dass die Schwangere in viel stärkerem Maße zunimmt als das Kind schwerer wird. Dies liegt daran, dass nicht nur das Kind wächst, sondern dass auch andere Organe und Körperteile zunehmen, wie folgende Tabelle am Beispiel der durchschnittlichen zwölf Kilogramm Gewichtszunahme zeigt.

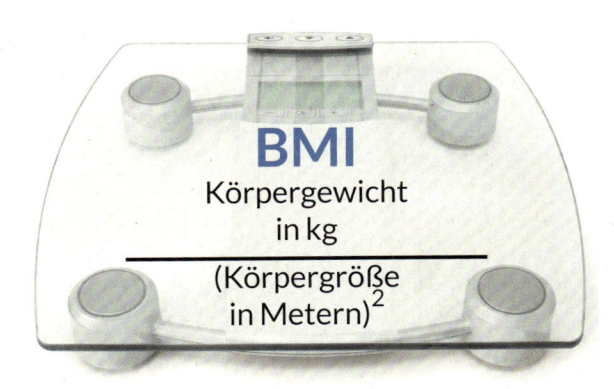

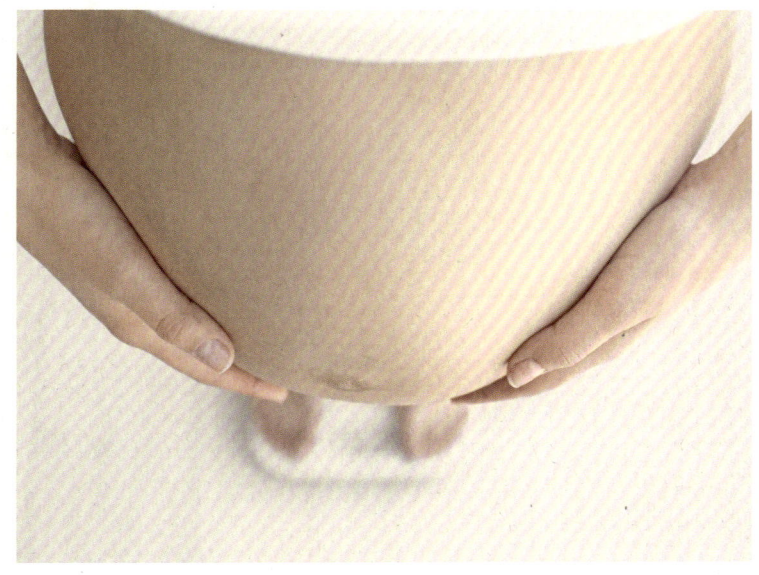

Achten Sie auf Ihre Gewichtszunahme in der Schwangerschaft. Besonders Übergewichtige sollen nur moderat zunehmen.

Gewicht des Kindes	3.400 Gramm
Plazenta	600 Gramm
Fruchtwasser	1.000 Gramm
Gebärmutter	1.000 Gramm
Brust	500 Gramm
Blut	1.500 Gramm
Fett	1.750 Gramm
Wasser	2.250 Gramm
Summe	**12.000 Gramm**

Unter- und Übergewicht

Auch Ihr Körpergewicht hat Auswirkungen auf den Verlauf der Schwangerschaft und die Geburt. Zur Bewertung des Gewichts wird heute mehrheitlich der sogenannte Body-Mass-Index (BMI) verwendet. Es gibt auch andere Methoden zur Gewichtsbewertung wie die Broca-Formel, die Bestimmung des Körperfetts oder die Messung des Verhältnisses zwischen Taillenumfang und Körpergröße. Letztere berücksichtigt stärker das im Bauch gelagerte Fett, ist aber in der Schwangerschaft wegen der Zunahme des Bauchumfangs ungeeignet.

In der ärztlichen Praxis und in epidemiologischen Studien wird überwiegend der BMI verwendet, weil er recht einfach zu bestimmen und in gewissen Grenzen durchaus zuverlässig und aussagekräftig ist. Aus diesem Grunde wird er auch bei BabyCare verwendet.

Der BMI wird nach unten stehender Formel berechnet. Auf unserer Website www.babycare.de oder in der BabyCare-App finden Sie einen Rechner, mit dem Sie Ihren individuellen Body-Mass-Index berechnen können.

$$\text{BMI} = \frac{\text{Körpergewicht in kg}}{(\text{Körpergröße in Metern})^2}$$

So errechnen Sie Ihren BMI

Körpergewicht: 70 kg
Körpergröße: 1,75 m

$$\frac{70}{(1{,}75)^2} = \text{BMI } 22{,}9$$

Epidemiologische Untersuchungen zeigen, dass Schwangere, deren Gewicht zu Beginn der Schwangerschaft nicht im Bereich des Normalgewichts liegt, deutlich häufiger Komplikationen im Verlauf der Schwangerschaft und bei der Geburt haben (Manzanares, G. S. et al. 2012).

Übergewicht erhöht das Risiko für Bluthochdruck, Schwangerschaftsdiabetes, Thrombosen sowie für eine Früh- oder Kaiserschnittgeburt. Daher sollten übergewichtige Frauen vor der Schwangerschaft möglichst ein Normalgewicht anstreben. Übergewichtige Schwangere sollten besonders auf eine ausgewogene Ernährung und regelmäßige Bewegung achten. Für sie ist eine geringere Gewichtszunahme als bei Frauen mit Normalgewicht wünschenswert.

Diäten in der Schwangerschaft sind aber tabu. Deshalb sprechen Sie bitte mit Ihrer Frauenärztin/Ihrem Frauenarzt und erkundigen sich bei Ihrer Krankenkasse, ob diese Ihnen eine Ernährungsberatung anbieten kann.

Untergewichtige Schwangere haben ein erhöhtes Risiko für vorzeitigen Blasensprung, Frühgeburt und Kinder mit Wachstumsstörungen. Untergewichtige Frauen, die während der Schwangerschaft nicht zwölf bis 18 Kilogramm zunehmen, gebären häufiger zu kleine Kinder. Das Risiko für ein untergewichtiges Kind ist um 50 Prozent höher (Han, Z. et al. 2010). Nehmen Sie also ruhig ein paar Kilogramm zu. Mit Stillen, Sport, Gymnastik und einer angepassten Ernährung sind Sie diese nach der Schwangerschaft schnell wieder los.

> Eine normale Gewichtszunahme in der Schwangerschaft liegt für normalgewichtige Frauen zwischen zehn und 16 Kilogramm. Bei übergewichtigen Frauen ist eine geringere Gewichtszunahme wünschenswert. Untergewichtige Frauen sollen auf eine ausreichende Gewichtszunahme achten. Diese Empfehlungen zur Gewichtszunahme in der Schwangerschaft sind allerdings lediglich Orientierungswerte. Exakte Empfehlungen zur Gewichtszunahme je nach Ausgangsgewicht vor der Schwangerschaft können derzeit nicht gegeben werden.

❶ Empfehlung

Achten Sie auf eine gesunde, abwechslungsreiche und ausgewogene Ernährung. Achten Sie auf die richtige Verteilung von Kohlenhydraten, Fetten und Eiweiß. Denken Sie auch an Vitamine, Mineralstoffe und Spurenelemente.

Zum Schutz vor Lebensmittelinfektionen, die in der Schwangerschaft schwere Schäden beim ungeborenen Kind auslösen können, essen Sie kein rohes oder nicht hinreichend gegartes Fleisch, auch keinen rohen Fisch und verzichten Sie auf Rohmilchprodukte. Achten Sie auf eine optimale Küchenhygiene.

Essen Sie im ersten Schwangerschaftsdrittel keine Produkte aus Leber. Die darin enthaltenen hohen Mengen an Vitamin A können den Embryo schädigen.

Füllen Sie den BabyCare-Fragebogen aus. So erhalten Sie eine individuelle Analyse Ihrer Ernährungsgewohnheiten.

Das Ausfüllen des Ernährungsprotokolls ist zwar etwas aufwendig, es gibt aber derzeit für die Erfassung der Ernährung keine wirklich bessere Alternative. Dafür erhalten Sie eine zuverlässige individuelle Analyse Ihrer Ernährung. Sie und auch Ihre Frauenärztin/Ihr Frauenarzt können hier genau erkennen, wo Unterversorgungen bei Vitaminen oder Mineralstoffen bestehen und ob im Einzelfall Zusatzgaben von Vitaminen und Mineralstoffen erforderlich sind.

Folsäure sollte bis zum Ende des dritten Schwangerschaftsmonats und Jod während der gesamten Schwangerschaft als Supplement eingenommen werden. Schwangere mit Schilddrüsenerkrankungen müssen die Jodeinnahme aber mit den betreuenden Ärzten besprechen.

Bei Gewichts- oder Ernährungsproblemen und bei Hinweisen auf eine mögliche Unterversorgung empfehlen wir Ihnen, eine professionelle Ernährungsberatung durchführen zu lassen. Sprechen Sie mit Ihrer Frauenärztin/Ihrem Frauenarzt darüber und fragen Sie auch bei Ihrer Krankenkasse nach, ob dort eine Ernährungsberatung angeboten wird.

Beispielhafte Darstellung der Zunahme von Körpergröße und Körpergewicht des Kindes sowie der mütterlichen Gewichtszunahme
Quelle: Eigene Darstellung

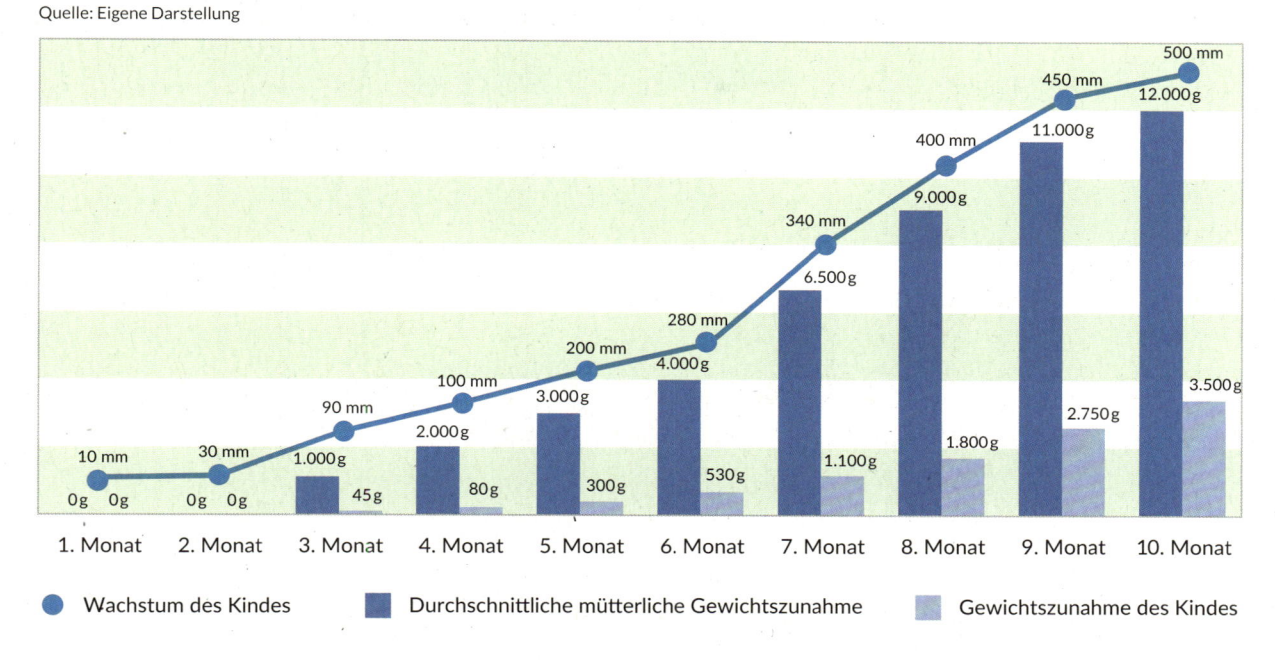

Monat	Wachstum des Kindes	Durchschnittliche mütterliche Gewichtszunahme	Gewichtszunahme des Kindes
1. Monat	10 mm	0 g	0 g
2. Monat	30 mm	0 g	0 g
3. Monat	90 mm	1.000 g	45 g
4. Monat	100 mm	2.000 g	80 g
5. Monat	200 mm	3.000 g	300 g
6. Monat	280 mm	4.000 g	530 g
7. Monat	340 mm	6.500 g	1.100 g
8. Monat	400 mm	9.000 g	1.800 g
9. Monat	450 mm	11.000 g	2.750 g
10. Monat	500 mm	12.000 g	3.500 g

Makrosomie (große und schwere Kinder)

Neben der unverändert hohen Zahl an Frühgeburten macht in der Geburtsmedizin national und international auch die hohe und steigende Zahl an Neugeborenen mit einem sehr hohen Geburtsgewicht Sorge. Auch für dieses Problem gibt es – wenn auch begrenzte – Möglichkeiten der Prävention. Von Makrosomie spricht man, wenn große und schwere Kinder geboren werden. Die Definition richtet sich nach dem Geburtsgewicht, wobei dabei jeweils unterschiedliche Grenzwerte festgelegt werden. In der Regel wird bei einem Geburtsgewicht über 4.000 Gramm von Makrosomie gesprochen.

Als »large for gestational age« (LGA) werden Neugeborene bezeichnet, deren Geburtsgewicht oberhalb der 90. Perzentile liegt, was bedeutet, dass 90 Prozent aller geborenen Kinder kleiner sind. Laut einer Studie des AQUA-Instituts aus dem Jahr 2014 kamen in Deutschland 9,9 Prozent aller Neugeborenen mit einem Gewicht über 4.000 Gramm zur Welt.

Die Makrosomie erhöht das Risiko für eine Reihe von kindlichen, aber auch mütterlichen gesundheitlichen Beeinträchtigungen:

- Schulterdystokie (Schulter des Kindes im Geburtskanal eingeklemmt)
- Neurologisch bedingte Störungen durch Schädigung des Plexus brachialis (Armnervengeflecht)
- Asphyxie (Kreislaufschwäche und Atemdepression bis Atemstillstand beim Kind)
- Hypoxie (Sauerstoffmangel)
- Postpartale Blutungen (Blutverlust aus dem Genitaltrakt von mehr als 500 ml innerhalb von 24 Stunden nach der Geburt)
- Verzögerte Geburtsverläufe (Geburtsdauer von mehr als 18 Stunden)

Die beschriebenen Komplikationen werden in der Geburtsmedizin dadurch zu verhindern versucht, dass die Geburt von sehr großen und schweren Kindern durch einen Kaiserschnitt (Sectio) erfolgt. Dies hat zur Folge, dass die Häufigkeit der Kaiserschnittentbindungen bei makrosomen Kindern deutlich erhöht ist.

Langfristige Folgen der Makrosomie sind erhöhte Risiken für Übergewicht und Diabetes mellitus Typ II im Erwachsenenalter. Auf dieses Thema gehen wir im übernächsten Abschnitt »Peri- und postnatale Programmierung« noch ausführlicher ein.

Risikofaktoren für Makrosomie

Die Wahrscheinlichkeit, ein übergewichtiges Kind zu gebären, hängt zunächst von der

Körpergröße und dem BMI der Mutter ab. Aber auch die Körpergröße des Partners spielt eine Rolle, wofür allerdings derzeit keine Studiendaten zur Verfügung stehen.

Auswertungen von BabyCare-Daten zeigen, dass untergewichtige und normalgewichtige Schwangere mit einer Körpergröße bis zu 174 Zentimeter mit höchstens acht Prozent ein sehr geringes Risiko haben, ein Kind mit einem hohen Geburtsgewicht über 4.000 g zur Welt zu bringen (siehe Abbildung unten).

Bei mittelgroßen Schwangeren mit Übergewicht oder Adipositas steigt das Risiko auf 13 bis 14 Prozent. In dieser Größenordnung liegt auch das Risiko für große Schwangere mit Unter- oder Normalgewicht, ein Kind mit einem Geburtsgewicht über 4.000 g zu gebären. Bei großen und übergewichtigen Frauen steigt das Risiko dann allerdings auf 25 Prozent, also jedes vierte Kind in dieser Gruppe kommt mit einem sehr hohen Geburtsgewicht zur Welt.

Weitere Risikofaktoren für ein makrosomes Kind (Geburtsgewicht über 4.000 Gramm) sind:

- Höheres mütterliches Alter ab 40 Jahre
- Mehrere vorausgegangene Geburten
- Bereits makrosomes Kind geboren
- Gestationsdiabetes in vorausgegangenen Schwangerschaften
- Übertragen des Kindes (41.-42. SSW)
- Männlicher Fetus sowie
- Eine hohe Gewichtszunahme in der Schwangerschaft

Von den genannten Risikofaktoren ist lediglich eine zu hohe Gewichtszunahme in der Schwangerschaft noch zu beeinflussen.

Es ist wichtig zu wissen, dass die Mehrzahl der Kinder über 4.000 g Geburtsgewicht (65 Prozent) von schwangeren Frauen mit einem normalen Body-Mass-Index zwischen 18,5 bis unter 25 geboren wird. Nur ein Drittel der übergewichtigen Kinder stammt von Schwangeren mit einem BMI ab 25. Mit Ausnahme der Untergewichtigen sollten also alle Schwangeren auf eine nicht zu starke Gewichtszunahme in der Schwangerschaft achten.

Trotz der Bedeutung einer adäquaten Gewichtszunahme in der Schwangerschaft gibt es laut eines Berichts der Weltgesundheitsorganisation (WHO) aus dem Jahr 2016 in Europa keine konsentierten Empfehlungen der zuständigen Behörden und Fachgesellschaften für eine angemessene Gewichtszunahme in der Schwangerschaft in Abhängigkeit vom Ausgangsgewicht vor der Schwangerschaft und dem BMI.

Empfehlungen zur Gewichtszunahme in Abhängigkeit vom BMI liegen lediglich vom US-amerikanischen Institute of Medicine (IOM) aus dem Jahr 2009 vor (siehe Abbildung links unten). Das Institut für Qualität und Wirtschaftlichkeit im Gesundheitswesen (IQWiG) in Deutschland hat diese Empfehlungen mit dem Hinweis übernommen, dass das Gewicht einer Schwangeren allein nichts darüber aussagt, wie gut es dem Kind geht – nicht einmal darüber, wie schnell es gerade wächst.

Die Gewichtsempfehlungen in der Tabelle links basieren allerdings auf US-amerikanischen Daten von Schwangeren, die kaum auf deutsche

Häufigkeit der Makrosomie (Kinder mit einem Geburtsgewicht über 4.000 g) nach BMI-Klassen und Körpergröße der Mütter
Quelle: Friese, K., Kirschner, W., 2012 und BabyCare-Daten 2014 (n=16.560)

BMI-Klassen	Gesamt	unter 18,5	18,5 – 24,9	25 – 29,9	ab 30
Befragte (n=)	16.560	769	11.914	2.654	1.223
Körpergröße in cm					
unter 162	5,2 %	0,0 %	4,9 %	6,7 %	7,2 %
162 bis 173	8,9 %	4,6 %	7,8 %	12,6 %	13,9 %
ab 174	17,6 %	14,9 %	15,4 %	24,8 %	26,6 %
Gesamt	9,9 %	6,2 %	8,8 %	13,8 %	15,0 %

US-amerikanische Empfehlung zur Gewichtszunahme in der Schwangerschaft (IOM)
Quelle: Institut für Qualität und Wirtschaftlichkeit im Gesundheitswesen (IQWiG) 2009

BMI vor der Schwangerschaft	Empfohlene Gewichtszunahme in der Schwangerschaft
Untergewicht (BMI unter 18,5)	12,5 – 18 kg
Normalgewicht (BMI 18,5 – 24,9)	11,5 – 16 kg
Übergewicht (BMI 25 – 29,9)	7 – 11,5 kg
Adipositas (BMI ab 30)	5 – 9 kg

Vergleich des präkonzeptionellen BMI von Schwangeren in Deutschland und den USA
Quelle: Dudenhausen, J. W. et al. 2015

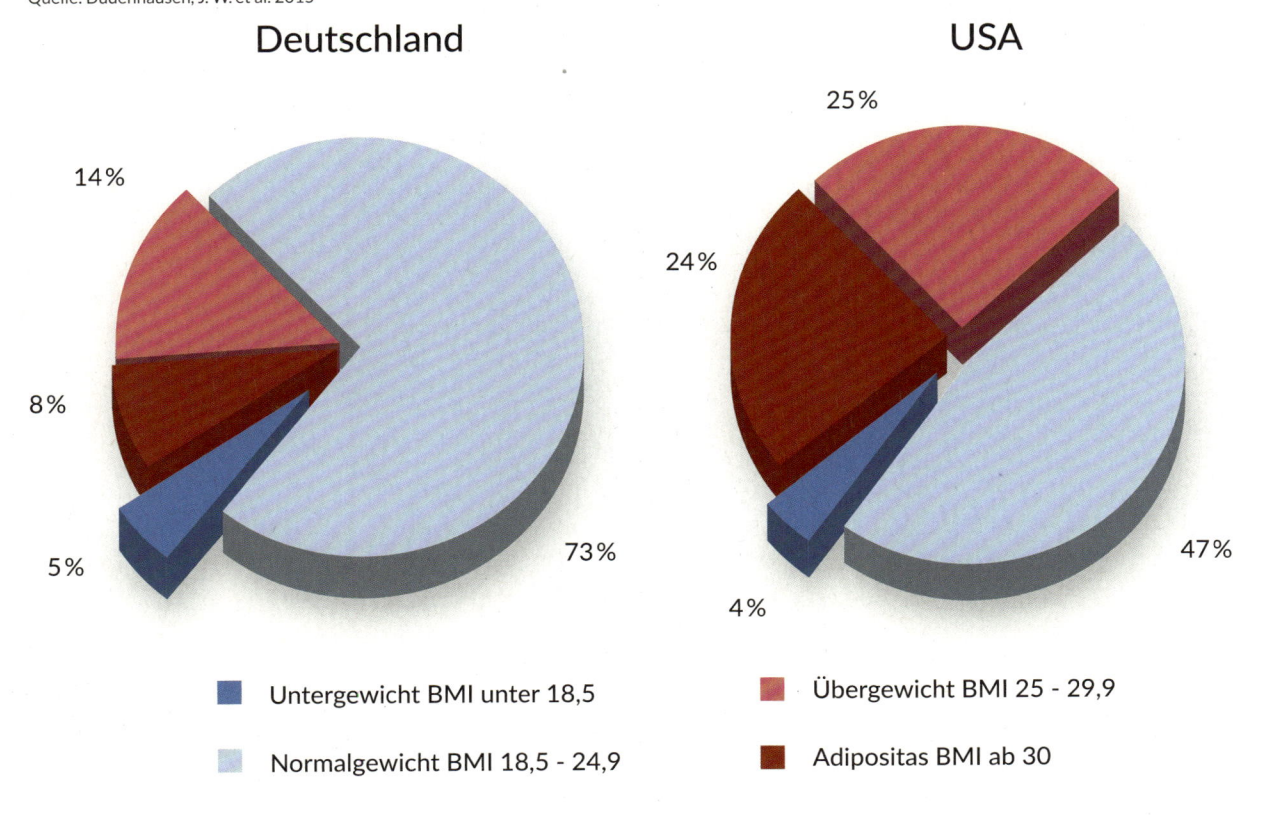

Deutschland
- 14 %
- 8 %
- 5 %
- 73 %

USA
- 25 %
- 24 %
- 4 %
- 47 %

- Untergewicht BMI unter 18,5
- Normalgewicht BMI 18,5 - 24,9
- Übergewicht BMI 25 - 29,9
- Adipositas BMI ab 30

Ve er im Internet unt rhältnisse übertragbar sind, da die Häufigkeiten des Übergewichts und der Adipositas in den USA sehr viel höher sind als in Deutschland (siehe Abbildung oben). Gleichzeitig ist auch die überdurchschnittliche Gewichtszunahme in der Schwangerschaft bei US-amerikanischen Frauen deutlich höher.

Die tatsächliche Gewichtszunahme von mehr als 30.000 normalgewichtigen BabyCare-Teilnehmerinnen zeigt die Abbildung auf der nächsten Seite. Die blaue Linie stellt den Median dar, 50 Prozent, also die Hälfte der BabyCare-Teilnehmerinnen, nehmen **in den einzelnen Schwangerschaftswochen** genauso viel oder weniger zu, die andere Hälfte nimmt mehr zu.

In der 19. Schwangerschaftswoche beträgt der Median zum Beispiel 4,8 Kilogramm. 10 Prozent der normalgewichtigen BabyCare-Teilnehmerinnen haben bis zur 19. Schwangerschaftswoche nur 2,2 Kilogramm zugenommen (gelbe Linie, 10. Perzentil). Das 90. Perzentil (rote Linie) liegt in der 19. Schwangerschaftswoche bei 7,7 Kilogramm. 10 Prozent der normalgewichtigen Schwangeren haben bis zu diesem Zeitpunkt noch mehr als 7,7 Kilogramm zugenommen.

Bei den Daten zur Gewichtsentwicklung handelt es sich also keinesfalls um Empfehlungs- oder Normwerte. Sie stellen lediglich statistische Werte dar, mit denen Sie Ihre eigene Gewichtsentwicklung in den einzelnen Schwangerschaftswochen vergleichen können. Sprechen Sie mit Ihrer Frauenärztin/Ihrem Frauenarzt darüber, wenn Sie dazu Fragen haben.

❶ Empfehlung
Achten Sie auf Ihre Gewichtszunahme. Wenn Sie übergewichtig sind, sollten Sie nicht zu stark zunehmen.

In der BabyCare-App können Sie Ihren eigenen Gewichtsverlauf in der Schwangerschaft mit der Gewichtszunahme von allen bisherigen BabyCare-Teilnehmerinnen vergleichen.

Gewichtszunahme in der Schwangerschaft von normalgewichtigen BabyCare-Teilnehmerinnen mit einem präkonzeptionellen BMI zwischen 18,5 und unter 25*

Quelle: BabyCare Daten 2014 (n=33.179)

* Entsprechende Darstellungen für die anderen BMI-Klassen finden Sie in der BabyCare-App im Test Gewichtszunahme.

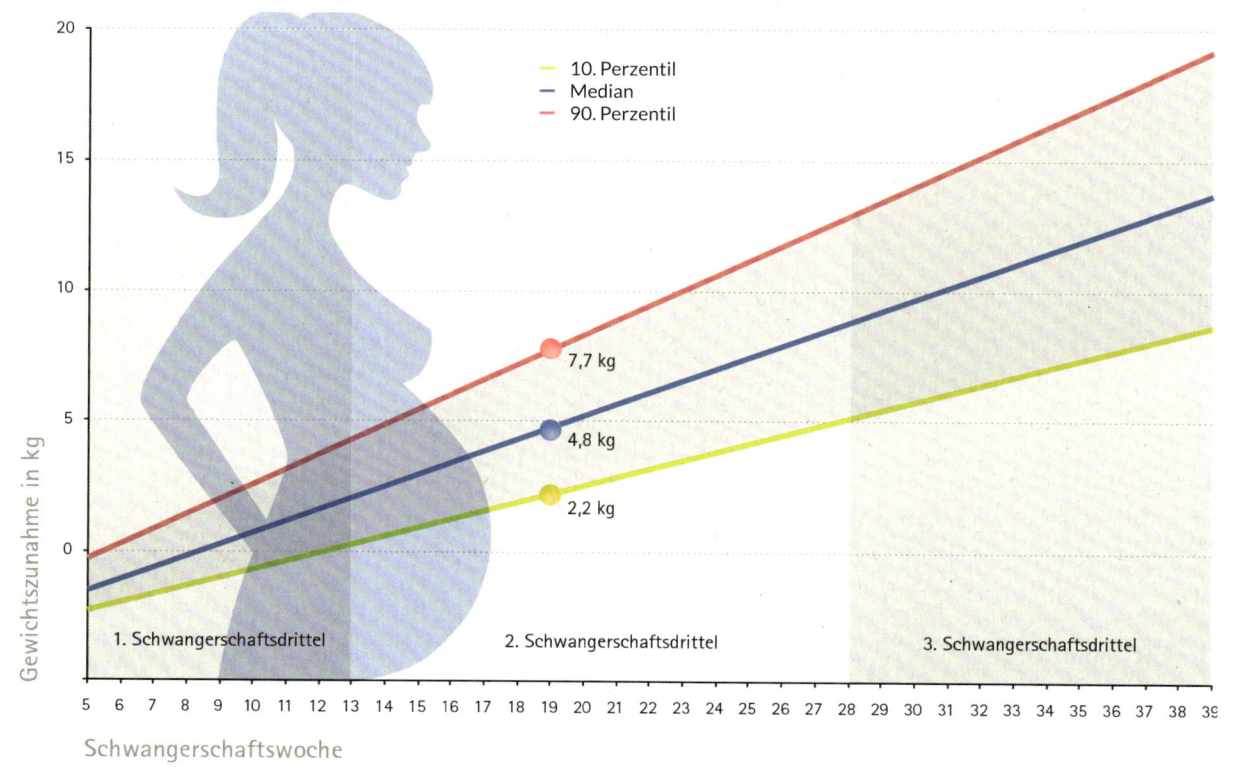

- 10. Perzentil
- Median
- 90. Perzentil

90. Perzentil: 7,7 kg
Median: 4,8 kg
10. Perzentil: 2,2 kg

1. Schwangerschaftsdrittel | 2. Schwangerschaftsdrittel | 3. Schwangerschaftsdrittel

Gewichtszunahme in kg / Schwangerschaftswoche

ⓘ Info
Vorsicht bei übermäßigem Konsum von Lakritz

Lakritz wird neben medizinischen Anwendungen – es wirkt entzündungshemmend und krampflösend – auch gerne genascht. Gerade Schwangere greifen bei Heißhungerattacken häufig auch zu Lakritz.

Bei Lakritz-Erzeugnissen, die viel Glycyrrhizin enthalten, kann es bei regelmäßigem oder übermäßigem Verzehr zu gesundheitlichen Problemen wie Kopfschmerzen, Schwindel, Bluthochdruck, Wassereinlagerungen oder Muskelschwäche kommen. Doch nicht nur diese »Nebenwirkungen« sind zu vermeiden. Ein übermäßiger Verzehr in der Schwangerschaft ist ein Risikofaktor für Frühgeburten und auch für geistige Entwicklungsstörungen des Kindes, wie finnische Untersuchungen zeigen (Räikkönen, K. et al. 2017). Danach stellt der Konsum von mehr als 500 Milligramm Glycyrrhizin pro Woche ein hohes gesundheitliches Risiko dar. Weitere Informationen über Glycyrrhizingehalte in Lakritzerzeugnissen im Internet unter: www.lgl.bayern.de unter dem Suchbegriff »Lakritz«.

Peri- und postnatale Programmierung

Ein relativ neues Forschungsgebiet beschäftigt sich mit dem Einfluss äußerer Faktoren auf die Entwicklung des Kindes im Mutterleib (fetale Programmierung). Dabei wird zum Beispiel der Einfluss mütterlicher Blutzuckerwerte auf den fetalen Glukosestoffwechsel untersucht.

Entsprechend einer Studie aus dem Jahr 2008 stehen kritische vorgeburtliche und nachgeburtliche Entwicklungsphasen des Kindes im Fokus, in denen »durch Einwirkungen von Faktoren wie Ernährung und Hormonen die künftige Funktionsweise von Organen und Organsystemen dauerhaft geprägt wird, so dass im Fall einer Störung dieser Programmierung daraus im späteren Leben chronische Erkrankungen wie Übergewicht oder Diabetes mellitus entstehen können« (Plagemann, A. et al. 2008, S. 216).

Im Zentrum der Forschung stehen die gesundheitlichen Auswirkungen von vorliegenden Glukosetoleranzstörungen, Diabetes mellitus und Adipositas von Schwangeren,

> **ⓘ Info**
> **Screening auf Schwangerschaftsdiabetes im Rahmen der Mutterschaftsvorsorge**
>
> Das Screening auf Schwangerschaftsdiabetes ist Bestandteil der Mutterschaftsrichtlinien und wird zwischen der 24+0 und 27+6 Schwangerschaftswoche durchgeführt. Es wird allen Schwangeren im Rahmen der Vorsorgeuntersuchungen angeboten und von den gesetzlichen Krankenkassen bezahlt. Das Screening misst, wie der Körper auf eine größere Menge Traubenzucker (Glukose) reagiert und beinhaltet zunächst einen sogenannten Vortest. Dieser umfasst das Trinken einer 50 g Zuckerlösung (unabhängig vom Zeitpunkt der letzten Mahlzeit, nicht nüchtern) und die Bestimmung des Blutzuckerspiegels durch eine venöse Blutentnahme eine Stunde später. Kann durch diesen Vortest ein Schwangerschaftsdiabetes nicht sicher ausgeschlossen oder bestätigt werden, muss in den nächsten Tagen ein »Diagnosetest« – auch oraler Glukosetoleranztest (oGTT) genannt – durchgeführt werden. Zur Durchführung des oGTT muss die Schwangere nüchtern sein, also seit acht Stunden nichts mehr gegessen und nur Wasser getrunken haben. Diesmal wird zuerst Blut entnommen, erst dann wird eine 75 g Zuckerlösung getrunken. Es folgen weitere Blutentnahmen nach einer und zwei Stunden. Anhand bestimmter Werte kann dann die Diagnose »Schwangerschaftsdiabetes« gestellt werden.
>
> »Die Therapie des Schwangerschaftsdiabetes gelingt in 80 Prozent zielgerecht mit Blutglukose-Selbstkontrolle, Ernährungsumstellung, körperlicher Bewegung und Gewichtskontrolle.
> In 20 Prozent ist eine pharmakologische Therapie mit Insulin erforderlich.« (Kleinwechter, H., Diabetes aktuell 2016, S. 168)

die Gewichtszunahme der Schwangeren, das Geburtsgewicht des Kindes und die Folgen der Gewichtszunahme des Neugeborenen für die Erkrankungswahrscheinlichkeiten der Kinder im Kindes-, Jugend- und späteren Erwachsenenalter.

Hier die Fakten:

- Kinder von Müttern mit Gestationsdiabetes (GDM) sowie Typ I oder Typ II Diabetes mellitus in der Schwangerschaft weisen ein mehr als dreifach erhöhtes Risiko für die Entwicklung von Übergewicht/Adipositas, Diabetes mellitus sowie Herz-Kreislauf-Erkrankungen im späteren Leben auf.
- Kinder von Schwangeren mit Übergewicht oder Adipositas haben ein erhöhtes Diabetes- sowie Adipositasrisiko im späteren Leben.
- Untergewichtig geborene Kinder haben – wahrscheinlich infolge einer häufig frühen Überernährung nach der Geburt – im späteren Leben ein erhöhtes Risiko für Diabetes mellitus und Adipositas.
- Gleiches gilt für Neugeborene mit einem Geburtsgewicht über 4.000 Gramm.

Diabetes mellitus, Übergewicht, Adipositas, ein zu geringes oder zu hohes Geburtsgewicht stellen also nicht nur Risikofaktoren für den Verlauf der Schwangerschaft und die Geburt dar, die wir im vorangegangenen Abschnitt beschrieben haben, sie können den Gesundheitszustand Ihres Kindes und dessen Krankheitsdisposition nachhaltig und lebenslang negativ beeinflussen.

Die Häufigkeit von Übergewicht (und Adipositas) in Deutschland steigt mit dem Alter der Frauen an, von 30 Prozent in der jüngsten Altersgruppe auf 80 Prozent unter den 70- bis 79-Jährigen (siehe Abbildung unten). Das zunehmende Übergewicht von Frauen erhöht das Risiko für das Auftreten eines Gestationsdiabetes. Bis zum Jahr 2012 wurde in der

Übergewicht und Adipositas bei Frauen in Deutschland nach Alter
Quelle: Robert Koch Institut, DEGS 2013

Altersgruppe	Übergewicht / Adipositas (BMI ab 25)
18-29 Jahre	30,0%
30-39 Jahre	38,0%
40-49 Jahre	46,4%
50-59 Jahre	60,8%
60-69 Jahre	70,7%
70-79 Jahre	80,4%

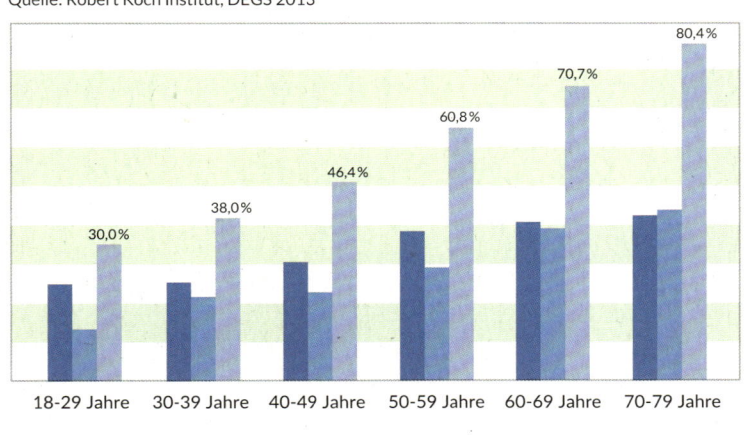

■ Übergewicht (BMI 25 - 29,9) ■ Adipositas (BMI ab 30) ■ Übergewicht / Adipositas (BMI ab 25)

Schwangerenvorsorge ein generelles Screening auf Gestationsdiabetes nicht durchgeführt, so dass dieser nur bei etwa vier Prozent der Schwangeren auch entdeckt wurde. Seit der Einführung als Leistung der gesetzlichen Krankenversicherung nimmt die Zahl der diagnostizierten Erkrankungen zu.

> **❶ Empfehlung**
>
> Falls Sie übergewichtig und noch nicht schwanger sind, sollten Sie Ihr Körpergewicht durch eine gezielte Ernährungsumstellung, mehr Alltagsbewegung und Sport reduzieren.
>
> Falls Sie keinen Diabetes mellitus haben, lassen Sie unbedingt ein Screening auf Schwangerschaftsdiabetes im Rahmen der Vorsorgeuntersuchungen bei Ihrer Frauenärztin/Ihrem Frauenarzt durchführen. Falls Sie bereits einen Diabetes mellitus haben, sollten Sie die ärztlichen Empfehlungen konsequent umsetzen.
>
> Kontrollieren Sie regelmäßig (beispielsweise wöchentlich) Ihre Gewichtszunahme in der Schwangerschaft.
>
> Betreiben Sie in der Schwangerschaft auch bei Übergewicht und Adipositas nach Rücksprache mit Ihrer Frauenärztin/Ihrem Frauenarzt Sport und bewegen Sie sich im Alltag.
>
> Steigern Sie Ihre Energiezufuhr erst in den letzten Monaten der Schwangerschaft um etwa 10 Prozent. Mehr dazu erfahren Sie durch die BabyCare-Ernährungsanalyse.
>
> Informieren Sie sich über das Stillen; die wichtigsten Informationen dazu geben wir Ihnen im Kapitel 9.6.
>
> Achten Sie nach der Geburt auf eine normale Gewichtszunahme Ihres Kindes. Die entsprechenden Gewichtskurven für Jungen und Mädchen finden Sie im gelben Kinderuntersuchungsheft. Der Kinderarzt wird die Entwicklung des Körpergewichts des Babys im Rahmen der Kindervorsorgeuntersuchungen genau verfolgen und im gelben Untersuchungsheft dokumentieren.

8.10 Stress

Stress ist ein Faktor, der auch in der Schwangerschaft eine wichtige Rolle spielt und der durchaus negative Auswirkungen haben kann. Ihn in Grenzen zu halten, beziehungsweise Mittel und Wege zu lernen, mit ihm umzugehen, ist eine wichtige Aufgabe, die eine Schwangere selbst erfüllen muss und kann.

Doch was ist das, Stress? Was ist damit gemeint? Es gibt eine Fülle von Definitionen, seit der Forscher Hans Selye den Begriff im Jahr 1936 eingeführt hat. Zusammengefasst kann man es in etwa so formulieren:

Der Begriff Stress beschreibt grundsätzlich jede Reaktion einer Person auf eine individuell empfundene – von innen oder außen kommende – Anforderung (Stressor). Besitzt die betroffene Person keine passenden Reserven, um mit dem Stressor zurechtzukommen, so wird dieser als Bedrohung empfunden – es kommt zu negativem Stress (Distress). Hat die betroffene Person jedoch die »passende Antwort« auf den Stressor, so empfindet sie diesen als Herausforderung, an der sie wachsen kann (positiver Stress/Eustress). Die Schwangerschaft ist in der Regel eine solche Herausforderung, die uns dazu bringt, in die Elternrolle hineinzuwachsen. Da alles Unvorhergesehene, alles Überraschende, alles Unbekannte, was auf einen Menschen zukommt, einen Reiz darstellt, den er zunächst als negativ (Stress) oder positiv (Herausforderung) einstuft und dann entsprechend reagiert, kann auch eine Schwangerschaft oder ein Geschehen während einer Schwangerschaft Stress hervorrufen. Allerdings reagieren die Menschen unterschiedlich empfindlich auf Stressreize. »Stress ist, was man dafür hält«, wie es der Neurowissenschaftler Manfred Spitzer ausgedrückt hat.

Die Stressreaktion bewirkt, dass der betroffene Organismus für die Bewältigung alle seine Systeme auf die Überwindung der Bedrohung ausrichtet. Gelingt die Überwindung, flaut die Stressreaktion ab und der Organismus schaltet wieder auf Normalfunktion. Das ist im Prinzip gesund. Problematisch wird es erst und nur, wenn ein Mensch zu vielen solcher

Stress-Situationen ausgesetzt ist oder wenn es zu einer Dauerbelastung kommt. Dann können daraus verschiedene körperliche Beschwerden resultieren (siehe Abbildung unten), aber auch Überforderungsgefühle und Verzagtheit bis hin zu Depressionen. Eine Befragung von 18- bis 44-jährigen Frauen ergab, dass elf bis 15 Prozent durch seelische Belastungen beeinträchtigt sind (siehe Abbildung auf der nächsten Seite).

Stress und Schwangerschaft
Eine Schwangerschaft geht nicht nur mit körperlichen, sondern auch mit seelischen Veränderungen einher, die insbesondere bei Frauen in ihrer ersten Schwangerschaft nicht durch Vorerfahrungen bekannt sind. Das bedeutet, dass viele Situationen und Phasen als stressig erlebt werden. Hinzu kommt, dass auch im Umgang mit der Umgebung und mit dem Partner – insbesondere beim ersten Kind – Neuland betreten wird. All diese Faktoren können als Stressoren erlebt werden und zu entsprechenden stressbedingten Beschwerden führen. Es liegt auf der Hand, dass Stress in der Schwangerschaft Einfluss auf deren Verlauf hat. Leider ist dieser wahrscheinliche Zusammenhang bisher noch nicht ausreichend untersucht worden.

Sicher weiß man nur, dass Stress zu vermehrten Frühgeburten führt. Unsere Auswertungen aus dem BabyCare-Programm zeigen, dass die Frühgeburtenrate bei Schwangeren mit mehr als zehn psychischen Beschwerden um 1,5 Prozent höher ist als bei Frauen ohne entsprechende Beschwerden (siehe Abbildung auf der nächsten Seite). Auch viele andere Studien zeigen diesen Zusammenhang zwischen Stress und Frühgeburt. Eine Studie aus Schweden zeigt, dass Stress das Risiko für eine Frühgeburt um das Zweifache erhöht (Lilliecreutz, C. et al. 2016). Die Frage, warum das so ist, konnte noch nicht geklärt werden. Man vermutet, dass die vermehrte Ausschüttung von Stresshormonen die Gebärmutter zu vorzeitigen Kontraktionen veranlasst.

Art und Häufigkeit von Allgemeinbeschwerden bei 30- bis 39-jährigen Frauen im Vergleich zu Schwangeren
Quelle: Bundes-Gesundheitssurvey 1998 sowie eigene Berechnungen: BabyCare-Teilnehmerinnen 2013-2018 (n=17.089)

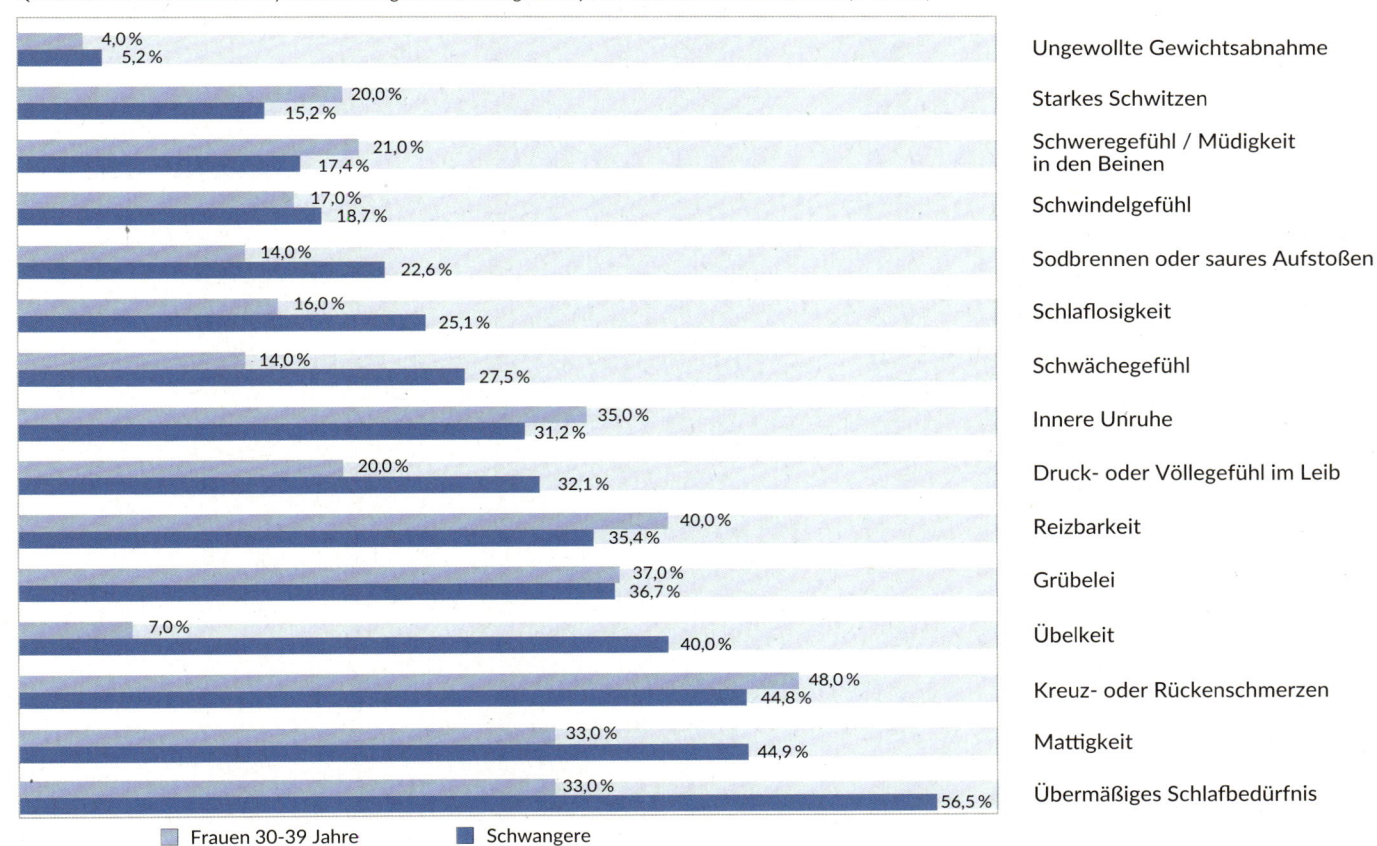

Beschwerde	Frauen 30-39 Jahre	Schwangere
Ungewollte Gewichtsabnahme	4,0 %	5,2 %
Starkes Schwitzen	20,0 %	15,2 %
Schweregefühl / Müdigkeit in den Beinen	21,0 %	17,4 %
Schwindelgefühl	17,0 %	18,7 %
Sodbrennen oder saures Aufstoßen	14,0 %	22,6 %
Schlaflosigkeit	16,0 %	25,1 %
Schwächegefühl	14,0 %	27,5 %
Innere Unruhe	35,0 %	31,2 %
Druck- oder Völlegefühl im Leib	20,0 %	32,1 %
Reizbarkeit	40,0 %	35,4 %
Grübelei	37,0 %	36,7 %
Übelkeit	7,0 %	40,0 %
Kreuz- oder Rückenschmerzen	48,0 %	44,8 %
Mattigkeit	33,0 %	44,9 %
Übermäßiges Schlafbedürfnis	33,0 %	56,5 %

Beeinträchtigung durch seelische Belastung bei Frauen in Deutschland
Quelle: GEDA (2012)

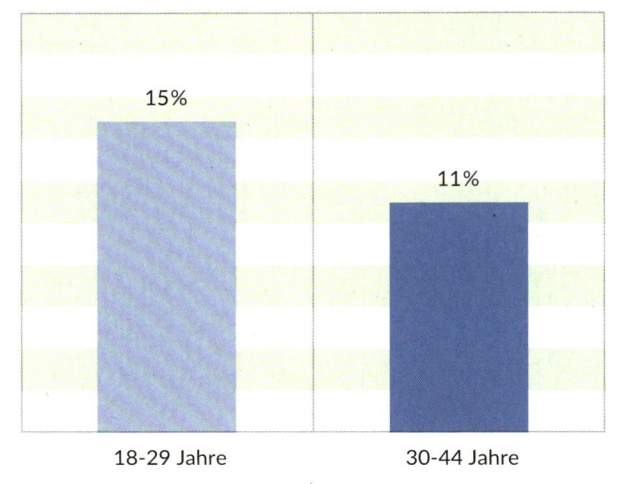

- 18-29 Jahre: 15%
- 30-44 Jahre: 11%

Frühgeburtenrate nach der Anzahl psychischer Beschwerden
Quelle: Eigene Berechnungen – BabyCare-Daten 2018 (n=22.891)

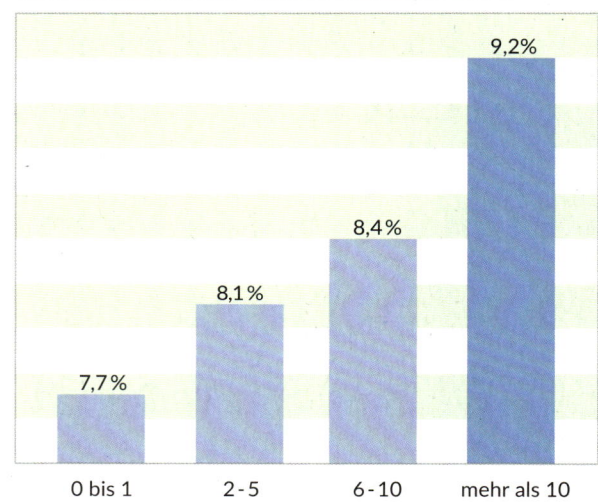

- 0 bis 1: 7,7%
- 2-5: 8,1%
- 6-10: 8,4%
- mehr als 10: 9,2%

Anzahl psychischer Beschwerden

Damit dies und das Wissen darüber nicht selbst zum Stressor wird, gilt es, frühzeitig und immer wieder gegen Stressbelastungen vorzugehen und eine gewisse Stressresistenz zu entwickeln. Das hilft im Übrigen dann auch im Geschehen unter der Geburt. Glücklicherweise gibt es einige Vorgehensweisen, die Schwangere schnell und einfach erlernen und jederzeit und überall anwenden können, um die Stressbelastungen zu reduzieren. Was also tun bei akutem Auftreten von Stress?

Als Soforthilfe empfiehlt sich, auf einen Reiz mit einer Abstandsübung zu reagieren, sich sofort ganz bewusst dem eigenen Atem zuzuwenden und auf drei Atemzüge zu achten, bevor man auf ihn reagiert. Das ist so wie das erst einmal »Überschlafen« vor wichtigen Entscheidungen.

Sieben Strategien gegen Stress:

1. Üben Sie, anderen und anderem gegenüber, »Nein« zu sagen.
2. Lösen Sie sich von Perfektionismus. Manches darf auch unvollkommen sein.
3. Setzen Sie Prioritäten: Was muss gleich erledigt werden, was kann warten, was kann getrost vergessen werden?
4. Stellen Sie nur realistische Anforderungen, vor allem an sich selbst.
5. Tun Sie jeden Tag etwas, das Ihnen Freude bereitet.
6. Sorgen Sie für Freiräume: Auch kurze Auszeiten schaffen einen nötigen Ausgleich.
7. Delegieren Sie, wann immer es möglich ist.

> **❗ Empfehlung**
> Ganz allgemein helfen Entspannungsmethoden, Stress abzubauen, wie Autogenes Training, Meditation oder auch Progressive Muskelentspannung nach Jacobson. Ohne viel Zeitaufwand lässt sich schnell und einfach das 3× täglich 1-Minute-Übungsprogramm »TrophoTraining« erlernen. Es wurde von dem Frauenarzt und Psychotherapeuten Dr. Jakob Derbolowsky entwickelt und kann über die BabyCare-Website bestellt werden (www.babycare.de/shop/).
>
> Verschiedene Krankenkassen und Institutionen der Erwachsenenbildung bieten (teilweise kostenlose oder bezuschusste) Kurse zur Entspannung an.

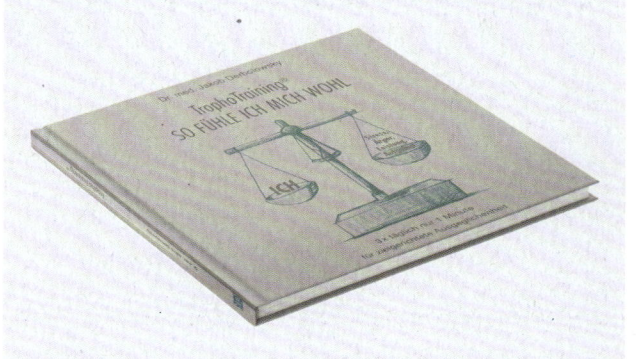

8.11 Infektionskrankheiten

Infektionskrankheiten sind weit verbreitet. An erster Stelle stehen die Infektionen der oberen Luftwege, des Mund- und Rachenraumes wie Schnupfen, grippeähnliche Symptome oder gar die echte Grippe.

Stark zunehmend sind in den letzten Jahren Infektionen des Magen- und Darmtraktes durch Bakterien, Viren oder andere Erreger, die sich häufig durch Erbrechen, Durchfälle und Fieber bemerkbar machen. Derartige Infektionen können Ihnen die Schwangerschaft für einige Tage oder gar Wochen schwer machen, auch wenn direkte gesundheitliche Gefahren für die Gesundheit des Kindes nur in seltenen Fällen bestehen.

Auch wenn eine Krankheit an sich harmlos sein mag: Schon wenn Sie nur Fieber bekommen, ist das nicht gut für Ihr Kind. Und Medikamente sollten Sie als Schwangere so selten wie möglich einnehmen.

In der Schwangerschaft sollten Sie sich auch möglichst nicht mit Corona infizieren. Schwangere haben ein erhöhtes Risiko, schwer an SARS-CoV-2 / COVID-19 zu erkranken, vor allem in Kombination mit starkem Übergewicht. Erkranken Sie im letzten Schwangerschaftsdrittel, haben Sie ein deutlich erhöhtes Risiko für eine Frühgeburt.

In der Schwangerschaft unbedingt zu vermeiden sind Vaginalinfektionen beziehungsweise sexuell übertragbare Krankheiten sowie einige Infektionen, die sonst harmlos verlaufen, aber gerade in der Schwangerschaft für die Gesundheit der Mutter oder des Kindes eine Gefahr darstellen. Im ärztlichen Anamnesegespräch, beim Ausstellen des Mutterpasses oder anhand weiterer Unterlagen wie beispielsweise Ihres Impfausweises wird genau nachgeforscht, ob

- diese Krankheiten früher schon einmal bei Ihnen aufgetreten sind,
- sie derzeit bei Ihnen vorliegen oder
- auch nur ein erhöhtes Risiko dafür besteht, dass Sie in Zukunft daran erkranken.

Falls etwas davon zutrifft, werden weitere Untersuchungen veranlasst und alles Nötige mit Ihnen besprochen. Dieses Buch will dabei helfen, dass Sie mitreden können und Ansteckungsrisiken vermeiden.

Cytomegalie Virus Infektion (CMV)

Die häufigste virusbedingte Infektionserkrankung in der Schwangerschaft mit möglichen Folgen für das ungeborene Kind ist die Cytomegalie-Virus-Infektion (CMV). In Deutschland besitzen etwa 50 Prozent der Frauen im gebärfähigen Alter keine Antikörper gegen CMV und damit keinen Schutz gegen diese Infektion. Sie sind »CMV-seronegativ«.

Infiziert sich eine werdende Mutter erstmals während der Schwangerschaft, bleibt dies häufig unbemerkt, da bei Gesunden gar keine oder nur leichte grippeähnliche Beschwerden auftreten. Wird das Virus auf das Kind übertragen – das geschieht in nahezu jedem zweiten Fall – bleiben die Babys trotzdem häufig gesund.

Die Kinder aber, die erkranken (etwa 1.200 Kinder jährlich in Deutschland), haben oft schwere gesundheitliche Beeinträchtigungen. Neben dem Risiko, zu früh oder mit einem geringen Geburtsgewicht schwächer ins Leben zu starten, können insbesondere bei einer Infektion in der Frühschwangerschaft lebenslange geistige und körperliche Entwicklungsstörungen auftreten. Hörstörungen und Beeinträchtigungen des Sehvermögens sind die häufigsten Folgen der angeborenen Cytomegalie-Erkrankung.

Wie kommt es zu einer CMV Infektion?
Das Virus wird von infizierten Menschen mit den Körperflüssigkeiten ausgeschieden und durch engen Kontakt – insbesondere mit Kleinkindern – auf andere übertragen, etwa durch Speichel, Blut, Tränen und Urin.

Das Tückische ist, dass die CMV-Infektion in den meisten Fällen beim gesunden Erwachsenen kaum bemerkt wird. Auch ein infiziertes Kind zeigt bei der Geburt häufig keine Symptome, so dass die Folgen (zum Beispiel Hörschäden) oft zu spät oder ohne Zusammenhang zur Infektion festgestellt werden.

Kennen Sie Ihr Risiko?
Mit Hilfe eines Bluttests – möglichst bereits bei Kinderwunsch – können Sie Ihren CMV-Status bestimmen lassen. Diesen Test müssen Sie meist selbst bezahlen. Ist das Ergebnis positiv, brauchen Sie sich keine Sorgen zu machen. Sie besitzen Antikörper gegen das Virus und sind gegen die Infektion immun. Nur in ganz seltenen Fällen kann es hier zu einer Reaktivierung oder Neuinfektion mit dem Virus kommen, dabei ist jedoch die Übertragungswahrscheinlichkeit auf das Kind mit einem Prozent sehr gering.

Sollten Sie zur Risikogruppe der CMV-negativen Schwangeren gehören, ist der beste Schutz für Ihr ungeborenes Kind, sich selbst während der Schwangerschaft vor einer Infektion mit dem Cytomegalie-Virus zu schützen. Dabei ist der enge Kontakt zu Kleinkindern das größte Risiko. Jedes vierte Kind in Kinderbetreuung scheidet aktiv CMV-Viren aus – zum Teil in einer sehr hohen Konzentration. Bei beruflich engem Kontakt zu Kindern dieser Altersgruppe sollte der betriebsärztliche Dienst die Erteilung eines Beschäftigungsverbots prüfen.

Schwangere mit Kleinkindern können das Ansteckungsrisiko erheblich verringern, wenn folgende Hygieneregeln beachtet werden:

1. Waschen Sie Ihre Hände mehrmals am Tag mit Wasser und Seife ganz besonders sorgfältig, nachdem Sie Kleinkindern die Nase geputzt, sie gefüttert oder gewickelt haben.
2. Benutzen Sie eigenes Geschirr und Besteck, nehmen Sie den Löffel Ihres Kindes nicht in den Mund. Auch Zahnbürste und Handtuch sollten Sie nicht gemeinsam benutzen.
3. Nehmen Sie den heruntergefallenen Schnuller Ihres Kindes nicht in den Mund. Spülen Sie ihn gründlich ab.
4. Küssen Sie Ihr Kind nicht auf den Mund!

Eine positive Nachricht zum Schluss. Falls es bei Ihnen zu einer Erstinfektion in der Schwangerschaft kommen sollte, besteht bei rechtzeitiger Gabe von CMV-Hyperimmunglobulinen die Möglichkeit, das Risiko einer Infektion des Kindes zu senken. Wir wünschen Ihnen aber, dass es gar nicht dazu kommt.

> **❗ Empfehlung**
> Machen Sie einen CMV-Test. Wenn Sie zur Gruppe der CMV-Seronegativen gehören, also keine Immunität haben, sollten Sie den Test im ersten und zweiten Trimenon sowie einmal in der 35. Schwangerschaftswoche wiederholen und die beschriebenen Hygieneregeln im Umgang mit Kleinkindern beachten.
>
> Unabhängig vom Nachweis einer CMV-Primärinfektion in der Schwangerschaft bei Ihnen soll bei der Geburt des Kindes eine Untersuchung des Speichels und Urins auf CMV-DNA durchgeführt werden.
>
> In der BabyCare-App bieten wir Ihnen einen interaktiven Test an, mit dem Sie Ihr Risiko ermitteln können, sich mit CMV zu infizieren.

Infektionen des Magen-Darm-Traktes
Infektionen in der Schwangerschaft sollten – wenn immer möglich – vermieden werden. Dies gilt auch für Infektionen des Magen-Darm-Traktes, die zu den häufigsten akuten Krankheiten in Deutschland gehören und Symptome wie Verstopfungen, Erbrechen, Durchfälle und Fieber verursachen. In der Schwangerschaft treten die meist infektionsbedingten Erkrankungen in einer Häufigkeit von fünf Prozent auf, womit diese insgesamt recht selten, aber dennoch nicht zu unterschätzen sind.

Über 90 Prozent der Erkrankungen werden hauptsächlich durch vier Erreger verursacht (siehe Tabelle auf der nächsten Seite). Dabei machen Norovirus- und Rotavirusinfektionen mehr als die Hälfte der Erkrankungen aus und weitere 40 Prozent entfallen auf Salmonelleninfektionen oder Infektionen mit dem Bakterium Campylobacter jejuni.

Für die Schwangerschaft und den Schwangerschaftsverlauf sind derartige Erkrankungen ungefährlich und haben in der Regel auch keine schädlichen Auswirkungen auf die Entwicklung des heranwachsenden Kindes. Trotzdem stellen die damit häufig verbundenen Beschwerden und Symptome wie Erbrechen, Durchfall oder Fieber in der Schwangerschaft eine zusätzliche Belastung für den Körper dar.

Infektionskrankheiten

Achtung bei hohem und anhaltendem Fieber, das wegen der möglichen Überwärmung des Körpers auch für das Ungeborene gefährlich sein kann. Dies erfordert häufig auch den Einsatz fiebersenkender Medikamente, die wegen möglicher Risiken für das Kind auf die Schwangerschaft abgestimmt werden müssen.

Den meist durch Lebensmittel oder Trinkwasser übertragenen Infektionen (Salmonellen, Campylobacter) lässt sich durch strenge Hygienemaßnahmen gut vorbeugen.

Dabei gilt für die Küchenhygiene zu Hause :

- Hände waschen vor der Nahrungszubereitung
- Alle Nahrungsmittel zunächst gut waschen, bis auf Fleisch, da das Abspülen zur Keimverbreitung führen kann
- Getrennte Schneidebrettchen für Fleisch und Gemüse beziehungsweise Salat, um Querinfektionen zu vermeiden
- Schneidebrettchen besser nicht aus Holz, sondern aus Plastik, Glas oder Marmor
- Regelmäßige Reinigung (Kochen) beziehungsweise Wechsel des Küchenlappens
- Vorsicht bei Speiseeis, Eiern und Fleisch
- Fleisch in der Schwangerschaft immer gut durchgebraten essen (keine rosaroten Stellen)

Besonders wichtig, aber auch schwierig ist es, Nahrungsmittelinfektionen auf Reisen zu vermeiden. Hier muss besonders darauf geachtet werden, nur *abgepacktes* Wasser zu trinken.

Norovirus-Infektion: Noroviren sind hochinfektiös und werden vorwiegend fäkal-oral direkt von Mensch zu Mensch übertragen. Auch kontaminierte Speisen, Getränke und Gegenstände können Überträger sein. Da sich diese Infektionen in den Wintermonaten häufen, ist des Weiteren auch von einer Übertragung durch Tröpfcheninfektionen (Husten, Niesen) auszugehen. Die Erkrankung äußert sich typischerweise durch plötzlich auftretendes Erbrechen und wässrigen Durchfall.

Die Therapie ist in erster Linie symptomatisch und besteht wie bei anderen Durchfallerkrankungen aus der ausreichenden Flüssigkeits- und

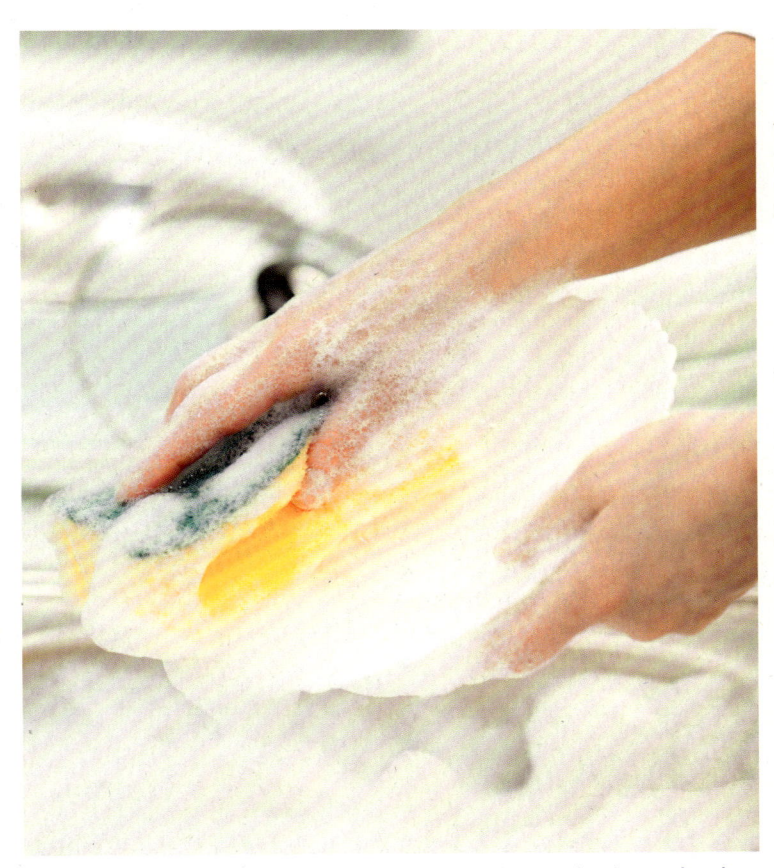

Achten Sie auf Küchenhygiene: Das regelmäßige Auskochen oder der Wechsel des Küchenlappens hilft, Infektionen zu vermeiden.

Elektrolytsubstitution. Das heißt, der Körper muss mit den wichtigen biologischen Elektrolyten wie Natrium, Kalium, Calcium, Magnesium, Chlorid und Phosphat ergänzend versorgt werden. In schweren Fällen ist eine immunsuppressive Therapie in Erwägung zu ziehen.

Rotavirus-Brechdurchfall (Gastroenteritis): Die Wahrscheinlichkeit, sich mit dem Rotavirus in der Schwangerschaft zu infizieren, ist erhöht, wenn Sie bereits Kleinkinder haben oder beruflich/privat sehr viel mit Kleinkindern zu tun haben. Rotaviren sind die häufigsten Erreger von Brechdurchfall (Gastroenteritis) bei Säuglingen und Kleinkindern. Fast 50 Prozent aller Gastroenteritiden werden dadurch verursacht. Das Virus ist leicht übertragbar und oft resistent gegenüber Seifen oder sogar Desinfektionsmitteln. Auch Infektionen beispielsweise über Spielzeug sind so möglich.

In Deutschland werden deshalb pro Jahr etwa 20.000 Kinder im Alter von bis zu fünf Jahren im

Häufigkeit von Magen-Darm-Infektionen nach Erreger
Quelle: Infektionsepidemiologisches Jahrbuch meldepflichtiger Krankheiten für 2018, Robert Koch Institut 2019

Infektion	Anzahl	Anteil
Norovirus-Gastroenteritis	77.583	39,4 %
Campylobacter-Enteritis	67.872	34,4 %
Rotavirus-Gastroenteritis	23.603	12,0 %
Salmonellose	13.529	6,9 %
Enterobakterien	3.998	2,0 %
Giardiasis	3.411	1,7 %
Yersiniose	2.384	1,2 %
EHEC-Erkrankung	2.226	1,1 %
Kryptosporidiose	1.810	0,9 %
Shigellose	675	0,3 %
Summe	197.091	100,0 %

Krankenhaus behandelt. Dies muss nicht sein, da es mittlerweile eine Schluckimpfung gegen diese Infektion gibt. Die Ständige Impfkommission (STIKO) am Robert Koch-Institut rät, alle Kinder frühzeitig gegen Rotaviren impfen zu lassen, um sie vor einer der häufigsten Formen von infektiösen Magen-Darm-Erkrankungen zu schützen.

Salmonellen sind als Erreger von Magen-Darm-Erkrankungen in der Bevölkerung gut bekannt. Die meisten Infektionen erfolgen durch Nahrungsmittel. Durchfälle, Erbrechen und Fieber sind die charakteristischen Krankheitssymptome.

Campylobacter jejuni wird von Tieren über Nahrungsmittel (Rohmilch, Fleisch) auf den Menschen übertragen. Es treten starke Bauchschmerzen, Durchfälle, Erbrechen und Fieber auf. Gefährlich bei einer Infektion mit dem Erreger ist vor allem, dass er auch zu schweren chronischen Erkrankungen wie Hirnhaut- und Rückenmarksentzündungen führen kann.

Eine Magen-Darm-Infektion in der Schwangerschaft mit den beschriebenen Erregern – auch mit dem Rotavirus – ist im Allgemeinen für die Schwangerschaft und das Ungeborene ungefährlich, aber doch sehr lästig und sollte nach Möglichkeit vermieden werden.

❗ Empfehlung
Wenn Magen-Darm-Probleme mit Durchfällen oder Erbrechen auftreten, suchen Sie bitte Ihre Frauenärztin/Ihren Frauenarzt auf, um die Art der Infektion klären zu lassen und geeignete therapeutische Maßnahmen einzuleiten. Bei Durchfallerkrankungen ist auf eine ausreichende Flüssigkeitszufuhr zu achten.

Denken Sie nach der Geburt an die Impfmöglichkeiten Ihres Kindes gegen die Rotavirusinfektion.

Besonders gefährliche Infektionskrankheiten in der Schwangerschaft

Listeriose: Die Listeriose ist eine seltene Krankheit in der Durchschnittsbevölkerung. Bei Schwangeren tritt sie – bedingt durch das geschwächte Immunsystem – häufiger auf. Krankheitserscheinungen sind grippeartige Beschwerden, aber auch Meningitis und Sepsis. Die Listeriose kann zu einer Fehlgeburt, aber auch zu schweren Erkrankungen des Kindes führen. Die Bakterien, die die Krankheit verursachen, können in vielen Lebensmitteln enthalten sein. Kochen, Braten, Pasteurisieren und Sterilisieren tötet die Bakterien ab.

Schwangere sollten deshalb kein rohes Fleisch oder rohen Fisch zu sich nehmen, sondern beides vollständig durchgaren. Sie sollten keine Rohmilch oder Rohmilchkäse verwenden und vor dem Verzehr von Käse prinzipiell die Rinde entfernen. Wichtig ist es auch, generell auf eine optimale Küchenhygiene zu achten.

> Weitere Informationen zu den in der Schwangerschaft zu meidenden Lebensmitteln und zum Listeriengehalt einiger Lebensmittel finden Sie im Infokasten auf Seite 81.

Toxoplasmose: Infektionen mit Toxoplasmose sind recht häufig, verlaufen jedoch in 90 Prozent der Fälle ohne Symptome. Zeigen sich Auswirkungen, so verläuft die Toxoplasmose trotzdem recht milde – außer in der Schwangerschaft. Sie wird durch Tiere (besonders Katzen) beziehungsweise deren Exkremente und Körperflüssigkeiten übertragen. Der bloße Tierkontakt ist nicht ansteckend.

Ein weiterer Ansteckungsweg ist der Genuss von infiziertem rohem Fleisch (vor allem Lamm- und Schweinefleisch).

Wer schon einmal Toxoplasmose hatte, ist gegen Neuinfektionen immun. Schwangere sind also nur gefährdet, wenn sie vor der Schwangerschaft noch nie infiziert waren. Das trifft in Deutschland auf etwa 30 Prozent der Schwangeren zu. Die Zahl der Erstinfektionen in der Schwangerschaft wird auf 0,2 Prozent geschätzt, das sind immerhin jährlich 1.600 Frauen. Und die meisten merken davon nichts.

Nach den Mutterschaftsrichtlinien darf nur bei begründetem Verdacht auf eine Infektion (zum Beispiel Lymphknotenschwellung) ein Toxoplasmosetest zulasten der Krankenkassen durchgeführt werden). Allein ein Hinweis auf Katzenhaltung reicht für eine Kostenübernahme nicht aus. Eine Reihe von Kassen übernimmt aber inzwischen die Kosten des Tests entweder in Zusatzverträgen wie beispielsweise »Hallo Baby« oder über individuelle Kostenerstattungen. Fragen Sie bei Ihrer Krankenkasse nach.

> Wenn Sie eine Katze halten, können Sie auch diese auf Toxoplasmose untersuchen lassen. Bei negativem Befund nützt Ihnen das aber nicht viel, da sich die Katze jederzeit durch das Fressen von Mäusen oder rohem Fleisch neu infizieren kann.

Von den jährlich 1.600 werdenden Müttern, die sich erstmalig mit Toxoplasmose infiziert haben, kommt es bei der Hälfte zu einer Ansteckung des Kindes im Mutterleib. Jedes zehnte der infizierten Kinder wird dadurch schwer geschädigt, erkrankt zum Beispiel am Nervensystem.

Röteln: Es handelt sich um eine virusbedingte Infektionskrankheit, die wie eine abgeschwächte Masernerkrankung, das heißt mit ähnlichem, aber blasserem und kleinfleckigerem Ausschlag verläuft. Typisch sind kleine Lymphknotenschwellungen hinter den Ohren.

Die Inkubationszeit (die Zeit, bis die Erkrankung ausbricht) beträgt zwei bis drei Wochen. Röteln sind deshalb bereits ansteckend, bevor der Ausschlag ausbricht. Als Ansteckungszeit sollte sicherheitshalber die Zeit vier Tage vor bis acht Tage nach Auftreten des Ausschlages angenommen werden.

Infiziert sich eine Schwangere in den ersten drei Schwangerschaftsmonaten, kann es zum Absterben der Frucht oder zur Rötelnembryopathie (Fehlbildungen an Augen, Herz und Gehirn) kommen. Wenn Sie schon einmal Röteln hatten oder erfolgreich geimpft sind, brauchen Sie sich keine Sorgen zu machen. Dann sind Sie immun. Häufig ist eine stille Feiung (unbemerkte Immunisierung), die durch einen unerkannten oder kaum bemerkten Verlauf entstanden ist.

Geschlechtskrankheiten, sexuell übertragbare Krankheiten

Die Wahrscheinlichkeit, sich mit einer sexuell übertragbaren Krankheit zu infizieren, steigt bei beiden Partnern mit

- der Anzahl der Sexualpartner in einem bestimmten Zeitraum und
- der nicht regelmäßigen Benutzung von Kondomen oder Vaginalschaum beim Geschlechtsverkehr mit wechselnden Partnern.

Partner, die in einer festen Beziehung ohne weitere Sexualkontakte, haben natürlich keine direkten Infektionsrisiken.

Frauen im gebärfähigen Alter hatten in Ihrem Leben durchschnittlich fünf Sexualpartner. Dabei gibt es aber deutliche Unterschiede. Elf Prozent hatten zehn bis 19 Sexualpartner und zwei Prozent hatten 20 und mehr (siehe Abbildung auf der nächsten Seite).

Die Ansteckungsgefahr von sexuell übertragbaren Krankheiten ist je nach Erreger sehr unterschiedlich. Der medizinische Fachausdruck ist Kontagiosität, das heißt Übertragungswahrscheinlichkeit. Diese ist zum Beispiel bei Chlamydien und Gonorrhoe sehr hoch, bei HIV (Aids) relativ gering.

Chlamydia trachomatis: Diese Infektionen sind weit verbreitet. Rund drei Prozent der 20- bis 39-jährigen Frauen in Deutschland sind akut infiziert. Jährlich kommt es zu rund 500.000 Neuinfektionen. Die Mehrzahl dieser Infektionen bleibt unentdeckt, denn 60 bis 70 Prozent verlaufen ohne Symptome.

Chlamydieninfektionen ziehen manchmal schwere Folgeerkrankungen wie eine Eileiterentzündung nach sich. Aufgestiegene Chlamydieninfektionen führen bei jeder zehnten bis zwanzigsten Frau zur Unfruchtbarkeit.

Bei wiederholten Infektionen verdoppelt sich das Risiko, unfruchtbar zu werden. In der Schwangerschaft kann die Krankheit für vorzeitigen Blasensprung und Frühgeburten verantwortlich sein. Auch Erkrankungen des Kindes – zum Beispiel schwere Lungenentzündungen – können Folge einer Infektion sein.

Im Rahmen der Schwangerenvorsorgeuntersuchungen in Deutschland wird deshalb bei jeder Frau in der Frühschwangerschaft auch ein Test auf eine Chlamydieninfektion durchgeführt (solche Reihenuntersuchungen nennt man Screening). Bei einem positiven Befund wird die Schwangere mit einem Antibiotikum behandelt. Auch der Partner muss mitbehandelt werden, um Neuansteckungen zu vermeiden.

Humanes Papillomvirus (HPV): Es gibt über 100 verschiedene Typen, von denen etwa 40 Veränderungen der Haut und Schleimhaut verursachen können. Die Infektion erfolgt bei direkter Berührung, meist beim Geschlechtsverkehr, wobei 70 Prozent aller Frauen einmal in ihrem Leben dieses Virus in ihrem Körper hatten.

Die Infektion verläuft zumeist unbemerkt und das Immunsystem heilt die Infektion innerhalb von ein bis zwei Jahren aus. Bei einem Prozent der dauerhaft infizierten Frauen können die HPV-Typen 16 und 18 innerhalb von acht bis 15 Jahren zur Entwicklung eines Gebärmutterhalskrebses führen. Die Virustypen 6 und 11 verursachen im Bereich der Scheide und des äußeren Genitales gutartige Warzen (Kondylome). In der Schwangerschaft kann es schwierig sein, diese erfolgreich zu behandeln.

Selbst bei ausgedehntem Befall mit Feigwarzen ist nur in Ausnahmefällen ein Kaiserschnitt notwendig, nämlich dann, wenn der Scheidenausgang durch die Warzen verengt wird. Das Risiko, dass sich das Kind während der Geburt ansteckt und schwerwiegende Erkrankungen der Atemwege drohen, liegt bei nur 0,1 Prozent.

Anzahl der bisherigen Sexualpartner von Frauen im gebärfähigen Alter
Quelle: Eigene Berechnungen planBaby-Teilnehmerinnen (Frauen mit Kinderwunsch) 2018 (n=1.408)

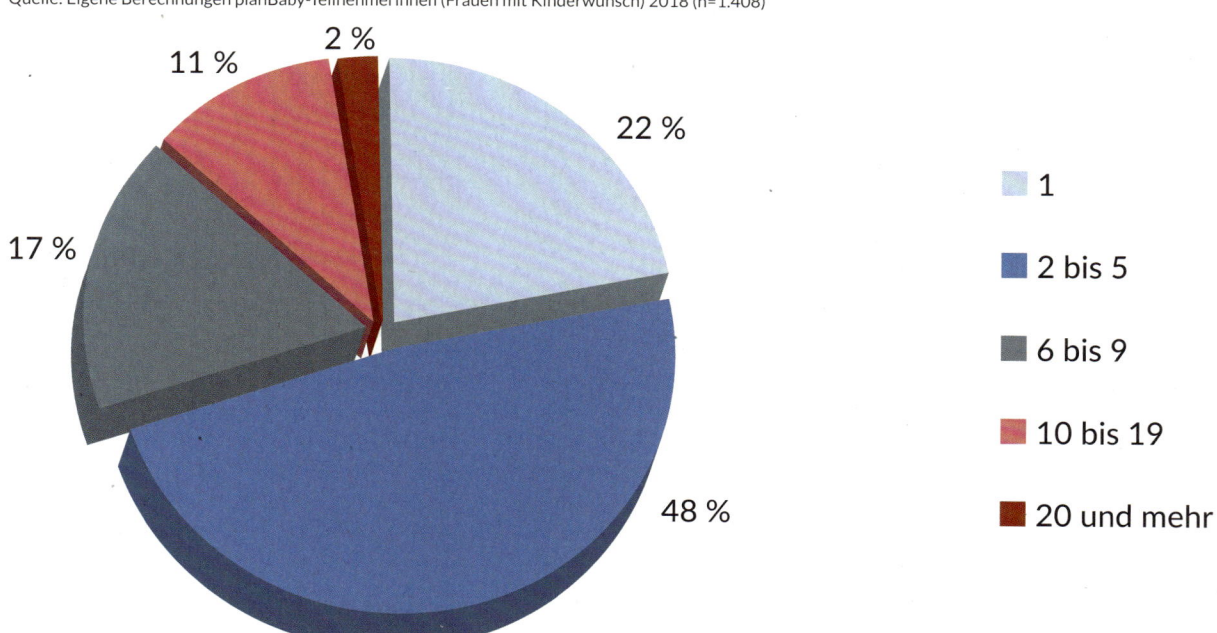

- 1: 22 %
- 2 bis 5: 48 %
- 6 bis 9: 17 %
- 10 bis 19: 11 %
- 20 und mehr: 2 %

Herpes (genitalis) / HSV 2: Diese Infektion kommt ebenfalls oft vor, wobei eine Herpes-Erstinfektion in der Schwangerschaft die Ausnahme darstellt. Häufiger werden HSV-Viren, die nach der Erstinfektion im Körper »schlummern«, durch Stress oder die Schwangerschaft selbst – meistens unbemerkt – wieder aktiviert.

Eine schnelle Gabe von Aciclovir bei den ersten Anzeichen der Infektion kann die Virusausscheidung und die Schmerzdauer signifikant verkürzen. Bei einer aktiven Infektion der Mutter kann sich das Baby unter der Geburt anstecken. Die Neugeborenen können lebensbedrohlich erkranken, weshalb dann ein geplanter Kaiserschnitt empfohlen wird. Herpes am Mund (HSV 1) spielt als Infektionsquelle für das Ungeborene kaum eine Rolle, wohl aber nach der Geburt. Bei einem akuten Befall mit Lippenbläschen kann das Kind angesteckt werden. Zur Vorbeugung benutzen Sie dann einen Mundschutz und desinfizieren Sie sich die Hände.

Gonorrhoe: Nach wie vor ist Gonorrhoe (umgangssprachlich Tripper) auch in Deutschland eine verbreitete Infektionskrankheit, die sexuell übertragen wird. Jährlich infizieren sich damit hierzulande 21.000 Frauen im gebärfähigen Alter. Die Ansteckungsgefahr ist bei einem Sexualkontakt mit einem Erkrankten sehr hoch. Die Krankheit ist antibiotisch (zum Beispiel mit Azithromycin) gut zu behandeln.

Auch Gonorrhoe verläuft häufig unbemerkt, kann aber in der Schwangerschaft Folgen für das Kind haben. Eine Infektion des Kindes während der vaginalen Geburt kann zur Erblindung des Kindes führen. Nur die frühzeitige Gabe von Antibiotika kann das verhindern. Ein vorzeitiger Blasensprung und eine Frühgeburt sind mit einer Gonorrhoe-Infektion ebenfalls möglich.

Syphilis (Lues): Syphilis ist im Vergleich zu Gonorrhoe in Deutschland sehr selten, hat in den letzten Jahren aber wieder zugenommen. Auch Syphilis kann relativ leicht ausgeheilt werden, wenn sie frühzeitig erkannt und mit Antibiotika therapiert wird. In fortgeschrittenen Stadien wird sie jedoch zu einer sehr ernsten Erkrankung. Sie kann dann zu Schwellungen der Lymphknoten, Störungen des Herz-Kreislauf-Systems und zu neurologischen Störungen (»Gehirnerweichung«) führen.

Bei infizierten Schwangeren verursacht eine Syphilis häufig Frühgeburten. Das Ansteckungsrisiko für das Kind ist groß, es erkrankt meist aber nur leicht und kann gut geheilt werden. In Deutschland erfolgt im Rahmen der Schwangerenvorsorge ein Screening auf Syphilis.

Hepatitis B: Diese Viruserkrankung (Gelbsucht) wird über Blut und andere Körperflüssigkeiten übertragen und kann auch das ungeborene Kind anstecken. Auch für diese Erkrankung besteht ein Screening nach den Mutterschaftsrichtlinien. Bei Verdacht auf eine akute oder chronische Hepatitis-B-Infektion wird Ihr Baby in den ersten Stunden seines Lebens aktiv und passiv gegen Hepatitis B geimpft. So kann dem Risiko einer chronischen Hepatitis und anderer Lebererkrankungen Ihres Kindes aktiv vorgebeugt werden.

Human Immunodeficiency Virus (HIV, »Aids«): Unter dem Namen Aids sind Infektionen mit dem HI-Virus bekannt geworden. Genau genommen bezeichnet Aids die bereits sichtbar ausgebrochene Krankheit. Man kann das HI-Virus jedoch in sich tragen, ohne es zu bemerken. Auch in diesem Stadium ist die Infektion ansteckend.

Die üblichen Ansteckungsrisiken sind bekannt: wechselnde Sexualpartnerschaften, Geschlechtsverkehr ohne Kondome, unsaubere Spritzen bei Drogengebrauch. Generell wird in Deutschland ein HIV-Screening für alle Schwangeren in jeder Schwangerschaft empfohlen, da eine Ansteckung manchmal unbemerkt geschieht.

Mittlerweile ist bei einer HIV-positiven Schwangeren die vaginale Entbindung im Hinblick auf die Ansteckungsgefahr des Babys genauso sicher wie ein Kaiserschnitt, wenn die Mutter in der Schwangerschaft eine antiretrovirale Therapie eingenommen hat, die Viruslast am Ende der Schwangerschaft sehr niedrig ist und keine weiteren geburtshilflichen Risiken vorliegen.

Stillen wird in Deutschland nur unter bestimmten Voraussetzungen empfohlen.

Diese Voraussetzungen sind nach den aktuellen Leitlinien vor allem eine nicht nachweisbare Viruslast (idealerweise in der gesamten Schwangerschaft, mindestens aber bei den letzten beiden Messungen vor der Geburt), die regelmäßige Einnahme der HIV-Medikamente sowie die Bereitschaft, die Viruslast von Mutter und Kind regelmäßig zu überprüfen (AWFM-Leitlinie HIV-Therapie in der Schwangerschaft 2020).

Vorstadien einer Vaginalinfektion und Möglichkeiten der Früherkennung

Vorstadium einer vaginalen Infektion ist häufig eine so genannte »vaginale Milieustörung«. Dabei sind die »guten« Milchsäure bildenden Bakterien (Vaginale Mikrobiota) vermindert. Zumeist kann schon bei einem erhöhten pH-Wert (Maßzahl für den Säuregrad) der Scheidenflüssigkeit eine Milieustörung zumindest vermutet werden. Möglicherweise haben dann die Krankheitserreger schon so zugenommen, dass bereits eine bakterielle Scheidenentzündung (Bakterielle Vaginose, siehe unten) vorliegt. Der pH-Wert der Scheidenflüssigkeit kann recht einfach selbst gemessen werden. Entsprechende Teststäbchen gibt es in Apotheken und Drogerien oder können unter www.babycare.de/shop/ bestellt werden.

Bakterielle Vaginose: Sie entsteht durch ein Ungleichgewicht des Scheidenmilieus. Milchsäurebakterien (Laktobazillen) werden von bakteriellen Vaginose-assoziierten Bakterien mit Biofilmbildung verdrängt. Durch dieses Ungleichgewicht ist die bakterielle Vaginose häufigste Ursache für Infektionskrankheiten im Genitalbereich. Sie macht sich durch Juckreiz und Ausfluss mit fischigem Geruch bemerkbar.

Die bakterielle Vaginose ist erfolgreich mit Antibiotika (Metronidazol, Clindamycin) zu behandeln. Unerkannt verdoppelt die bakterielle Vaginose das Risiko einer Frühgeburt. In einer aktuellen Studie unter Schwangeren (Kirschner, W. et al. 2016) wurde bei zehn Prozent aller untersuchten Schwangeren eine bakterielle Vaginose diagnostiziert.

> Sie sollten sich auf eine bakterielle Vaginose hin untersuchen lassen. Dies gilt vor allem dann, wenn Sie häufiger Vaginalinfektionen hatten und/oder bereits eine Früh- oder Fehlgeburt aufgetreten ist. Diese Untersuchung erfolgt durch einen Vaginalabstrich durch Ihre Frauenärztin/Ihren Frauenarzt und eine sich anschließende mikroskopische Untersuchung. Ein erhöhter pH-Wert kann bereits auf eine bakterielle Vaginose hinweisen.

Pilzinfektionen: Auch vaginale Pilzinfektionen sind weit verbreitet. Sie dauern oft lange an und kehren häufig wieder. Die genitale Pilzinfektion gehört zu den häufigsten Krankheitsbildern in der gynäkologischen Praxis. Mehr als die Hälfte der geschlechtsreifen Frauen erleidet mindestens einmal im Leben eine symptomatische Pilzinfektion. Verursacher dieser Infektion sind in mehr als 90 Prozent der Fälle Candidapilze. Eine Infektion mit Candida albicans macht sich oft durch einen bröckelig-weißen Ausfluss und Juckreiz bemerkbar. Es gibt aber auch Hefepilzarten, die ohne Ausflussbildung, aber mit trockener Rötung und Schwellung der Haut auftreten.

Pilzinfektionen führen eher selten zu Frühgeburten, sie können aber Wegbereiter für weitere Infektionen sein. Auch das Neugeborene kann prinzipiell von einem Pilzbefall betroffen sein. Pilzinfektionen können und sollten in der Regel auch in der Schwangerschaft behandelt werden. Es gibt gut verträgliche Präparate.

Pilzen und anderen Erregern kann teilweise auch durch eine sorgfältige Toilettenhygiene vorgebeugt werden. Beachten Sie, dass die Reinigung immer von der Scheide zum After hin erfolgen sollte, um Analkeime nicht in die Vagina zu verschleppen.

Wer aber glaubt, sich durch besondere Hygiene vor Infektionen schützen zu können, erreicht dadurch oft das Gegenteil. Es gibt zahlreiche Dusch- und Badepräparate, die zur Reinigung des Intimbereichs nicht geeignet sind. Bei häufiger Anwendung zerstören sie den natürlichen Säureschutzmantel der Haut, wodurch oft erst die Voraussetzung für eine Infektion geschaffen wird. Es gibt speziell für den Intimbereich entwickelte Pflegemittel.

Manche Frauen tragen auch außerhalb der Monatsblutung Slipeinlagen. Luftundurchlässige Slipeinlagen sind – wenn man sie ständig benutzt – der beste Nährboden für Pilze und andere Erreger und begünstigen Infektionen.

> Eine Ansteckung mit Pilzen, Bakterien oder Viren ist auch in Thermalbädern möglich, besonders bei hohen Wassertemperaturen. Hüten Sie sich insbesondere auch vor öffentlichen Whirlpools. Diese sollten Sie in der Schwangerschaft unbedingt meiden!

❗ Empfehlung
Benutzen Sie für die Intimpflege keine aggressiven Seifen oder Intimsprays. Tragen Sie nur Unterwäsche aus Baumwolle und trocknen Sie den Intimbereich nach dem Baden oder Duschen sorgfältig ab.

Das Risiko, sich mit sexuell übertragbaren Krankheiten zu infizieren, kann reduziert werden, wenn die Zahl der Sexualpartner einschränkt und Kondome benutzt werden. In einer Partnerschaft, in der beide wirklich treu sind, sind Kondome natürlich nicht notwendig.

Banale Erkrankungen
Schnupfen, Erkältung, Fieber – damit haben die meisten Menschen zwei- oder dreimal im Jahr zu kämpfen. Über 60 Prozent der Deutschen haben mindestens einmal pro Jahr einen grippalen Infekt. Entsprechend hat jeder seine eigenen Methoden, diese Beschwerden zu lindern.

In der Schwangerschaft müssen Sie hier womöglich umlernen, wenn Sie bisher insbesondere medikamentöse Therapien bevorzugt haben. Im Fall einer Erkältungskrankheit sollten Sie – vor allem in den ersten Wochen der Schwangerschaft – auf diese Mittel verzichten und auf natürliche Heilmethoden umsteigen. Hier eine Auswahl von Möglichkeiten:

Unangenehmes Gefühl im Intimbereich?

Fluomizin®

Ihr Arzneimittel gegen bakterielle Vaginose

In Ihrer Apotheke erhältlich

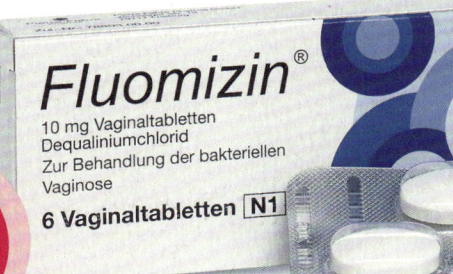

Mehr Informationen unter www.fluomizin.de

Fluomizin® 10 mg Vaginaltabletten. Wirkstoff: Dequaliniumchlorid. Anwendungsgebiete: Behandlung der bakteriellen Vaginose. Zu Risiken und Nebenwirkungen lesen Sie die Packungsbeilage und fragen Sie Ihren Arzt oder Apotheker.

Pierre Fabre Pharma GmbH • Neuer Messplatz 5 • 79108 Freiburg • www.fluomizin.de

Pierre Fabre Pharma

- Heiße Zitrone mit viel Honig
- Kräutertee
- Salzwassernasenspray anstelle von herkömmlichen Nasentropfen
- Bei Husten: Eukalyptus
- Bei Bronchitis: pflanzliche Arzneimittel
- Bei Kopfschmerzen: Kompressen oder Minzöl; auch Paracetamol ist erlaubt
- Bei Fieber: viel trinken und Wadenwickel

Wenn Beschwerden andauern, empfehlen wir, Kontakt zu ihrer Frauenärztin/Ihrem Frauenarzt aufzunehmen. Hier kann Ihnen auch in der Schwangerschaft mit Arzneimitteln geholfen werden. Sie kennen dort alle Präparate und können Nutzen und Risiken der Medikamente genau abwägen. Dort erfahren Sie auch, welche Substanzen das Ungeborene schädigen können und ob Sie zum Beispiel manche Präparate (wie Hustensäfte) wegen ihres hohen Alkoholgehalts meiden sollten.

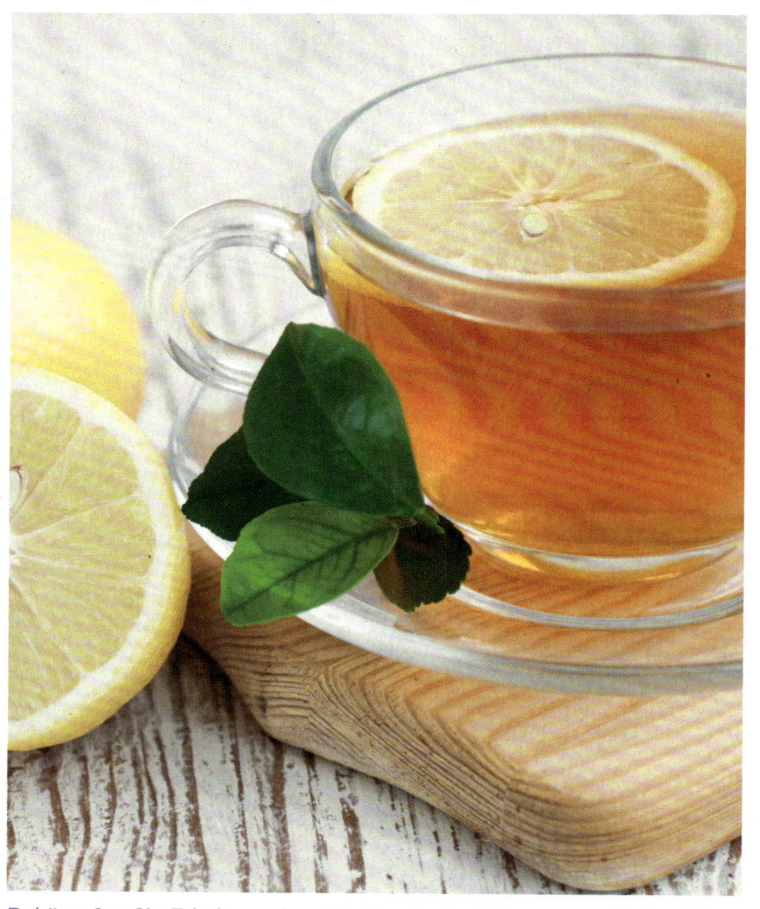

Bekämpfen Sie Erkältungskrankheiten in der Schwangerschaft mit bewährten Hausmitteln.

Sie können aber auch mit altbewährten Hausmitteln einiges tun, um Erkältungskrankheiten erfolgreich vorzubeugen:

- Treiben Sie Sport oder Gymnastik
- Essen Sie immer ausgewogen und vitaminreich
- Schlafen Sie viel und schonen Sie sich
- Halten Sie sich so häufig wie möglich an der frischen Luft auf
- Schlafen Sie im Winter nicht in überheizten Räumen
- Lüften Sie Ihre Wohnung regelmäßig
- Meiden Sie in der kalten Jahreszeit möglichst Menschenansammlungen
- Härten Sie sich mit Kneipp-Bädern ab
- Gehen Sie in die Sauna, wenn Sie bereits daran gewöhnt sind

❶ Empfehlung

Vaginale Infektionen in der späten Schwangerschaft erhöhen das Risiko für Frühgeburten. Sie können zwischen den Vorsorgeterminen mithilfe eines pH-Tests selbst feststellen, ob es Hinweise auf eine Infektion gibt. Wenn Sie Vaginalinfektionen haben, denken Sie daran, dass auch Ihr Partner unbedingt untersucht und mitbehandelt werden muss. Um sexuell übertragbaren Krankheiten vorzubeugen, schützen Sie sich, wenn nötig, mit Kondomen.

Meiden Sie den Kontakt zu Haustieren, vor allem zu Katzen. Falls Sie eine Katze halten, achten Sie besonders auf Hygiene und sorgen Sie für eine regelmäßige Desinfektion des Katzenklos. Überlassen Sie diese Arbeiten anderen Personen. Nehmen Sie Ihre Katze nicht mit ins Bett und lassen Sie diese gegebenenfalls auf Toxoplasmose untersuchen.

Verzichten Sie auf rohes Fleisch, rohen Fisch, Rohmilch und Rohmilchkäse. Entfernen Sie beim Verzehr von Käse immer die Rinde. Fleisch, Fisch und Eier (Salmonellengefahr!) sollten nur gut durchgebraten verzehrt werden.

Waschen Sie Salat und rohes Gemüse immer sorgfältig ab und achten Sie auf eine optimale Küchenhygiene.

Greifen Sie bei den üblichen Erkältungskrankheiten zu bewährten Hausmitteln. Suchen Sie Ihre Frauenärztin/Ihren Frauenarzt auf, wenn die Beschwerden nicht besser werden.

8.12 Chronische Krankheiten

Verbreitung

Unter chronischen Krankheiten versteht man im Gegensatz zu akuten Krankheiten Erkrankungen, die dauerhaft bestehen. Chronische Krankheiten sind bei Frauen im gebärfähigen Alter relativ selten. Sie steigen erst ab dem 40. Lebensjahr deutlich an. Aus den Angaben im BabyCare-Fragebogen wissen wir, welche Krankheiten wie häufig vorliegen. Am häufigsten sind Migräne, Allergien, Eisenmangel, Schilddrüsenerkrankungen und Akne (siehe Abbildung auf Seite 105).

Wir sagen Ihnen, was Sie in der Schwangerschaft beachten sollten, wenn Sie an einer der genannten Krankheiten oder Beschwerden leiden. Wenn Sie an chronischen Krankheiten leiden, die seltener sind als die im Folgenden aufgeführten, erhalten Sie entsprechende Informationen im Auswertungsschreiben des eingesendeten Fragebogens.

Liegen bei Ihnen chronische Krankheiten vor, so werden Sie von den Sie betreuenden Ärztinnen und Ärzten über alle möglichen Risiken für sich und das Kind in der Schwangerschaft aufgeklärt. Oftmals finden auch zusätzliche Untersuchungen statt. Wichtig ist, dass die Krankheit gut »eingestellt« ist.

Liegt bei Ihnen keine der bisher genannten Krankheiten vor, so können Sie dieses Kapitel überspringen. Bei unklaren Symptomen wird Ihre Frauenärztin/Ihr Frauenarzt jedoch immer versuchen abzuklären, ob Sie nicht doch eine bisher unerkannte Erkrankung haben, die sich negativ auf Ihre Schwangerschaft auswirken könnte. Wenn es zum Beispiel bei der letzten Schwangerschaft zu einer Früh- oder gar Totgeburt kam oder das Kind deutlich übergewichtig war, so kann dies auf eine Diabetes mellitus-Erkrankung hindeuten.

Einige Krankheiten werden vererbt oder treten in Familien gehäuft auf. Mit drei Ausnahmen sind sogenannte erblich bedingte Krankheiten recht selten. Diese Ausnahmen sind Schilddrüsenerkrankungen, Diabetes mellitus und Thrombosen. Im BabyCare-Fragebogen wird erfragt, ob diese Krankheiten in Ihrer Familie bereits aufgetreten sind. Außerdem wird nach Faktoren gefragt, die mögliche Hinweise auf Erkrankungen bei Ihnen geben.

Informationen zu den häufigsten chronischen Krankheiten

Wer unter **Migräne** leidet, hat neben starken Kopfschmerzen meist noch weitere Symptome. Dazu gehören Übelkeit, Erbrechen und Durchfall sowie Licht- und Lärmempfindlichkeit, seltener Gleichgewichts- und Sprachstörungen, Lähmungen und Appetitlosigkeit. Migräneattacken können bis zu drei Tage lang dauern. Migräne ist nicht heilbar, kann aber durchaus erfolgreich behandelt werden.

Die medikamentöse Therapie richtet sich nach der Häufigkeit und dem Schweregrad der Krankheit. Bei Menschen, die an leichter Migräne leiden, kann es ausreichen, wenn sie sich in dunkle und ruhige Räume zurückziehen und sich Stirn und Schläfen kühlen. Durch regelmäßige sportliche Aktivität und Entspannungsübungen lässt sich die Schwere der Migräneattacken in einigen Fällen deutlich mindern. Außerdem empfiehlt es sich, Situationen zu vermeiden, die Attacken auslösen können. Weiterhin kann eine regelmäßige Magnesiumeinnahme – bei Vorbotensymptomen auch höher dosiert – die Migränehäufigkeit deutlich reduzieren.

Schwerere Migräne muss medikamentös behandelt werden. Dabei sollten Sie nur ärztlich verordnete Medikamente einnehmen. Eingesetzt werden im Akutfall meist Triptane. Zur Vorbeugung werden auch Betarezeptorenblocker und Calciumantagonisten eingesetzt sowie Mittel gegen Erbrechen (Antiemetika).

> Ergotamintartrat und Dihydroergotamintartrat sind in der Schwangerschaft kontraindiziert. Ergotamintartrat wirkt embryotoxisch, das Risiko für Fehlbildungen ist erhöht.

Aus der Gruppe der Schmerzmedikamente sollten Schwangere lediglich Paracetamol oder Ibuprofen (letzteres nur bis zur 28. Schwangerschaftswoche) einnehmen. Ab dem zweiten Schwangerschaftsdrittel darf in der Regel auch – allerdings ebenfalls nur bis zur 28. Schwangerschaftswoche – Acetylsalicylsäure (ASS) eingenommen werden. Andere Schmerzmittel (beziehungsweise Antirheumatika) sollten nur im Ausnahmefall genommen werden. Magnesium darf, auch in höherer Dosierung, immer verwendet werden. Häufig kommt es ab dem dritten Schwangerschaftsmonat zu einer Besserung des Krankheitsbildes.

Zur Vorbeugung dürfen bis auf Magnesium nur Betarezeptorenblocker wie Metoprolol in der Schwangerschaft angewendet werden. Valproinsäure ist kontraindiziert, darf also auf keinen Fall eingenommen werden. Bei schweren Migräneformen muss und wird bei der medikamentösen Therapie der Nutzen für die Gesundheit der Mutter gegenüber den möglichen Risiken für das Kind abgewogen.

Die Auswertung der BabyCare-Daten zeigt, dass die Babys von Schwangeren mit Migräne leider häufiger als Frühgeborene zur Welt kommen. Die Migräne birgt aber sonst keine größeren Gefahren für die Gesundheit des Kindes.

Eisenmangel und Anämie

Bei einer Anämie (Blutarmut) handelt es sich um einen Mangel an roten Blutkörperchen. Eine Anämie resultiert häufig aus einem Eisenmangel, da dieser eine verminderte Bildung von Blutfarbstoff und roten Blutkörperchen zur Folge hat. So treten beide häufig ab der zweiten Schwangerschaftshälfte wegen des erhöhten Bedarfes an Eisen auf.

Symptome sind Müdigkeit, blasse Haut, eingeschränkte Leistungsfähigkeit, Kopfschmerzen, Schwindel und seltener auch Herz-Kreislauf-Beschwerden. Die Diagnose erfolgt labordiagnostisch durch eine Blutuntersuchung.

Zur Bildung der roten Blutkörperchen reicht die zusätzliche Einnahme von Eisen jedoch häufig nicht aus, weil gleichzeitig der Bedarf an Vitamin B12 und an Folsäure sichergestellt sein muss. Beim Vorliegen einer Anämie ist also immer auch an einen Folsäuremangel zu denken. Wenn Sie den BabyCare-Fragebogen eingesandt haben, vergleichen Sie dazu auch die Ergebnisse der Ernährungsanalyse im Auswertungsschreiben. Der Mangel an Eisen und Folsäure kann zu Fehlgeburten und Frühgeburten führen.

Erkrankungen der Schilddrüse

Das körpereigene Immunsystem hat die Aufgabe, Antikörper zum Schutz vor Krankheitserregern zu bilden. Manchmal bildet es aber auch Antikörper gegen Bestandteile des eigenen Körpers. Bei Schilddrüsenerkrankungen liegen Schilddrüsenantikörper vor (häufig TPO-Antikörper), die zu einer Über- oder Unterfunktion oder zur Vergrößerung oder Verkleinerung der Schilddrüse führen können. Eine erhöhte Anzahl dieser Antikörper führt bei Frauen zu Fruchtbarkeitsstörungen. Auch die Wahrscheinlichkeit einer Fehlgeburt ist deutlich erhöht.

Schilddrüsenunterfunktion (Hypothyreose)

In diesem Fall produziert die Schilddrüse zu wenig Hormone (Thyroxin (T4) und Trijodthyronin (T3)). Mitunter kann eine Schilddrüsenunterfunktion dadurch bedingt sein, dass zu wenig Jod mit der Nahrung zugeführt wird. Die Schilddrüsenunterfunktion zeigt sich durch unterschiedliche Symptome wie zum Beispiel Leistungsschwäche, Appetitlosigkeit, ungeklärte Gewichtszunahme, Abgeschlagenheit, Haut- und Haarprobleme, Erkrankungen des Herz-Kreislauf-Systems sowie Zyklusstörungen.

> **ⓘ Info**
> **Glutenunverträglichkeit / Sprue / Zöliakie**
>
> Es handelt sich um eine Unverträglichkeitsreaktion gegen Gluten, das in zahlreichen Getreidesorten enthalten ist und zu einer Entzündung des Darms führt. Charakteristisch sind Durchfälle und ein aufgetriebener Bauch, aber auch Übelkeit, Erbrechen, Bauchschmerzen, Durchfall. Diese Krankheit verlangt – unabhängig von der Schwangerschaft – die lebenslange Einhaltung einer konsequent glutenfreien Ernährung. Schwangere mit dieser Erkrankung haben ein mehr als zweifach erhöhtes Risiko für Früh- oder Fehlgeburten, wenn sie die Diät nicht strikt einhalten.

Die häufigsten chronischen Krankheiten von Frauen im gebärfähigen Alter (in den letzten zwölf Monaten vor Eintritt der Schwangerschaft)

Quelle: Eigene Berechnungen, BabyCare-Teilnehmerinnen 2013 bis 2018 (n=17.089)

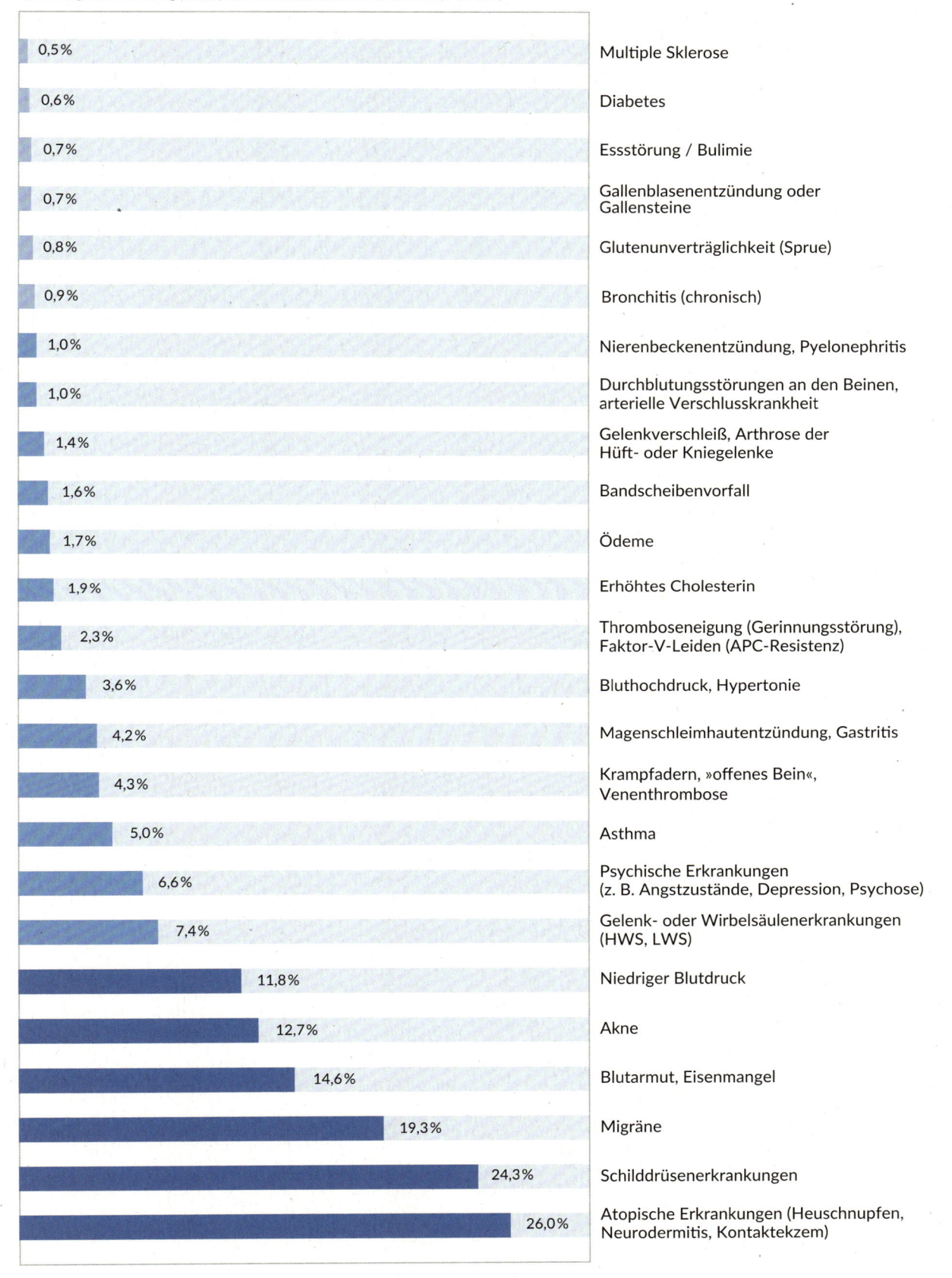

Multiple Sklerose	0,5 %
Diabetes	0,6 %
Essstörung / Bulimie	0,7 %
Gallenblasenentzündung oder Gallensteine	0,7 %
Glutenunverträglichkeit (Sprue)	0,8 %
Bronchitis (chronisch)	0,9 %
Nierenbeckenentzündung, Pyelonephritis	1,0 %
Durchblutungsstörungen an den Beinen, arterielle Verschlusskrankheit	1,0 %
Gelenkverschleiß, Arthrose der Hüft- oder Kniegelenke	1,4 %
Bandscheibenvorfall	1,6 %
Ödeme	1,7 %
Erhöhtes Cholesterin	1,9 %
Thromboseneigung (Gerinnungsstörung), Faktor-V-Leiden (APC-Resistenz)	2,3 %
Bluthochdruck, Hypertonie	3,6 %
Magenschleimhautentzündung, Gastritis	4,2 %
Krampfadern, »offenes Bein«, Venenthrombose	4,3 %
Asthma	5,0 %
Psychische Erkrankungen (z. B. Angstzustände, Depression, Psychose)	6,6 %
Gelenk- oder Wirbelsäulenerkrankungen (HWS, LWS)	7,4 %
Niedriger Blutdruck	11,8 %
Akne	12,7 %
Blutarmut, Eisenmangel	14,6 %
Migräne	19,3 %
Schilddrüsenerkrankungen	24,3 %
Atopische Erkrankungen (Heuschnupfen, Neurodermitis, Kontaktekzem)	26,0 %

> **ℹ Info**
> Die Patientinnenbroschüre: Ratgeber Schilddrüsengesundheit bei Kinderwunsch und Schwangerschaft finden Sie im Internet unter: www.forum-schilddruese.de

Eine einfach durchzuführende Hormonbestimmung aus einer Blutprobe kann auch leichte Formen einer Unterfunktion feststellen. Zu beachten ist allerdings, dass sich die Schilddrüsennormwerte in der Schwangerschaft deutlich verändern. Was außerhalb der Schwangerschaft als normal gilt, kann in der Schwangerschaft bereits pathologisch sein.

Bei einer Hypothyreose (Schilddrüsenunterfunktion) besteht ein erhöhtes Risiko für Fehl- und Frühgeburten und ein zu geringes Geburtsgewicht. Beim Kind kann diese schwerwiegende Störung der Gehirnleistung verursachen.

Glücklicherweise kann eine Schilddrüsenunterfunktion mit einem individuell abgestimmten Schilddrüsenhormon (Thyroxin) behandelt werden. Bei richtiger Dosierung treten keine Nebenwirkungen auf.

Bei Frauen mit ausgeprägter Schilddrüsenunterfunktion liegen vor der Schwangerschaft häufig Zyklusstörungen vor. Tritt bei einer Frau, die bereits wegen einer Unterfunktion behandelt wird, eine Schwangerschaft ein, so kann eine deutliche Dosissteigerung von Thyroxin um etwa ein Drittel erforderlich sein.

Werden zusätzlich eisenhaltige Präparate eingenommen, sollte man wegen der Wechselwirkung von Eisen und Thyroxin auf einen zeitlichen Abstand der Einnahme achten. L-Thyroxin sollte immer morgens eingenommen werden, das Eisen dann abends.

Schilddrüsenüberfunktion (Hyperthyreose)
Eine überaktive Schilddrüse kann zu Symptomen wie Schwitzen, Pulsveränderungen, Schlafproblemen, Nervosität, Abgeschlagenheit und Müdigkeit führen. Die Wahrscheinlichkeit, dass bei Frauen mit einem solchen Krankheitsbild eine Schwangerschaft eintritt, ist um ein Drittel verringert. Allerdings verbessert sich der Gesundheitszustand der Frauen mit einer Schilddrüsenüberfunktion häufig im Verlauf der Schwangerschaft.

Bei etwa einer von 1.000 Frauen kommt es während der Schwangerschaft zu einer Schilddrüsenüberfunktion, die mit einem Thyreostatikum (eine die Hormonproduktion der Schilddrüse hemmende Substanz) behandelt werden muss (Propylthiouracil, ab dem zweiten Schwangerschaftsdrittel: Carbimazol, Thiamazol).

Eine unbehandelte Schilddrüsenüberfunktion kann in der Schwangerschaft zu Fehlgeburten und einer Präeklampsie (Schwangerschaftshypertonie) und anderen Komplikationen führen. Mit Fortschritt der Schwangerschaft nimmt der Schweregrad der Hyperthyreose oft ab, so dass TSH und Schilddrüsenhormone (freies T3 und T4) mindestens einmal pro Monat kontrolliert werden sollten, um die Dosis der Medikation anzupassen.

> In der Schwangerschaft wird die tägliche Einnahme von Jod empfohlen, da die meisten Frauen einen ausgeprägten Jodmangel haben, besonders, wenn jahrelang die Pille verwendet wurde. Jedoch sollten Sie bei einem Verdacht auf eine Schilddrüsenerkrankung mit Ihrer Frauenärztin/Ihrem Frauenarzt besprechen, ob eine Jodeinnahme bei Ihnen angezeigt ist oder nicht. Die Einnahme von Jodtabletten sollte dann individuell dosiert werden und, falls erforderlich, eine zusätzliche Therapie mit Schilddrüsenhormonen eingeleitet werden. Diese Hormone dürfen auch in der Schwangerschaft eingenommen werden, sind also nicht kontraindiziert. Auch bei einer Schilddrüsenüberfunktion ist eine Jodsubstitution bis zu 250 µg unbedenklich.

Bei etwa zehn Prozent der Frauen kommt es nach der Geburt im Laufe von vier bis 24 Wochen zu einer Postpartum-Thyreoiditis, oft auch Wochenbett-Schilddrüsenentzündung genannt. Oft kommt es zunächst zu einer Schilddrüsenüberfunktion mit den nebenstehend genannten üblichen Symptomen. Daran schließt sich häufig eine Phase der Schilddrüsenunterfunktion an.

> **❶ Empfehlung**
> Vor einer geplanten Schwangerschaft sollte die Schilddrüsenfunktion möglichst lange stabil sein. Eine medikamentöse Therapie oder eine Schilddrüsenoperation sollten also frühzeitig erfolgen. Schilddrüsenüberfunktion wird mit Thyreostatika in der niedrigsten Dosis behandelt, eine Unterfunktion mit Thyroxin. Eine Jodeinnahme sollte unbedingt mit der Frauenärztin/ dem Frauenarzt abgestimmt werden.

Psychische Erkrankungen/ Depressionen

Hierbei handelt es sich um Erkrankungen, die durch ein gestörtes Umgangsverhalten Betroffener mit sich und ihrer Umgebung gekennzeichnet sind. Unter den vielfältigen Krankheitsbildern sind Depressionen am häufigsten. Etwa zwei Prozent der Bevölkerung erkranken jedes Jahr neu an einer solchen Störung. In der Schwangerschaft treten sie jedoch eher seltener auf.

Das Wochenbett – also der Zeitraum von der Geburt bis sechs Wochen danach – gilt als »Wetterwinkel« für psychische Erkrankungen, insbesondere für depressive Störungen. Mehr dazu in Kapitel 10.3. Risikofaktoren für depressive oder andere psychische Problematiken oder Störungen sind:

- Gleichartige Erkrankungen in der eigenen oder familiären Vorgeschichte
- Vorausgegangene Frühgeburten und/oder Fehlgeburten
- Traumatische Geburtserfahrungen
- Schicksalhafte Lebensereignisse

Häufige Symptome sind:

- Schlafstörungen
- Müdigkeit
- Reizbarkeit und innere Unruhe
- Appetitveränderungen
- Verdauungsprobleme
- Schuldgefühle und Ängste

Liegt eine psychische/depressive Störung vor, sollte die Behandlung auf jeden Fall unter fachkundiger Leitung erfolgen. Es gibt

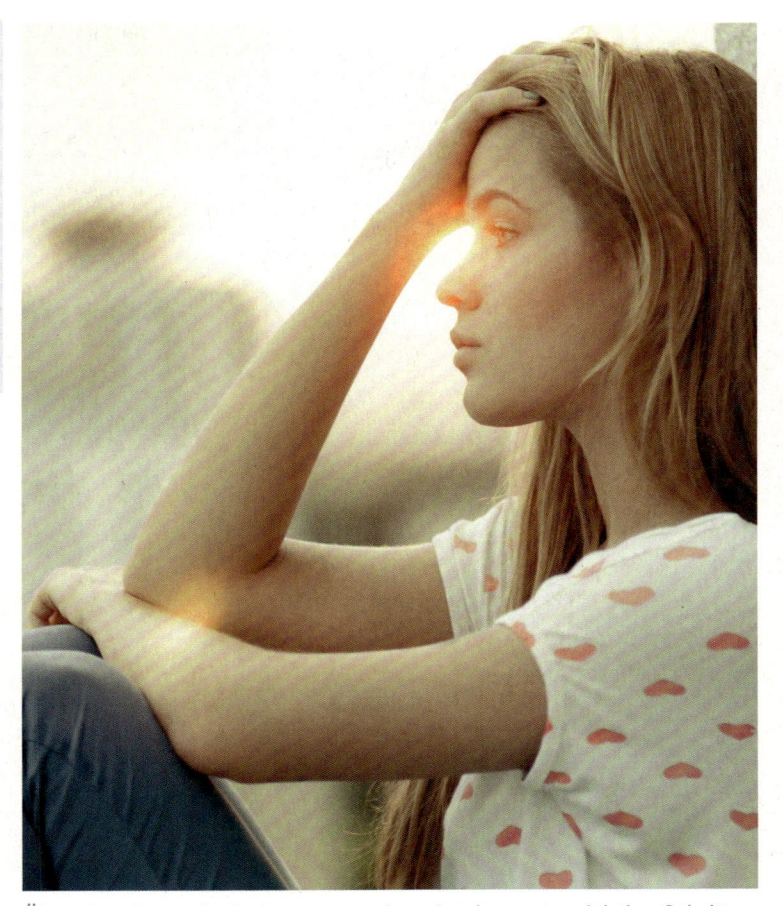

Über das eigene Befinden zu sprechen, ist der erste wichtige Schritt. Suchen Sie sich Hilfe!

verschiedene psychotherapeutische Methoden und auch Selbsthilfegruppen. In anderen Fällen kann eine medikamentöse Therapie mit speziell für die Schwangerschaft geeigneten Psychopharmaka unbedingt erforderlich sein (zum Beispiel Sertralin oder Mirtazapin).

Gelenk-, Muskel- und Wirbelsäulenerkrankungen

Hierbei sind entzündliche und nicht entzündliche chronisch-degenerative Krankheiten zu unterscheiden. Am häufigsten sind die Rückenschmerzen. Gemeinsam ist allen Erkrankungen das Auftreten von starken Schmerzen.

Rückenschmerzen treten auch in der Schwangerschaft neu oder wiederholt auf. Dies kann viele Ursachen haben. Aufgrund der hormonellen Umstellung ist das Bindegewebe sehr viel dehnbarer. Zusätzlich belastet das Gewicht des Kindes die Gelenke und der wachsende Bauch führt zu einer Haltungsveränderung der werdenden Mutter. Sorgen Sie daher für eine Entlastung des Rückens, indem Sie den Oberkörper immer gerade halten und beim Bücken immer in die Hocke gehen. Stärken können Sie Ihren Rücken mit spezieller Gymnastik und Schwimmen. Schwimmen ist eine Wohltat für werdende Mütter, da das Wasser die Gelenke vom Gewicht befreit. Am Ende des Buches finden Sie ein Gymnastikprogramm für Schwangere, das auch spezielle Übungen zur Stärkung des Rückens beinhaltet.

Aufgrund der oft starken Schmerzsymptomatik muss manchmal auch eine medikamentöse Therapie erwogen werden. Infrage kommen in der Schwangerschaft und Stillzeit Paracetamol, Ibuprofen (nur bis zur 28. Schwangerschaftswoche) oder Acetylsalicylsäure (ASS), letztere allerdings nur von der 13. bis zur 28. Schwangerschaftswoche. Auch nichtsteroidale Antirheumatika (NSAR) wie Diclofenac oder Indometacin sind einsetzbar und können bis zur 30. SSW gegeben werden. Später besteht die Gefahr von Kreislauf- und Nierenfunktionsstörungen des Kindes. Andere starke Analgetika sollten in der Schwangerschaft so kurz wie möglich eingesetzt werden.

Krampfadern (Varizen)

Es handelt sich bei Krampfadern um erweiterte oder verlängerte Venen. Häufig führt chronischer Bewegungsmangel zu einem Blutstau, der zu einer Ausbuchtung der Venen in Form von Krampfadern führt. Symptome sind Müdigkeits- und Spannungsgefühle in den Beinen und Wasseransammlungen, sogenannte Ödeme. Krampfadern entstehen durch schwache Venenklappen und sind oft genetisch bedingt. Vorbeugend ist jede Form von Bewegung und Hochlagern der Beine im Sitzen zu empfehlen. Übermäßige Wärme sollte vermieden werden. Folgende Maßnahmen können je nach Schwere des Krankheitsbildes die Beschwerden lindern:

- Kompressionsstrümpfe oder Schwangerschaftskompressionsstrumpfhosen tragen, die von der Frauenärztin/dem Frauenarzt verschrieben werden können
- Kalt-warme Wechselduschen der Beine
- Fußreflexzonenmassage

Eine medikamentöse oder chemische Therapie wie auch operative Maßnahmen kommen in der Schwangerschaft meist nicht in Frage.

Viele werdende Mütter klagen über Beinbeschwerden und über 30 Prozent auch über Krampfadern. Der Körper ist in der Schwangerschaft besonders belastet, die Blutmenge erhöht. Die vergrößerte Gebärmutter drückt auf die Beckengefäße und behindert den Blutrückfluss aus den Beinen. Alles Bindegewebe (auch die Beinvenen) sind dagegen hormonell bedingt besonders nachgiebig. Die möglichen Folgen sind schwere und müde Beine, geschwollene Knöchel und Unruhegefühl in den Beinen.

Glücklicherweise bilden sich die meisten Beschwerden nach der Geburt wieder zurück. Zur Vorbeugung und um bestehende Krampfadern nicht zu verschlimmern, kann man verschiedene Maßnahmen ergreifen:

- Viel Bewegung, wie Gehen, Radfahren, Wassertreten und Schwimmen. Sie können auch regelmäßige Gymnastikübungen für die Beine in den Tagesablauf einbauen.
- Legen Sie tagsüber die Beine in den Ruhepausen hoch. Schlafen Sie nachts mit hochgestelltem Fußende des Bettes. Der venöse Rückfluss wird auch noch durch trockene Bürstenmassagen von den Zehen nach oben in Richtung des Herzens unterstützt.
- Achten Sie auch auf Ihr Gewicht.
- Kühlende Cremes oder Gele mit pflanzlichen Inhaltsstoffen bringen bei Krampfadern Linderung. Beliebt sind auch Quarkumschläge.

Venenthrombose

Thrombosen sind Blutgerinnsel in den Venen, sie treten vor allem im Bereich des Beckens, der Wade und des Oberschenkels auf. Durch die Hormonumstellung gerinnt das Blut leichter und die Gefäße erweitern sich. In der Schwangerschaft müssen die Beinvenen doppelt so viel arbeiten und es kommt somit schneller zu einem Blutgerinnsel. Vor allem zum Ende der Schwangerschaft ist die Thrombosegefahr höher, da das Ungeborene auf die Gebärmutter drückt und es somit zu einer Veränderung des Druckverhältnisses in den Venen kommt.

Die ersten Anzeichen einer Thrombose sind Schwellungen in den Beinen, Veränderung der Hautfarbe und Schmerzen beim Gehen oder Belasten des betroffenen Beines. Die Diagnose wird mittels Dopplersonografie gestellt. Risikofaktoren für eine Thrombose sind eine Diabetes mellitus-Erkrankung oder auch eine frühere Thrombose. Auch Raucherinnen und Frauen, die früher stark geraucht haben, sowie Übergewichtige gehören zur Risikogruppe.

Um einem Blutgerinnsel vorzubeugen, ist viel Bewegung wie spazieren gehen, Rad fahren und Schwimmen wichtig. Auch das Hochlegen der Beine zwischendurch hilft. Liegen und Gehen wirkt sich positiver aus als Sitzen und Stehen. Sauna und Wärmebäder sollten vermieden werden, besser sind Kneippsche Wasserwanderungen. Auch eine verordnete Bettruhe in der Schwangerschaft oder lange Reisen im Auto, Flugzeug oder Bus sind Risikofaktoren.

Gut sitzende Kompressionsstrümpfe eignen sich zur Thromboseprophylaxe. Die Strümpfe sollten eng anliegen, sodass sie die Venen verengen. Das Blut fließt dadurch leichter zum Herzen zurück. Ihre Frauenärztin/Ihr Frauenarzt oder Ihre Hebamme kann Ihnen Kompressionsstrümpfe verschreiben. Es ist wichtig, dass sie sehr gut sitzen.

Eine Thromboseneigung kann in bestimmten Fällen auch mit blutverdünnenden Medikamenten (zum Beispiel Heparin) behandelt werden. Sprechen Sie mit Ihrer Frauenärztin/Ihrem Frauenarzt darüber.

> ❗ **Empfehlung**
> Schwangere mit Neigung zu Krampfaderbildung sollten Kompressionsstützstrümpfe tragen. Dies ist auch wichtig zur Vorbeugung einer Venenthrombose.

Atopische Erkrankungen (Asthma, Heuschnupfen, Neurodermitis)

Allergische Erkrankungen nehmen in den Industrieländern weltweit zu. Man nennt sie auch atopische Erkrankungen, was auf griechisch (atopos) »unpassend, seltsam, am falschen

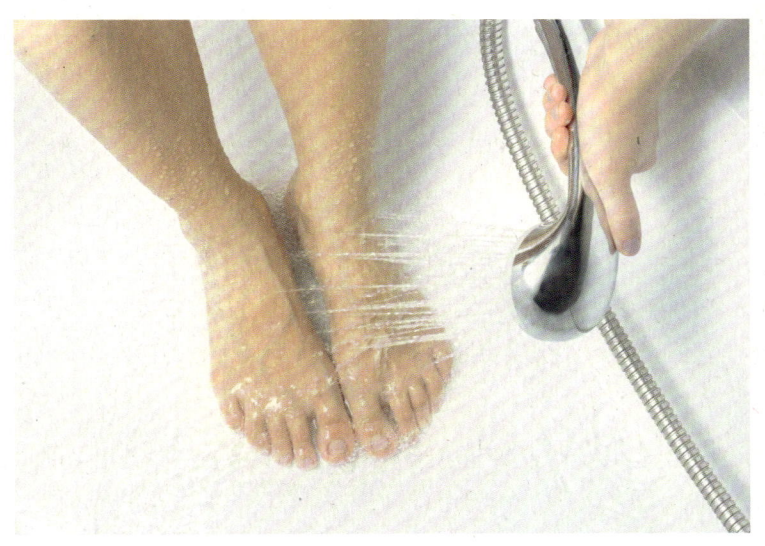

Wechselduschen können Beschwerden bei Krampfadern und Schwellungen lindern. Schließen Sie die warme Dusche am Morgen mit einem kühlen Beinguss vom Knöchel bis hoch zum Knie ab.

Platz« bedeutet. Als Ursache wird unter anderem die zunehmende Belastung mit Chemikalien und Schadstoffen diskutiert. Allerdings gibt es vermutlich auch eine erbliche Komponente, da die Krankheiten in vielen Familien gehäuft auftreten.

Bei allergischen Erkrankungen reagiert das Immunsystem auf den Kontakt mit bestimmten Stoffen mit der Bildung von Antikörpern. Bei erneuter Exposition zeigen sich dann »Überempfindlichkeitsreaktionen«. Allergien können sich in einer Vielzahl von Krankheitsbildern äußern, unter anderem:

- Asthma
- Hauterkrankungen, Ekzeme, Neurodermitis, Nesselausschlag (Urticaria)
- Saisonaler Heuschnupfen
- Bindehautentzündung
- Ganzjähriger Schnupfen, verstopfte Nase
- Magen- und Darmbeschwerden

Häufig treten die genannten Krankheiten gleichzeitig auf. Nicht selten entwickelt sich aus Schnupfen oder Heuschnupfen über die Jahre ein Asthma.

Beim allergischen Schnupfen – im Volksmund auch **Heuschnupfen** genannt – muss zunächst geklärt werden, welche Allergene die

Beschwerden hervorrufen. Therapiert wird in der Regel mit sogenannten Antihistaminika (Loratadin, Cetirizin). Bei verstopfter Nase kommen vor allem kortisonhaltige Präparate in Form von Nasensprays zum Einsatz. Wichtig ist es, den Kontakt mit den allergieauslösenden Stoffen zu vermeiden. Allerdings ist das bei einigen Stoffen kaum möglich.

In Frage kommt auch eine sogenannte Hyposensibilisierung, die sich über mehrere Jahre erstrecken kann. Dabei werden den Betroffenen anfangs geringe und im Verlauf der Behandlung stärker dosierte Allergene, die sie beeinträchtigen, verabreicht.

Asthma ist eine chronisch-entzündliche Erkrankung, die anfallsartig zu einer Verengung der Atemwege und zu Atemnot führt. Ein Asthmaanfall ist meist gekennzeichnet durch Atemnot, Kurzatmigkeit, Giemen, Reizhusten, Brustkorbverspannungen und Husten mit Schleimabsonderung. Die Anfälle unterscheiden sich in Dauer und Schweregrad. In schlimmen Fällen kann ein Anfall lebensbedrohlich sein.

Die Ursachen des Asthmaanfalls liegen in einer Überempfindlichkeit des Bronchialsystems gegen bestimmte Stoffe. Bei der großen Mehrzahl der Asthmakranken handelt es sich um allergische Reaktionen gegen Pollen, Milben oder Tierhaare. Neben dem allergischen Asthma gibt es aber auch ein nicht allergisches Asthma. Um welche Art Asthma es sich handelt, wird durch Hauttests und eine Blutuntersuchung sowie durch Provokationstests (zum Beispiel bei einer Pollenallergie) festgestellt.

Bei Asthma kommen verschiedene Medikamente zur Anwendung, wobei man Bedarfsmedikamente gegen einen akuten Anfall sowie Langzeitmedikamente unterscheidet. Bedarfsmedikamente sind sogenannte Betasympathomimetika (Salbutamol). Langzeitmedikamente sind Kortison (Budesonid), Antileukotriene, Theophyllin und Cromone.

> In schweren Fällen wird eine neuartige Therapie angewandt, bei der bestimmte Antikörper regelmäßig gespritzt werden müssen. Auch bei Asthma ist eine Hyposensibilisierung prinzipiell möglich.

Bei **Neurodermitis** werden neben einer konsequenten Hautpflege vor allem kortisonhaltige Präparate verschrieben, die aber nicht langfristig angewendet werden sollten.

Atopische Erkrankungen und Schwangerschaft
Die Wahrscheinlichkeit für eine allergische Erkrankung des Kindes steigt mit der Zahl der Betroffenen in der Familie von etwa zwei Prozent (wenn Paare keine Allergie haben) auf zehn Prozent (wenn beide unter derselben Krankheit leiden).

In der Schwangerschaft kann sich das Krankheitsbild hormonell bedingt verändern: Bei Asthma wird sowohl von Verbesserungen (bei einem Drittel der Patientinnen), vom Gleichbleiben, aber auch von Verschlechterungen des Krankheitsbildes berichtet.

Frauen mit Asthma haben ein erhöhtes Risiko für eine Frühgeburt sowie für eine Präeklampsie (Schwangerschaftshypertonie), wenn die Erkrankung nicht gut »eingestellt« ist.

> Fast alle Medikamente, die gegen allergische Erkrankungen (inklusive Asthma) eingesetzt werden, dürfen auch in der Schwangerschaft verwendet werden.

Chronische Bronchitis

Häufig wird eine chronische Bronchitis durch Infekte der Atemwege ausgelöst, vor allem aber auch durch Rauchen oder andere Schadstoffe. Typisch ist das morgendliche Abhusten von Bronchialschleim. Durch anhaltende Entzündungen kommt es zu einer Schwellung und Verengung der Atemwege. Im weiteren Verlauf der Krankheit können auch Lunge und Herz betroffen sein.

> **ⓘ Info**
> Viele weitere Informationen im Internet zu Asthma, Heuschnupfen und Neurodermitis:
> www.atemwegsliga.de, www.dha-neurodermitis.de und www.lungenaerzte-im-netz.de/krankheiten

Wer an chronischer Bronchitis leidet, sollte dringend das Rauchen einstellen. Ist die chronische Bronchitis nicht obstruktiv – also nicht mit dem Abhusten von Bronchialschleim verbunden – so ist eine medikamentöse Therapie meist nicht erforderlich. Es werden häufig schleimlösende Medikamente verschrieben (Acetylcystein, Ambroxol, Bromhexin).

Bei schwerer Bronchitis werden Beta-2-Sympathomimetika, Anticholinergika, Theophyllin oder Kortison verordnet. Eine Einnahme von Kortison über einen längeren Zeitraum ist immer abzuwägen. Es werden auch Antibiotika eingesetzt, wenn etwa gleichzeitig eine bakterielle Infektion vorliegt. In sehr schweren Fällen wird auch eine Sauerstoff-Langzeittherapie durchgeführt. Eine medikamentöse Therapie bedarf in der Schwangerschaft einer strengen Indikationsstellung.

Magenschleimhautentzündung (Gastritis)

Man unterscheidet zwischen akuten und chronischen Formen. Eine akute Gastritis kann durch Medikamente oder Lebensmittelvergiftungen hervorgerufen werden. Chronische Entzündungen sind häufig auf Rauchen, Alkoholkonsum und Stress zurückzuführen.

Es gibt im wesentlichen drei Arten:

- Die recht seltene Autoimmungastritis (A-Gastritis), die die Aufnahme von Vitamin B12 und Eisen beeinträchtigt
- Die bakterielle Gastritis (B-Gastritis), verursacht durch das Bakterium Helicobacter pylori
- Die chemische Gastritis (C-Gastritis), die häufig durch Medikamente (wie Diclofenac, Acetylsalicylsäure) oder Giftstoffe verursacht wird, aber auch durch die oben genannten Gründe bedingt sein kann

Die Gastritis äußert sich in Unwohlsein, Bauchschmerzen, Krämpfen, auch in Übelkeit und Erbrechen. Sie kann aber auch wie im Fall der Autoimmungastritis symptomfrei verlaufen.

Akute Magenschleimhautentzündungen werden mit Antazida, zum Beispiel Sucralfat oder Magaldrat (säurehemmende Mittel zur Neutralisation der Magensäure) behandelt. Wenn diese nicht ausreichend wirken, kann ein H2-Blocker (zum Beispiel Famotidin), der die Produktion der Magensäure blockiert, verordnet werden. Bei der A-Gastritis wird Vitamin B12 verordnet. Die B-Gastritis wird mit einer Dreifachtherapie aus Omeprazol, Clarithromycin, Metronidazol oder Amoxicillin behandelt.

Akne

Akne ist eine der häufigsten Hautkrankheiten, die durch Mitesser, Pickel und Pusteln im Gesicht gekennzeichnet ist. Es gibt unterschiedliche Formen der Akne. Ursache ist in den meisten Fällen eine Talgdrüsenüberfunktion mit Entzündungen und Verhornung. Als Risikofaktoren gelten: Hormonschwankungen, ungesunde Ernährung, Stress, Nikotin, mangelnde Hautpflege, die Verwendung bestimmter Medikamente (zum Beispiel Antibiotika, Kortison). Auch eine erbliche Komponente ist möglich.

Akne tritt sehr häufig erstmals in der Pubertät auf, aber auch Erwachsene leiden noch häufig unter Akne. Etwa 13 Prozent der BabyCare Teilnehmerinnen haben angegeben, in den letzten 12 Monaten vor der Schwangerschaft unter Akne zu leiden, 8 Prozent auch in den letzten 4 Wochen vor der Schwangerschaft. Nicht selten tritt die Akne während der Schwangerschaft (erneut) auf.

Die Therapie der Akne richtet sich nach dem Schweregrad. Leichte Formen können oft erfolgreich mit rezeptfreien Cremes, die häufig Benzoylperoxid enthalten, behandelt werden. Bei mittleren bis schweren Formen werden verschreibungspflichtige Arzneimittel eingesetzt:

- Retinoide
- Antibiotika
- Azelainsäure
- Bei Frauen die Pille (Östrogen und Gestagen)

Da retinolhaltige Medikamente gegen Akne zu Schädigungen bzw. Fehlbildungen des Kindes führen, sollten Sie die von Ihnen verwendeten Medikamente auf deren Zusammensetzung überprüfen (siehe die folgende Abbildung).

Übersicht über gängige Medikamente gegen Akne
(Orange markiert: Retinoide)
Quelle: Rote Liste 2022

Handelsname	Wirkstoffe
Acnatac Gel	Clindamycin, Tretinoin
Aknefug® Liquid	Salicylsäure
Aknefug® Oxid	Benzoylperoxid
Aknenormin Weichkapseln	Isotretinoin
Akneroxid® Gel	Benzoylperoxid
Aknichthol®	Natriumbituminosulfonat
Benzaknen®	Benzoylperoxid
Cordes® BPO Gel	Benzoylperoxid
Cordes® VAS Creme	Tretinoin
Differin® Creme / Gel	Adapalen
Dipalen® Creme / Gel	Adapalen
Epiduo Gel	Adapalen
Epiduo Forte Gel	Adapalen, Benzoylperoxid
Eubiol® Hartkapseln	Saccharomyces boulardii
IsoGalen® Weichkapseln	Isotretinoin
Perenterol®	Saccharomyces
Selgamis	Trifaroten
Skinoren Gel/Creme	Azelainsäure
Yomogi® Hartkapseln	Saccharomyces boulardii

Falls die Medikamente gegen Akne Retinoide (Acitretin, Adapalen, Alitretinoin, Bexaroten, Isotretinoin Tazaroten, Tretinoin, Trifaroten) enthalten, müssen Sie zeitnah mit Ihrer Frauenärztin/Ihrem Frauenarzt sprechen. Weitere Informationen dazu im Kapitel 8.13.

Eine Therapie mit Antiseptika ist unbedenklich. Dies gilt auch für Antibiotika, allerdings nicht für Doxycyclin und Tetrazykline ab der 16. Schwangerschaftswoche. Hier sollte in der Schwangerschaft besser Erythromycin verwendet werden.

Hoher und niedriger Blutdruck

Von erhöhtem Blutdruck (**Hypertonie**) spricht man, wenn die Blutdruckwerte wiederholt oder dauerhaft über 140/90 mmHg liegen.

Ein dauerhaft erhöhter Blutdruck muss in der Regel medikamentös behandelt werden, denn er ist ein zentraler Risikofaktor für das Auftreten von Herz-Kreislauf-Erkrankungen.

Bestimmte Antihypertonika, Medikamente, die gegen hohen Blutdruck eingesetzt werden, können zu Fertilitätsstörungen führen, bei einigen kann es außerdem bei der Einnahme in der Schwangerschaft zu Fehlbildungen des Kindes kommen. Dies gilt nach neueren Studien vor allem bei der Einnahme von ACE-Hemmern in der Frühschwangerschaft.

In der Schwangerschaft ist Alpha-Methyldopa das Mittel der ersten Wahl. In Frage kommen auch kommen auch Beta-Rezeptorblocker(Metoprolol), inzwischen seltener Dihydralazin.

Etwa fünf Prozent aller Schwangeren entwickeln in der Schwangerschaft eine Hypertonie. Schwangere mit hohem Blutdruck haben ein höheres Risiko für das Auftreten von Komplikationen in der Schwangerschaft. Auch das Frühgeburtsrisiko ist erhöht.

Bei dauerhaften Blutdruckwerten von weniger als 100-110/60 mmHg mit ausgeprägten Symptomen spricht man von niedrigem Blutdruck (**Hypotonie**). Besonders bei längerem Stehen oder bei Hitze wird Schwangeren oft schwindelig, da der Blutrückfluss zum Herzen vermindert ist. Dies kann auch beim schnellen Aufstehen passieren. Oft treten auch Herzrhythmusstörungen und Übelkeit auf.

> **Hypotonie** kann eine Gefahr für Mutter und Kind darstellen. Eine ausgeprägte Hypotonie kann eine verminderte Durchblutung der Gebärmutter zur Folge haben.

Außerdem werden Entwicklungsstörungen des Ungeborenen und vermehrte Komplikationen während der Schwangerschaft und Geburt beobachtet. Nicht zuletzt besteht auch eine Gefahr für das Kind durch schwindelbedingte Stürze der Mutter. Sportliche Aktivität hilft gegen niedrigen Blutdruck. Ebenfalls sollte viel Flüssigkeit zugeführt werden. Auch Kneipp-Anwendungen helfen oft.

Die Hypotonie sollte in der Schwangerschaft nur im Ausnahmefall medikamentös behandelt werden. Zu empfehlen ist eine vermehrte Flüssigkeitszufuhr und eine salzreiche Kost.

Restless Leg Syndrom (RLS)

Das Syndrom tritt in der Allgemeinbevölkerung bei bis zu zehn Prozent auf, unter Schwangeren ist die Häufigkeit deutlich höher. Im letzten Schwangerschaftsdrittel leiden etwa bis zu 30 Prozent der Schwangeren darunter.

Die Deutsche Gesellschaft für Neurologie hat im Jahr 2012 Leitlinien für Diagnostik und Therapie des Restless-Leg-Syndroms (RLS) erarbeitet, die folgende Definition des Krankheitsbildes festschreibt:

- Missempfinden, Taubheit, Schmerzen und andere vielfältige Symptome (beispielsweise Ziehen, Spannen, Kribbeln, Wärmegefühl) vorwiegend an den Beinen (Unterschenkeln) oder anderen Extremitäten, gepaart mit einem ausgeprägten Bewegungsdrang der Beine
- Welcher ausschließlich in Ruhe und Entspannung auftritt
- Durch Bewegung gebessert wird
- Einem tageszeitlichen Rhythmus überwiegend abends und nachts unterliegt
- Womit häufig Ein- und Durchschlafstörungen verbunden sind
- Wodurch häufig Tagesmüdigkeit bis zur Erschöpfung besteht

RLS-Betroffene leiden häufig unter verschiedenen Symptomen, die in der Abbildung rechts aufgeführt sind. Die Ursachen des Syndroms sind bis heute nicht geklärt. Es wird nicht ausgeschlossen, dass ein Teil der Erkrankungen auch erblich bedingt ist, da es familiär gehäuft auftritt. Das RLS kommt gehäuft bei folgenden Krankheiten beziehungsweise Zuständen vor:

- Erkrankungen des Nervensystems, Depressionen und Angsterkrankungen
- Spinale Erkrankungen, Multiple Sklerose
- Parkinson-Syndrome, Zöliakie, rheumatische Arthritis, Diabetes mellitus
- Entzündliche Darmerkrankungen, Nierenfunktionsstörungen, Hypertonie
- Erkrankungen der Schilddrüse
- Periodische Beinbewegungen im Schlaf
- Eisenmangel mit oder ohne Anämie
- Folsäuremangel
- Schwangerschaft

Häufigkeit der Symptome bei RLS
Quelle: Bergmann et al. 2005

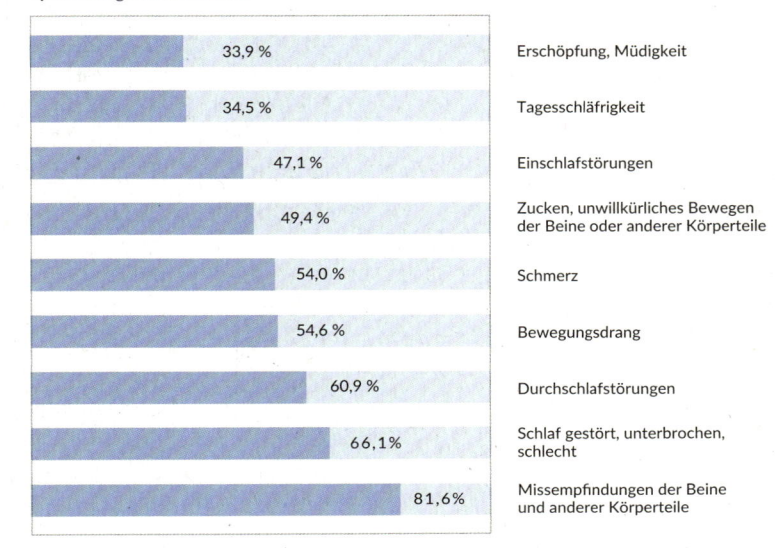

Erschöpfung, Müdigkeit	33,9 %
Tagesschläfrigkeit	34,5 %
Einschlafstörungen	47,1 %
Zucken, unwillkürliches Bewegen der Beine oder anderer Körperteile	49,4 %
Schmerz	54,0 %
Bewegungsdrang	54,6 %
Durchschlafstörungen	60,9 %
Schlaf gestört, unterbrochen, schlecht	66,1 %
Missempfindungen der Beine und anderer Körperteile	81,6 %

Auch einige Medikamente – insbesondere Neuroleptika und Antidepressiva – können RLS-Symptome hervorrufen oder verstärken.

Als Therapie kommen folgende nichtmedikamentöse Therapiemaßnahmen infrage:

- Massagen
- Kühlung
- Gymnastik, Dehnübungen, Bewegung vor dem Schlafengehen
- Fußbäder
- Verzicht auf Nikotin und Kaffee
- Kein Alkoholkonsum

In der Schwangerschaft kommen als Medikamente gegebenenfalls Caberlogin oder Levodopa in Frage.

Es gibt kaum Studien, die die Risiken des RLS für den Verlauf der Schwangerschaft oder die Geburt untersuchen. Zwei kleinere Studien zeigen ein erhöhtes Risiko für Präeklampsie (Ramirez, J. O. et al. 2013, Dostal, M. et al. 2013) sowie für Kaiserschnittentbindungen (Vahdat, M. et al. 2013).

Derzeit ist allerdings nicht davon auszugehen, dass das Restless Leg Syndrom das Risiko für schwere Komplikationen in der Schwangerschaft erhöht.

> **❗ Empfehlung**
> Sprechen Sie bei RLS mit Ihrer Frauenärztin/ Ihrem Frauenarzt über die Beschwerden. Wir empfehlen Ihnen, in jedem Fall Ihre Eisenwerte (Serum-Ferritin) untersuchen zu lassen und bei Werten unter 30 ng/ml ein ausreichend dosiertes Eisenpräparat (mindestens 50 mg) zu verwenden. Einen Kurzfragebogen zur Ermittlung des Schweregrades des RLS finden Sie im Internet unter https://kinup.de/downloads.

Diabetes mellitus

Diabetes mellitus wird umgangssprachlich auch Diabetes oder Zuckerkrankheit genannt und bezeichnet eine Gruppe von Stoffwechselstörungen unterschiedlicher Ursachen. Übersetzt heißt das »honigsüßer Durchfluss« und beschreibt das Hauptsymptom dieser Störung, das Ausscheiden von Zucker durch den Urin. Die Folge dieser Erkrankungen sind erhöhte Blutzuckerwerte (Hyperglykämie), die unbehandelt zu schweren Erkrankungen des Auges, der Nieren, des Herzens und der Arterien sowie der Beine führen können.

Die häufigsten Diabetesformen sind:
Diabetes mellitus Typ I, hier liegt eine Störung / Zerstörung der insulinproduzierenden Zellen in der Bauchspeicheldrüse vor. Ohne Insulin kann der Blutzucker nicht verwertet werden, als Folge ist der Blutzuckerspiegel erhöht. Man nimmt an, dass es durch das Zusammenwirken genetischer Faktoren und Infektionen zu dieser Störung des Immunsystems kommt. Der Typ I Diabetes mellitus wird »vererbt«. Bei einem betroffenen Elternteil liegt die Wahrscheinlichkeit, dass ein Kind ebenfalls an Diabetes mellitus erkrankt, bei etwa fünf Prozent, sind beide Eltern betroffen, beträgt die Wahrscheinlichkeit etwa 20 Prozent.

Ein gut eingestellter Blutzuckerspiegel in der Schwangerschaft und das Stillen sind Voraussetzungen für eine normale Entwicklung des Kindes und kann das Risiko für spätere Gewichtsstörungen des Kindes wie Adipositas verringern.

Diabetes mellitus Typ I wird mit Insulin-Injektionen behandelt. Der Insulinbedarf muss dabei jeweils individuell bestimmt und den Lebensgewohnheiten angepasst werden.

Beim **Diabetes mellitus Typ II** kommt es zu Störungen der Insulinproduktion beziehungsweise zur gestörten Insulinwirksamkeit (gestörte Insulinsekretion oder Insulinresistenz). Beim Typ-II-Diabetes wirken erbliche und Umweltfaktoren (Lebensstil) zusammen. Eine genetisch festgelegte Veranlagung, Übergewicht, Fehlernährung und Bewegungsmangel begünstigen eine Zunahme der Insulinresistenz.

Es handelt sich um die häufigste Diabetesform, die vor allem im mittleren und höheren Erwachsenenalter, inzwischen aber vermehrt auch im jüngeren Alter auftritt. Die frühere Bezeichnung »Altersdiabetes« stimmt heute so nicht mehr.

Beim Diabetes mellitus Typ II sollten zunächst beeinflussbare Risikofaktoren ausgeschaltet oder verringert werden (zum Beispiel Übergewicht, Rauchen). Auf eine ausgewogene Ernährung sowie regelmäßige Bewegung muss geachtet werden. Der Gesundheitszustand muss kontinuierlich überwacht werden, um das Auftreten diabetesbedingter Erkrankungen schnell zu erkennen.

Diabetiker müssen für den Umgang mit ihrer chronischen Erkrankung gut geschult werden. Viele Krankenkassen bieten entsprechende Schulungen und Programme an. Auch diverse Apps werden zur Unterstützung angeboten.

Therapie: Sport, Gewichtsreduktion und fettarme Ernährung vermindern die Insulinresistenz. Zusätzlich werden meist Antidiabetika eingesetzt. In der Schwangerschaft müssen diese Therapien teilweise angepasst werden, da nicht alle Medikamente in der Schwangerschaft zulässig sind. Die Mittel der Wahl sind Humaninsulin und Metformin.

Neben Typ I und II Diabetes gibt es noch weitere Diabetesarten, zum Beispiel den Schwangerschaftsdiabetes (Gestationsdiabetes), von dem fünf bis zehn Prozent aller Schwangeren in Deutschland betroffen sind (siehe Seite 89). Nach der Schwangerschaft normalisieren sich die Blutzuckerwerte zumeist wieder, allerdings haben die betroffenen Frauen ein Risiko von 30 Prozent, im weiteren Leben an einem Typ II Diabetes zu erkranken. Die Therapiesäulen sind regelmäßige Blutzuckerselbstmessung, Diät und sportliche Aktivität. Es empfiehlt sich, eine Ernährungsberatung in Anspruch zu nehmen.

Risikofaktoren für den Schwangerschaftsdiabetes sind:

- Alter ab 40 Jahre
- Diabetes mellitus in der Familie
- Übergewicht der Schwangeren
- Geburtsgewicht von mehr als 4.000 g bei vorangegangenen Schwangerschaften
- Vorangegangene Frühgeburten
- Fehl- und Totgeburten bei vorangegangenen Schwangerschaften

Im Rahmen der Schwangerschaftsvorsorge wird Ihnen ein Screening auf Schwangerschaftsdiabetes angeboten. In einem Vortest trinken Sie eine 50 g Zuckerlösung (nicht nüchtern) und es erfolgt anschließend eine Blutentnahme. Kann durch diesen Test ein Schwangerschaftsdiabetes nicht sicher bestätigt oder ausgeschlossen werden, erfolgt in den nächsten Tagen der orale Glukosetoleranztest (oGTT), der nüchtern durchgeführt werden muss. Sie sollten dieses Screening unbedingt durchführen lassen, da jeder zweite Schwangerschaftsdiabetes ohne die oben genannten Risikofaktoren auftritt.

> Vor Entdeckung des Stoffes Insulin konnten Diabetikerinnen nur selten ein Kind austragen. Heute können Diabetikerinnen mit sehr hoher Wahrscheinlichkeit gesunde Kinder gebären, wenn sie möglichst schon vor Eintritt der Schwangerschaft und auch während der gesamten Schwangerschaft von Fachärztinnen und Fachärzten aus den Bereichen Diabetologie und Geburtshilfe betreut werden. Der Stoffwechsel sollte optimal eingestellt werden. Bei Diabetikerinnen ist jedoch das Risiko von verschiedenen Komplikationen im Verlauf der Schwangerschaft erhöht. So ist die Frühgeburtenrate deutlich höher als bei Schwangeren ohne Diabetes mellitus.

❶ Empfehlung

Diabetikerinnen, die schwanger werden wollen, sollten schon vor Eintritt einer Schwangerschaft sowie in der frühen Schwangerschaft:

- Eine diabetologische Schwerpunktpraxis aufsuchen und sich dort beraten lassen
- Medikamentös gut eingestellt sein, um das Risiko von kindlichen Fehlbildungen und Fehlgeburten zu verringern
- Sich sehr ausgewogen ernähren
- Bei starkem Übergewicht vor der Schwangerschaft eine Gewichtsreduktion anstreben
- Eine regelmäßige, tägliche Kontrolle des Blutzuckerspiegels durchführen
- Sport treiben
- Wenn Glukosewerte von >90 mg/dl nüchtern und >120 mg/dl zwei Stunden nach dem Essen auftreten, eine Insulintherapie erhalten. Bei eingetretener Schwangerschaft ist der Insulinbedarf individuell anzupassen
- Sich augenärztlich untersuchen lassen

Antidiabetika in Form von Tabletten oder Tropfen dürfen in der Schwangerschaft grundsätzlich nicht eingenommen werden. In Frage kommt gegebenenfalls eine intensivierte Insulintherapie.

Das Vorliegen eines Schwangerschaftsdiabetes kann durch ein Screening ermittelt werden. Lassen Sie sich unbedingt testen.

8.13 Medikamente

Verwendungshäufigkeit

Knapp 70 Prozent der Frauen im Alter zwischen 25 und 39 Jahren verwenden Arzneimittel, im Durchschnitt zwei Präparate. Diese Zahlen klingen hoch, allerdings wird dabei auch die Pille zur Schwangerschaftsverhütung mitgezählt. Mit Ausnahme der Pille gehören Schmerzmittel, Medikamente gegen Erkältungskrankheiten und Vitaminpräparate zu den Arzneimitteln, die am häufigsten eingenommen werden.

Von BabyCare-Teilnehmerinnen werden beispielsweise in den letzten vier Wochen vor einer Schwangerschaft besonders häufig

Schmerzmittel, Mittel gegen Hautkrankheiten, Hormone und Schilddrüsenpräparate sowie Erkältungsmittel angegeben.

Medikamente und Schwangerschaft
Unter Schwangeren herrscht die Meinung vor, dass Medikamente in der Schwangerschaft unbedingt zu meiden sind. Dies trifft natürlich zu, wenn Sie gesund sind oder nur an eher banalen Krankheiten wie einer Erkältung leiden. Besteht im ersten Fall gar kein Bedarf für eine Medikation, so helfen im zweiten Fall meist einfache Hausmittel.

Sollten Krankheiten oder Beschwerden aber mit einfachen Mitteln nicht besser werden oder sollte eine chronische Krankheit bestehen, muss gegebenenfalls auch in der Schwangerschaft medikamentös therapiert werden. Hier herrschen bei vielen Schwangeren Unsicherheiten und Ängste vor. Diese sind jedoch in den meisten Fällen unbegründet.

Vor dem Hintergrund des Contergan-Skandals Anfang der 60er Jahre des letzten Jahrhunderts, als ein Schlaf- und Beruhigungsmittel, das auch unter Schwangeren damals sehr beliebt war, zu schweren Fehlbildungen der Kinder führte, sind die Arzneimittelbehörden und auch die Herstellerfirmen sehr vorsichtig geworden.

Die Arzneimittelbehörde stellt höchste Ansprüche an die Qualität und Wirksamkeit der in Deutschland zugelassenen Arzneimittel. Das Risiko für Neben- und Wechselwirkungen muss bei allen Medikamenten so gering wie möglich sein. Jedes Präparat wird vor der Zulassung daraufhin geprüft, ob es Nebenwirkungen oder mögliche schädliche Wechselwirkungen mit anderen Arzneimitteln hat oder Stoffe enthält (beispielsweise Alkohol), die in der Schwangerschaft nicht verwendet werden sollen. Auf der sogenannten Gebrauchsinformation – im Volksmund auch Beipackzettel genannt – werden alle bekannten Nebenwirkungen und Wechselwirkungen aufgelistet. Lesen Sie diese immer aufmerksam durch.

> Allerdings erfolgen die Informationen in den Beipackzetteln nicht nur unter pharmakologischen, sondern auch unter juristischen Gesichtspunkten, so dass sehr viele Medikamente aus Vorsichtsgründen als »in der Schwangerschaft kontraindiziert« klassifiziert werden.

Auch dies führt dazu, dass nicht wenige Schwangere die verordneten Medikamente nicht einnehmen. So gaben in einer Befragung 22 Prozent der Schwangeren an, verordnete Medikamente aus Angst vor Schädigungen des Kindes nicht eingenommen zu haben (BARMER Arzneimittelreport 2021).

Bei einer Medikation in der Schwangerschaft müssen vor allem die möglichen schädlichen Wirkungen eines Arzneimittels auf die Gesundheit des Kindes berücksichtigt werden. Und dies

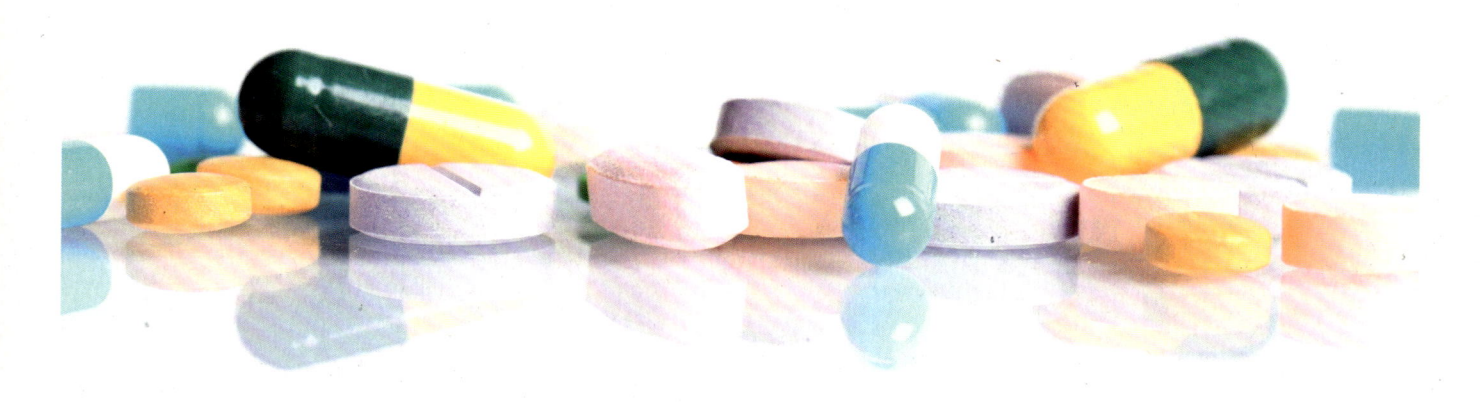

Medikamente in der Schwangerschaft nur auf ärztliche Empfehlung nehmen

ist für die Arzneimittelbehörde nicht einfach, da keine Arzneimittelstudien an Schwangeren durchgeführt werden können. Gleichwohl gibt es eine Vielzahl von Erkenntnissen aus der langjährigen nationalen und internationalen Beobachtung von Frauen, die bestimmte Präparate in der Schwangerschaft verwendet haben.

Es obliegt den behandelnden Frauenärztinnen/Frauenärzten auf der Grundlage der bekannten Risikoinformationen, die möglichen Risiken für die Gesundheit des Kindes mit der Notwendigkeit einer Medikation für die Schwangere abzuwägen. Denn ohne Zweifel müssen schwere Erkrankungen der Mutter oft auch medikamentös behandelt werden, da sie unbehandelt eventuell die Gesundheit der Mutter und auch des Kindes beeinträchtigen können. Häufig stellt die Unterlassung einer medikamentösen Therapie ein höheres Risiko dar als die Behandlung. Für eine Vielzahl von behandlungsbedürftigen Krankheiten stehen Arzneimittel zur Verfügung, die keine oder deutlich geringere Risiken für das Kind aufweisen.

Ist in der Schwangerschaft eine Medikation erforderlich, ist folgendes zu berücksichtigen:

- Der Schweregrad der Krankheit und die Notwendigkeit einer medikamentösen Therapie
- Die benannten »vorgeburtlichen Risiken« des Medikaments und die oft langjährigen ärztlichen Erfahrungen in der Behandlung von Schwangeren mit einem Medikament
- Die Schwangerschaftswoche, in der Sie sich befinden, denn die gesundheitlichen Gefahren von Medikamenten sind in den einzelnen Phasen der Schwangerschaft unterschiedlich. So unterscheidet man embryotoxische und fetotoxische Arzneimittel. Erstere können Schäden im ersten Schwangerschaftsdrittel bewirken, letztere im zweiten und dritten Schwangerschaftsdrittel. Eine Gefahr für eine Schädigung des Kindes besteht vor allem in den ersten zwölf Schwangerschaftswochen, wenn die Organe des Embryos ausgebildet werden. Gegen Ende der Schwangerschaft muss besonders genau geprüft werden, ob das Medikament zum Beispiel speziell Wehen auslöst.

Bei einer notwendigen Medikation sollte in der Regel immer auf Medikamente zurückgegriffen werden, die schon lange in der Anwendung sind und sich in der Schwangerschaft bewährt haben.

Teratogene Wirkstoffe in Medikamenten
Quelle: Dathe, K., Schäfer, C. 2019

Wirkstoffe	Symptome beziehungsweise vorwiegend betroffene Organe
Starke Teratogene (Fehlbildungsrisiko bis zu 30 %)	
Retinoide, systemisch (Acitretin, Etretinat, Isotretinoin, Tretinoin)	Ohr, ZNS, Herz, Skelett
Thalidomid	Extremitäten, multiple Fehlbildungen
Mycophenolat	Ohren, Gaumen
Valproinsäure	Neuralrohrdefekt, Herz, Gaumen, urogenitales System, Extremitäten, Dysmorphien des Gesichts
Gesicherte Teratogene (Fehlbildungsrisiko bis zu 10 %)	
Androgene	Maskulinisierung
Carbamazepin	Spina bifida, Herz, Gaumen, urogenitales System, Extremitäten, Dysmorphien des Gesichts
Cumarinderivate (Phenprocoumon, Warafin)	Nase, Extremitäten
Cyclophosphamid	Multiple Fehlbildungen
Methotrexat	Multiple Fehlbildungen
Misoprostol	Möbius-Sequenz, Extremitäten
Penicillamin	Cutis laxa, Erkrankung des Bindegewebes
Phenobarbital/Primidon	Herz, Gaumen, urogenitales System, Extremitäten, Dysmorphien des Gesichts
Phenytoin	Herz, Gaumen, urogenitales System, Extremitäten, Dysmorphien des Gesichts
Topiramat	Gaumen
Vitamin A (deutlich mehr als 25 000 IE Retional pro Tag	Ohr, ZNS, Herz, Skelett
Zytostatika	Multiple Fehlbildungen
Schwache Teratogene (Fehlbildungsrisiko bis zu 1 %)	
Glukokortikoide (systemisch)	Gaumen
Lithium	Herz (Ebstein-Anomalie)
Methimazol/Thiamazol/Carbimazol	Choanalatresie, tracheo-ösophageale Fisteln, Aplasia cutis
Trimethoprim/Cotrimoxazol	Neuralrohrdefekt

Wundern Sie sich allerdings nicht, wenn bei Medikamenten, die Sie schon lange einnehmen müssen, mitunter sogar die Dosis erhöht wird. Dies kann in bestimmten Fällen (zum Beispiel bei Schilddrüsenfunktionsstörungen) erforderlich sein, um sicherzustellen, dass das Medikament unter den geänderten körperlichen Verhältnissen in der Schwangerschaft wirksam bleibt.

Verwendung von Schmerzmitteln in der Schwangerschaft

Schmerzmittel gehören – wie bereits gesagt – zu den am häufigsten verwendeten Präparaten überhaupt. Auch in der Schwangerschaft kommt man manchmal nicht umhin, auch wenn man diese nur sehr überlegt einsetzen sollte. Die bekannte Acetylsalicylsäure (ASS, Aspirin®) kann ab dem zweiten Schwangerschaftsdrittel bis zur 28. SSW verwendet werden.

ASS ist aber nicht das Mittel der ersten Wahl für Schwangere und sollte ab der 29. SSW gar nicht mehr als Schmerzmittel eingesetzt werden. Als Alternativen stehen Paracetamol und Ibuprofen zur Verfügung. Paracetamol ist das Mittel der ersten Wahl in der gesamten Schwangerschaft. Ibuprofen ist ein geeignetes Schmerzmittel, das allerdings nur im ersten und zweiten Schwangerschaftsdrittel (bis zur 28. Woche) verwendet werden sollte.

> **❗ Empfehlung**
> Verwenden Sie nur Medikamente, die Ihnen ausdrücklich ärztlich verordnet wurden. Wenn beim Ausfüllen des Mutterpasses die sogenannte Arzneimittelanamnese durchgeführt wird, Sie also nach der Art und Häufigkeit der Medikamentenverwendung gefragt werden, denken Sie bitte auch an:
>
> - Medikamente aus Ihrer Hausapotheke, die Sie verwenden
> - Salben, Einreibungen
> - Medizinische Tees / Kräutertees
> - Vitamin- und Mineralstoffpräparate

Medikamente mit Schädigungspotenzial in der Schwangerschaft

In der Abbildung auf Seite 117 finden Sie eine Übersicht über teratogene Wirkstoffe, die bei einer Verwendung im **ersten Schwangerschaftsdrittel** zu bleibenden Schädigungen oder Fehlbildungen beim Kind führen können. Dabei werden je nach der Höhe des Risikos drei Klassen unterschieden. Starke Teratogene erhöhen das Risiko für Fehlbildungen auf bis zu 30 Prozent, andere sind mit einem Risiko von 10 Prozent verbunden und schwache Teratogene führen nur zu einer geringen Risikoerhöhung.

Dabei ist einerseits zu berücksichtigen, dass es sich um Wahrscheinlichkeitsaussagen handelt, dass also nicht jede Verwendung dieser Wirkstoffe in der Schwangerschaft im Einzelfall auch zu einer Schädigung führt.

Andererseits beträgt das allgemeine durchschnittliche Risiko für das Auftreten von Fehlbildungen bei Neugeborenen immerhin 3 Prozent.

Medikamente und Wirkstoffe, die bei der Verwendung vor der Schwangerschaft Schädigungen hervorrufen können und eine sichere Verhütung erfordern
Quelle: Bundesinstitut für Arzneimittel und Medizinprodukte (BfArM) 2021

Wirkstoff	Handelsname
Acitretin	Acicutan und weitere
Alitretinoin	Toctino und weitere
Ambrisentan	Volibris
Baricitinib	Olumiant
Bexaroten	Targretin
Bosentan	Tracleer und weitere
Bupropion	Mysimba
Fingolimod	Gilenya und weitere
Isotretinoin	Isogalen und weitere
Leflunomid	Arava und weitere
Lenalidomid	Revlimid und weitere
Lomitapid	Lojuxta
Macitentan	Opsumit
Methotrexat	Jylamvo
Mycophenolat	CellCept und weitere
Pomalidomid	Imnovid
Tafamidis	Vyndaqel
Teriflunomid	Aubagio
Thalidomid	Thalidomide Celgene
Valproat	Ergenyl und weitere
Vismodegib	Erivedge

Auch wenn Sie in dieser Phase der Schwangerschaft ein Medikament mit den genannten Wirkstoffen verwendet haben, sollten Sie erst einmal Ruhe bewahren. Denn ob es eine tatsächliche Schädigung des Kindes gegeben hat, kann durch die Feindiagnostik im Ultraschall recht sicher festgestellt werden.

Manche Wirkstoffe können aber auch bei der Anwendung im **zweiten und dritten Schwangerschaftsdrittel** zu Nebenwirkungen beim Kind führen. Diese sind in der Abbildung rechts aufgeführt.

> Wenn Sie zu den Frauen gehören, die häufiger an Muskelkrämpfen leiden und diese bisher mit Medikamenten behandelt haben: Viele dieser Medikamente enthalten Chinin. Dieser Wirkstoff darf jedoch in der Schwangerschaft nicht verwendet werden, da er das Baby schädigen kann. Achten Sie also auf die Inhaltsstoffe Ihres verwendeten Präparates.

Einige wenige Arzneimittel haben auch bei der Verwendung **bereits vor der Schwangerschaft** teratogene Wirkungen, das heißt, sie können Fehlbildungen beim Embryo hervorrufen. Dies gilt im Übrigen nicht nur bei der Verwendung durch die Frau, sondern oft auch, wenn der Partner diese Präparate verwendet. Zusätzlich ist nach der Verwendung eine Karenzzeit bis zur Befruchtung einzuhalten, die unterschiedlich lange und bis zu drei Jahre (zum Beispiel bei Acitretin) reichen kann. Oftmals ist auch eine Blutspende nicht erlaubt. Eine Übersicht über diese Wirkstoffe finden Sie in der Abbildung links.

Wie häufig werden schädigende Medikamente verordnet?
Analysen von Versichertendaten der BARMER aus dem Jahr 2018 (BARMER-Arzneimittelreport 2021) zeigen, dass bei 7,8 Prozent Frauen im gebärfähigen Alter (13 bis 49 Jahre) und bei immerhin 2,8 Prozent der Schwangeren mindestens ein embryotoxisches bzw. fetotoxisches Medikament verordnet wurde. Zwar handelt es sich dabei bei fast 90 Prozent um schwache Teratogene, dennoch muss dieser Befund zu einer noch stärkeren Beachtung der Medikamentenverordnung von Schwangeren führen.

Fetotoxische Arzneimittel
Quelle: Dathe, K., Schäfer, C. 2019

Wirkstoffe	Symptome / betroffene Organe
Benzodiazepine	Atemdepression, Anpassungsstörung
Lithium	Floppy-Infant-Syndrom, Hypothyreose
Opioide/Opiate	Entzugssymptome, Atemdepression
Psychopharmaka (allgemein)	Anpassungsstörungen, bei SSRI serotoninerge Symptomatik
Valproinsäure	ZNS-Funktionsstörung/ Intelligenzminderung möglich
ACE-Hemmstoffe	Nieren, Oligohydramnion, Anurie, Gelenkkontrakturen, Schädelhypoplasie
Aminoglykoside (systemisch)	Innenohr und Nieren
Amiodaron	Hypothyreose
Androgene	Maskulinisierung
AT1-Antagonisten	Nieren, Oligohydramnion, Anurie, Gelenkkontrakturen, Schädelhypoplasie
Azathioprin	Knochenmarksdepression
Cumarinderivate (Phenprocoumon, Warfarin)	Hirnblutung
Ergotamine (bei wehenbereitem Uterus)	fetale Hypoxie
Radiojod (in therapeutischer Dosis)	Schilddrüsenhypoplasie/-aplasie
Tetrazykline (nach 15. Schwangerschaftswoche)	Gelbfärbung der Zähne
Thyreostatika	Hypothyreose
Zytostatika (allgemein)	Wachstumsstörungen, Knochenmarksdepression

Zu einem großen Teil handelt es sich dabei jedoch um Weiterverordnungen von Medikamenten, die schon vor der Schwangerschaft eingesetzt wurden.

❗ Empfehlung
- Notieren Sie alle Medikamente, die Sie vor und in der Schwangerschaft regelmäßig verwendet haben und besprechen Sie diese Liste mit Ihrer Frauenärztin/Ihrem Frauenarzt
- Verwenden Sie Medikamente, setzen Sie diese nur nach ärztlicher Rücksprache ab
- Falls Sie schädigende Medikamente verwendet haben, sprechen Sie mit Ihrem Frauenarzt/Ihrer Frauenärztin über weitere diagnostische Maßnahmen zur Ermittlung des Risikos durch Ultraschalluntersuchungen.

Das embryotoxische Beratungszentrum in Berlin (www.embryotox.de) bietet eine fachliche Onlineberatung zu Arzneimittelsicherheit in der Schwangerschaft an. Sie können dort mittels eines Fragebogens eine individuelle Anfrage zu den von Ihnen verwendeten Medikamenten starten und bekommen eine individuelle Rückmeldung, die Sie mit Ihre Ärztin/Ihrem Arzt besprechen können.

Wenn Sie im BabyCare-Fragebogen alle von Ihnen benötigten Medikamente angeben, erhalten Sie im Auswertungsschreiben Informationen, ob möglicherweise Risiken bestehen. Geben Sie bitte die Medikamente und die Dosierung so genau wie möglich an. Dieser Service erfolgt in Kooperation mit www.embryotox.de.

8.14 Präeklampsie (PE)

Die Präeklampsie (PE) ist eine Komplikation im Verlauf der Schwangerschaft, die ab der 20. Woche auftreten kann und durch hohen Blutdruck (RR ≥ 140/90 mmHg) sowie Proteinurie (dem Auftreten größerer Proteinmengen im Urin ≥ 300 mg/d) gekennzeichnet ist.

Präeklampsie kann auch in Abwesenheit von Proteinurie diagnostiziert werden, wenn zu einer Hypertonie (egal ob vorbestehend oder neu aufgetreten) Organsymptome oder Funktionseinschränkungen hinzukommen, die keiner anderen Ursache zuzuordnen sind. Diese können typischerweise die Niere, Leber, Lunge, das zentrale Nervensystem, das hämatologische System oder die Plazenta betreffen.

Auch Änderungen präeklampsiespezifischer Markersysteme – wie der angiogenen Faktoren – sind in Kombination mit der Hypertonie als Präeklampsie zu werten.

> Der früher häufig verwendete Begriff »Schwangerschaftsvergiftung« ist veraltet.

Die Präeklampsie tritt bei etwa drei Prozent aller Schwangerschaften auf, wobei frühe und späte Formen (vor/ab der 34. SSW) unterschieden werden.

Abgrenzungen zu anderen hypertensiven (bluthochdruckbedingten) Schwangerschaftserkrankungen
Von der PE abzugrenzen ist die **Gestationshypertonie** (schwangerschaftsinduzierte Hypertonie), also das Neuauftreten von Bluthochdruck in der Schwangerschaft ohne Proteinurie. Weiter kann ein hoher Blutdruck bereits vor der Schwangerschaft bestanden haben, wobei man von einer präexistenten oder chronischen Hypertonie spricht. Ein Sonderfall ist schließlich noch die **Pfropfpräeklampsie**, wenn es bei vorbestehender chronischer Hypertonie im Verlauf der Schwangerschaft noch zu einer Proteinurie kommt.

Die gefürchtete Hauptkomplikation bei der PE ist die Weiterentwicklung zu einer Eklampsie, die durch das Auftreten von Krampfanfällen gekennzeichnet ist. Eine weitere schwerwiegende Komplikation der PE ist das **HELLP-Syndrom:** (H) Hemolysis = Hämolyse, (EL) Elevated Liver enzymes = pathologisch erhöhte Leberenzyme und (LP) Low Platelets = erniedrigte Thrombozytenzahl (< 100.000/µl). Beide Komplikationen können für die Mutter und/oder das Kind lebensbedrohlich sein.

Ursachen und Risikofaktoren der Präeklampsie
Die Ursachen der Präeklampsie sind bislang noch nicht vollständig gesichert. Es wird eine Funktionsstörung der Plazenta (Mutterkuchen) angenommen, wobei die Plazenta nicht ausreichend mit Blut versorgt wird. Der dadurch verursachten Mangelversorgung des Embryos wird vom Körper mit der Ausschüttung bestimmter Moleküle entgegengewirkt. Diese erhöhen den Blutdruck im mütterlichen Kreislauf und steigern so die Blutzufuhr für den Fötus. Dadurch entsteht aber gerade die Gefahr einer Präeklampsie.

Auch wenn in der Zwischenzeit eine ganze Reihe von Faktoren bekannt sind, die das Risiko einer Präeklampsie erhöhen, kann diese auch bei Schwangeren ohne das Vorliegen der in der Abbildung rechts genannten Risiken auftreten. Besonders gefährdet sind Frauen mit einer vorausgegangenen Präeklampsie. Hier ist das Risiko um das siebenfache erhöht. Hohe

Risiken haben aber auch adipöse Schwangere und Frauen mit Diabetes, Nierenerkrankungen oder vorbestehendem Bluthochdruck. Gleiches gilt für Mehrlingsschwangerschaften sowie für Schwangere afrikanischer oder südasiatischer Herkunft.

Symptome

Folgende Beschwerden und Symptome können auf eine Präeklampsie hindeuten:

- Starke Gewichtszunahme
- Anschwellen von Körperteilen (Ödeme)
- Kopfschmerzen
- Schwindel
- Sehstörungen
- Verwirrtheit
- Übelkeit und Erbrechen
- Oberbauchschmerzen

Diagnostik und Therapie

Die Diagnose der Präeklampsie wird mit der Messung des Blutdrucks und der Bestimmung des Proteingehalts im Urin gestellt. Bisher gab es keinen zuverlässigen Vorhersageparameter für das Risiko einer PE. Neben der Prüfung des Vorliegens der genannten Risikofaktoren in der Anamnese wurde häufig auch die Dopplersonographie der Arteriae uterinae durchgeführt, mit der der Widerstand des Blutflusses in den Gebärmutterarterien gemessen wird.

Nach der Diagnose der Präeklampsie wird die Schwangerschaft engmaschig überwacht. Bei hohen Blutdruckwerten erfolgt in der Regel eine stationäre Aufnahme.

Bei einer leichten Präeklampsie besteht die Therapie aus Blutdrucksenkung. Gegebenenfalls ist bei drohender Frühgeburt die Induktion der antenatalen Steroidprophylaxe (ANS – früher fetale Lungenreifung) für den Fetus erforderlich.

Bei schwerer Präeklampsie geht es vor allem darum, das Fortschreiten zur Eklampsie oder zum HELLP-Syndrom zu verhindern.

Die einzige kausale Therapie der PE ist die (oft vorzeitige) Entbindung durch eine Geburtseinleitung oder Kaiserschnitt. Deshalb ist die PE auch für etwa 20 Prozent der Frühgeburten ursächlich. Bei einer PE in weniger schweren Fällen ist auch eine normale Geburt möglich.

Risikofaktoren der Präeklampsie (Relative Risiken)
Quelle: S2k-Leitlinie Hypertensive Schwangerschaftserkrankungen 2019

Risikofaktor	Relatives Risiko
Antiphospholipid-Syndrom	9,0
Autoimmunerkrankungen	8,0
Zustand nach Präeklampsie	7,0
Body Mass Index > 30	4,0
Vorbestehender Diabetes mellitus	3,5
Präeklampsie in der Familie (z. B. Mutter, Schwester)	3,0
Vorbestehende Nierenerkrankung	3,0
Erste Schwangerschaft	2,5
Alter > 40	2,0
Chronische Hypertonie	2,0
Thrombophilie	2,0
Mehrlingsschwangerschaft	3,0
Schwangere afrikanischer oder südasiatischer Herkunft	2,0

Die PE ist jedoch nicht nur eine schwerwiegende Komplikation in der Schwangerschaft, bei der Mutter erhöht sie das Risiko für Schlaganfälle und auch für das Versagen verschiedener Organe wie Leber oder Nieren. Die rechtzeitige Erkennung und Behandlung einer Präeklampsie ist nicht nur zur Vermeidung von Komplikationen während der Schwangerschaft besonders wichtig. Nur so können auch Langzeitschäden vermieden werden: Über 90 Prozent der Frauen mit schwerer Präeklampsie entwickeln 20 Jahre nach der Schwangerschaft chronischen Bluthochdruck und leiden häufiger an Herz-Kreislauf-Erkrankungen. Auch die Kinder leiden im späteren Leben ebenfalls deutlich öfter an Herz-Kreislauf-Erkrankungen.

Früherkennung durch Tests und Prävention

In den vergangenen Jahren wurde immer wieder erfolglos versucht, die PE durch bestimmte Parameter zuverlässig vorauszusagen. Heute gibt es zwei Testverfahren, mit denen das Risiko einer PE recht zuverlässig ermittelt werden kann.

Schon zwischen der 11. und 14. Schwangerschaftswoche ist ein Früherkennungstest möglich. Hierbei wird die medizinische Vorgeschichte genau erfasst, Blutdruck und Blutfluss durch die Gebärmutterarterien werden gemessen. Durch die Kombination mit der Bestimmung bestimmter Eiweiße (PAPP-A, PlGF) im mütterlichen Blut kann eine individuelle Risikoabschätzung erfolgen. Damit kann der Test in Zusammenhang mit dem Ersttrimesterscreening (vgl. im Kapitel 8.15) durchgeführt werden.

Auch nach der 20. Schwangerschaftswoche kann das Risiko ermittelt werden. Dabei wird das Verhältnis zweier Eiweißstoffe (sFlt-1/PlGF) im Blut der Mutter bestimmt. Dieser Test eignet sich für Schwangere mit dem Verdacht auf eine Präeklampsie. Mit dem Test kann das Auftreten der PE für einen bestimmten Zeitraum sicher ausgeschlossen oder vorhergesehen, beziehungsweise eingeschätzt werden.

Es gilt als gesichert, dass das Risiko einer PE bei Schwangeren mit erhöhtem Erkrankungsrisiko durch die tägliche Einnahme von niedrigdosierter Acetylsalicylsäure (ASS) – begonnen vor der 16. Schwangerschaftswoche – um 62 Prozent gesenkt werden kann (Rolnik, D.L. et al. 2017).

Ein Präeklampsie-Test im ersten Schwangerschaftsdrittel ist bei positivem Befund damit also eine rationale Grundlage für die hochwirksame medikamentöse ASS-Prophylaxe, die allerdings nach ärztlicher Indikation durchgeführt werden muss.

> Die Kosten des genannten Früherkennungstests werden derzeit von den Krankenkassen nicht getragen und müssen als IGeL-Leistungen deshalb selbst bezahlt werden.

8.15 Genetische Erkrankungen und Pränataldiagnostik

Die große Mehrzahl der Neugeborenen ist gesund

Alle werdenden Eltern wünschen sich die Geburt gesunder Kinder und für die ganz große Mehrzahl geht dieser Wunsch auch in Erfüllung, denn nur etwa 10 Prozent der Neugeborenen müssen nach der Geburt oder im Säuglingsalter in der Neonatologie zum Beispiel wegen Frühgeburtlichkeit, niedrigem Geburtsgewicht, Atembeschwerden, Infektionen, Entwicklungsstörungen oder anderen Krankheiten oder Behinderungen versorgt werden (Lattari Balest, A. 2021). Auch schätzen laut einer Befragung von Müttern im Netzwerk gesunde Kinder im Land Brandenburg (Kirschner, W. 2011) über 90 Prozent der Eltern den Gesundheitszustand Ihrer Neugeborenen als sehr gut oder gut ein. Dennoch kommen akute oder chronische Krankheiten natürlich vor (siehe Abbildung links).

»Schwere chronische Erkrankungen – wie zum Beispiel Krebserkrankungen – sind selten. In Deutschland treten jährlich etwa 2.200 neu diagnostizierte Fälle im Alter unter 18 Jahren auf. Bei einer Bevölkerungszahl von etwa 13 Millionen unter 18-Jähriger ergibt dies jährliche Inzidenzraten für Mädchen von 15,7 pro und für Jungen von 18,4 pro 100.000 Kinder

Die häufigsten Erkrankungen bei Kindern und Jugendlichen bis zu 14 Jahren in der ambulanten Versorgung
Quelle: LGZ NRW 2019

Diagnose	Behandlungshäufigkeit
Akute Infektion der oberen Atemwege	37,2%
Kurz-, Weitsichtigkeit	18,1%
Virusinfektion	16,8%
Entwicklungsstörungen des Sprechens	13,5%
Akute Bronchitis	13,2%
Fieber	12,6%
Bindehautentzündung	12,2%
Akute Mandelentzündung	11,2%
Bauch- und Beckenschmerzen	10,6%
Akute Rhinopharyngitis [Erkältungsschnupfen]	10,3%
Infektiöse Magen-Darmentzündung	10,0%
Asthma bronchiale	10,0%
Husten	9,8%
Rachenentzündung	9,7%
Eitrige Mittelohrentzündung	9,6%
Nichteitrige Mittelohrentzündung	9,4%
Schielen	9,2%

dieser Altersgruppe. Die Wahrscheinlichkeit für ein neugeborenes Kind, innerhalb der ersten 18 Lebensjahre eine bösartige Erkrankung zu erleiden, beträgt 0,3 Prozent« (Robert Koch-Institut: Krebs in Deutschland für 2017/2018).

Seltene und genetisch bedingte Krankheiten

Neben den genannten häufigen und in der Regel gut behandelbaren Krankheiten gibt es aber auch viele seltene Erkrankungen, die auch als »Orphan Diseases« bezeichnet werden. Dabei handelt es sich um Krankheiten, von denen definitionsgemäß weniger als 5 von 10.000 Menschen betroffen sind (0,05 Prozent). Insgesamt gibt es mehr als 6.000 derartige seltene Erkrankungen. Die große Mehrzahl davon (etwa 80 Prozent) ist genetisch bedingt.

Genetische Erkrankungen werden durch Anomalien in Genen oder Chromosomen verursacht, wobei diese erblich bedingt sind oder spontan auftreten. Erbliche genetische Erkrankungen werden in bestimmten Erbgängen von Generation zur Generation weitergegeben. Spontane genetische Erkrankungen entstehen, wenn genetische Veränderungen in den Spermien des Vaters, in den Eizellen der Mutter oder in den Zellen des heranwachsenden Embryos aufgetreten sind. Genetische Erkrankungen können durch Veränderungen eines Gens (monogene Krankheiten, wie zum Beispiel Mukoviszidose, Phenylketonurie oder Hämophilie) oder mehrerer Gene (zum Beispiel Herzerkrankungen, Diabetes) verursacht sein. Bei einigen Erkrankungen spielen sowohl genetische Ursachen als auch Umweltfaktoren wie Röntgenstrahlen, Medikamente oder Chemikalien eine Rolle. Dazu gehören die nicht seltenen Lippen-Kiefer Gaumenspalten sowie die Neuralrohrdefekte, die in Deutschland bei 0,2 bzw. 0,12 Prozent der Neugeborenen auftreten (vergleiche die Abbildung rechts).

Mit Ausnahme ihres recht seltenen Vorkommens unterscheiden sich die Krankheiten in Bezug auf den Schweregrad, die Art der gesundheitlichen Beeinträchtigungen und auch in Bezug auf die Lebenserwartung. Einige Beispiele mögen hier genügen.

Erkrankungen aufgrund von Chromosomenveränderungen (CV) oder Genmutationen (GM)
Quelle: Eigene Recherchen

	Inzidenz	Art
Autismus-Spektrum-Störungen	1,00%	GM
Hämochromatose	0,33%	GM
Klinefelter-Syndrom (bei männlichen Neugeborenen)	0,20%	CV
Fischschuppenkrankheit (Ichthyose)	0,20%	GM
Familiäre Hypercholesterinämie	0,20%	GM
Lippen-Kiefer-Gaumenspalten	0,20%	GM
Down-Syndrom (Trisomie 21)	0,13%	CV
Neuralrohrdefekte (Anenzephalien, Spina bifida)	0,12%	GM
Polyzystische Nierenerkrankung	0,10%	GM
Triple X Syndrom (weibliche Neugeborene)	0,10%	CV
Diplo Y-Syndrom/Jacobs-Syndrom (XYY)	0,10%	CV
Monosomie X, Ullrich-Turner-Syndrom (bei weiblichen Neugeborenen)	0,04%	CV
Zystische Fibrose (Mukoviszidose)	0,03%	GM
Neurofibromatose	0,03%	GM
Muskeldystrophie Duchenne	0,03%	GM
Fragiles X-Syndrom / Martin Bell Syndrom	0,03%	GM
Edwards-Syndrom (Trisomie 18)	0,02%	CV
Spinale Muskelatrophie	0,01%	GM
Pätau-Syndrom (Trisomie 13)	0,01%	CV
Phenylketonurie	0,01%	GM
Hämophilie A	0,01%	GM
Antitrypsin Mangel	0,01%	GM
Myotone Dystrophie	0,008%	GM
Williams-Beuren-Syndrom	0,007%	CV
Angelman-Syndrom	0,007%	CV
Chorea Huntington	0,005%	GM
Smith-Magenis-Syndrom	0,005%	CV
Prader-Willi-Syndrom	0,004%	CV
Hämophilie B	0,003%	GM
Wolf-Hirschhorn-Syndrom	0,002%	CV
Cat-eye-Syndrom	0,001%	CV
Miller-Dieker-Syndrom	0,001%	CV

Neuralrohrdefekte sind Fehlbildungen, die durch einen unvollständigen Verschluss des Neuralrohrs (Vorläufer des Nervensystems) während der Embryonalentwicklung entstehen. Am häufigsten sind Anenzephalie und Spina bifida. Bei der *Anenzephalie* fehlen Schädelknochen und Gehirnteile. Die Kinder sind nicht lebensfähig und sterben fast immer bereits im Mutterleib oder kurz nach der Geburt.

Die *Spina bifida* entsteht, wenn sich die Neuralrinne des Embryos am Ende des ersten Schwangerschaftsmonats nicht schließt. Der von Wirbeln gebildete Rückenmarkskanal bleibt teilweise offen und die Nerven treten in einer Zyste nach außen. Die Beeinträchtigungen reichen von Sensibilitätsstörungen bis zu einer Querschnittlähmung. Bewegungsbeeinträchtigungen können durch Physiotherapie verringert werden, auch logopädische oder ergotherapeutische Maßnahmen sind oft hilfreich.

Zusätzliche Beeinträchtigungen können sich auch durch Harnwegsinfektionen, Inkontinenz, Erkrankungen des Skelettsystems (Skoliose), Lernschwierigkeiten, Lähmung der Beine und Depressionen ergeben. Die Lebenserwartung ist in Abhängigkeit vom Grad der Behinderung, der Art und Qualität der familiären und sozialen Unterstützung, der Art und dem Schweregrad der Begleiterkrankungen sowie der Qualität der medizinischen und psychosozialen Versorgung stark angestiegen und mittlerweile fast normal.

Neugeborene mit *Trisomie 18* weisen äußerliche und innere Anomalien auf, die große Mehrzahl verstirbt im 1. Lebensjahr. Gleiches gilt auch für die *Trisomie 13*. Neugeborene mit Trisomie 18 und 13 haben fast immer schwere und multiple körperliche Fehlbildungen und sind geistig stark behindert. Mehr als 90 Prozent der Kinder mit Trisomie 13 und 18 sterben in den ersten Lebenstagen. Nur wenige werden älter.

Kinder mit *Trisomie 21* (Down Syndrom) sind durch ihr Aussehen geprägt, die motorische, sprachliche und geistige Entwicklung ist oftmals verzögert und mehr oder weniger stark beeinträchtigt. Weitere Fehlbildungen der inneren Organe kommen häufiger vor. Das Sehvermögen ist oft eingeschränkt. Die individuellen Entwicklungsmöglichkeiten hängen stark von der jeweiligen familiären und sozialen Förderung und der Qualität der medizinischen Versorgung ab (auch Physiotherapie, Logopädie). Die Häufigkeit weiterer Erkrankungen wie Infektionen, Diabetes, Herz- oder Schilddrüsenerkrankungen ist deutlich erhöht. Dennoch ist die Lebenserwartung mit etwa 60 Jahren recht hoch. Der Grad der geistigen Entwicklungsstörung ist vorgeburtlich nicht vorhersehbar.

Das *Klinefelter-Syndrom* bei männlichen Neugeborenen ist individuell sehr unterschiedlich stark ausgeprägt und kann viele verschiedene Organsysteme betreffen. Die Betroffenen sind unfruchtbar und können selten auch geistige Entwicklungsstörungen aufweisen. Die Lebenserwartung ist normal, ab Beginn der Pubertät wird eine Hormonbehandlung durchgeführt.

Das *Turner-Syndrom* kann bei Mädchen eine Vielzahl von medizinischen Problemen und Entwicklungsstörungen verursachen, darunter geringe Körpergröße, Herzfehler sowie Funktionsstörungen der Eierstöcke, wodurch 90 Prozent der Betroffenen unfruchtbar sind. Die Lebenserwartung ist normal.

Bei der *polyzystischen Nierenerkrankung* entwickeln sich Ansammlungen von Zysten hauptsächlich in den Nieren, was dazu führt, dass sich die Nieren vergrößern und langfristige ihre Funktion verlieren.

In Bezug auf die Lebenserwartung sind zwei Formen zu unterscheiden. Bei der autosomal-rezessiv vererbbaren Erkrankung ist sie nur kurz, Menschen mit autosomal-dominante Formen haben eine recht hohe Lebenserwartung bis sich je nach Wachstum der Zysten eine chronische Niereninsuffizienz einstellt, die eine Dialyse oder Transplantation erfordert.

Bei der *Mukoviszidose* handelt es sich um eine Funktionsstörung von Drüsen, die unter anderem die vermehrte Produktion von zähem Schleim in der Lunge oder anderen inneren Organen bewirken. Die Betroffenen haben häufig Atemnot und trockenen Husten. Auch Atemwegsinfektionen sind sehr häufig, es treten Funktionsstörungen der betroffenen inneren Organen auf. Die Lebenserwartung ist noch immer verringert, aber in den letzten Jahren stark gestiegen und liegt derzeit bei fast 60 Jahren.

Bei der *Neurofibromatose* entwickeln sich gutartige und bösartige Tumoren vor allem der Haut und des Nervensystems. Betroffene weisen häufig geistige Behinderungen auf, nicht selten finden sich auch gutartige Tumore am und im Herzen. Die Lebenserwartung ist infolge der Krebserkrankungen etwas eingeschränkt.

Die *Muskeldystrophie Duchenne* ist eine progrediente Erkrankung, die zu zunehmendem Muskelschwund führt. Ohne regelgerechte Behandlung kommt es durch Affektionen auf die Atem- und Herzmuskulatur meist schon im frühen Erwachsenenalter zum Tod.

Risikofaktoren für genetische Erkrankungen

Ein höheres Alter von Müttern (ab 35 Jahren) und Vätern ist ein Risikofaktor für das Auftreten von Fehlbildungen, die auf chromosomale Trisomien zurückzuführen sind. Man geht heute davon aus, dass das Risiko dafür bei einem elterlichen Gesamtalter von über 70 Jahren erhöht ist. Gleichwohl wird das Risiko noch häufig alleine über das Alter der Frau bestimmt.

Wie die folgende Abbildung zeigt, nimmt das Risiko für eine Erkrankung mit steigendem Alter zu, wobei das höchste Risiko beim Down-Syndrom (Trisomie 21) im Alter ab 40 Jahren besteht und bei Trisomie 18 und 13 ein deutlich geringeres Risiko gegeben ist. Entsprechend kommt die Durchführung diagnostischer Tests *allein aufgrund des Alters* vor allem für ältere Schwangere in Frage.

Zahl der Trisomien pro 10.000 Schwangerschaften nach Altersgruppen der Frau

	Trisomie 21	Trisomie 18	Trisomie 13
20-24	8	2	1
25-29	10	2	1
30-34	17	3	2
35-39	52	10	4
40 und älter	163	41	10

Bei den nicht chromosomal bedingten Fehlbildungen ist die Rolle des Alters weitgehend unklar. Bei den nicht seltenen Neuralrohrdefekten bestehen erhöhte Risiken bei einem Folsäuremangel oder auch einer Störung des Folsäurestoffwechsels vor und zu Beginn der Schwangerschaft. Auch die regelmäßige Einnahme bestimmter Medikamente (Folsäureantagonisten) oder Fieber in der Frühschwangerschaft, Schwangerschaftsdiabetes oder Adipositas der Mutter werden als Risikofaktoren betrachtet.

Diagnosemöglichkeiten genetischer Erkrankungen

Eine Reihe der genannten Krankheiten kann auf der Grundlage des medizinischen Fortschritts gerade auch in der genetischen Forschung in den letzten Jahren mittlerweile diagnostiziert werden. Dies ist im Rahmen der humangenetischen Beratung, der Pränataldiagnostik in der Schwangerschaft sowie dem Neugeborenenscreening nach der Geburt möglich.

Humangenetische Beratung

Eine humangenetische Beratung wird in der Regel **vor** einer geplanten Schwangerschaft vorgenommen und ist sinnvoll, wenn:

- Die Frau älter als 35 Jahre ist
- Vererbbare Krankheiten in der Familie vorliegen oder vermutet werden
- Bereits ein Kind mit genetisch bedingten Störungen geboren wurde
- Mehr als drei Fehlgeburten vorliegen
- Strahlenbelastungen oder die Verwendung teratogener Medikamente gegeben sind

Pränataldiagnostik in der Schwangerschaft

Im Rahmen der Schwangerschaftsvorsorge stehen heute folgende diagnostische Maßnahmen zur Verfügung:

- Drei Basis-Ultraschallscreeninguntersuchungen (9.-12.SSW, 19.-22. SSW, 29.-32. SSW)
- Gegebenenfalls eine erweiterte Basis-Ultraschalluntersuchung / das sogenannte 2b-Screening, auch Fein-Ultraschall (Organ-Ultraschall) genannt – in der Regel in der 19.-24. SSW bei auffälligen Befunden – oder zum Ausschluss auffälliger Befunde, je nach

Fragestellung auch früher oder aber auch später in der Schwangerschaft.
- Das Ersttrimesterscreening (10.-14. SSW) (als IGeL-Leistung)
- Der nichtinvasive Pränataltest (NIPT) mit fachgebundener genetischer Beratung der betreuenden Frauenärztin/des betreuenden Frauenarztes (in der Regel in der 10.-14. SSW, wobei es keine technische, rechtliche oder medizinische Begrenzung auch bei fortgeschrittener Schwangerschaft gibt)
- Bei Verdachtsfällen oder positiven Befunden aus vorausgegangenen Verfahren oder nach vorausgegangenen auffälligen Schwangerschaften oder elterlicher Diagnosen die sogenannten invasiven Verfahren mit anschließender Chromosomenanalyse wie die Chorionzottenbiopsie, die Amniozentese oder die Chordozentese. Hier wird mittels einer Punktion oder Gewebeentnahme kindliches Material gewonnen und untersucht.

Neugeborenenscreening

Besonders wichtig ist das Neugeborenenscreening unmittelbar **nach** der Geburt, das inzwischen 19 Krankheiten beinhaltet, die, wenn sie rechtzeitig erkannt und gut behandelt werden, die Gesundheit und Lebensqualität der Neugeborenen deutlich verbessern (siehe Kapitel 9.7). Im Mittelpunkt des vorliegenden Kapitels steht jedoch die Pränataldiagnostik in der Schwangerenvorsorge.

Verfahren der Pränataldiagnostik in der Schwangerenvorsorge

Drei Basisultraschalluntersuchungen

Hierbei handelt es sich um die Standarduntersuchungen in der Schwangerschaft, mit denen überprüft wird, ob sich das Ungeborene gut entwickelt, ob eine Mehrlingsschwangerschaft vorliegt und ob es Hinweise auf Entwicklungsstörungen gibt. In der ersten Ultraschalluntersuchung wird auch die Schwangerschaftswoche und der voraussichtliche Geburtstermin bestimmt. Beim zweiten und dritten Ultraschall wird die zeitgerechte Entwicklung des Kindes überprüft sowie Herzaktionen, Kindslage und Lage der Planzenta. Nach dem zweiten Basisultraschall kann eine erweiterte Untersuchung gewählt werden, das sogenannte 2b-Screening.

Alle Basisultraschalluntersuchungen werden im Rahmen der Mutterschaftsrichtlinien von den Krankenkassen bezahlt.

Erweiterter Ultraschall (2b-Screening)

Diese weiterführende Ultraschalluntersuchung wird in der 19. bis 22. Schwangerschaftswoche zum Ausschluss oder Nachweis von Auffälligkeiten von Ihrer Frauenärztin/Ihrem Frauenarzt durchgeführt. Sie kann Hinweise auf eine Erkrankung oder Entwicklungsstörung des Ungeborenen geben. Es können somit viele Störungen mit hoher Wahrscheinlichkeit ausgeschlossen werden. Den werdenden Eltern können so Sorgen und Ängste genommen werden. Werden Auffälligkeiten entdeckt, werden Sie zur sogenannten »Feindiagnostik« überwiesen.

Feindiagnostik (Fein-/Organultraschall)

Indikationen für die Durchführung dieser Untersuchung (in der Regel zwischen 20+0 und 22+6 SSW) sind nach den Mutterschaftsrichtlinien:

a. Auffällige Ultraschallbefunde bei der ersten oder zweiten Basisultraschalluntersuchung
b. Differenzierung und Prognoseeinschätzung fetaler Anomalien sowie Indikationsstellung zur invasiven Diagnostik
c. Gezielter Ausschluss beziehungsweise Nachweis einer fetalen Anomalie oder Entwicklungsstörung bei anamnestischem maternalen und fetalen Risiko
d. Alternative zur invasiven Diagnostik
e. Sonographische Führung bei invasiver Diagnostik (Chorionzottenbiopsie, Amniozentese) und Therapie

Diese Ultraschalluntersuchung darf nur von besonders spezialisierten Frauenärztinnen/ Frauenärzten durchgeführt werden. Beim Vorliegen von Verdachtsfällen werden die Kosten von den Krankenkassen bezahlt. Ohne medizinische Begründung handelt es sich um eine individuelle Gesundheitsleistung (IGeL), die selbst bezahlt werden muss.

Bei bestimmten Fragestellungen oder Auffälligkeiten werden auch zusätzliche Ultraschalluntersuchungen wie Doppler-Ultraschall oder 3D-Ultraschall durchgeführt.

Übersicht über pränataldiagnostische Verfahren nach Schwangerschaftswochen
Quelle: Eigene Darstellung

SSW	9	10	11	12	13	14	15	16	17	18	19	20	21	22	23	24	29	30	31	32
1. Basisultraschall		■	■	■	■															
2. Basisultraschall / 2b-Screening											■	■	■	■						
3. Basisultraschall																	■	■	■	■
Ersttrimesterscreening		■	■	■	■	■														
Nichtinvasiver Pränataltest		■	■	■	■	■	■	■	■											
Chorionzottenbiopsie			■	■	■	■	■	■	■											
Amniozentese							■	■	■	■	■									
Chordozentese								■	■	■										
Feindiagnostik												■	■	■						

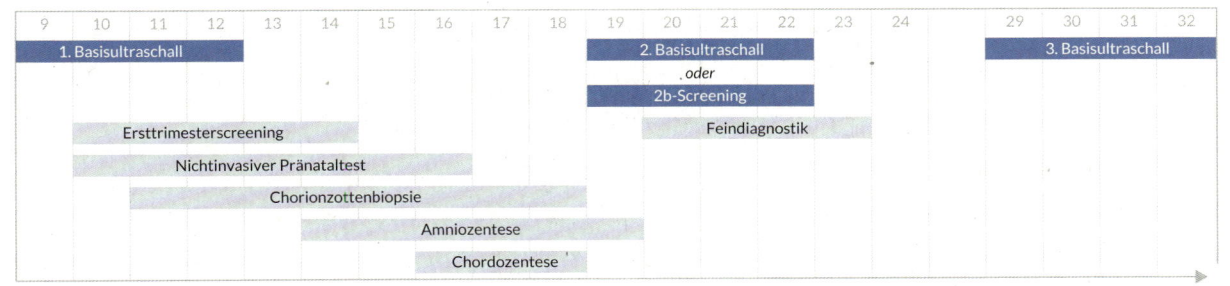

Ersttrimesterscreening (ETS)

Seit Mitte der 1990er Jahre ist bekannt, dass Feten mit Trisomien in der 12. bis 14. SSW eine vermehrte Flüssigkeitsansammlung im Bereich des Nackens aufweisen. Man kann diese Flüssigkeitsansammlung als »verdickte Nackentransparenz« (NT) im Ultraschall darstellen. Zusammen mit der Messung von zwei Eiweißstoffen aus dem Blut der Mutter (PAPP-A und freies ß-hCG) kann ein Risiko altersgruppenspezifisch eingeschätzt werden. Dabei werden etwa 90 Prozent der Feten insbesondere mit Trisomie 21 oder Trisomie 18 / 13 erkannt. Ergibt sich ein auffälliges Ergebnis, sind weitere Untersuchungen mit Chromosomenanalyse zum Nachweis erforderlich.

Durch Untersuchung weiterer spezieller Ultraschallbefunde des ungeborenen Kindes können mit dem kombinierten ETS heute mehr als 95 Prozent der Kinder mit Trisomie 21 erkannt werden. Auch für die Trisomien 18 und 13 ermöglicht das Ersttrimester-Screening Erkennungsraten von über 90 Prozent. Zudem kann die Untersuchung auch Hinweise auf andere, nicht-genetische Erkrankungen des ungeborenen Kindes geben, wie zum Beispiel Herzfehler.

Beim ETS handelt es sich jedoch keineswegs um eine definitive diagnostische Prozedur. Wie der Name bereits verdeutlicht, handelt es sich um ein Screeningverfahren, bei dem ein individuelles Risiko, also die Wahrscheinlichkeit für das Vorliegen einer kindlichen Chromosomenstörung ermittelt wird. Eine Chromosomenstörung kann dabei nicht definitiv diagnostiziert werden. Wie alle Screeningverfahren weist auch das ETS falsch positive Befunde auf, also Fälle mit einem erhöhten Risiko, ohne dass eine Chromosomenstörung zugrunde liegt. Die Rate an auffälligen Befunden beträgt beim ETS etwa fünf Prozent, also jede 20. Schwangere erhält ein Ergebnis mit einem erhöhten (auffälligen) Risiko für eine Trisomie 21.

Jedoch bestätigt sich der Verdacht bei den meisten dieser Schwangeren durch die anschließende Chromosomenanalyse nicht. Im Fall eines positiven (auffälligen) Ergebnisses wird durch eine Analyse des kindlichen Erbguts (Chromosomenanalyse) geklärt, ob die vermutete Chromosomenstörung tatsächlich vorliegt. Die Chromosomenanalyse erfolgt auf der Grundlage einer Fruchtwasserpunktion (Amniozentese) oder einer Gewebeentnahme aus dem Mutterkuchen (Chorionzottenbiopsie). Bei diesen Maßnahmen besteht ein geringes Risiko, dass durch die Punktion die Schwangerschaft in einer

Vergleich der Testeigenschaften zwischen ETS und NIPT für Trisomie 21
Quelle: smc media center fact sheet. Nicht-invasiver Pränataltest (NIPT) als Kassenleistung 29.06.2022

	ETS	NIPT
Anzahl Föten mit Trisomie 21	240	240
Durchgeführte Untersuchungen	100000	100000
Richtig Positiv	209	238
Falsch Positiv	4495	50
Falsch Negativ	31	2
Richtig Negativ	95265	99710
Bestätigung durch invasive Diagnostik	4704	288
Wahrscheinlichkeit, dass eine Schwangere mit positivem Testergebnis tatsächlich krank ist	87,1%	99,2%
Wahrscheinlichkeit, dass eine Schwangere mit negativem Testergebnis tatsächlich gesund ist	95,5%	99,9%
Testgenauigkeit	95,5%	99,9%

Fehlgeburt endet. Hinzuweisen ist aber nicht nur auf die falsch positiven Fälle im Screening. Das Screening weist auch falsch negative Ergebnisse auf, also bestehende Chromosomenstörungen werden nicht erkannt. Allerdings ist dies insgesamt recht selten der Fall. Ein ETS wird in der Regel nicht von den Krankenkassen bezahlt und kostet zwischen 150 und 250 Euro.

Nichtinvasiver Pränataltest (NIPT)

Der Ende 2011 eingeführte zellfreie DNA-Test auf kindliche Chromosomenstörungen aus dem mütterlichen Blut, der sogenannte nicht invasive Pränataltest (NIPT), ermöglicht eine erhebliche Verbesserung der Aussagekraft der pränatalen Risikoabschätzung für genetische Störungen. So konnte durch diesen Test einerseits die Erkennungsrate für die Trisomie 21 auf 99,2 Prozent gesteigert werden und gleichzeitig die Treffsicherheit stark verbessert werden. Denn für diese Testverfahren liegt die Falsch-Positivrate teilweise unter 0,1 Prozent, also nicht einmal jede 1.000. Schwangere erhält mit einem NIPT ein falsch-positives Testergebnis für Trisomie 21. Die Testgenauigkeit des NIPT ist damit deutlich besser als beim ETS (siehe die Tabelle auf Seite 127), die Sensitivität bei der Trisomie 21 beträgt 99,1 Prozent, die Spezifität 99,95 Prozent. Bei den beiden anderen Trisomien ist die Testgenauigkeit geringer.

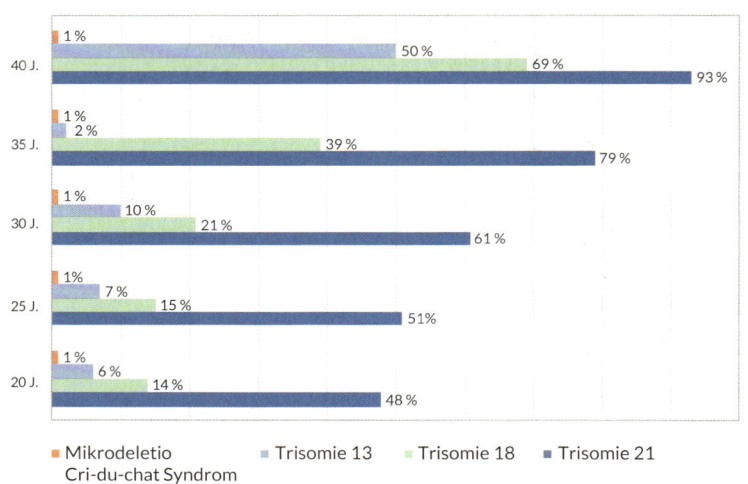

Allerdings wird die Genauigkeit durch verschiedene Faktoren beeinflusst:

- Schwangerschaftswoche
- Übergewicht, erhöhter Body-Mass-Index
- Trisomie der Mutter
- Zwillingsschwangerschaft
- Rauchen
- Künstliche Befruchtung
- Alter der Schwangeren

Ein positives Ergebnis muss aber auch weiterhin durch eine diagnostische Punktion und anschließende Chromosomenanalyse abgeklärt werden. Der Anteil der Testversager auch nach wiederholter Untersuchung wird in Studien mit 0,5 bis 6,4 Prozent angegeben. Bei hohem Körpergewicht bis zu zehn Prozent.

Mit den Tests können derzeit folgende Chromosomenstörungen erkannt werden:

- Trisomie 21, 18 und 13
- Monosomie X (X0) / Ullrich-Turner-Syndrom
- Triple X-Syndrom (XXX)
- Klinefelter-Syndrom (XXY)
- Diplo Y-Syndrom/Jacobs-Syndrom (XYY)
- Mikrodeletionen (Chromosomenstückverluste), beispielsweise Angelman-Syndrom

Der Test kann ab Beginn der 10. Schwangerschaftswoche durchgeführt werden. Die wissenschaftlichen Fachgesellschaften empfehlen, den NIPT mit einem frühen Ultraschall zu kombinieren, da viele mögliche Entwicklungsstörungen und Fehlbildungen sich auch im Ultraschall zeigen. Allerdings ist zu beachten, dass jeweils nur Aussagen über die untersuchten Chromosomen getroffen werden können. Weitere Aussagen über die körperliche Entwicklung oder den Zustand des Kindes sind dadurch nicht möglich. Insgesamt liefert der NIPT im Vergleich zum ETS infolge der besseren Testeigenschaften deutlich weniger falsch positive Fälle, womit sich die Notwendigkeit der invasiven Diagnostik – je nach Häufigkeit der Inanspruchnahme der NIPT – verringern kann.

Mit dem NIPT hat sich die Testgenauigkeit gegenüber dem ETS also erheblich verbessert.

Positiv prädiktive Werte für Trisomien und das Cri-du-chat-Syndrom in Abhängigkeit vom mütterlichen Alter
(Anteil der Schwangeren mit positivem Testergebnis, bei denen die gesuchte Krankheit auch tatsächlich vorliegt)
Quelle: Zerres, K. et al. 2022

Alter	Mikrodeletio Cri-du-chat Syndrom	Trisomie 13	Trisomie 18	Trisomie 21
40 J.	1 %	50 %	69 %	93 %
35 J.	1 %	2 %	39 %	79 %
30 J.	1 %	10 %	21 %	61 %
25 J.	1 %	7 %	15 %	51 %
20 J.	1 %	6 %	14 %	48 %

Die Wahrscheinlichkeit, dass eine Schwangere mit negativem (unauffälligem) Testergebnis tatsächlich ein Kind ohne die getesteten Eigenschaften bekommt, liegt bei etwa 99,9 Prozent.

Die Wahrscheinlichkeit, dass ein Kind mit positivem (auffälligem) Testergebnis tatsächlich krank ist, ist abhängig vom mütterlichen Alter und liegt nur bei 40-jährigen Schwangeren bei mehr als 90 Prozent (siehe Abbildung links).

Nach den Mutterschaftsrichtlinien übernehmen die gesetzlichen Krankenkassen die Kosten für einen NIPT auf Trisomie 13, 18 und 21 und führen dazu aus: »Dieser Test ist keine Routineuntersuchung. Die Kosten werden übernommen, wenn sich aus anderen Untersuchungen ein Hinweis auf eine Trisomie ergeben hat oder wenn eine Frau gemeinsam mit ihrer Ärztin oder ihrem Arzt zu der Überzeugung kommt, dass der Test in ihrer persönlichen Situation notwendig ist.« Sie sollten die für Sie und Ihren Partner infrage kommende Teststrategie eingehend mit Ihrer Frauenärztin/Ihrem Frauenarzt besprechen. Er hält auch für diese Untersuchung ein spezielles Aufklärungsblatt bereit.

Invasive Untersuchungen (Amniozentese/ Chorionzottenbiopsie/ Chordozentese)

Im Fall eines positiven (auffälligen) Ergebnisses wird in der Regel durch eine Analyse des kindlichen Erbguts (Chromosomenanalyse) geklärt, ob die vermutete Chromosomenstörung tatsächlich vorliegt. Dies kann nur dann unterbleiben, wenn Sie Ihr Kind in jedem Fall austragen wollen. Für die Chromosomenanalyse werden über eine Fruchtwasserpunktion (Amniozentese) oder eine Gewebeentnahme aus dem Mutterkuchen (Chorionzottenbiopsie) kindliche Zellen gewonnen. Bei dieser Prozedur beträgt das Risiko, dass durch die Punktion die Schwangerschaft unterbrochen wird, etwa 0,1 beziehungsweise 0,2 Prozent. Bei bestimmten Fragestellungen wird auch eine Chordozentese durchgeführt, bei der aus der Nabelschnur kindliches Blut zur Untersuchung entnommen wird.

> **Info**
> Vorgeburtlicher Bluttest auf Trisomien (NIPT) – Chancen und Grenzen im Vorfeld überdenken
>
> »Im Zuge dieser genetischen Untersuchung gibt es eine ganze Reihe von Fragestellungen, die durchaus erhebliche Konflikte auslösen können. Frauenärztinnen und Frauenärzte klären daher vorab ausführlich über die Chancen und Risiken der Untersuchung auf und erläutern ebenso mögliche Konsequenzen, die sich aus einer Entscheidung für den Test ergeben können. Für eine ausgewogene Aufklärung wurde eigens auch eine Versicherteninformation entwickelt. ›Unsere Aufgabe ist es, unseren schwangeren Patientinnen neutral und ergebnisoffen bei der Aufklärung zur Seite zu stehen und auch im Weiteren für sie da zu sein. Die Schwangerenbetreuung ist das Herzstück unserer frauenärztlichen Arbeit. Sie wird trotz oder grade wegen des medizinischen Fortschritts nicht weniger anspruchsvoll‹, erklärt Dr. Jochen Frenzel vom Vorstand des Berufsverbandes der Frauenärzte e.V. (BVF).
>
> Die negative Aussagekraft des NIPT ist sehr gut. Ergibt der Test keine Auffälligkeiten, macht dies das Vorliegen einer Trisomie 13, 18 oder 21 sehr unwahrscheinlich. Bei einem positiven Test bedeutet es wiederum nicht immer, dass tatsächlich eine genetische Störung vorliegt. In der Regel werden weitere Untersuchungen wie eine Fruchtwasserentnahme durchgeführt, um eine Trisomie sicher bestätigen oder ausschließen zu können. ›Für Schwangere ist es wichtig zu verstehen, dass der Test keinen Ersatz, sondern eine zusätzliche Möglichkeit zu anderen Verfahren der pränatalen Diagnostik darstellt. Insgesamt verursachen Chromosomenstörungen etwa 10 Prozent aller Fehlbildungen, der NIPT soll die Wahrscheinlichkeit für eine kleine Auswahl davon abklären‹, erklärt Dr. Frenzel. ›Mindestens genauso wichtig zu wissen ist neben der Tatsache, was der Test leisten kann, zu wissen, was er nicht vermag – auch, dass keine Möglichkeit der Heilung oder ursächlichen Behandlung von Trisomien besteht.‹ Der Test kann keine Fehlbildungen wie beispielsweise einen offenen Rücken, einen Bauchwanddefekt oder einen Herzfehler nachweisen, die um ein Vielfaches häufiger vorkommen als Trisomien. Solche Erkrankungen oder Fehlbildungen können im Rahmen anderer Untersuchungen abgeklärt werden (zum Beispiel durch einen qualifizierten Ultraschall)« (Quelle: Pressemitteilung des BVF vom 01.07.2022).

Inanspruchnahme der Vorsorgeuntersuchungen in der Schwangerschaft
Quelle: ITIQ: Bundesauswertung Geburtshilfe zum Erfassungsjahr 2020

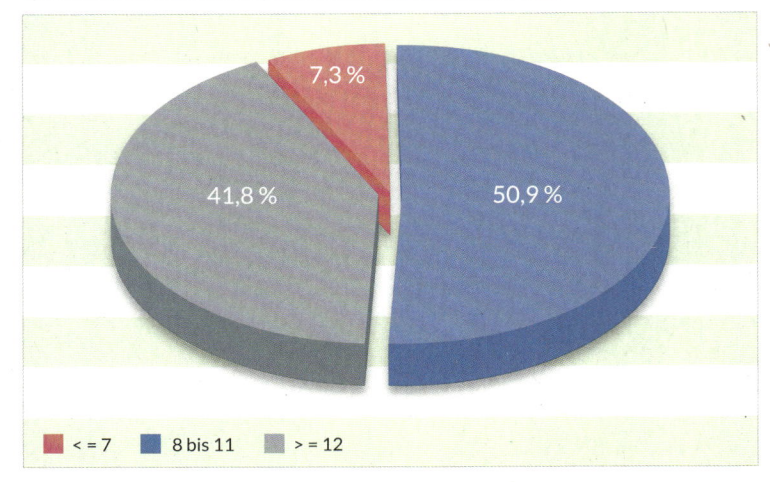

- <= 7: 7,3 %
- 8 bis 11: 50,9 %
- >= 12: 41,8 %

Inanspruchnahme von Ultraschalluntersuchungen in der Schwangerschaft
Quelle: BabyCare Wiederholungsbefragungen (n=5.722)

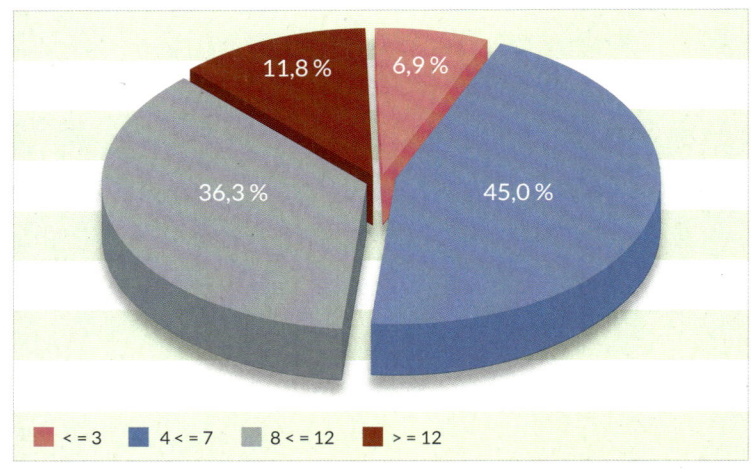

- <= 3: 6,9 %
- 4 <= 7: 45,0 %
- 8 <= 12: 36,3 %
- >= 12: 11,8 %

Durchführung von Maßnahmen der Pränataldiagnostik von 2013 bis 2020
Quelle: BabyCare-Wiederholungsbefragungen (n=4.597)

Jahr	2013	2014	2017	2020
n=	1596	939	1205	857
Pränataldiagnostik Ja (%)	53,3 %	55,6 %	53,3 %	59,6 %
Pränataldiagnostik Ja (abs.)	850	522	642	511
Ersttrimesterscreening	79,3 %	83,9 %	84,0 %	74,7 %
Triple-Test (Quadruple-Test)	21,1 %	14,8 %	8,7 %	7,9 %
NIPT	0,0 %	7,3 %	17,9 %	30,3 %
Chromosomenanalyse	17,6 %	6,7 %	6,5 %	5,6 %
Feindiagnostik	16,4 %	12,1 %	8,7 %	6,7 %
Sonstige	1,5 %	1,0 %	1,2 %	4,5 %
Summe der Nennungen	135,9 %	125,8 %	127,0 %	129,7 %

Inanspruchnahme der Schwangerenvorsorgeuntersuchungen und pränataldiagnostischer Verfahren

Die *Schwangerenvorsorge* wird in Deutschland von der ganz großen Mehrzahl der werdenden Mütter regelmäßig genutzt. Eine Auswertung der Mutterpassdaten ergibt, dass nur 7 Prozent der Schwangeren weniger als 8 Vorsorgeuntersuchungen nutzen, 42 Prozent aber 12 und mehr, weshalb man oft auch von einer Überversorgung spricht (siehe Abbildung links).

Ganz ähnlich sieht es bei der Durchführung von *Ultraschalluntersuchungen* in der Schwangerschaft aus. Da die Inanspruchnahme der Ultraschalluntersuchungen in den aktuellen Auswertungen der Mutterpassdaten nicht mehr publiziert ist, verwenden wir die Daten der BabyCare Wiederholungsbefragungen. Im Durchschnitt haben BabyCare-Teilnehmerinnen 8,2 Ultraschalluntersuchungen durchgeführt, am häufigsten werden 7 Ultraschalluntersuchungen durchgeführt (Median). Nur sieben Prozent der Teilnehmerinnen geben bis zu drei durchgeführte Untersuchungen an, während zwölf Prozent 13 und mehr Untersuchungen angeben (siehe nebenstehende Abbildung).

Über die Inanspruchnahme von Maßnahmen der Pränataldiagnostik gibt es keine Daten in den Auswertungen des Mutterpasses und auch nicht in Datensätzen der Krankenkassen. Die Wiederholungsbefragungen bei BabyCare Teilnehmerinnen zeigen, dass in den Erhebungsjahren im Durchschnitt 57 Prozent der Teilnehmerinnen Maßnahmen der Pränataldiagnostik in Anspruch genommen haben, wobei sich im zeitlichen Verlauf erhebliche Veränderungen in Bezug auf die Art der genannten Verfahren ergeben (siehe nebenstehende Abbildung). So nehmen die nichtinvasiven Pränataltests (NIPT) von sieben Prozent im Jahr 2014 auf 30 Prozent im Jahr 2020 zu, während das Ersttrimesterscreening von 84 Prozent auf 75 Prozent sinkt und die älteren Tests (Triple-Test) von 21 Prozent auf acht Prozent sinken. Festzustellen ist bei diesen Trends auch ein Rückgang der Fälle mit Chromosomenanalyse und Feindiagnostik, was auf die besseren Testeigenschaften des NIPT zurückzuführen ist. Mit der Zulassung

Schwangere mit über- und unterdurchschnittlicher Häufigkeit der Durchführung von Maßnahmen der Pränataldiagnostik
Quelle: BabyCare-Wiederholungsbefragungen (n=4.597)

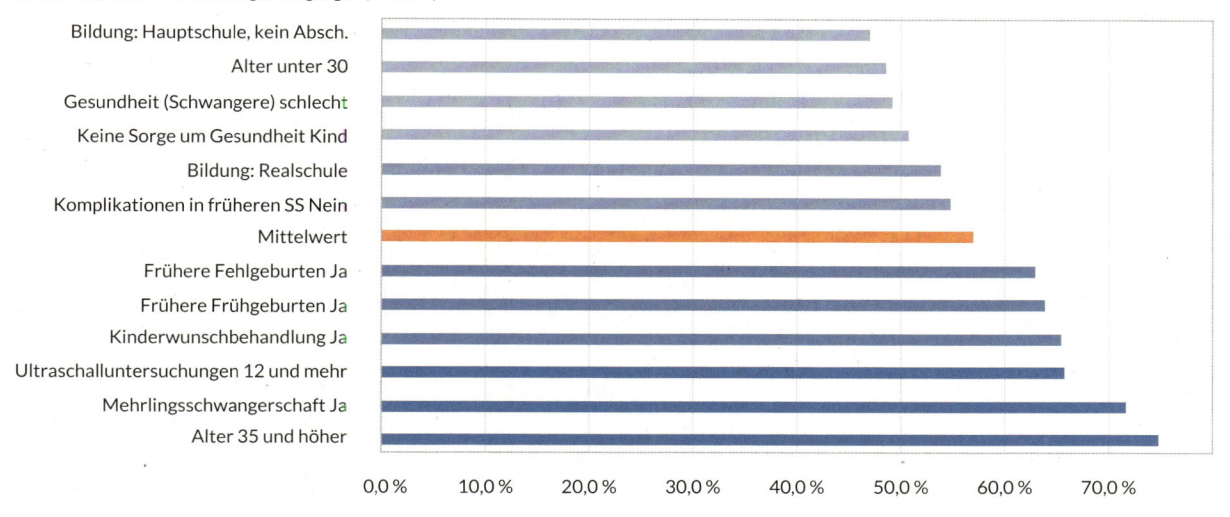

Bildung: Hauptschule, kein Absch.	~47%
Alter unter 30	~49%
Gesundheit (Schwangere) schlecht	~50%
Keine Sorge um Gesundheit Kind	~51%
Bildung: Realschule	~54%
Komplikationen in früheren SS Nein	~55%
Mittelwert	~57%
Frühere Fehlgeburten Ja	~63%
Frühere Frühgeburten Ja	~64%
Kinderwunschbehandlung Ja	~65%
Ultraschalluntersuchungen 12 und mehr	~66%
Mehrlingsschwangerschaft Ja	~72%
Alter 35 und höher	~75%

des nichtinvasiven Pränataltests als Kassenleistung durch den Gemeinsamen Bundesausschuss seit 2022 ist mit einer weiteren Zunahme dieser Tests zu rechnen.

Werfen wir abschließend noch einen Blick auf die Frage, welche Schwangerengruppen die Maßnahmen de Pränataldiagnostik über- und unterdurchschnittlich nutzen (Abbildung oben). Mit 75 Prozent nutzen Schwangere im Alter ab 35 Jahren die Maßnahmen am häufigsten. Dies ist plausibel, da diese für diese Altersgruppe auch eher empfohlen werden und auch bisher von den Krankenkassen bezahlt wurden. Gleichwohl nutzt ein Viertel der Schwangeren in dieser Altersgruppe die Maßnahmen nicht.

Schwangere mit erhöhten Komplikationen im Verlauf der Schwangerschaft infolge einer Mehrlingsschwangerschaft sind mit 72 Prozent die zweithöchste Nutzergruppe. Auch Schwangere, die überdurchschnittlich häufig Ultraschalluntersuchungen haben durchführen lassen, nutzen auch andere Maßnahmen der Pränataldiagnostik überdurchschnittlich. Dies gilt auch für Frauen mit Komplikationen in vorausgegangenen Schwangerschaften oder einer vorausgegangenen Kinderwunschbehandlung sowie für Frauen, die sich Sorgen um die Gesundheit des Kindes machen. Die Maßnahmen der Pränataldiagnostik werden eher unterdurchschnittlich genutzt von Schwangeren ohne Komplikationen in vorausgegangenen Schwangerschaften, Schwangeren, die sich um die Gesundheit des Kindes weniger sorgen, Schwangere unter 30 Jahren sowie angehende Mütter mit mittleren oder einfachen Bildungsabschlüssen, wobei sich hier auch ein Einkommenseffekt verbergen kann, denn die Maßnahmen sind als IGeL-Leistungen zum Teil recht teuer.

> **❶ Empfehlung**
>
> Wenn Schwangere und ihre Partner die genannten Untersuchungen in Erwägung ziehen, sollten sie sich bei den betreuenden Frauenärzten, Schwangerschaftsberatungsstellen oder Fachärztinnen/Fachärzten für Humangenetik eingehend über Nutzen und Risiko der Untersuchungen informieren. Sie müssen sich dabei auch mit den möglichen Folgen auseinandersetzen, falls das Risiko bestätigt wird.
>
> Um es noch klarer zu sagen: Sie und Ihr Partner müssen zusammen mit Ihrer Frauenärztin/ Ihrem Frauenarzt eine Entscheidung treffen. Entweder Sie verzichten auf diese Untersuchungen und nehmen die Geburt eines möglicherweise kranken oder behinderten Kindes in Kauf. Oder Sie lassen derartige Untersuchungen vornehmen und müssen sich bei einem auffälligen (positiven) Befund mit der Frage auseinandersetzen, ob Sie das Kind austragen wollen.

8.16 Parodontitis

Früher hieß es im Volksmund, dass jede Schwangerschaft die Frau einen Zahn kostet. Dies dürfte heute bei regelmäßigem Zähneputzen, guter Mundhygiene, ausgewogener Ernährung und zweimal jährlichen Zahnarztbesuchen nicht mehr so sein. Darüber hinaus soll die Frauenärztin/der Frauenarzt in der Schwangerschaft bedarfsgerecht über die Bedeutung der Mundgesundheit für Mutter und Kind aufklären. Das Thema Mundgesundheit gehört zum Beratungskomplex der Schwangeren in der Mutterschaftsvorsorge und die Beratung wird im Mutterpass vermerkt.

Verschiedene epidemiologische Untersuchungen vorwiegend aus den USA zeigen einen Zusammenhang zwischen der Parodontitis und einer erhöhten Frühgeburtenrate. Auch die BabyCare-Daten zeigen eine leicht erhöhte Frühgeburtenrate unter Schwangeren, die wegen einer Parodontitis in Behandlung waren. Auf der Grundlage einer Metaanalyse, also einer zusammenfassenden Bewertung verschiedener Studien, die untersuchten, ob eine Behandlung der Parodontitis die Rate der Frühgeburten tatsächlich verringert, ergab sich ein positiver Effekt, der allerdings noch statistisch zufällig war (Rosa, M. I. et al. 2012).

In welchem genauen Zusammenhang die schädlichen Bakterien im Mund (vor allem Mutans-Streptokokken) mit der Frühgeburt stehen, ist allerdings noch weitgehend ungeklärt. Gesichert ist aber, dass Infektionen in der Schwangerschaft und allgemein Entzündungsherde das Risiko von Fehl- und Frühgeburten erhöhen. Dies gilt auch für Vaginalinfektionen.

> Angesichts dieser Befunde können wir Ihnen nur empfehlen, insbesondere vor, aber auch in der Schwangerschaft, Ihre Zähne und Ihr Zahnfleisch überprüfen und wenn nötig behandeln zu lassen. Eine gute und zahnärztlich begleitete Mundhygiene – wie die professionelle Zahnreinigung durch eine zahnmedizinische Prophylaxehelferin – kann gesundheitliche Probleme für Mutter und Kind verringern helfen.

8.17 Krankheit des Partners

Natürlich kann es auch riskant für Ihre Schwangerschaft werden, wenn nicht Sie krank werden, sondern jemand in Ihrer unmittelbaren Umgebung. Sprechen Sie mit Ihrer Frauenärztin/Ihrem Frauenarzt darüber, wenn Ihr Partner oder jemand in der Familie ernsthaft erkrankt.

Auch durch das Verhalten Ihres Partners können Risiken entstehen oder vermindert werden. Offensichtlich ist dies, wenn es um das Thema Rauchen und die sexuelle Treue geht.

> **❗ Empfehlung**
> Die Schwangerschaft ist eine gute Zeit, gesundheitliche Risiken, die beide betreffen (zum Beispiel das Rauchen), gemeinsam zu vermindern. Sprechen Sie mit Ihrem Partner darüber.

8.18 Zwillinge

Mehrlingsschwangerschaften sind selten: Auf ungefähr 85 Geburten kommt unter natürlichen Bedingungen eine Zwillingsschwangerschaft, auf 85x85 Geburten kommt eine Drillingsschwangerschaft und auf 85x85x85 Geburten eine Vierlingsschwangerschaft (HELLINsche Regel). Diese Regel gilt jedoch durch gezielte Hormonbehandlungen und assistierte Reproduktion (IVF) nicht mehr.

Nach Kinderwunschbehandlung kommt es viel häufiger zu Mehrlingsschwangerschaften. Fast jede fünfte Schwangerschaft nach Kinderwunschbehandlung ist heute in Deutschland eine Mehrlingsschwangerschaft.

Die Wahrscheinlichkeit, Mehrlinge zu bekommen, liegt bei natürlich eingetretenen Schwangerschaften knapp unter zwei Prozent. So gab es unter den etwa 795.000 Geburten im Jahr 2021 etwa 13.600 Mehrlingsschwangerschaften. Es werden pro Jahr etwa 27.000 Zwillinge und etwa 650 höhergradige Mehrlinge geboren. Von den etwa 27.000 Zwillingen sind ungefähr 33 Prozent eineiig und 66 Prozent sind zweieiige Zwillinge.

Zwilling ist nicht gleich Zwilling

Eineiige Zwillinge entstehen aus einer Eizelle, die durch ein Spermium befruchtet wird und sich bei der ersten Zellteilung im Verlauf der Embryonalentwicklung in zwei Embryonalanlagen teilt. Die Kinder haben also identische Erbanlagen, haben das gleiche Geschlecht und sie sehen sich sehr ähnlich.

Zweieiige Zwillinge entstehen aus zwei separaten Eizellen, die durch zwei verschiedene Spermien befruchtet werden. Sie sind genetisch unterschiedlich. Die Kinder können gleich- oder verschiedengeschlechtlich (im Verhältnis 1:1) sein und ähneln sich wie normale Geschwister. Infolge der mechanischen und der funktionellen Mehrbelastung kommt es bei Zwillings- und in noch stärkerem Maße bei höhergradigen Mehrlingsmüttern häufiger zu Schwangerschaftsbeschwerden. Des Weiteren ist das Risiko für bestimmte schwangerschaftsbedingte Erkrankungen wie die PE erhöht. Diese kann sich durch Bluthochdruck, Übelkeit, starke Ödeme (Wassereinlagerungen) oder Eiweißausscheidung im Urin äußern (siehe Kapitel 8.14).

Schwangerschaftsverlauf und Schwangerschaftsbetreuung

Bei Zwillingsschwangerschaften kommt es häufiger zu vorzeitigen Wehen und zur vorzeitigen Öffnung des Gebärmuttermundes. Es besteht dann die Gefahr einer Frühgeburt. Fast jede zweite Mehrlingsschwangerschaft endet vor Ablauf von 37 Schwangerschaftswochen als Frühgeburt.

Mehrlingsschwangerschaften werden deshalb besonders aufmerksam ärztlich begleitet. Bis zur 28. Schwangerschaftswoche sind 14-tägige Vorsorgetermine wichtig, danach wöchentliche. Nur so kann zum Beispiel eine vorzeitige Muttermundreifung rechtzeitig erkannt werden. Da Zwillinge gelegentlich unterschiedlich wachsen, sollten regelmäßige Ultraschalluntersuchungen durchgeführt werden, in der Regel alle zwei Wochen, in besonderen Fällen auch häufiger.

Da auch eine Mehrlingsgeburt etwas Besonderes ist, sollten Sie sich eine große Klinik für die Entbindung aussuchen, die Erfahrung mit

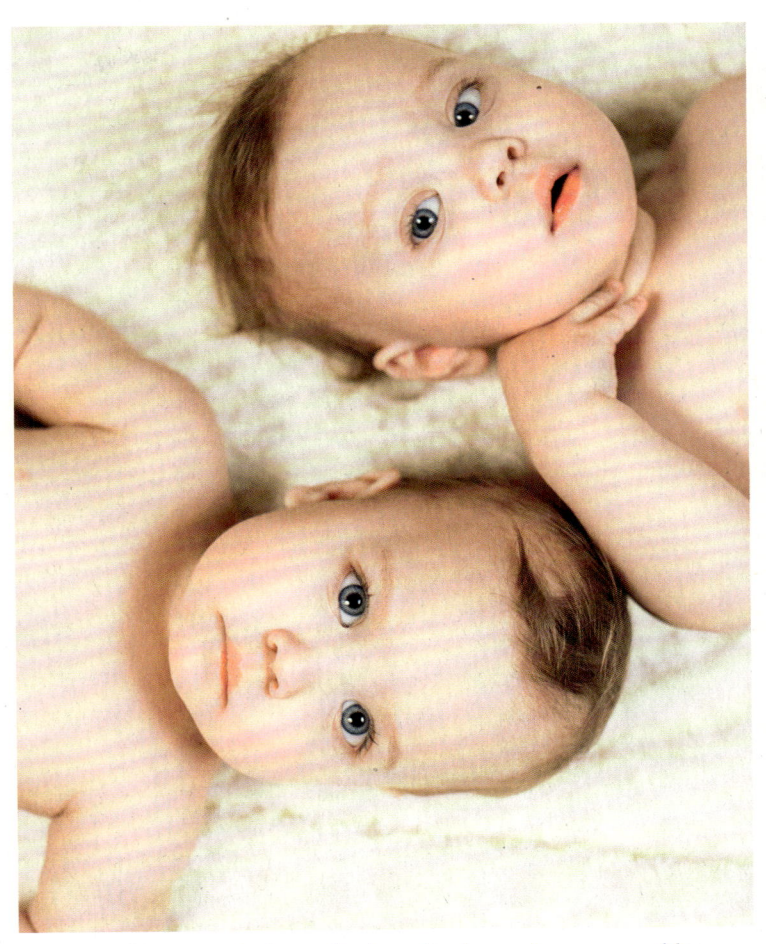

Zwillingsschwangerschaften erfordern eine besonders engmaschige ärztliche Überwachung

Mehrlingsgeburten hat (siehe Kapitel 9.3). Da Zwillinge und besonders Drillinge häufig früher zur Welt kommen, ist es auch wichtig, dass an die Entbindungsklinik eine spezialisierte Kinderklinik angeschlossen ist. Nur so ist eine optimale Versorgung von Mutter und Kindern möglich. Stellen Sie sich rechtzeitig in einer solchen Klinik (Perinatalzentrum) vor.

Besondere Probleme

Klinisch kann bei einer Zwillingsschwangerschaft die Frage, ob es sich um eineiige oder zweieiige Zwillinge handelt, nicht sicher bestimmt werden. Zunächst muss die Zwillingsdiagnose gestellt werden. Dies geschieht etwa in der sechsten bis achten Schwangerschaftswoche durch Ultraschall.

Für den Verlauf der Schwangerschaft und die Schwangerschaftsbetreuung macht es zunächst keinen Unterschied, ob Sie eineiige oder zweieiige Zwillinge bekommen. Allerdings unterscheiden sich Zwillings- und Mehrlingsschwangerschaften in Bezug auf mögliche Komplikationen beim Heranwachsen der Kinder dahingehend, ob sie sich eine Plazenta (Mutterkuchen) teilen müssen, also monochorial sind, oder jeweils über eine eigene Plazenta verfügen, also dichorial sind. Dies kann bis zur 12. bis 14. Schwangerschaftswoche recht sicher festgestellt werden, danach wird es viel schwieriger oder ist überhaupt nicht mehr möglich.

Wenn Sie wissen, dass Sie zweieiige Zwillinge bekommen, brauchen Sie sich über zusätzliche Risiken keine Sorgen zu machen. Alle zweieiigen Zwillinge haben einen eigenen Mutterkuchen, sind also dichorial sind. Bei eineiigen Zwillingen tritt es jedoch zu zwei Dritteln auf, dass die Kinder monochorial sind, sich also einen Mutterkuchen teilen müssen. Nur bei 33 Prozent wird ein eigener Mutterkuchen gebildet. 20 Prozent aller Zwillingsschwangerschaften sind somit monochorial. Bei diesen treten dadurch leider häufiger Komplikationen auf als bei den anderen Zwillingsschwangerschaften.

Die genannten erhöhten Komplikationen bei monochorialen Zwillingsschwangerschaften haben ihre Ursache darin, dass sich die Kinder einen Mutterkuchen teilen müssen. So kann:

- Der Anteil des Mutterkuchens ungleich aufgeteilt sein
- Eine Gefäßverbindung zwischen beiden Plazentateilen bestehen, die ungleich groß ist, so dass Blut vom Kreislauf des einen Kindes in den Kreislauf des anderen Kindes gepumpt wird
- Die Blutverteilung und damit die Versorgung mit Sauerstoff und Nährstoffen ungleich sein, so dass es zu einer Blutarmut (Anämie) eines Kindes führen kann, das andere Kind leidet unter zu viel Blut (Polyglobulie)
- Die Fruchtwassermenge ungleich verteilt sein, was häufig vorkommt

Kommt es durch die unterschiedliche Blutverteilung zu Problemen, wird dies als Zwillingstransfusionssyndrom bezeichnet, was bei etwa zehn Prozent der monochorialen Zwillingsschwangerschaften auftritt.

Diese Komplikationen können durch eine engmaschige Überwachung der Schwangerschaft durch Ultraschall rechtzeitig erkannt und in vielen Fällen gut behandelt werden. Werden solche Veränderungen nicht erkannt, kommt es gehäuft zum Verlust der Kinder.

Moderne Behandlungsverfahren in Perinatalzentren wie die wiederholten

Formen von Zwillingen
Quelle: www.destatis.de – eigene Darstellung

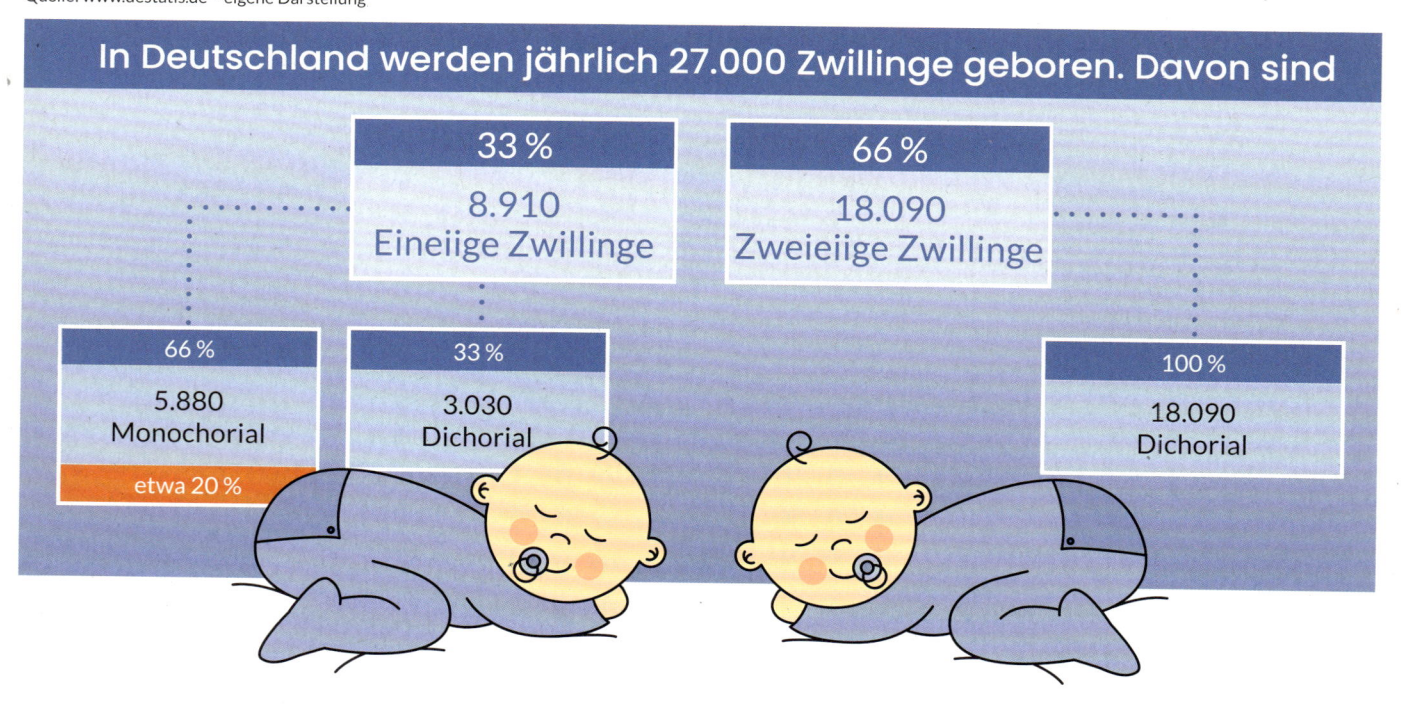

In Deutschland werden jährlich 27.000 Zwillinge geboren. Davon sind

	33 % 8.910 Eineiige Zwillinge	66 % 18.090 Zweieiige Zwillinge
66 % 5.880 Monochorial (etwa 20 %)	33 % 3.030 Dichorial	100 % 18.090 Dichorial

Fruchtwasserentlastungen oder auch die Durchtrennung der Gefäßverbindungen im Mutterkuchen zwischen den beiden Kindern mit Laser haben die Chancen für ein gesundes Überleben beider Kinder deutlich verbessert.

Entbindungsmodus
Die Entscheidung, ob bei einer Mehrlingsschwangerschaft eine vaginale Entbindung geplant werden kann oder ein Kaiserschnitt erfolgen muss, hängt vom Einzelfall ab und wird vorher genau mit der Schwangeren besprochen. Bei Drillingen oder Vierlingen wird man Ihnen fast immer zu einem Kaiserschnitt raten. Liegt bei Zwillingen das erste Kind in Schädellage (also mit dem Kopf nach unten), so können die Kinder ganz normal vaginal geboren werden. Die Schwangerschaft sollte mindestens 34 Wochen alt sein und die Kinder sollten mindestens auf je zwei Kilo geschätzt sein. Außerdem sollte das zweite Kind nicht wesentlich größer als das erste Kind sein. Liegt das erste Kind in Beckenendlage oder sind die Kinder noch sehr klein, so wird meistens ein Kaiserschnitt empfohlen.

Stillen
Prinzipiell können Mehrlinge sehr gut gestillt werden. Die Mehrzahl der Mehrlingsmütter kann die Mehrlinge voll stillen, auch wenn es anfangs nicht immer einfach ist. Bei Mehrlingen gelten beim Stillen im Grunde genommen die gleichen Regeln und Tricks wie bei Einlingen.

Durch zwei oder drei Babys wird ein doppelter oder dreifacher Saugreiz auf die Brustwarzen ausgeübt und dementsprechend auch mehr Milch produziert: Die Nachfrage regelt hier das Angebot. Legen Sie die Kinder häufig an. Nach der Geburt steht Ihnen zu Hause die Betreuung durch eine Hebamme zu.

> Bei Zwillingsgeburten ist es auf jeden Fall sinnvoll, über die gesetzlichen zehn Tage hinaus die Betreuung durch eine Hebamme in Anspruch zu nehmen. Sprechen Sie darüber mit Ihrer Hebamme und auch mit Ihrer Frauenärztin/Ihrem Frauenarzt. Die Krankenkasse übernimmt in aller Regel die Kosten. Suchen Sie sich rechtzeitig eine Hebamme, die möglichst auch in Ihrer Nähe wohnt!

8.19 Vorausgegangene Schwangerschaften mit Problemen

Frauen, die schon einmal schwanger waren und dabei medizinische Probleme hatten, leben natürlich in der großen Angst, es könnte auch beim nächsten Mal wieder »schief gehen«. Diese Angst ist verständlich, aber meist überschätzt.

Wenn Sie schon einmal ein Kind zu früh zur Welt gebracht haben, steigt die Wahrscheinlichkeit einer Frühgeburt von den statistischen sieben Prozent auf 15 Prozent. Aber Sie können die Zahlen auch von der anderen Seite betrachten: Zu 85 Prozent wird es bei der anstehenden Geburt zu keiner Frühgeburt kommen. Ein optimistischer Blickwinkel unterstützt eine gesunde Reaktion des Körpers. Versuchen Sie sich das selbst dann vor Augen zu halten, wenn Sie schon zwei Frühgeburten erleiden mussten und damit die Wahrscheinlichkeit einer dritten Frühgeburt auf 32 Prozent steigt. Auch dann haben Sie noch eine 68-prozentige Chance, dass es diesmal gut geht.

Je nach Ursache der vorangegangenen Frühgeburten könnten zur Vorbeugung weitere medizinische Maßnahmen, zum Beispiel zusätzliche diagnostische Maßnahmen (bei Infektionen) oder ein Früher Totaler Muttermundverschluss (FTMV) nötig sein. Genauere Informationen hierüber finden Sie auf: www.saling-institut.de. Auch bei Frauen, die bereits ein Kind durch eine Fehlgeburt verloren haben, steigt die Frühgeburtenrate auf etwa 15 Prozent an. Somit besteht aber auch hier eine 85-prozentige Chance, dass es diesmal gut geht. Seien Sie also guter Hoffnung!

8.20 Die Frühgeburt – Risiken und Möglichkeiten der Prävention

Die diagnostischen und therapeutischen Möglichkeiten haben sich auch in der Geburtshilfe in den letzten Jahren und Jahrzehnten rasant weiterentwickelt. Davon profitieren die werdenden Mütter und deren Neugeborene. Dies zeigt sich in den letzten Jahren auch am Rückgang der Frühgeburtenrate (siehe Abbildung unten rechts). Im Jahr 2021 hatten 7,1 Prozent der Schwangeren in Deutschland eine Frühgeburt und knapp acht Prozent der Neugeborenen waren Frühgeborene.

Insgesamt kommen in Deutschland damit jährlich mehr als 50.000 Kinder als Frühgeborene zur Welt. Eine Frühgeburt liegt vor, wenn die Geburt des Kindes vor dem Abschluss von 37 Schwangerschaftswochen erfolgt. 80 Prozent der Frühgeborenen kommen in den Schwangerschaftswochen 32 bis 36 zur Welt, 20 Prozent werden bereits zwischen 24 und 31 Schwangerschaftswochen geboren. Aber auch Kinder, die zwischen 32 bis 36 Schwangerschaftswochen geboren werden, sind Frühgeborene, denn für die richtige und gesunde Entwicklung des Kindes zählt jede Woche, ja jeder Tag. Deshalb tut das medizinische Personal in den Kliniken alles, was möglich ist, um eine vorzeitige Geburt zu verhindern. Dies gelingt leider nicht immer.

Bei schwerwiegenden Komplikationen vor oder unter der Geburt, die eine Gefahr für die Gesundheit von Mutter und/oder Kind darstellen, entscheiden sich die Ärztinnen/Ärzte nicht selten zur vorzeitigen Geburt durch Kaiserschnitt. Auch liegt die Frühgeburtenrate bei Mehrlingsschwangerschaften deutlich über 50 Prozent.

Frühgeborene kommen häufig mit gesundheitlichen Beeinträchtigungen zur Welt, die bei sehr früh Geborenen oft stark ausgeprägt sind. Dazu zählen geistige und körperliche Behinderungen, eine reduzierte Entwicklung und Sprachentwicklungsstörungen.

Manche Symptome entwickeln sich erst später, so Konzentrationsstörungen und Hyperaktivität. Viele Frühgeborene weisen ihr Leben lang eine deutlich höhere Krankheitshäufigkeit auf.

Es gibt Krankheiten und Gesundheitsstörungen, bei denen die Medizin aufgrund noch zu geringen Wissens über die Ursachen oder Behandlungsmöglichkeiten nicht viel unternehmen kann. In der Schwangerschaft gilt dies beispielsweise für die Fehlgeburten. Für Frühgeburten gilt dies aber gerade nicht.

Die Medizin verfügt über verschiedene Möglichkeiten, bei Komplikationen in der Schwangerschaft eine drohende Frühgeburt zu verhindern oder wenigstens aufzuschieben (sogenannte sekundäre Prävention). Da viele Risikofaktoren der Frühgeburt bekannt sind, gibt es die Möglichkeiten zur primären Prävention und Vorsorge. Sie nutzen mit BabyCare diese Möglichkeit der persönlichen Vorsorge. In den vorausgegangenen Kapiteln haben wir alle wissenschaftlich belegten Risikofaktoren der Frühgeburt beschrieben und Möglichkeiten aufgezeigt, diese zu verringern oder ganz zu vermeiden.

Anzeichen einer drohenden Frühgeburt

Eine Frühgeburt kündigt sich meist durch Warnsignale an. Sollten Sie eine der folgenden Warnsignale bemerken, dann suchen Sie bitte umgehend Ihre Frauenärztin/Ihren Frauenarzt auf, damit versucht werden kann, eine Frühgeburt zu verhindern. Wenn Sie dort niemanden erreichen, gehen Sie bitte direkt in eine Klinik mit geburtshilflicher Abteilung.

> **ⓘ Info**
>
> **EFCNI** european foundation for the care of newborn infants
>
> **European Foundation for the Care of Newborn Infants (EFCNI) für Ihr Baby**
>
> European Foundation for the Care of Newborn Infants (EFCNI) ist die erste europaweite Organisation zur Vertretung der Interessen von Früh- und Neugeborenen und deren Familien. Sie vereint Eltern und medizinische Fachleute, die gemeinsam die gesundheitlichen Bedingungen von Früh- und Neugeborenen verbessern wollen, indem sie sich für Präventions-, Behandlungs- und Unterstützungsmaßnahmen einsetzen. Nähere Informationen finden Sie unter: www.efcni.org.
>
> EFCNI entwickelt und veröffentlicht für alle Betroffenen leicht verständliche Broschüren und Informationsmaterialien zu den Themen gesunde Schwangerschaft, sowie Früh- und Neugeborenengesundheit in verschiedenen Sprachen.

Warnsignale einer drohenden Frühgeburt sind:

- Das wiederholte sich Verhärten des Unterbauches in kurzen Abständen
- Plötzliche Schmierblutungen
- Verstärkter, unangenehm riechender Ausfluss
- Ungewohnt häufiges Wasserlassen
- Starker Juckreiz oder Brennen in der Scheide
- Fieber
- Häufiger und starker Durchfall
- Vorzeitiger Blasensprung
- Vorzeitige Wehen

Vorzeitige Wehen können sich bemerkbar machen durch:

- Starke, menstruationsähnliche Bauchschmerzen
- Ein Ziehen in den Leistenbeugen oder im Rücken
- Das wiederholte sich Verhärten des Unterbauches in kurzen Abständen

Sofern eine drohende Frühgeburt bei Ihnen diagnostiziert wurde, werden Sie nach Möglichkeit in ein Perinatalzentrum oder eine Frauenklinik mit Frühgeborenenstation eingewiesen. Die weiteren Maßnahmen in der Klinik hängen dann davon ab, wie weit Ihre Schwangerschaft fortgeschritten ist.

Frauen, die vorzeitige Wehen nach 34 Schwangerschaftswochen erleiden, werden meist nicht mehr medikamentös behandelt, da der Reifezustand des ungeborenen Kindes fast dem eines reifen Kindes entspricht und keine größeren Risiken für Ihr Kind bestehen.

Befinden Sie sich noch (weit) unterhalb von 34 Schwangerschaftswochen und es bestehen keine akuten Risiken für Ihr Kind oder Sie, dann wird man versuchen, die Geburt so lange wie möglich mit nicht-medikamentösen oder medikamentösen Behandlungen hinauszuzögern.

Die erste Maßnahme zur Wehenhemmung ist körperliche Schonung, aber nicht unbedingt strenge Bettruhe. Die behandelnden Ärztinnen/Ärzte müssen entscheiden, ob Sie nach Hause entlassen werden können. Halten Sie dann aber die Empfehlungen zur Schonung unbedingt ein. In ausgewählten Notfallsituationen kann eine drohende Frühgeburt, die mit einer Muttermunderöffnung einhergeht, durch eine Cerclage (operative Gebärmutterhalsumschlingung) verhindert werden.

Können die vorzeitigen Wehen nicht gestoppt werden, müssen wehenhemmende Medikamente (Tokolytika) zum Einsatz kommen. Dies sind Medikamente, die zu einer Relaxation

Frühgeburtenrate und Anteil der Frühgeborenen in Deutschland von 2007 bis 2021

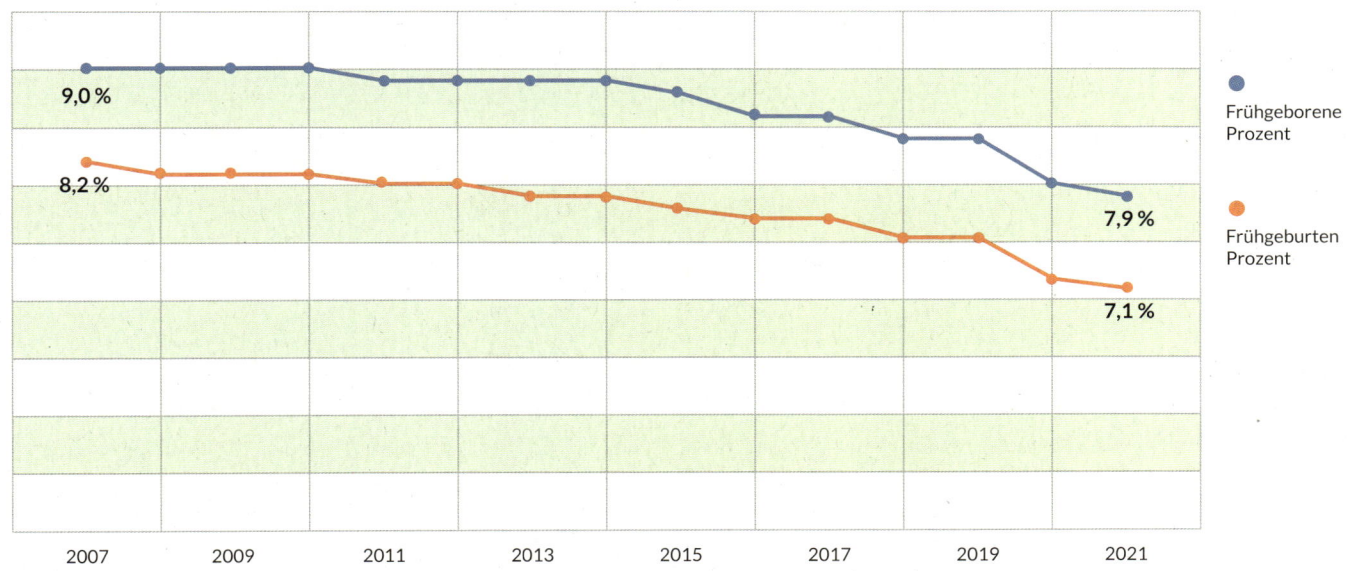

Quellen: BQS, AQUA, IQTIG – Frühgeburtenate ab 2017 berechnet aus Frühgeborenenrate

- Frühgeborene Prozent: 9,0 % (2007) → 7,9 % (2021)
- Frühgeburten Prozent: 8,2 % (2007) → 7,1 % (2021)

(Entspannung) der Uterusmuskulatur (Gebärmuttermuskulatur) führen, so dass die Wehen gestoppt werden und sich der Muttermund nicht weiter öffnet.

Ein Hauptrisiko eines Frühgeborenen ist die allgemeine Organunreife. Am kritischsten ist in diesem Fall die Unreife der Lungen. Für eine medikamentöse Lungenreifung (antenatale Steroidprophylaxe (ANS) – früher fetale Lungenreifung) für den Fetus benötigt man eine Verzögerung der Geburt um etwa 48 Stunden. Deshalb wird versucht, die Frühgeburt mittels Wehenhemmung so lange hinauszuzögern.

Als eine weitere erfolgreiche Maßnahme zur Verhinderung der Frühgeburt kommt zunehmend die Therapie mit Progesteron in Frage, wenn bei der Schwangeren eine vorausgegangene Frühgeburt, ein Spätabort oder eine sonografisch gemessene Verkürzung des Gebärmutterhalses zwischen der SSW 20 und 34 vorliegt. Bei einer Zervixlänge unter 20 mm ist in jedem Fall eine Progesteron-Therapie indiziert. Bei einer Zervixlänge zwischen 20 und 30 mm kann eine Therapie eingeleitet werden.

Bei vorausgegangener Frühgeburt oder einem vorausgegangenen Spätabort wird empfohlen, bereits ab Schwangerschaftswoche zwölf mit der Progesterontherapie zu beginnen und diese bis Schwangerschaftswoche 37 weiterzuführen. Bei einer Zervixverkürzung wird mit der Therapie bei Diagnosestellung begonnen und diese ebenfalls bis Schwangerschaftswoche 37 weitergeführt.

8.21 Die Fehl- oder Totgeburt – das traurige Ende einer Schwangerschaft

Unter einer Fehlgeburt versteht man den Verlust eines Ungeborenen vor 22 bis 24 Schwangerschaftswochen.

»Im rechtlichen Sinne ist eine Fehlgeburt keine Entbindung. Eine Fehlgeburt liegt vor, wenn sich außerhalb des Mutterleibs keine Lebensmerkmale gezeigt haben, das Gewicht weniger als 500 Gramm beträgt und die Geburt vor der 24. Schwangerschaftswoche erfolgt.

Eine Totgeburt liegt vor, wenn das Geburtsgewicht mindestens 500 Gramm beträgt oder die Geburt ab der 24. Schwangerschaftswoche erfolgt. Diese Säuglinge werden auch Sternenkinder genannt« (https://familienportal.de/).

Häufigkeit von Fehlgeburten

Etwa 20 Prozent aller diagnostizierten Schwangerschaften enden auf diese Weise. Viele Schwangere wissen von diesen Zahlen nichts.

Die Häufigkeit von Fehlgeburten ist aber noch viel höher, wenn man die Schwangeren mit berücksichtigt, bei denen sich der Embryo nicht bildet und die Schwangerschaft abgeht, bevor sie festgestellt wurde. Insgesamt wird die Häufigkeit von Fehlgeburten sogar auf bis zu 30-50 Prozent aller befruchteten Eizellen geschätzt.

Fehlgeburten treten meist in einem ganz frühen Stadium der Schwangerschaft auf. Im Zeitraum bis zur achten Schwangerschaftswoche ereignen sich 29 Prozent der Fehlgeburten, weitere 39 Prozent in der neunten und zehnten SSW. Ab der 13. Schwangerschaftswoche treten Fehlgeburten dann glücklicherweise nur noch selten auf (siehe Abbildung rechts).

Ursachen

Über die Ursachen, durch die es zu einer Fehlgeburt kommen kann, weiß man leider noch immer recht wenig. Mögliche medizinische Gründe können sein:

- Fehlbildung der Fruchtanlage, der Eihäute oder des Mutterkuchens
- Schwere Störungen der kindlichen Erbanlagen (Chromosomenanomalien)
- Blutgruppenunverträglichkeiten durch vorausgegangene Schwangerschaften
- Vorzeitige Öffnung des Muttermundes
- Angeborene oder erworbene Fehlbildungen der Gebärmutter oder ihre Lage
- Ernsthafte Erkrankung der Mutter
- Blutgerinnungsstörungen und Thromboseneigung (Faktor-V-Leiden)

Häufig bleibt die Ursache für eine Fehlgeburt leider unklar. Man nimmt aber an, dass es sich hierbei um eine »Selbsthilfemaßnahme der Natur« handelt. Sie verhindert, dass ein schwer krankes oder nicht lebensfähiges Kind heranreift. Dies kann dann auch ein letzter Trost sein, wenn es zu einer Fehlgeburt kommt.

Risikofaktoren der Fehlgeburt

Anders als bei Frühgeburten sind nur wenige Risikofaktoren der Fehlgeburt wissenschaftlich geklärt und gesichert, so dass vorbeugende Maßnahmen nur eingeschränkt bestehen.

In einer britischen Studie (Maconochie, N. et al. 2007) unter immerhin 6.600 Schwangeren (darunter 600 Schwangere mit Fehlgeburten) wurden folgende Verhaltensweisen ermittelt, die das Risiko einer Fehlgeburt deutlich verringern:

- Der tägliche Konsum von Obst und Gemüse vor der Schwangerschaft
- Der Konsum von zwei bis drei Stückchen Schokolade täglich

Dagegen war das Risiko für eine Fehlgeburt um bis zu 72 Prozent erhöht, wenn die Schwangere untergewichtig war und um 50 Prozent erhöht, wenn es bis zum Eintritt einer Schwangerschaft bei regelmäßigem Geschlechtsverkehr ohne Verhütung über ein Jahr und länger dauerte.

> Auch eine gute Vitaminversorgung ist zur Vermeidung von Fehlgeburten wichtig, ebenso wie möglichst wenig Stress. Achten Sie vor allem auch auf eine gute Versorgung mit Folsäure, Calcium und Magnesium.

Anzeichen einer Fehlgeburt
Folgende Befunde sind ein Alarmzeichen für eine mögliche Fehlgeburt:

- Leichte bis mäßige, schmerzlose Blutung
- Bräunlicher Ausfluss
- Wehenartige Krämpfe
- Austritt von Fruchtwasser

Suchen Sie bei diesen Symptomen sofort Ihre Frauenärztin/Ihren Frauenarzt auf.

Eintritt einer Fehlgeburt nach Schwangerschaftswochen
Quelle: Landesinstitut für Statistik Bozen, astainfo 2013

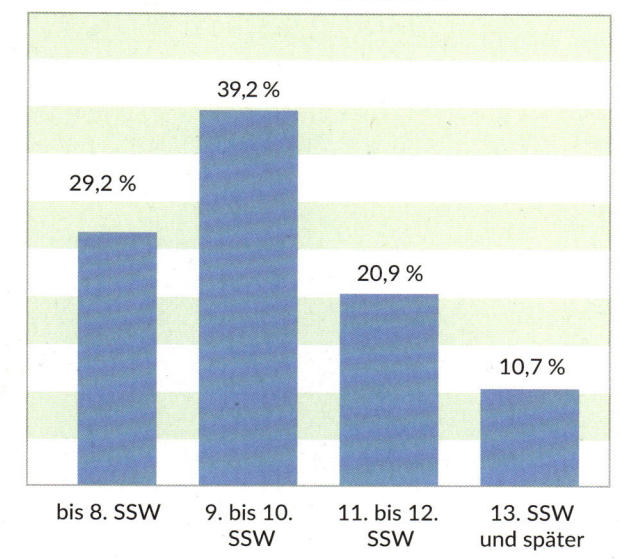

- bis 8. SSW: 29,2 %
- 9. bis 10. SSW: 39,2 %
- 11. bis 12. SSW: 20,9 %
- 13. SSW und später: 10,7 %

Behandlungsmöglichkeiten
Bei einer Fehlgeburt stehen nur sehr eingeschränkte Möglichkeiten zur Verfügung:

- Körperliche Schonung. Die oft vorgenommene strenge Bettruhe ist wissenschaftlich nicht gesichert und birgt gegebenenfalls zusätzliche gesundheitliche Risiken wie Thrombosen
- Möglichst keine Medikamente
- Eventuell Wehenhemmung bei drohenden Fehlgeburten jenseits der 16.-18. Schwangerschaftswoche

Wiederholungsrisiko
Frauen, die eine Fehlgeburt erlitten haben, erleiden zu etwa 25 Prozent eine weitere Fehlgeburt. Umgekehrt betrachtet, geht es aber bei 75 Prozent der neu eintretenden Schwangerschaften dann gut. Frauen, die zwei und mehr Fehlgeburten erlitten haben, haben ein Wiederholungsrisiko von bis zu 30 Prozent. Dies ist aber stark von den möglichen Ursachen der Fehlgeburt abhängig.

Bei etwa zwei Prozent der Frauen treten Fehlgeburten gehäuft auf. Man spricht hier von »**habituellen Aborten**«. Frauen, die zwei oder mehr Fehlgeburten erleiden mussten, wird dringend der Besuch einer sogenannten Abortsprechstunde empfohlen. Diese finden Sie an jeder größeren Frauenklinik in Ihrer Umgebung. Dies sollten Sie nutzen, wenn Sie betroffen sind.

Bewältigung der Fehlgeburt
Viele Frauen machen sich nach einer Fehlgeburt Vorwürfe, fühlen sich schuldig am Geschehenen. Dies ist unbegründet. Die Gründe für eine Fehlgeburt sind vielfältig und meistens kann man sie auch nicht verhindern, zumal oft nicht einmal bekannt ist, was zu der Fehlgeburt geführt hat.

Viele wissen zudem nicht, dass Sie auch nach einer Fehl- oder Totgeburt Anspruch auf Hebammenbetreuung und Hausbesuche haben. Die Hebammen leisten dabei in erster Linie seelische Unterstützung, helfen Ihnen aber auch gegebenenfalls beim Abstillen und vermitteln wie auch Frauenärztinnen/Frauenärzte Kontakte zu Trauer- und Selbsthilfegruppen. Auch für diese Betreuung übernimmt die Krankenkasse die Kosten.

Wichtig ist, dass Sie das Geschehene verarbeiten und sich damit auseinandersetzen, vor allem, bevor Sie eine erneute Schwangerschaft planen. In speziellen Online-Foren treffen sich Betroffene, die sich austauschen, trösten und Mut machen.

Zudem gibt es Organisationen, die den Eltern anbieten, Fotos des Sternenkindes nach der Geburt zu machen. Auch wenn dies im ersten Moment vielleicht merkwürdig klingt, hilft es vielen Betroffenen, eine bleibende Erinnerung zu schaffen. Außerdem gibt es viele errichtete Grabfelder und Gedenkstätten für Sternenkinder – Orte, zum Gedenken an die Kinder, die gestorben sind, bevor sie lebten.

> **❗ Empfehlung**
> Bereits vor der Schwangerschaft kann das Risiko einer Fehlgeburt deutlich verringert werden, indem man täglich Obst und Gemüse zu sich nimmt, Vitamine und Mineralstoffe (vor allem Eisen und Folsäure) einnimmt und täglich zwei bis drei Stückchen Schokolade isst.
>
> Das Risiko für eine Fehlgeburt ist um bis zu 72 Prozent erhöht, wenn Schwangere untergewichtig sind. Daher sollten Sie, wenn Sie einen BMI von unter 18,5 haben, versuchen, annähernd Normalgewicht zu erreichen.
>
> Aus physiologischer Sicht ist eine erneute Schwangerschaft bereits im ersten Zyklus nach der Fehlgeburt möglich. Wichtig ist, dass Sie und Ihr Partner die Fehlgeburt seelisch verarbeitet haben. Scheuen Sie sich nicht, in diesem Fall eine psychologische Betreuung in Anspruch zu nehmen. Hören Sie nicht täglich ängstlich in sich hinein.
>
> Unter www.dein-sternenkind.eu/# kann man ein professionelles Foto von seinem Sternenkind (das erste und letzte Foto) machen lassen.
>
> Selbsthilfegruppen finden Sie unter www.leben-ohne-dich.de/.
>
> Seit dem Jahr 2013 gibt es auch die Möglichkeit, die Geburt eines Sternenkindes beim Standesamt dauerhaft dokumentieren zu lassen. Sie geben damit Ihrem Kind offiziell eine Existenz. Dieser Eintrag ist auch nachträglich möglich. Sie brauchen eine Bescheinigung, auf der die Fehl- oder Totgeburt dokumentiert ist (zum Beispiel den Mutterpass) und Ihren Ausweis.

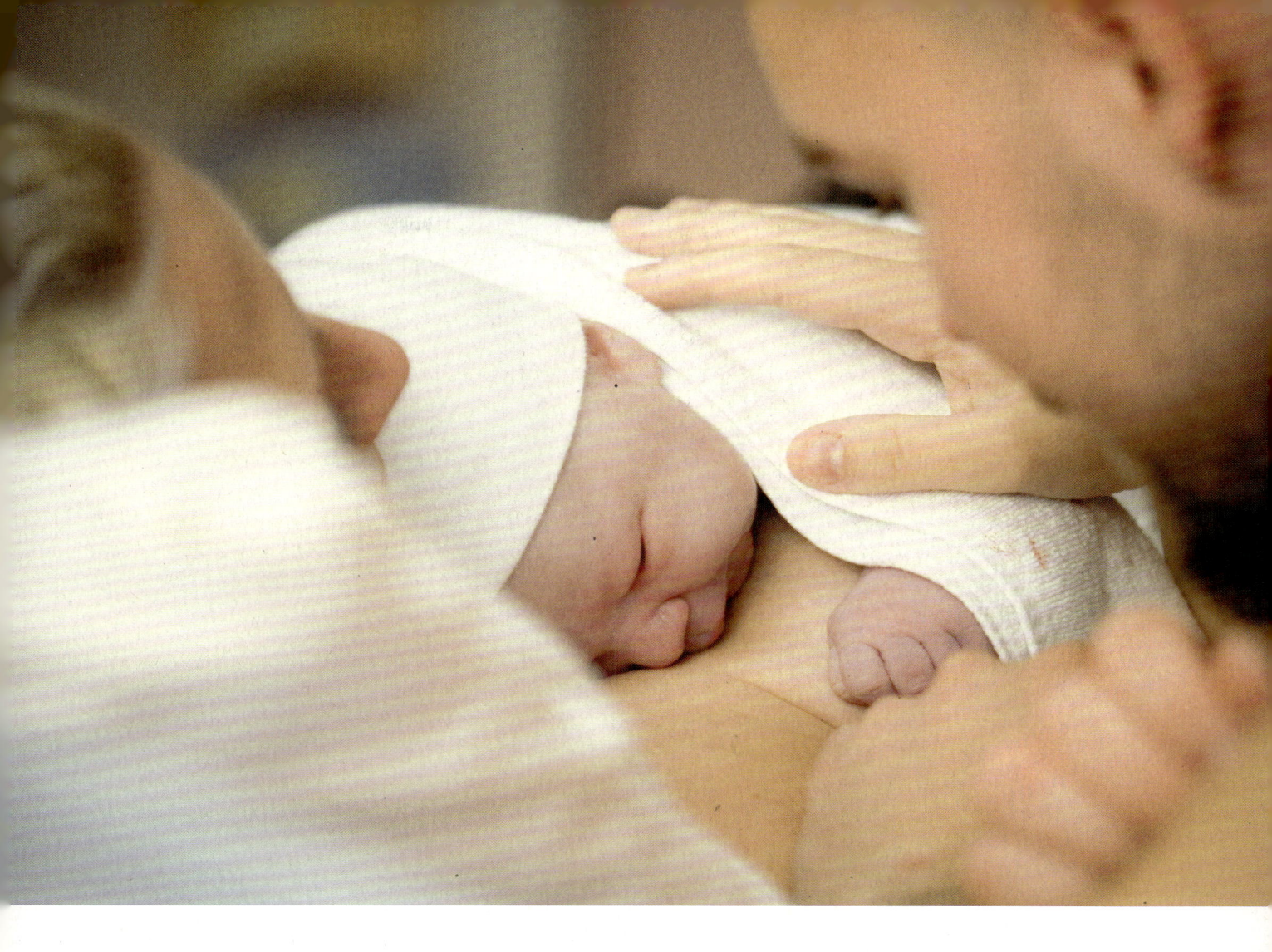

9 Die Geburt – was gibt es zu bedenken?

In wenigen Wochen wird Ihr Kind ans Licht der Welt drängen. Sicher machen Sie sich schon frühzeitig viele Gedanken, wie Sie sich auf dieses Ereignis vorbereiten können, um die Geburt selbst, was dann alles an Unbekanntem auf Sie zukommt. Auch die Frage, in welcher Klinik das Kind zur Welt kommen soll und für die Zeit danach müssen Vorkehrungen getroffen werden. Die meisten Frauen genießen diese Zeit der Überlegungen und Planungen, denn es macht Spaß, die »natürlichste Sache der Welt« gründlich vorzubereiten. Dazu gehören:

- Die persönliche und seelische Vorbereitung auf die Geburt
- Die Wahl des Geburtsorts (Klinik, Geburtshaus, zu Hause, ambulante Geburt)
- Die Wahl der Entbindungsklinik
- Die Vorbereitungen für das Baby, wenn es daheim ist
- Die Auswahl von Kinderärztin/Kinderarzt

9.1 Der Geburtsvorbereitungskurs

Natürlich fragen Sie Ihre Freundinnen oder auch Ihre Mutter danach, wie diese die Geburt erlebt haben. Wir empfehlen Ihnen den Besuch eines Geburtsvorbereitungskurses. In den meisten Kursen ist auch Ihr Partner willkommen. Sicher gibt es an Ihrem Wohnort viele solcher Angebote ganz unterschiedlicher Veranstalter, zum Beispiel in Frauenarztpraxen, bei Hebammen oder in Entbindungskliniken. Insbesondere seit der Corona-Pandemie gibt es auch diverse Onlineangebote, die aber einen persönlichen Kurs vor Ort, in dem Sie sich mit anderen Schwangeren austauschen, nicht wirklich ersetzen können.

Schwerpunkte und Ziele der Kurse sind:

- Information (Aufklärung über Abläufe in der Schwangerschaft und bei der Geburt)

ⓘ Info

In einem Geburtsvorbereitungskurs steht Ihnen die gesamte Erfahrung einer Hebamme zur Verfügung. Sie erfahren etwas über:

… die letzten Schwangerschaftswochen: wie Sie sich auf die Geburt und das Wochenbett vorbereiten können – dazu gehört auch die Dammvorbereitung und die Vorbereitung der Brust aufs Stillen; woran Sie erkennen können, wenn die Vor- und Senkwehen in die Geburtswehen übergehen, wann Sie auf jeden Fall in die Klinik oder das Geburtshaus fahren müssen.

… das ungeborene Kind: wie es in Ihrem Bauch liegt, wie Sie es bewusst ertasten und damit schon früh direkten Kontakt zu Ihrem Baby aufbauen können, was es wahrnehmen kann und worauf es reagiert – auch dass Sie mit Ihrem Kind sprechen und ihm Musik vorspielen können. Das Ungeborene kann Sie hören und mit Bewegungen darauf reagieren

… den normalen Verlauf einer Geburt: wie eine Geburt beginnen kann und womit Sie im Einzelnen rechnen müssen: zum Beispiel mit einem durchfallartigen Stuhlgang zu Wehenbeginn, mit der »Zeichnungsblutung«, dem Blasensprung, mit Übelkeit (dem sogenannten »Sechs-Zentimeter-Kotzen«); mit dem Motivationstief bei (fast) vollständig geöffnetem Muttermund; mit dem plötzlich folgenden Druck auf den Darm, wenn das Kind tiefer rutscht; und natürlich erfahren Sie, wie die Hebamme oder die Frauenärztinnen/Frauenärzte auch während der Geburt erkennen können, wie es dem Kind geht; was bei einer vaginalen Untersuchung festgestellt wird und vieles andere mehr.

… die Phasen einer Geburt: die Eröffnungsphase, der Übergang, die Austreibungsphase, der Austritt des Kindes, die Nachgeburt; viele wissenswerte und spannende Detailinformationen werden mit Abbildungen sowie mit einer Babypuppe und dem Beckenmodell anschaulich gemacht, damit Sie sich die physiologischen Vorgänge, die während einer Geburt passieren, besser vorstellen können.

… das, was bei den Schmerzen hilft: Massagen, Atemtechniken (zum Wehen veratmen), Entspannungsmethoden (zum Kraft schöpfen in den Wehenpausen), Körperhaltung, immer mal wieder verschiedene Positionen ausprobieren; in Partnerkursen lernen Sie, wie der Partner Sie dabei unterstützen kann; genauso geht es um krampflösende und andere Medikamente zur Schmerzbewältigung, Anästhesiemethoden und alternative Behandlungsmöglichkeiten wie beispielsweise Hypnobirthing oder Akupunktur.

… das, was anders sein kann: Frühgeburt oder Übertragung; sehr schnelle, überraschende oder sehr langsame, verzögerte Geburt; was zu tun ist, wenn das Kind die Wehen nicht (mehr) gut verkraftet, Steißlage des Kindes, Mehrlinge.

… das, was dann gegebenenfalls getan wird: Einleitung, Wehentropf, Dammschnitt, Saugglocke, Zange, primärer oder sekundärer Kaiserschnitt.

… die ersten beiden Stunden nach der Geburt: das Abnabeln und wie unterschiedlich Kinder reagieren; was mit dem neugeborenen Kind geschieht und warum (abtrocknen, mit warmen Tüchern zudecken, an die Brust legen, Erstuntersuchung, messen, wiegen, Vitamin-K-Prophylaxe, eventuell baden, anziehen).

… das Wochenbett: Damit Sie nicht zu denen gehören, die hinterher sagen: »Auf die Geburt waren wir ja gut vorbereitet, aber was danach kommt, hat uns keiner gesagt«, erfahren Sie im Kurs Wichtiges über die ersten Wochen mit dem Kind.

… das, was das Baby braucht: wie unterschiedlich Babys sein können, was normal ist: wie viel sie schreien, wie viel sie schlafen, wie oft stillen, wie oft wickeln, womit pflegen, wann baden, was anschaffen.

… das Stillen: es ist zwar ganz natürlich, aber dennoch eine Kunst, über die sich einiges zu wissen lohnt: darüber, wie sich die Büste drei bis vier Tage nach der Geburt plötzlich stark vergrößern, weil sie sich mit Milch füllen, was tun bei zu viel oder zu wenig Milch, natürliche Schwankungen und wie Sie mit sogenannte »Stillkrisen« umgehen können.

… und darüber, dass alle Vorbereitung ihre Grenzen hat und Sie sich trotz allem nur auf eins verlassen können: dass es garantiert anders wird, als Sie es sich vorgestellt haben.

- Kontakt zum Baby (Kontaktaufnahme zum ungeborenen Kind; Mütter und Väter sollen ganz bewusst das Baby im Bauch ertasten)
- Schwangerschaftsgymnastik (Lockerung des Körpers für die Geburt und Steigerung seiner Leistungsfähigkeit)
- Entspannungsübungen (gezielte Entspannung während der Wehenpausen)
- Atemtechniken (»Veratmen der Wehen während der Eröffnungsphase«)
- Geburtsvorbereitung mit dem Partner (Ihr Partner lernt, Sie zu massieren und Sie beim Atmen zu unterstützen)
- Vorbereitung auf das Leben mit dem Baby (was ein Baby braucht)

Es gibt verschiedene Arten von Geburtsvorbereitungskursen: für Paare, Kompaktkurse am Wochenende, Kurse für Frauen mit oder ohne Partner (hiermit ist die Person gemeint, die Sie während der Geburt begleitet; das kann auch eine Freundin sein), Online-Kurse und manchmal auch spezielle Kurse für Eltern, die bereits Kinder haben. In diesen wird auch die Situation der zukünftigen großen Brüder und Schwestern mit einbezogen.

Die Krankenkasse übernimmt 14 Stunden Geburtsvorbereitungskurs, aber nur einmal – entweder für den Kurs vor Ort oder für den Online-Kurs. Eine Einzelgeburtsvorbereitung ist nach ärztlicher Verordnung grundsätzlich auch möglich. Meist dauert ein Kurs vor Ort sieben Wochen (à zwei Stunden). Sie sollten ihn etwa in der 30. Schwangerschaftswoche beginnen, dann ist dieser drei Wochen vor dem errechneten Termin abgeschlossen. Allerdings sollten Sie sich bereits wesentlich früher anmelden.

Vielleicht steht die Hebamme des Geburtsvorbereitungskurses auch für die Schwangerschafts- und Wochenbettbetreuung zur Verfügung, dann haben Sie dies alles aus einer Hand. Schwangere, die einen Geburtsvorbereitungskurs besucht haben, erleben die Geburt in der Regel sehr viel gelassener als Frauen ohne Kursbesuch. Und auch ihre Partner haben es während der Geburt leichter. Sie wissen, wie sie die Gebärende unterstützen können und fühlen sich darum nicht so hilflos.

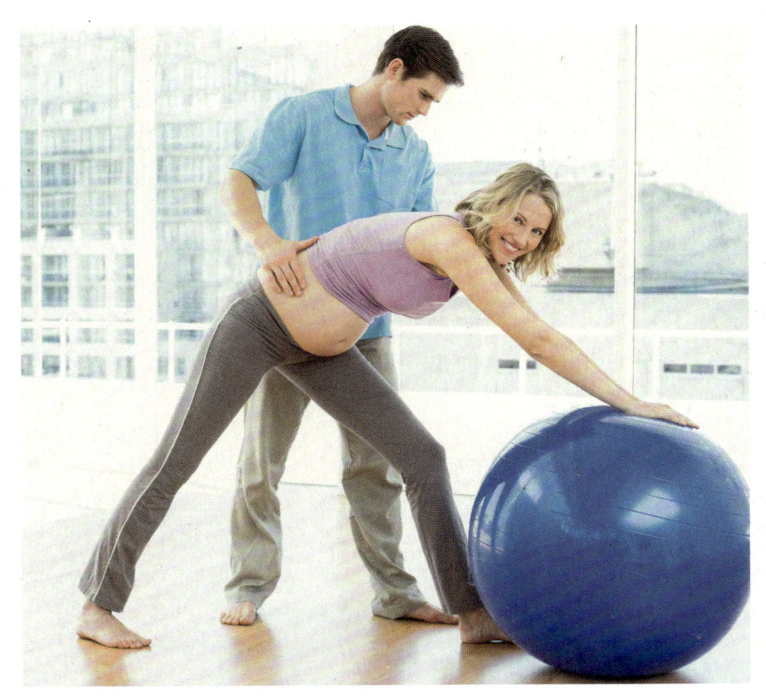

Lassen Sie sich von Ihrem Partner zur Geburtsvorbereitung und zur Schwangerschaftsgymnastik begleiten.

> Wenn Sie Ihr erstes Kind erwarten, empfiehlt es sich sehr, zusammen mit dem Partner rechtzeitig auch einen Säuglingspflegekurs zu besuchen. Das macht Sie sicherer im Umgang mit dem Neugeborenen.

9.2 Geburt in der Klinik, im Geburtshaus oder zu Hause?

Ihr Kind soll den bestmöglichen Start ins Leben haben. Nehmen Sie sich Zeit, eine eigene Antwort auf die Frage nach dem besten Geburtsort für Ihr Baby zu finden.

Nutzen Sie die Möglichkeit, sich aufgrund der Erfahrungsberichte anderer Frauen ein Bild zu machen. Sie können Informationsveranstaltungen der Geburtsorte besuchen, die Räumlichkeiten besichtigen und Ihre Fragen stellen. Vereinbaren Sie einen Termin mit einer Hebamme und wägen Sie die verschiedenen Möglichkeiten ab. Im Rahmen der Vorsorgeuntersuchungen werden Sie auch durch Ihre Frauenärztin/Ihren Frauenarzt zur Wahl Ihrer Entbindungsklinik beraten. Sie erhalten dort eine Überweisung zur Vorstellung, ärztlichen Untersuchung und Geburtsplanung.

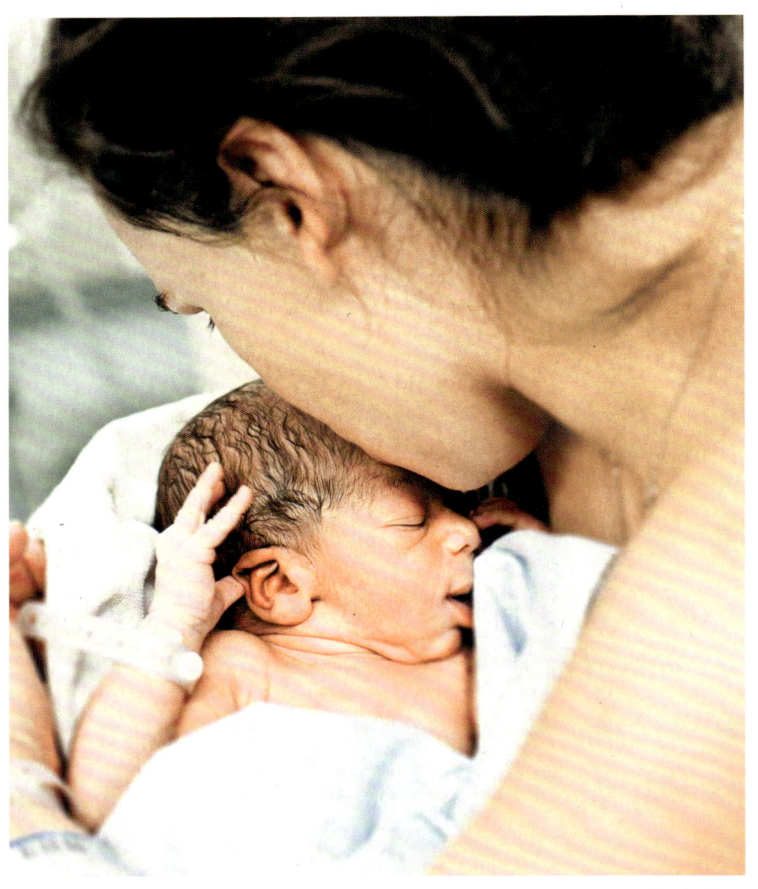

Hautkontakt direkt nach der Geburt ist wichtig für Mutter und Kind.

Sie haben für die Geburt prinzipiell die im Folgenden beschriebenen Möglichkeiten:

Klinische Geburt
Klinikgeburt: Geburt und das frühe Wochenbett im Krankenhaus
Ambulante Geburt: Geburt in der Klinik, Wochenbett zu Hause
Außerklinische Geburt
Geburtshaus: Geburt im Geburtshaus, Wochenbett zu Hause
Hausgeburt: Geburt und Wochenbett zu Hause

Etwa 98 Prozent der Frauen in Deutschland bringen ihre Kinder in einer Klinik zur Welt, einige wählen dabei die »ambulante Geburt« mit zügiger Entlassung aus der Klinik, wenn mit Mutter und Kind alles in Ordnung ist.

Nur wenige Frauen planen eine Geburt im Geburtshaus oder zu Hause. Wir besprechen hier kurz die Vor- und Nachteile der verschiedenen Möglichkeiten.

Geburt in einer Entbindungsklinik
In einer Entbindungsklinik werden Sie mit allen medizinisch-diagnostischen und therapeutischen Möglichkeiten versorgt. Bei großen Kliniken ist der Weg vom Entbindungsbereich zum Operationsbereich und zur neonatologischen Intensivstation kurz, der im Fall von Komplikationen oft von besonderer Bedeutung ist. Neben diesen Voraussetzungen bietet die Klinikentbindung folgende Vorteile:

- Durch die Expertise der Ärzte und Hebammen können die Anpassung vom intra- (im Mutterleib) zum extrauterinen (außerhalb des Mutterleibs) Leben des Kindes jederzeit sicher überprüft und Notsituationen für Mutter und Kind rechtzeitig erkannt und behandelt werden
- Bei Stillproblemen erfolgt die Beratung durch erfahrene Stillschwestern
- Falls weitere Untersuchungen bei der Mutter und beim Kind nötig sind, können diese meist vor Ort und zeitnah erfolgen
- Umfassende Versorgung nach oft langen Tagen der Anspannung und nach der Anstrengung der Geburt

Als Nachteil empfinden viele Frauen die empfundene »kalte Klinikatmosphäre«. In dieser Hinsicht haben aber viele Häuser dazugelernt und die Ausstattung und Lichtverhältnisse im Kreißsaal möglichst wenig technisch gestaltet, sodass eine Wohlfühlatmosphäre entsteht.

Denken Sie an die Vorbereitung einer Tasche für den Klinikaufenthalt, die Sie bereits längere Zeit vor dem Geburtstermin zusammenstellen sollten. Eine Checkliste, was alles in den Klinikkoffer gehört, finden Sie in der Rubrik Checkliste der BabyCare-App. Auch der Partner oder die Begleitperson sollte eine kleine Kliniktasche packen, bevor es losgeht. Hier einige Tipps, was für den Partner wichtig ist:

- Nicht zu warme, bequeme Kleidung
- Etwas zu Essen, Getränke und Kleingeld
- Bücher, Zeitschriften und Musik zur Entspannung
- Handy (in den Flugmodus schalten)
- Kamera – wenn das Baby da ist

In einigen Kliniken gibt es mittlerweile sogenannte Hebammenkreißsäle. Dort werden die Geburten – solange alles regelgerecht verläuft – von einer Hebamme geleitet und die Ärztinnen/Ärzte werden nur hinzugezogen, wenn dies medizinisch notwendig wird.

Ambulante Geburt
Eine ambulante Geburt ist eine Geburt im Kreißsaal mit dem Ziel einer Entlassung aus der Klinik nach frühestens zwei und möglichst innerhalb von vier Stunden nach der Geburt. Voraussetzungen dafür sind, dass:

- Es dem Kind und der Mutter nach der Geburt gut geht und es keine medizinischen Vorbehalte gibt (wie großer Blutverlust oder Fieber während der Geburt, Kind nicht gesund)
- Eine Hebamme, die tägliche Wochenbettbesuche durchführt (siehe Kapitel 10.1)
- Eine Kinderärztin/ein Kinderarzt für die Vorsorgeuntersuchung U2 zwischen dem dritten und zehnten Lebenstag eingeplant ist
- Die Durchführung des Neugeborenenscreenings auf angeborene Erkrankungen sichergestellt ist (vergleiche Kapitel 9.7)
- Familiäre Unterstützung durch andere Haushaltsmitglieder oder eine Haushaltshilfe gewährleistet ist. Letzte muss bei der Krankenkasse beantragt werden und wird nur bewilligt, wenn kein anderer Erwachsener im Haushalt lebt.

Die Risiken einer ambulanten Geburt bestehen darin, dass die medizinisch-ärztliche Versorgung zu Hause nicht rund um die Uhr vorhanden ist. Dadurch könnten eventuell auftretende medizinische Probleme möglicherweise verspätet erkannt werden. Allerdings werden Sie täglich von einer Hebamme besucht, die sich um Sie und Ihr Kind kümmert. Seien Sie zu Hause besonders aufmerksam und vergewissern Sie sich, dass folgende Punkte beachtet werden:

- Vitamin-K-Gabe zur Blutungsprophylaxe
- Durchführung des Neugeborenenscreenings auf angeborene Erkrankungen
- Prüfung des Stillverhaltens und der Gewichtsentwicklung durch Hebamme oder Kinderärztin/Kinderarzt
- Sofort ärztlichen Rat suchen bei einer zunehmenden Gelb- oder Blaufärbung der Haut Ihres Kindes, bei Störungen des Wasserlassens (trockene Windeln!) oder des Stuhlgangs, bei zunehmendem Spucken, bei Erbrechen und bei Fieber sowie bei starker Schläfrigkeit des Kindes
- Mutterschaftsnachsorgeuntersuchung innerhalb der ersten Woche nach der Entbindung bei der Frauenärztin/dem Frauenarzt

Außerklinische Geburt
Der Anteil der in Deutschland stattfindenden außerklinischen Geburten (meist in Geburtshäusern, manchmal auch zu Hause) hält sich seit Jahren konstant bei etwa zwei Prozent. Gegen eine Geburt außerhalb der Klinik spricht für eine gesunde Schwangere ohne Vorerkrankungen prinzipiell nichts, wenn alle spezifischen Risikofaktoren, die eine besondere medizinische Betreuung von Mutter und/oder Neugeborenem notwendig machen würden, sicher von Ihrer Frauenärztin/Ihrem Frauenarzt ausgeschlossen werden können.

Geburtshäuser sind selbstständige außerklinische Einrichtungen der Primärversorgung von Schwangeren und Gebärenden und bieten auch Geburtsvorbereitungskurse und die Schwangerenvorsorgeuntersuchungen an. Welches Geburtshaus sich in Ihrer Nähe befindet, finden Sie im Internet unter www.hebammenverband.de/familie/geburtshaeuser.

Wenn bei Ihnen mögliche Risiken während der Schwangerschaft und für die Entbindung aus medizinischer Sicht ausgeschlossen sind und Sie sich für eine Geburt in einem Geburtshaus entscheiden, können Sie sich schon während der Schwangerschaft – beispielsweise in einem Vorbereitungskurs – mit den Räumlichkeiten und den Hebammen im Geburtshaus Ihrer Wahl vertraut machen.

Vor der Entbindung erhalten Sie dann von Ihrem Geburtshaus eine Telefonnummer, unter der Sie jederzeit eine Hebamme erreichen können. Wenn die Wehen einsetzen, können Sie sofort mit der Hebamme absprechen, wann Sie ins Geburtshaus kommen sollen.

Die Geburt wird von der diensthabenden Hebamme begleitet. Einen Schichtwechsel während der Geburt gibt es (meist) nicht. Oftmals kommt eine zweite Hebamme gegen Ende der Geburt hinzu. Einige Stunden nach der Entbindung können Sie das Geburtshaus verlassen und werden von einer Hebamme im Wochenbett betreut. Bei einer Geburt im Geburtshaus können eventuell Kosten für den Bereitschaftsdienst der Hebammen anfallen.

Hausgeburt: Es ist kein Geheimnis, dass die Mehrzahl der Frauenärztinnen/Frauenärzte der Hausgeburt kritisch gegenüberstehen oder sie sogar völlig ablehnen. Wenn Sie eine Hausgeburt ernsthaft ins Auge fassen, zum Beispiel, weil Sie glauben, dass die vertraute Atmosphäre zu Hause das einzig Richtige für Sie, Ihren Partner und Ihr Kind ist, dann müssen Sie sich darauf sorgfältig vorbereiten.

Besprechen Sie Ihr Vorhaben mit Ihrem Partner und Ihrer Frauenärztin/Ihrem Frauenarzt. Erkundigen Sie sich, wo immer Sie können, nach einer freiberuflichen Hebamme, die Hausgeburten überhaupt durchführt. Aufgrund der in den letzten Jahren extrem gestiegenen Versicherungskosten für freiberufliche Hebammen, die Hausgeburten durchführen, bieten viele Hebammen Hausgeburten gar nicht mehr an.

Wenn Sie eine Hebamme für die Hausgeburt gefunden haben, sollten Sie ebenfalls ausführliche Vorgespräche führen. Die bei der ambulanten Geburt genannten Bedingungen müssen ebenfalls beachtet werden. Außerdem sind eine Reihe Vorkehrungen in Ihrem Zuhause zu treffen, die Sie mit der Hebamme im Einzelnen besprechen. Bevor Sie jedoch Ihre endgültige Entscheidung treffen, sollten Sie sich auch mit einigen Argumenten, die gegen eine Hausgeburt sprechen, auseinandersetzen. Eine Hausgeburt kann folgende Nachteile haben:

- Begrenzte Möglichkeiten einer medikamentösen Schmerzlinderung
- Zeitverlust bei akuten Komplikationen durch lange Transportwege (zum Beispiel bei vorzeitiger Lösung des Mutterkuchens, Abfall der Herzfrequenz des Kindes)
- Begrenzte technisch-diagnostische Maßnahmen zur Geburtsüberwachung und zur Untersuchung des Kindes
- Probleme nach der Geburt, wenn etwas »schiefgegangen« ist

Tatsächlich zeigen wissenschaftliche Studien widersprüchliche Ergebnisse auf die Frage, ob Hausgeburten höhere Risiken bergen als Klinikgeburten (siehe hierzu die Ausführungen auf Seite 35).

9.3 Wie soll ich die Klinik auswählen?

Nach einer Studie der Bertelsmann-Stiftung (2017) stellen junge Mütter den Geburtskliniken in Deutschland insgesamt ein gutes Zeugnis aus. Die Weiterempfehlungsrate liegt im Schnitt bei 83 Prozent. Aber: Es zeigt sich eine große Spannweite bei der Zufriedenheit. Es lohnt sich also, über die Wahl der Geburtsklinik nachzudenken. Allerdings gibt es in vielen ländlichen Regionen Deutschlands nur wenige Geburtskliniken, sodass die Auswahlmöglichkeiten begrenzt sind. Anders sieht es in Groß- und Mittelstädten aus. Je nach Region sollte also mit der Kliniksuche frühzeitig begonnen werden.

Für welches Haus soll man sich aber nun entscheiden? Bei der Auswahl der Entbindungsklinik spielen verschiedene Kriterien eine Rolle. Vielfach ist es die räumliche Nähe des Krankenhauses, der persönliche Eindruck oder positive Erfahrungen, aber auch die medizinisch-technische Ausstattung der geburtshilflichen Abteilung. Befragungen von BabyCare-Teilnehmerinnen zur Klinikwahl zeigten, dass die Nähe zum Wohnort für die meisten am wichtigsten ist (siehe Abbildung rechts).

Kriterien bei der Wahl der Entbindungsklinik
Persönliche Kriterien
- Räumliche Nähe zur Wohnung
- Erreichbarkeit durch öffentliche Verkehrsmittel oder auch das Vorhandensein von ausreichend Parkplätzen (Storchenparkplätze)
- Servicefunktionen, Serviceleistungen (sogenannte Hotelleistungen)

Kriterien für die Wahl der Geburtsklinik

BabyCare Wiederholungsbefragung zuletzt 2017 (2.123 Befragte) Mehrfachnennungen möglich (6.723 Nennungen)

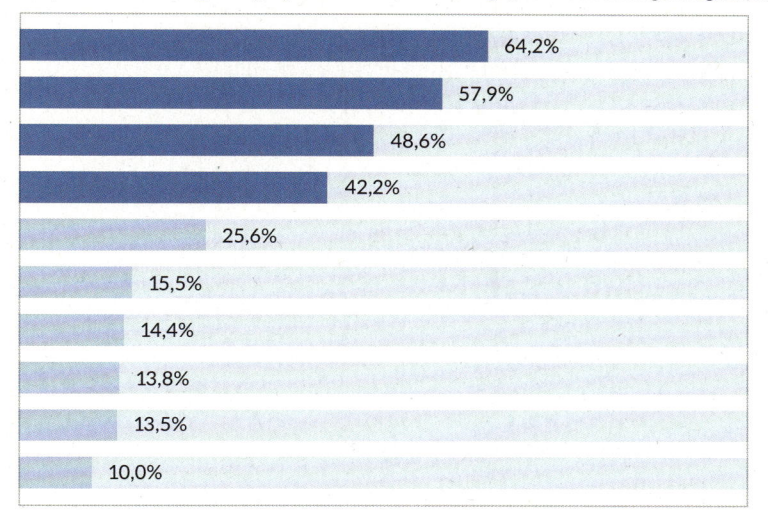

Nähe zum eigenen Wohnort	64,2%
Persönlicher Eindruck	57,9%
Neonatologie (Kinderklinik) angeschlossen	48,6%
Medizinisch-technische Ausstattung der Geburtshilfe	42,2%
Positive Erfahrung durch vorangegangene Aufenthalte von Familienmitgliedern	25,6%
Empfehlung der Hebamme	15,5%
Empfehlung der Frauenärztin/des Frauenarztes	14,4%
Positive Erfahrung durch vorangegangene Geburten	13,8%
Nur wenige Geburtskliniken in Region	13,5%
Positive Erfahrung durch vorangegangene Aufenthalte	10,0%

- Medizinische Leistungsfähigkeit (guter Ruf, gutes Image, medizinische Ausstattung, Behandlungsspektrum und kinderärztliche Versorgung)

Statistik der Klinik
- Anzahl der Geburten pro Jahr
- Anteil der ambulanten Geburten pro Jahr
- Dammschnittrate in Prozent
- Kaiserschnittrate in Prozent
- Aufenthaltsdauer nach der Geburt

Von zentraler Bedeutung sind natürlich die konkreten Angebote des Krankenhauses hinsichtlich der Einrichtung der Geburtszimmer/des Kreißsaals sowie der Wochenbettstation und natürlich gerade die verschiedenen Behandlungs- und Entbindungsmethoden. Alle Kliniken stellen sich auch im Internet vor und informieren Sie über ihre Angebote und Leistungen. So können Sie eine Vorauswahl treffen. Häufig werden dort auch Statistiken zur Zahl der stationären und ambulanten Geburten, über die Anzahl der Dammschnitte, der Kaiserschnitte und der Frühgeborenen genannt.

Beim Vergleich der Kliniken in Bezug auf die Kaiserschnitt-, Dammschnitt- oder Frühgeburtenraten sollte aber beachtet werden, dass hohe Raten nicht zwangsläufig ein Zeichen für unzureichende Qualität darstellen, sondern vielmehr dadurch bedingt sind, dass Schwangere mit erhöhten Schwangerschafts- und Geburtsrisiken dort überdurchschnittlich häufig entbunden werden, womit es sich in der Regel um größere Kliniken gemessen an der jährlichen Zahl der Geburten handelt.

Einrichtung der Geburtszimmer/des Kreißsaals:
- Anzahl der Kreißsäle
- Breite Betten
- Gebärstuhl
- Seil oder Geburtsrad
- Rundes Entbindungsbett
- Entspannungsbad
- Gebärwanne

Wochenbettstation
- Essenszeiten
- Stillberatung/Stillzimmer
- Besuchsmöglichkeiten und -zeiten
- Besucherräume
- Familienzimmer

Behandlungsmethoden (Erläuterungen dazu im folgenden Kapitel)
- Schmerzmittelgabe
- Beruhigungsmittelgabe
- Spasmolytika
- Pudendusblock
- Spinal-, Periduralanästhesie
- Akupressur, Akupunktur
- Bachblüten-Therapie
- Aromatherapie
- Reflexzonentherapie

Versorgung
- Anzahl der Hebammen im Kreißsaal pro Schicht
- Anzahl der Ärztinnen/Ärzte im Kreißsaal pro Schicht
- Anästhesie 24 Stunden im Hause
- Kinderärztliche Betreuung 24 Stunden im Hause, falls nicht: gute Erreichbarkeit
- Herztondauerüberwachung bei Risikogeburten
- Ambulante Geburt möglich
- Intensivstation für Neugeborene (Neonatologie)
- Nähe zum Operationsbereich für eiligen Kaiserschnitt

> **ⓘ Info**
> **Wo soll mein Frühchen zur Welt kommen?**
>
> Bei etwa 20 Prozent aller Schwangeren kommt es ab 24 Schwangerschaftswochen zu ernsthaften Komplikationen, die nicht selten zu einer Frühgeburt führen können. Etwa neun Prozent aller Neugeborenen kommen vor dem Abschluss von 37 Schwangerschaftswochen als Frühgeborene zur Welt. Auf Anzeichen einer möglichen Frühgeburt wie beispielsweise starke Bauch- oder Rückenschmerzen, abgehendes Fruchtwasser, Blutungen oder Fieber muss rechtzeitig reagiert werden. In diesem Fall sollten Sie umgehend Ihre gynäkologische Praxis oder eine entsprechend spezialisierte Klinik aufsuchen.
>
> Die Broschüre des Bundesverbandes »Das frühgeborene Kind« e. V. informiert über beachtenswerte Kriterien bei der Wahl der potenziellen Entbindungsklinik im Fall einer drohenden Frühgeburt und kann auf der Homepage des Verbandes unter www.fruehgeborene.de/familie/publikationen kostenfrei heruntergeladen werden oder gegen eine Versandkostenpauschale von 3,50 Euro im Webshop des Verbandes bestellt werden. Neben der Auswahl der »richtigen« Klinik für die Geburt beinhaltet die Broschüre auch Informationen für die anschließende Behandlung des Kindes.

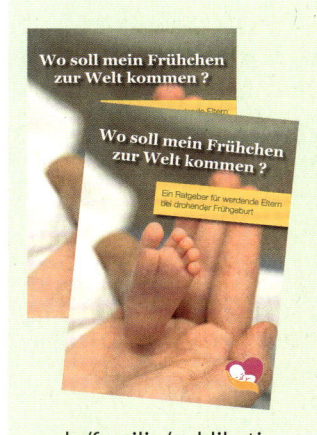

All diese aufgelisteten Kriterien bieten Anhaltspunkte für Ihre Auswahl, sind aber nicht das Wichtigste. Vertrauen Sie bei der Entscheidung, wo Ihr Kind zur Welt kommen soll, auch Ihrem Bauchgefühl. Wichtig ist auch, dass Sie sich mit Ihrem Partner über den gewählten Geburtsort einig sind. Sie werden während der Wehen und dem Geburtsprozess nur »loslassen« können, wenn Sie Vertrauen haben, am richtigen Ort gut aufgehoben und in den richtigen Händen zu sein. Die Geburt Ihres Kindes verläuft umso leichter und ungestörter, je sicherer Sie sich fühlen. Umso entspannter und nachgiebiger ist auch Ihre Muskulatur.

Noch ein paar Worte zum Dammschnitt
Durch einen Dammschnitt (Episiotomie) wird der Beckenboden beim Durchtritt des Kindes entlastet. Der Dammschnitt wird aus zwei möglichen Gründen durchgeführt:

1. Verschlechtert sich der Zustand des Kindes, wird so die Geburtszeit verkürzt und dem Kind werden einige Wehen erspart
2. Um zu verhindern, dass das Dammgewebe einreißt, vor allem wenn eine Saugglocke oder eine Zange verwendet werden muss, um die Geburt schnell zu beenden

Früher wurden Dammschnitte äußerst großzügig durchgeführt, heute wird jedoch sehr zurückhaltend mit diesem Eingriff umgegangen. Außer in Notsituationen darf ohne Einverständnis der Gebärenden kein Dammschnitt durchgeführt werden.

Sie können selbst viel dafür tun, die Möglichkeit eines Dammschnitts oder -risses zu verringern.

1. Beginnen Sie etwa vier Wochen vor der Geburt mit der Dammvorbereitung (siehe unten)
2. Wiederholen Sie täglich die in den Geburtsvorbereitungskursen gelernten Übungen zum Training und der Entspannung des Beckenbodens. Der Damm ist ein Teil der Beckenbodenmuskulatur
3. Entscheiden Sie sich für den Geburtsort, wo Sie sich am sichersten fühlen, je sicherer Sie sich fühlen, umso entspannter kann auch Ihr Damm sein

Info
»Babyfreundlich« – das Qualitätssiegel für Geburts- und Kinderkliniken

Die weltweite Initiative »Babyfreundlich« wurde von der WHO und UNICEF ins Leben gerufen, um Neugeborenen in den ersten Lebenstagen besonderen Schutz und Aufmerksamkeit zukommen zu lassen. Dieser besondere Schutz wurde in den sogenannten B.E.St.®-Kriterien festgehalten, die Kliniken in ihrer täglichen Arbeit umsetzen und nachweisen müssen, um das Qualitätssiegel »Babyfreundlich« zu erhalten. Die B.E.St.®-Kriterien stehen für »Bindung«, »Entwicklung« und »Stillen«. In »Babyfreundlichen Einrichtungen« wird die Förderung der Eltern-Kind-Bindung und die Unterstützung des Stillens groß geschrieben.

Die ganzheitliche Betreuung nach B.E.St.® stellt Sie und die Bedürfnisse Ihres Kindes in den Vordergrund. So ist »Babyfreundlich« ein Garant für viel Nähe und Zuneigung, da Ihnen ermöglicht wird – wann immer es geht – Hautkontakt zu Ihrem Baby aufzunehmen, egal ob direkt nach der Geburt und auch nach einem Kaiserschnitt. Für kranke oder zu früh geborene Kinder sind die unmittelbare Körpernähe zu ihren Eltern und die Versorgung mit Muttermilch ganz besonders bedeutend. Das »Babyfreundliche« Personal wird Ihnen in diesen speziellen Situationen stets alle Hilfestellung geben, die Sie brauchen und Ihnen alles zeigen, was Sie für Ihr Baby tun können.

In den ersten Tagen nach der Geburt brauchen Sie viel Ruhe, um sich in die neue Familiensituation einzufinden. Dabei kommen sicher auch Fragen oder Unsicherheiten auf, bei denen speziell geschulte Fachkräfte Ihnen kompetent zur Seite stehen. Auch wenn Sie wieder zu Hause sind, bleiben »Babyfreundliche Einrichtungen« Ansprechpartner für Sie. Viele Häuser haben eine 24h-Stillhotline oder ein Stillcafé eingerichtet. Bei Bedarf halten »Babyfreundliche Einrichtungen« Adressen von Stillberaterinnen oder Stillgruppen in Ihrer Nähe für Sie bereit.

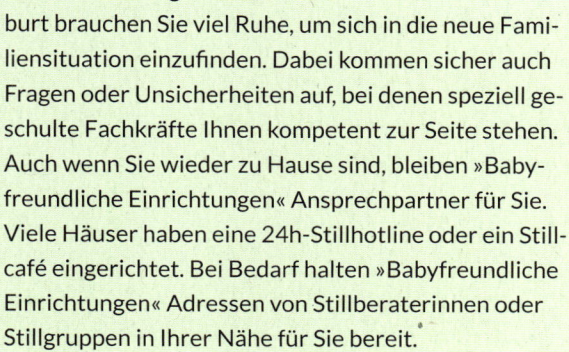

Auch wenn Sie sich gegen das Stillen Ihres Kindes entschieden haben, können Sie sicher sein, dass Sie und Ihr Kind in »Babyfreundlichen Einrichtungen« bestens aufgehoben sind. Das Kuscheln mit Ihrem Baby ist dann besonders wichtig. Von erfahrenem Personal wird Ihnen gezeigt, wie Sie auch bei Flaschenfütterung Wärme und Geborgenheit geben können und was Sie bei der Zubereitung der Nahrung beachten müssen.

Dammvorbereitung (etwa ab der 36. SSW)
- Massieren Sie täglich den Damm mit einem Öl, das die Haut nicht austrocknet (beispielsweise Mandelöl) oder einer Vitamin-E-haltigen Creme, indem Sie das Dammgewebe zwischen die Finger nehmen und massieren.
- Weiter besteht die Möglichkeit, das Gewebe jeden Tag mit einem speziellen medizinischen Ballon (EPI-NO Delphine) zu dehnen, um die Flexibilität des Gewebes und der Muskulatur langsam und kontinuierlich steigern.
- Ein- bis zweimal täglich einen Esslöffel indische Flohsamen mit viel Flüssigkeit zu sich nehmen, zum Beispiel in Joghurt.
- Trinken Sie Himbeerblättertee (aber höchstens einen Becher pro Tag, das führt sonst zu Herzrhythmusstörungen beim Kind)
- Dampfsitzbad mit Lindenblüten oder Heublumen einmal pro Woche: Blüten in einen Topf mit kochendem Wasser geben, ins Bidet oder die Toilette stellen, abkühlen lassen und sich darübersetzen

Auswahl der Klinik
Sie sollten rechtzeitig zu Beginn des dritten Schwangerschaftsdrittels eine Vorauswahl der in Frage kommenden Entbindungskliniken treffen. Schreiben Sie dafür auf, was Ihnen besonders wichtig ist oder welche Fragen Sie vorab geklärt haben möchten. Beziehen Sie dabei auch die Erfahrungen von Freundinnen und Bekannten, aber auch die Kenntnisse und Empfehlungen Ihrer Frauenärztin/Ihres Frauenarztes mit ein.

Machen Sie sich abschließend selbst ein Bild und besuchen Sie möglichst mit Ihrem Partner die Informationsabende von ausgewählten Kliniken. Dabei werden Sie viel über die jeweiligen Angebote der Klinik erfahren und sollten sich – wenn möglich – auch das Vorwehenzimmer und den Kreißsaal zeigen lassen. Nehmen Sie ruhig auch Ihre eigene Liste von Fragen und Wünschen mit, damit nichts unbeantwortet bleibt.

Die bisher genannten Überlegungen und Kriterien zur Wahl der Geburtsklinik gelten für alle Schwangeren mit unkomplizierten Schwangerschaftsverläufen. Sollten Sie jedoch zu den 20 Prozent der Schwangeren gehören, bei denen im Verlauf der Schwangerschaft bereits ernsthafte Komplikationen aufgetreten sind oder diese für den weiteren Verlauf der Schwangerschaft und bei der Geburt nicht ausgeschlossen werden können, wird Ihnen die Frauenärztin/der Frauenarzt eine Entbindung in einem Perinatalzentrum (perinatal = »um die Geburt herum«) empfehlen.

Perinatalzentren zeichnen sich dadurch aus, dass alle an der Geburt beteiligten Fachdisziplinen – von der Geburtshilfe über die Anästhesie (Narkosemedizin) bis zur Neonatologie (Neugeborenenheilkunde) – in einem Haus oder in miteinander verbundenen Häusern zusammenarbeiten.

Es gibt im Internet eine Suchmaschine (www.perinatalzentren.org), die – durch die Angabe Ihres Wohnortes – eine Klinikliste der in Frage kommenden Perinatalzentren erstellt. Zu jedem Zentrum gibt es Informationen zur Beurteilung der klinischen Erfahrung des Behandlungsteams bei der Versorgung von sehr kleinen Frühgeborenen. Es wird dort auch die Anzahl der behandelten Kinder (Fallzahlen) angegeben. Lassen Sie sich durch solche Angaben nicht verunsichern. Wichtig ist für Sie die Auflistung der Perinatalzentren in Ihrer Nähe.

Richtige oder unpassende Versorgung?
Die richtige beziehungsweise angemessene Wahl der Entbindungsklinik mit Blick auf möglicherweise aufgetretene Risiken im Verlauf der Schwangerschaft ist ein schwieriges Thema. Aus Untersuchungen (Dudenhausen, J. W. et al. 2007) ist bekannt, dass die große Mehrzahl der Schwangeren mit ihren Partnern und den sie betreuenden Frauenärztinnen/Frauenärzten letztlich die richtige Entscheidung getroffen haben.

Bei 20 bis 30 Prozent aller Geburten erweist sich die gewählte Entbindungsklinik allerdings als nicht adäquat. In diesen Fällen werden zu kleine Kliniken oder Kliniken ohne zusätzliche pädiatrische (kinderärztliche) Versorgung ausgewählt. Meist sind hiervon Frauen mit Komplikationen im Verlauf der Schwangerschaft sowie Frauen mit bestehenden eigenen Erkrankungen oder Erkrankungen des Kindes betroffen.

❗ Empfehlung
Bei einem völlig normalen Verlauf der Schwangerschaft sollten Sie sich über die richtige Wahl der Geburtsklinik keine großen Gedanken machen. Sie können die Klinik nach Ihren eigenen Wohlfühlkriterien auswählen. Das Gleiche gilt, wenn Sie schon ein oder mehrere Kind(er) problemlos zur Welt gebracht haben.

Anders sieht es allerdings aus, wenn:

- Im Verlauf der Schwangerschaft bereits mehrere oder schwere Komplikationen aufgetreten sind
- Bei Ihnen chronische Krankheiten bestehen oder in der Schwangerschaft schwere Erkrankungen aufgetreten sind
- Gesundheitliche Probleme bei Ihrem Kind bestehen oder vor und bei der Geburt nicht ausgeschlossen werden können
- Sie Zwillinge oder Mehrlinge erwarten

Wann immer aus diesen Gründen Probleme bei der Geburt nicht ausgeschlossen werden können, sollten Sie eine große Entbindungsklinik mit angeschlossener Kinderklinik/Neonatologie (Perinatalzentrum) auswählen. Diese Kliniken verfügen über große Erfahrungen im Umgang mit Problem- und Notfällen bei der Gesundheit von Mutter und Kind und halten eine Intensivstation für zu früh geborene Kinder vor.

Darum wollen wir Ihnen die Geburt in einer dieser Kliniken sehr empfehlen, wenn die genannten Risiken bestehen. Sie und Ihr Kind sind dort einfach besser versorgt.

Besprechen Sie die für Sie in Frage kommenden Kliniken auch mit Ihrer Frauenärztin/Ihrem Frauenarzt. Diese werden Sie sicher auch mit persönlichen Erfahrungen dazu beraten können und eine Empfehlung abgeben.

> **ⓘ Info**
> **Bessere Überlebenschancen für Frühgeborene in Perinatalzentren**
>
> Quelle: www.innovations-report.de (2006), Stichwort Perinatalzentren
>
> »Das Sterberisiko für zu früh geborene Kinder ist auf kleinen Frühgeborenenintensivstationen um 80 Prozent höher als in großen Perinatalzentren. Diese Zahl belegt eine Studie der Wissenschaftlerin Dr. Dorothee B. Bartels, Abteilung Epidemiologie, Sozialmedizin und Gesundheitssystemforschung der Medizinischen Hochschule Hannover (MHH). Gemeinsam mit Professor Dr. Christian F. Poets, Chefarzt der Neonatologie im Universitätsklinikum Tübingen, wertete Dr. Bartels die Zahlen der Kinderkliniken in ganz Niedersachsen für den Zeitraum von 1991 bis 1999 aus. Zugrunde lagen die Daten von 4.379 Kindern, die zehn bis 16 Wochen zu früh auf die Welt gekommen waren. ›Diese Studie belegt erstmals auch für Deutschland, dass Frühgeborene bessere Überlebenschancen haben, wenn sie vor der Geburt in ein Perinatalzentrum mit viel Erfahrung in der Versorgung der kleinen Patienten verlegt werden‹, betont Dr. Bartels. (–)
>
> Die Untersuchung beruht auf einer einfachen These: Je mehr Frühgeborene in einer Klinik behandelt werden und je größer die Erfahrung des Personals im Umgang mit den Kindern und die Interdisziplinarität des gesamten Krankenhauses ist, desto geringer ist das Sterberisiko für die Kinder.
>
> Als große Frühgeborenenintensivstationen wurden in dieser Studie Kliniken bezeichnet, die im Jahr mindestens 36 Kinder mit einem Geburtsgewicht von unter 1.500 Gramm behandeln, große Entbindungskliniken sind solche mit mehr als 1.000 Geburten pro Jahr. Die Studie belegt, dass Frühgeborene in großen Perinatalzentren bessere Überlebenschancen haben. Die geburtshilfliche Abteilung und die Neonatologie sollten ›Wand an Wand‹ liegen und eng verzahnt sein, um eine optimale Versorgung der Frühgeborenen zu gewährleisten und auch die Langzeitprognosen der Kinder zu verbessern.«

9.4 Geburtsschmerzen und was man dagegen unternehmen kann

Gerade Schwangere, die noch kein Kind geboren haben, fürchten sich häufig vor der Geburt mit Blick auf die Geburtsschmerzen. Untersuchungen zeigen, dass vor allem drei Dinge die Schwere von Geburtsschmerzen im Vorhinein verringern können:

- Die Anwesenheit eines vertrauten Menschen bei der Geburt und seine körperliche und emotionale Zuwendung
- Die regelmäßige Teilnahme an Geburtsvorbereitungskursen
- Die regelmäßige Teilnahme an einer Schwangerschaftsgymnastik

Dann gibt es einige Rahmenbedingungen, die dazu beitragen, dass eine Geburt komplikationslos verläuft und die Wehen weniger schmerzhaft sind: Eine Geburt, die »spontan« beginnt, ist nicht nur schmerzärmer, sondern auch kürzer als eine Geburt, die medikamentös eingeleitet wurde. Es lohnt sich also, Geduld zu zeigen, wenn medizinisch nichts dagegen spricht. Der Körper einer Frau hat die besten Voraussetzungen, mehr körpereigene Schmerzmittel zu produzieren und auch weniger Stresshormone (welche die Wehen ineffizienter und schmerzhafter werden lassen), wenn die Frau sich sicher und gut aufgehoben und außerdem ungestört und unbeobachtet fühlt. Dazu kommt noch, dass sie sich frei – den Impulsen ihres Körpers folgend – bewegen können sollte. Dies alles unterstützt einen glatten Geburtsverlauf und trägt dazu bei, dass eine Frau auch ohne Schmerzmittel gut zurechtkommen kann.

Unterstützung erhält die Gebärende durch den Partner, der die Kreuzbeinregion massieren kann, was zur Schmerzlinderung beiträgt. Ebenfalls zu empfehlen ist Wärme (Auflegen von Wärmepads oder ein warmes Wannenbad). Möglich ist auch eine Verringerung der Geburtsschmerzen durch Phytotherapie, Aromatherapie, Akupunktur oder Hypnobirthing.

Die Klinikentbindung bietet eine Reihe von medikamentöse Möglichkeiten, die werdende Mutter von den Schmerzen zu befreien oder sie erträglicher zu machen. Es besteht die

Möglichkeit, allgemeine Schmerzmittel (Analgetika), Beruhigungsmittel (Sedativa), krampflösende Mittel (Spasmolytika) und narkotisierende Mittel (etwa Lachgas) zu verabreichen.

Es gibt aber auch Möglichkeiten, den Unterleib oder Teile davon vorübergehend zu betäuben und damit die Schmerzwahrnehmung zu blockieren, entweder als Regionalanästhesie oder als Leitungsbetäubungen:

- Pudendusblock, durch den die äußeren Genitalien und der Damm betäubt werden. Er wird oft für den Dammschnitt, die Dammnaht und bei Saugglocken- und Zangenentbindungen angewendet
- Spinalanästhesie, die während der Entbindung angewandt wird und die gesamte Geburtsregion betäubt
- Periduralanästhesie (PDA): Das Betäubungsmittel wird über einen dünnen Katheter und eine Hohlnadel in den Periduralraum der Wirbelsäule eingeführt und bleibt dort bis nach der Entbindung.

Durch die PDA werden die Schmerznerven »ausgeschaltet«. Die PDA kann auch bei einem notwendigen Kaiserschnitt eingesetzt werden. Der Vorteil der PDA besteht in der gezielten örtlichen Wirkung. Die Schwangere und ihr Kind werden dadurch am wenigsten belastet. Langfristige Nebenwirkungen bei der PDA sind äußerst selten. Jedoch können unter der Geburt Blutdruckabfälle, Fieber und Probleme beim Wasserlassen auftreten. Weiter kann eine PDA die Geburtszeit verlängern und erhöht das Risiko für eine vaginal-operative Entbindung und – damit einhergehend – Dammverletzungen. Nach der Geburt kommt es bei einigen Frauen zudem zu starken Kopfschmerzen.

Nun bleiben allerdings weder die Medikamentengaben während der Geburt noch die Anästhesien ohne Nebenwirkungen für die Mutter und das Kind. Bestimmte opiathaltige Schmerzmittel können zum Beispiel bei der Mutter Übelkeit auslösen und beim Kind nach der Geburt zu Atemproblemen führen. Sedativa lassen die kindlichen Herztöne abfallen. Leitungsbetäubungen können einen Blutdruckabfall bei der Gebärenden verursachen, was wiederum negative Folgen für das Kind im Mutterleib haben kann, da die Blutzufuhr durch die Plazenta verringert wird und somit das Kind weniger Sauerstoff bekommt.

Bei starken Schmerzen kann die Mutter in der Eröffnungsperiode Spasmolytika erhalten. Sie entspannen die Muskulatur und sind nicht belastend für das Kind. In vielen Fällen kann, besonders bei schnellen Geburten, auf jegliche Hilfsmittel verzichtet werden.

> Während der Geburt wird die Frau nach Art und Stärke der Schmerzen gefragt. Sie kann sich dann entscheiden, ob sie eine der beschriebenen Methoden der Schmerzerleichterung bekommen und wenn ja, welche sie wählen möchte.

9.5 Wie die Geburt abläuft: Spontane Geburt oder Kaiserschnitt

Viele Frauen wünschen sich eine möglichst natürliche Geburt ohne weitere medizinische oder apparative Unterstützung. Zur Sicherheit werden jedoch regelmäßig die Herztöne des Babys überwacht, um im Zweifelsfall schnell reagieren zu können. Bei normaler Wehentätigkeit kann meist auf wehenunterstützende Mittel verzichtet werden.

Die gesamte Geburt lässt sich in vier unterschiedliche Phasen aufteilen:

- Eröffnungsphase, in der der Muttermund durch die Eröffnungswehen (auf neun bis zehn Zentimeter) eröffnet wird
- Übergangsphase, in der die letzten Eröffnungswehen den Muttermund vollständig aufdehnen, die Frau aber noch nicht mitschieben soll. Diese Phase wird meist am schmerzhaftesten empfunden und viele Frauen müssen sich jetzt nochmals übergeben
- Austreibungsphase, beginnend mit der vollständigen Öffnung des Muttermundes. Durch die Presswehen und die Mitarbeit der Mutter wird das Kind dann nach draußen

»geschoben«. Es wird meist als Erleichterung empfunden, jetzt aktiv mitarbeiten können
- Nachgeburtsphase, in der sich die Plazenta und die Eihäute lösen und mittels Nachgeburtswehen geboren werden

Nach der Entbindung wird das Kind auf den Bauch der Mutter gelegt oder kann von der Mutter selbst aufgenommen werden. Der direkte Hautkontakt entspannt Mutter und Kind, hilft dem Neugeborenen, sich an die veränderten Bedingungen anzupassen (Atmung, Herzfrequenz, Temperatur), fördert die Übertragung von mütterlicher Hautflora und wirkt sich positiv auf das Stillen aus. Da der Saugreflex des Kindes kurz nach der Geburt am stärksten ausgeprägt ist, wird das Kind noch im Kreißbett angelegt, sofern die Frau stillen möchte.

In den meisten Fällen erfolgt noch auf dem Bauch der Mutter die APGAR-Beurteilung (siehe Tabelle rechts). Das APGAR-Schema ist ein Punktesystem zur Beurteilung des Zustands des Neugeborenen. Überprüft werden Atmung, Puls (Herzfrequenz), Grundtonus (Muskeltonus), Aussehen (Hautkolorit) und Reflexe. Die Bewertung wird eine Minute nach der Geburt vorgenommen und nach fünf und zehn Minuten wiederholt. Optimal sind dabei jeweils acht bis zehn Punkte.

Danach erfolgt auch die erste Kindervorsorgeuntersuchung, die sogenannte U1. Hier wird das Kind von Kopf bis Fuß untersucht, um Fehlbildungen auszuschließen. Zur U1 gehören weiter die Abnahme und Untersuchung von Blut aus der Nabelschnur, die Aussagen darüber zulassen, wie die Sauerstoffversorgung des Kindes unter der Geburt gewesen ist, sowie – mit Ihrem Einverständnis – die Gabe von Vitamin-K-Tropfen zur Vorbeugung von Blutgerinnungsstörungen.

Im Anschluss wird das Neugeborene gewogen und es werden die Körperlänge und der Kopfumfang gemessen und dokumentiert.

Ein **Kaiserschnitt** kann notwendig werden, wenn es aus medizinischen Gründen nötig erscheint, der Muttermund nicht weit genug

APGAR-Untersuchung im Kreißsaal
benannt nach der Ärztin Virginia Apgar

Untersuchung	Was wird untersucht?	Wie sollte es sein? 1-2 Punkte für
APGAR=	Atmung	regelmäßig, schreiend
	Puls	über 100
	Grundtonus (Muskeln)	aktive Bewegungen
	Hautfarbe	rosig
	Reflexerregbarkeit	kräftiger Schrei, Saugen

geöffnet ist und dem Kind auch vaginal-operativ, also mit Saugglocke oder Geburtszange nicht auf die Welt geholfen werden kann.

Manchmal müssen Kaiserschnittentbindungen geplant werden. Beispiele sind geburtsunmögliche Lagen der Kinder (Querlage) oder Vorerkrankungen der Mutter, durch die eine vaginale Geburt zu risikoreich erscheint. Weitere Indikationen für einen geplanten Kaiserschnitt können aber auch Mehrlingsschwangerschaften, ein früherer Kaiserschnitt sowie eine Placenta praevia (Mutterkuchen liegt vor dem Geburtskanal) oder eine extreme Frühgeburt sein.

Immer öfter fragen Schwangere nach einem Kaiserschnitt auf Wunsch. Die Entscheidung für einen solchen sogenannten **Wunschkaiserschnitt** ist nicht medizinisch begründet, sondern liegt allein bei der Schwangeren. Oftmals denken Schwangere über eine Kaiserschnittentbindung nach, weil sie Angst vor der natürlichen Geburt haben. Dabei ist die Angst vor Geburtsschmerzen heute nicht mehr begründet, weil fast alle Kliniken über sehr gute Erfahrungen mit Methoden zur regionalen Schmerzausschaltung verfügen.

Die Entscheidung für einen Wunschkaiserschnitt sollte gut überdacht werden. Es kommt zu häufigeren Atem- und Anpassungsstörungen der Kinder, die dann oft eine Verlegung in eine Kinderklinik notwendig machen. Bei der Mutter kommt es zu einem verlängerten Krankenhausaufenthalt, Wundschmerzen und einer verlängerten Erholungszeit. Außerdem treten in einer Folgeschwangerschaft häufiger Komplikationen auf. Gespräche mit dem Partner, einer Hebamme und auch in der Entbindungsklinik können zur Entscheidungsfindung beitragen.

Noch einige Informationen zum Kaiserschnitt
Zwischen 1995 und 2015 hat sich der Anteil der Geburten durch einen Kaiserschnitt in Deutschland von 15 auf 32 Prozent mehr als verdoppelt. Die Gründe dafür sind vielfältig:

- Zunehmende Komplikationen vor und unter der Geburt, die auch durch Vorerkrankungen der Schwangeren begründet sind
- Haftungsrechtliche Gesichtspunkte sowie
- Eine Zunahme eines Kaiserschnitts ohne eine medizinische Indikation (sogenannter Wunschkaiserschnitt)

In einer Befragung von BabyCare-Teilnehmerinnen nach der Geburt gaben insgesamt 31 Prozent der Mütter eine Geburt durch einen Kaiserschnitt an, elf Prozent waren geplante Kaiserschnitte, die nicht durch Komplikationen erforderlich waren.

Ein Kaiserschnitt – ob geplant oder ungeplant – wirft eine Vielzahl medizinischer und rechtlicher Fragen auf. Ein sogenannter Wunschkaiserschnitt sollte daher immer gut überlegt werden, denn der Kaiserschnitt birgt erhebliche Risiken für die Gesundheit der Mutter und auch des Kindes. Zunächst stellt er einen operativen Eingriff mit allen dadurch bestehenden Risiken dar. Die Säuglingssterblichkeit ist deutlich erhöht. Für die gesundheitliche Zukunft des Kindes besteht eine höhere Wahrscheinlichkeit für Infektionskrankheiten, Asthma und andere Allergien. Auch die neurologische Entwicklung kann eingeschränkt sein. Auch bei einer weiteren Schwangerschaft ist eine vaginale Entbindung nach vorangegangenem Kaiserschnitt nicht einfach.

Einmal Kaiserschnitt, immer Kaiserschnitt?
Es geht hier oft um die Entscheidung, ob nach einem Kaiserschnitt eine vaginale Entbindung angestrebt werden soll oder primär ein erneuter Kaiserschnitt als Geburtsform gewünscht ist. Bitte besprechen Sie dies mit den Ärzten aus der von Ihnen gewünschten Entbindungsklinik.

Die Möglichkeit einer vaginalen Geburt nach vorausgegangenem Kaiserschnitt hängt zunächst von der Schnittführung bei der Operation ab.

Frauen, die einen Kaiserschnitt mit normaler tiefer querer Schnittführung hatten, können – zum Beispiel im Gegensatz zu einem T-Schnitt – prinzipiell eine vaginale Geburt anstreben, solange keine medizinischen Gründe dagegensprechen. Ein großer Teil der Schwangeren kann in dieser Situation problemlos eine normale Geburt erleben.

Eine aktuelle Auswertung der Charité hat gezeigt, dass 50 Prozent eine natürliche Geburt, 25 Prozent eine vaginal-operative Geburt (Saugglocke oder selten Zange) und 25 Prozent einen erneuten Kaiserschnitt bekommen, wenn sie den vaginalen Geburtsversuch unternehmen. Bei der Planung und Aufklärung zur vaginalen Geburt müssen aber auch seltene Probleme erwähnt werden. Die gefährlichste Komplikation beim Versuch einer vaginalen Geburt nach Sectio besteht im Aufreißen der Gebärmutterwand, einer sogenannten Uterusruptur. Sie kann in etwa einem Prozent der vaginalen Geburten nach einer Sectio auftreten. Zu den möglichen Folgen dieser seltenen Uterusruptur gehören:

- Starke Blutungen, die weitere Therapien wie Bluttransfusionen nötig machen können
- Schwere Gerinnungsstörungen
- Verletzungen anderer Organe, wie der Harnblase
- Bleibende Schäden bei der Mutter wie der Verlust der Gebärmutter
- Sauerstoffmangel des Kindes bis hin zur Schädigung oder dem Tod des Kindes

Zu bedenken ist insbesondere, dass bei eingetretener Uterusruptur während einer vaginalen Geburt in einigen Fällen nicht genügend Zeit sein kann, um mit einem Not-Kaiserschnitt einen dauerhaften Hirnschaden durch Sauerstoffmangel oder den Tod des Kindes zu verhindern.

Um die Chancen auf eine vaginale Geburt und das individuelle Risikoprofil der Schwangeren nach einem Kaiserschnitt einzuschätzen, sind eine Vorstellung in der Klinik mit ausführlicher Anamneseerhebung und Klärung der Gründe für den vorausgegangenen Kaiserschnitt, eine

CTG-Kontrolle, eine Ultraschalluntersuchung mit Gewichtsschätzung des Ungeborenen und die Uterusnarbenbeurteilung für eine abwägende Beratung zwingend vorauszusetzen.

Bis auf wenige Ausnahmen sind alle Medikamente zur Geburtseinleitung streng kontraindiziert. Die größten Chancen für eine unkomplizierte Geburt nach Sectio bestehen bei einem Geburtsabstand von mindestens 24 Monaten, bei eigenem Wehenbeginn und zügigem Geburtsfortschritt. Eine PDA zur Schmerzlinderung unter der Geburt ist möglich. Es erfolgt eine kontinuierliche fetale Überwachung mittels CTG und die Geburt erfolgt in Anwesenheit einer Hebamme und einer Fachärztin/eines Facharztes. Bei einem Geburtsstillstand muss abhängig vom Höhenstand des kindlichen Köpfchens im Geburtskanal zwischen einem Kaiserschnitt und einer vaginal-operativen Entbindung entschieden werden. Nach der Geburt wird der Uterus vom Bauch aus mittels Ultraschall untersucht, um eine Narbeneröffnung auszuschließen. Der Versuch einer vaginalen Geburt nach mehr als einem Kaiserschnitt ist prinzipiell auch möglich, jedoch müssen die Risiken sehr genau bedacht werden.

Geplanter wiederholter Kaiserschnitt (Elektive Sectio caesarea)
Ein geplanter wiederholter Kaiserschnitt (Re-Sectio caesarea) stellt eine Alternative zum Versuch einer vaginalen Geburt dar. Seine Risiken sind dieselben wie bei einer anderen Operation im Bauchraum. Dazu gehören Infektionen, Blutungen und Verletzungen von Organen wie der Harnblase (0,6 Prozent) und sehr selten des Darmes oder Harnleiters. Bei einer Re-Sectio sind (durch den ersten Kaiserschnitt) häufig Verwachsungen im Bauch zu erwarten, die ebenfalls das Risiko für Komplikationen erhöhen.

Durch in den Atemwegen des Neugeborenen zurückgebliebenes Fruchtwasser kann es vorübergehend zu Anpassungsstörungen der Atmung kommen. Das Risiko für Komplikationen bei einem geplant durchgeführten Kaiserschnitt bei der Mutter ist nach aktuellen Schätzungen aber nur wenig größer als bei einer vaginalen Erstgeburt.

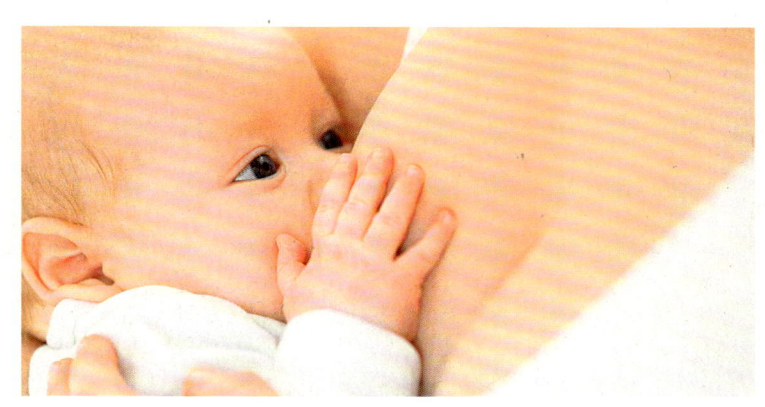

Stillen fördert die emotionale Bindung zwischen Mutter und Kind

9.6 Stillen

Das Neugeborene zu stillen, ist eine der natürlichsten Angelegenheiten der Welt. Bereits während der Schwangerschaft wird das wertvolle Kolostrum (Vormilch) gebildet, das dem Baby ab dem ersten Anlegen zur Verfügung steht. Legen Sie Ihr Kind unmittelbar nach der Geburt noch im Kreißsaal an. Das Neugeborene sucht reflexartig nach der Mutterbrust und beginnt zu saugen.

Stillen ist gut für das Kind:

- Die Muttermilch steht in der richtigen Menge, Temperatur, frisch und sofort zur Verfügung.
- Die Vormilch wirkt leicht abführend. Gestillte Neugeborene werden das Mekonium (Kindspech/erster Stuhl) leichter und schneller los und leiden seltener unter Neugeborenengelbsucht. Um die Milchproduktion in Gang zu bringen, ist eine gewisse Stillhäufigkeit notwendig. Die Mehrzahl der Kinder wird zehn- bis zwölfmal in 24 Stunden angelegt.
- Muttermilch enthält alles, was das Neugeborene in den ersten Lebensmonaten braucht, da sich die Muttermilch dem Eiweiß- und Nährstoffbedarf der ersten Lebensphasen anpasst. Sie brauchen nichts hinzuzufüttern. Denken Sie aber an die Gabe von Fluor und Vitamin D zur Rachitis-Prophylaxe, letzteres vor allem, wenn Ihr Kind in der Winterperiode zur Welt kommt.
- Muttermilch enthält Abwehrstoffe, die das Kind vor Infektionen schützt.
- Muttermilch ist leicht verdaulich, womit Magen-Darm-Störungen seltener auftreten.

- Muttermilch stärkt das Immunsystem.
- Stillen fördert die emotionale Bindung zwischen Mutter und Kind.
- Stillen verringert das Risiko für Übergewicht im Kindesalter.

Stillen ist auch gut für die Mutter:

- Stillen fördert die Rückbildungsvorgänge.
- Stillen erleichtert die Gewichtsregulierung nach der Schwangerschaft.
- Durch eine längere Stillzeit verringert sich das Risiko, an Brustkrebs zu erkranken.
- Muttermilch erspart Einkauf und Zubereitung von Babynahrung und letztlich bares Geld.

Es gibt nur wenige medizinische Gründe, die gegen das Stillen sprechen, wie zum Beispiel eine HIV-Infektion der Mutter (siehe Seite 100). Dies wird Ihre Ärztin/ Ihr Arzt oder Ihre Hebamme dann genauer mit Ihnen besprechen.

Stillen ist zwar die natürlichste Sache der Welt, dennoch erscheint es wie eine Kunst. Und wie bei jeder Kunst, braucht man etwas Übung, Zeit und eine fördernde Umgebung. Die Wochenbettbetreuung in den ersten Tagen nach der Geburt hilft Ihnen über die ersten Unsicherheiten und Anlaufschwierigkeiten hinweg. Bis zu zwölf Wochen – auf ärztliche Anordnung auch länger – stehen Ihnen Hausbesuche einer Hebamme zu. Stillberatung ist ein wesentlicher Bestandteil dieser Wochenbettbetreuung. Der Kontakt zu anderen Frauen, die auch stillen oder gestillt haben, kann sehr wertvoll und bereichernd sein. Suchen Sie sich dafür eine Stillgruppe, ein Stillcafé oder sprechen Sie mit Freundinnen darüber.

Im Austausch werden dann vermutlich auch Erfahrungen bezüglich Stillproblemen thematisiert. Lassen Sie sich davon nicht entmutigen oder verunsichern. Fragen Sie am besten gezielt nach. Der Grund liegt meist an schlechten Startbedingungen in den ersten Stunden und Tagen nach der Geburt. Hinzu kommt oft mangelnde Information. Aus diesem Grund möchten wir Ihnen noch einige wichtige Informationen zum Thema »Stillprobleme« und Tipps zum Entgegenwirken vermitteln.

Wunde Brustwarzen

Besonders in der Anfangszeit haben einige Frauen Probleme mit wunden und/oder schmerzhaften Brustwarzen. Diese entstehen meist durch »falsches« Anlegen des Kindes an die Brust. Deswegen sollte die Hebamme das Stillmanagement genau anschauen, um etwaige »Fehler« zu beheben und ein erneutes Auftreten zu verhindern. Damit die Schmerzen nicht zu einem vorzeitigen Abstillen führen, gibt es zudem die Möglichkeit, eine Stillpause mit gleichzeitigem Abpumpen oder Entleeren von Hand einzulegen. So haben die Brustwarzen »Ruhe«, um heilen zu können. Um die Wundheilung zu fördern, gibt es in der Apotheke zudem verschiedene Produkte, aber auch das Lasern der Brustwarzen durch die Hebamme ist diesbezüglich zu empfehlen.

Vermeintlich zu wenig Milch

Die meisten Frauen, die nicht lange gestillt haben, sagen oft: »nach zwei, sechs oder zwölf Wochen hat die Milch einfach nicht mehr gereicht«. Dies ist meist ein Irrglaube. Denn die Milchproduktion passt sich dem Bedarf des Kindes an. Lassen Sie sich also auf keinen Fall einreden, Sie hätten nicht genug Milch! Die Brust produziert die Milchmengen, die gebraucht werden. Allerdings ist ein Kind keine Maschine mit planbarem Bedarf. Das Wachstum vollzieht sich in Schüben.

Der erste Wachstumsschub tritt zwischen dem siebten und 14. Lebenstag auf und mit ihm unter Umständen die ersten »Probleme«. Entsprechend ist der Appetit des Kindes wechselnd. Weitere Wachstumsschübe treten meist nach sechs Wochen und nach drei Monaten auf. Gut zu wissen ist, dass sich Ihr Körper innerhalb von 24 Stunden auf ein höheres Niveau einpendeln kann – wenn die äußeren Bedingungen stimmen. Sie sollten ausreichend schlafen, Stress vermeiden und ausreichend trinken.

Förderlich für die Milchbildung sind unter anderem die Förderung des Hautkontaktes, das häufigere Anlegen des Kindes (mindestens alle drei Stunden, etwa acht- bis zwölfmal pro Tag), sanfte Brustmassagen besonders der Brustwarzen oder auch ein vorübergehendes Abpumpen

> **ⓘ Info**
> **Tipps rund ums Stillen**
>
> Ihre Hebamme ist Ihre erste Ansprechpartnerin rund um das Thema Stillen. Während der Wochenbettbesuche und auch danach hilft die Hebamme bei Stillproblemen. Weitere Unterstützungsmöglichkeiten bieten Stillberaterinnen sowie Stillgruppen oder Stillcafés, die unter anderem von vielen Geburtskliniken und Geburtshäusern angeboten werden. Nachfolgend haben wir Ihnen mögliche Angebote zusammengestellt.
>
> **Arbeitsgemeinschaft freier Stillgruppen:**
> - www.afs-stillen.de
> - Postleitzahlensuche für Stillberaterinnen, die teilweise auch Stilltreffen anbieten
> - Telefonische Stillberatungs-Hotline: Tel.: 0228 / 92 95 99 99 (täglich zum Ortstarif)
>
> **Babyfreundliche Kliniken:**
> - www.babyfreundlich.org
> - Besondere Hilfe für einen erfolgreichen Stillstart
> - Stillvorbereitungskurse in der Schwangerschaft
> - Teilweise 24-Stunden-Stillhotline sowie Stillcafés oder Stillgruppen
>
> **Berufsverband Deutscher Laktationsberaterinnen IBCLC e. V.:**
> - www.bdl-stillen.de
> - Postleitzahlensuche für Stillberaterinnen, die teilweise auch Stillgruppen anbieten
> - Stillvorbereitungskurse schon in der Schwangerschaft
>
> **La Leche Liga:**
> - www.lalecheliga.de
> - Postleitzahlensuche für Stillgruppen und Stillberaterinnen
> - E-Mail-Stillberatung (Antwort erfolgt innerhalb einer Woche)

nach der Stillmahlzeit. Sollten Sie das Gefühl haben, dass die Milchmenge »nicht ausreicht«, kann Ihnen die Hebamme oder Stillberaterin diesbezüglich weitere wertvolle Tipps geben.

Milchstau und Brustentzündungen

Ein Milchstau kann durch eine unzureichende Entleerung einzelner Bereiche der Brust oder zu enge Kleidung entstehen. Wird die Brust hart, schmerzhaft und gerötet, kann zunächst eine sanfte Brustmassage besonders an der betroffenen Stelle hilfreich sein. Legen Sie Ihr Baby häufiger an – am besten in einer Position, in der das Kinn des Babys auf dem betroffenen Brustteil anliegt.

Vor dem Stillen sollten Sie die Brüste zudem wärmen und nach dem Stillen kühlen (Quarkwickel). Tritt innerhalb von 24 Stunden keine Besserung ein, wenden Sie sich an Ihre Hebamme oder Ihre Frauenärztin/Ihren Frauenarzt. Der Milchstau sollte behandelt werden, bevor eine Brustentzündung entsteht.

Bei »Stillproblemen« jeglicher Art ist die Hebamme die richtige Ansprechperson. Wichtig ist, dass Sie sich von etwaigen Rückschlägen nicht entmutigen lassen. Versuchen Sie, jeden Tag positiv anzugehen. Nur weil heute ein »Problem« auftritt, muss das morgen nicht auch noch so sein.

Coronainfektion und Stillen

Auch wenn Sie eine akute Coronainfektion haben, können und sollen Sie ihr Baby weiterhin stillen. Nach allen bisherigen Untersuchungen wird das SARS-CoV-2-Virus nicht über die Muttermilch übertragen. Achten Sie aber auf besondere Hygienemaßnahmen. Waschen Sie sich vor dem Stillen mindestens 20 Sekunden lang die Hände, verwenden Sie zusätzlich ein alkoholhaltiges Handdesinfektionsmittel und benutzen Sie beim Stillen eine Mund-Nasen-Maske. Wenn Sie sich zu krank fühlen, um Ihr Baby zu stillen, kann die Muttermilch auch abgepumpt und das Baby durch den Partner oder eine andere Person gefüttert werden.

Abpumpen von Muttermilch

Auch wenn Sie Termine ohne Ihr Baby wahrnehmen müssen oder wollen, hilft das vorherige Abpumpen von Muttermilch. So kann in Ihrer Abwesenheit das Baby durch Andere mit der abgepumpten Milch gefüttert werden. Abpumpen von Muttermilch geht praktisch überall: zu Hause, unterwegs oder am Arbeitsplatz.

> **❗ Empfehlung**
> Lassen Sie sich zusammen mit Ihrem Partner bereits in der Schwangerschaft zum Stillen beraten, denn ein frühes Anlegen und ein zeitiger Stillbeginn sind für einen erfolgreichen Start bedeutend.

9.7 Screenings bei Neugeborenen

Was wird gemacht?
Beim Neugeborenenscreening handelt es sich um diagnostische Maßnahmen bei Neugeborenen in den ersten Tagen nach der Geburt, um bestimmte gesundheitliche Beeinträchtigungen oder Krankheiten rechtzeitig zu erkennen. Das Screening umfasst derzeit:

- Das Neugeborenenhörscreening, um Neugeborene mit einer einseitigen oder beidseitigen Schwerhörigkeit erkennen zu können. Dies betrifft in Deutschland drei von 1000 Neugeborenen.
- Das Pulsoxymetriescreening, um Neugeborene mit schweren Herzfehlern (Fehlbildungen am Herzen und seinen Gefäßen) erkennen zu können. Dies betrifft ungefähr vier von 10.000 Neugeborenen.
- Das Neugeborenenscreening auf 16 angeborene Krankheiten. Dies betrifft ungefähr acht von 10.000 Neugeborenen.

Screeninguntersuchungen werden im Gesundheitswesen nur eingesetzt, wenn durch die Früherkennung von Beeinträchtigungen oder Krankheiten therapeutische Möglichkeiten gegeben sind, um die Krankheitsprognose deutlich zu verbessern und krankheitsbedingte Einschränkungen zu verringern oder zu vermeiden. Dies ist bei der ganz großen Mehrzahl der eingeschlossenen Zielkrankheiten auch der Fall.

> Alle diagnostischen Maßnahmen sind unbedenklich für Ihr Kind und völlig schmerzfrei.

Beim **Hörscreening** werden zwei Verfahren angewendet, die Automatisierte Hirnstammaudiometrie (AABR) oder die Otoakustischen Emissionen (OAE). Dabei wird die Reaktion auf Sondentöne über Elektroden gemessen, die auf der Stirn, Nacken und Wangenknochen befestigt werden.

Die Untersuchung wird beim Schlafen des Kindes durchgeführt und dauert nur wenige Minuten. Das Ergebnis eines auffälligen Befundes wird an eine Hörscreeningzentrale weitergeleitet. Hier wird sichergestellt, dass sich die im Hörscreening auffälligen Kinder zu einer weiteren Hörkontrolle vorstellen und bei einem Nachweis einer Hörstörung so schnell wie möglich geeignete Hörgeräteversorgungs- und Frühfördermaßnahmen getroffen werden können.

Die **Pulsoxymetrie** misst über einen am Fuß des Babys angelegten Lichtsensor den Sauerstoffgehalt im Blut des Neugeborenen. Zu wenig Sauerstoff kann ein Zeichen für einen angeborenen Herzfehler sein. Bei einem entdeckten Sauerstoffmangel wird die Messung zeitnah wiederholt. Bei weiterhin niedrigen Werten kommen weitere diagnostische Maßnahmen zur Anwendung.

Zielkrankheiten des Neugeborenenscreenings und Prävalenzen
Quelle: Spiekerkötter, U., Krude, H. 2022

	Prävalenz
Sichelzellenkrankheit	0,03 %
Kongenitale Hypothyreose	0,03 %
Phenylketonurie	0,02 %
Mukoviszidose	0,02 %
5 q assoziierte spinale Muskelatropie	0,01 %
Medium-Chain-Acyl-CoA-Dehydrogenase(MCAD)-Mangel	0,01 %
Adrenogenitales Syndrom	0,01 %
Biotinidasemangel	0,00 %
SCID- Schwere kombinierte Immundefekte	0,00 %
Very-Long-Chain-Acyl-CoA-Dehydrogenase-Mangel	0,00 %
Galaktosämie	0,00 %
Isovalerianazidämie	0,00 %
Tyrosinämie Typ 1	0,00 %
Glutarazidurie Typ 1	0,00 %
Defekte des mitochondrialen trifunktionellen Proteins und Carnitinzyklusdefekte (4 Krankheiten)	0,00 %
Ahornsirupkrankheit	0,00 %
Gesamt	0,08 %

Lediglich beim **Neugeborenenscreening auf angeborene Krankheiten** ist eine Blutabnahme in der Regel aus der Ferse erforderlich. Die entnommenen Blutstropfen werden auf Filterpapier getropft, getrocknet und dann im Labor auf Hinweise zu 16 angeborenen Erkrankungen (siehe Tabelle links unten) untersucht.

Die Bedeutung positiver Befunde
Screeninguntersuchungen liefern keine exakten Diagnosen, es handelt sich um Wahrscheinlichkeitssagen über das Vorliegen oder Nichtvorliegen der gesuchten Beeinträchtigung oder Krankheit. Bei auffälligen Befunden im Screening (positive Screeningfälle) kommen komplexere diagnostische Verfahren zur Anwendung, um das tatsächliche Vorliegen der Krankheit oder Beeinträchtigung zu bestätigen oder auszuschließen.

So können die im Screening entdeckten positiven Fälle nach falsch Positiven und richtig Positiven aufgeteilt werden. Allerdings sind umgekehrt auch bei den im Screening entdeckten negativen Fällen richtig negative Fälle und falsch negative Fälle möglich. Bei den falsch negativen Fällen wurde die tatsächlich bestehende Krankheit oder Beeinträchtigung im Screening nicht entdeckt. Dazu ein Beispiel aus dem Pulsoxymetriescreening. Bei angenommen 10.000 untersuchten Neugeborenen ergeben sich folgende Ergebnisse:

a. Der Test ist positiv, und das Neugeborene hat die Krankheit	3	0,03%
b. Der Test ist negativ, aber das Neugeborene hat die Krankheit	1	0,01%
c. Der Test ist positiv, aber das Neugeborene hat die Krankheit nicht	10	0,10%
d. Der Test ist negativ, und das Neugeborene hat die Krankheit nicht	9.986	99,86%
Fälle mit positivem Test im Screening (a+c)	13	0,13%

Bei einem negativen Test im Screening liegt bei 99,86 Prozent der Fälle tatsächlich keine Krankheit oder Beeinträchtigung vor. Der sogenannte negative Prädiktionswert ist damit sehr sehr hoch. Bei den wenigen positiven Fällen im Screening bestätigt sich der Verdacht in zehn von 13 Fällen nicht. Allerdings führen die positiven Fälle im Screening in der Regel zu einer großen Belastung der Eltern.

Beim Neugeborenenscreening auf angeborene Krankheiten wurden im Jahr 2020 insgesamt 769.320 Neugeborene untersucht. Dabei wurden bei 4.760 Kindern Wiederholungsuntersuchungen wegen auffälliger Befunde (0,62 Prozent) durchgeführt und schließlich bei 826 Kindern diese Krankheiten entdeckt. Auf sechs auffällige Screeningergebnisse kommt also nur ein tatsächlich erkranktes Kind.

Das Screeninglabor unterscheidet dabei je nach dem Ergebnis zwischen auffälligen Befunden mit starkem Krankheitsverdacht und solchen mit leicht gesteigerter Krankheitswahrscheinlichkeit (also einer hohen Wahrscheinlichkeit, dass sich ein auffälliges Ergebnis nicht bestätigt). Bei leicht abweichenden Messwerten ist oftmals nur eine Kontrollabnahme notwendig und in diesen Fällen werden Sie möglicherweise per Brief informiert. In diesen Fällen bedeutet das gleichzeitig, dass der vorliegende Befund keinen dringenden Behandlungsbedarf signalisiert und eine erneute Blutentnahme kann durch den Kinderarzt oder die Hebamme erfolgen. Bei dringendem Verdacht werden die Eltern unmittelbar über das Ergebnis vom abnehmenden Arzt/Klinik, dem Labor oder dem dann bereits mit einbezogenen Diagnostik- und Behandlungszentrum telefonisch informiert und das weitere Vorgehen wird besprochen. Bitte sorgen Sie daher dafür, dass die auf der Screeningkarte angegebene Telefonnummer in der ersten Lebenswoche für diesen Fall immer erreichbar ist.

> Das Neugeborenenscreening auf angeborene Erkrankungen ist nicht verpflichtend, jedoch empfehlen wir Ihnen eindringlich, diese Untersuchungsmöglichkeiten wahrzunehmen, denn je früher diese Krankheiten erkannt werden, desto schneller können geeignete Versorgungs- und Betreuungsmaßnahmen getroffen und schwerwiegenden körperlichen Schäden sowie dauerhaften Behinderungen vorgebeugt werden.

9.8 Wie soll das Kinderzimmer aussehen?

Nichts macht mehr Spaß, als ein Kinderzimmer für das Neugeborene einzurichten. Hier ein paar »technische Tipps«, worauf Sie unbedingt achten sollten:

- Es sollte sich – wenn möglich – um einen hellen, sonnigen und ruhigen Raum handeln.
- Die Zimmertemperatur sollte am Tag 20 – 22 Grad Celsius, nachts 16 – 18 Grad Celsius betragen. Überheizte Zimmer können zu Atemwegsinfektionen führen.
- Das Kinderbett sollte wegen der Thermik nie an einer Außenwand stehen.
- Bei trockener Luft empfiehlt sich das Aufstellen von (elektrischen) Luftbefeuchtern (bitte lassen Sie sich wegen möglicher Keimbelastung diesbezüglich beraten).
- Generell gilt: Lüften Sie nicht ganztägig, sondern öffnen Sie mehrmals am Tag kurz die Fenster. Wenn Ihre Wohnung Isolierglasfenster mit Kunststoffrahmen hat, sollten Sie besonders für einen regelmäßigen Luftaustausch sorgen. Derartige Fenster lassen – geschlossen – kaum Luft durch.
- Verwenden Sie bitte keine chemischen »Luftverbesserer«.
- Denken Sie auch schon heute daran, dass die Kippvorrichtung der Fenster abschließbar sein sollte. Ihr Kind wird schneller groß, als Sie heute denken.

Helle, lösungsmittelarme, möglichst wischfeste, freundliche Farben sollten die Wände zieren. Die Materialien im Kinderzimmer sollten schadstoffarm sein.

Falls Renovierungen des Zimmers oder Neukäufe von Möbeln und anderen Einrichtungsgegenständen anstehen, so planen Sie das möglichst lange vor dem Geburtstermin. Zum einen ist es dann für Sie selbst weniger beschwerlich, zum anderen bleibt dann noch genügend Zeit, dass die neuen Einrichtungsgegenstände ausreichend »auslüften« können. Grundsätzlich sollten alle Produkte, die Sie für das Kind kaufen, die jeweiligen Gütesiegel wie DIN, GS oder das Umweltschutzzeichen tragen.

Der Fußboden im Kinderzimmer sollte am besten mit Wasser abwaschbar sein. Teppichboden ist weniger gut geeignet. Anstelle von kalten und harten Fliesen empfehlen sich Linoleum, Parkett oder Kork.

Achtung: Sorgen Sie dafür, dass Bett und Möbel keine scharfen Kanten haben, dass für die Steckdosen Kindersicherungen vorhanden sind und dass Teppiche mit Antirutschunterlagen gesichert werden. Fürs Schlafen eignet sich am besten ein passender Schlafsack (siehe Kapitel 10.3). Bei Kindern mit Allergierisiken können Sie sich an ein Bettenfachgeschäft wenden.

Einer Ihrer neuen Arbeitsplätze wird künftig der Wickeltisch sein. Gestalten Sie ihn also großzügig, praktisch und sicher. Gut ist, wenn Sie alle Dinge, die Sie benötigen (Windeln, Papier, Creme, Wäsche), so leicht erreichen können, dass Sie Ihr Baby nie aus den Augen lassen müssen. Das mindert die Gefahr, dass es in unbeaufsichtigten Momenten herunterfällt. Ein Wärmestrahler über dem Wickeltisch ist eine gute Anschaffung, auch wenn Ihr Kind im Sommer geboren wird. Babys sind sehr wärmebedürftig und lassen sich nur gerne wickeln, wenn sie dabei nicht frieren.

Wenn Sie sich schon über den Haushalt mit einem Kind Gedanken machen, denken Sie am besten gleich schon ein paar Monate weiter: Sind gefährliche oder sehr kostbare Dinge (Reinigungsmittel, Scheren, spitze Gegenstände, zerbrechliche Glasplatten, Schmuck, Perlen) außer Reichweite des Kindes verstaut?

Und wie ist es mit Spielsachen? Kaufen Sie vor der Geburt nicht zu viel davon. Denn erstens wollen Freunde und Verwandte nach der Geburt dem Kind etwas schenken und zweitens beeinträchtigt ein Zuviel an Spielsachen die Kreativität des Kindes.

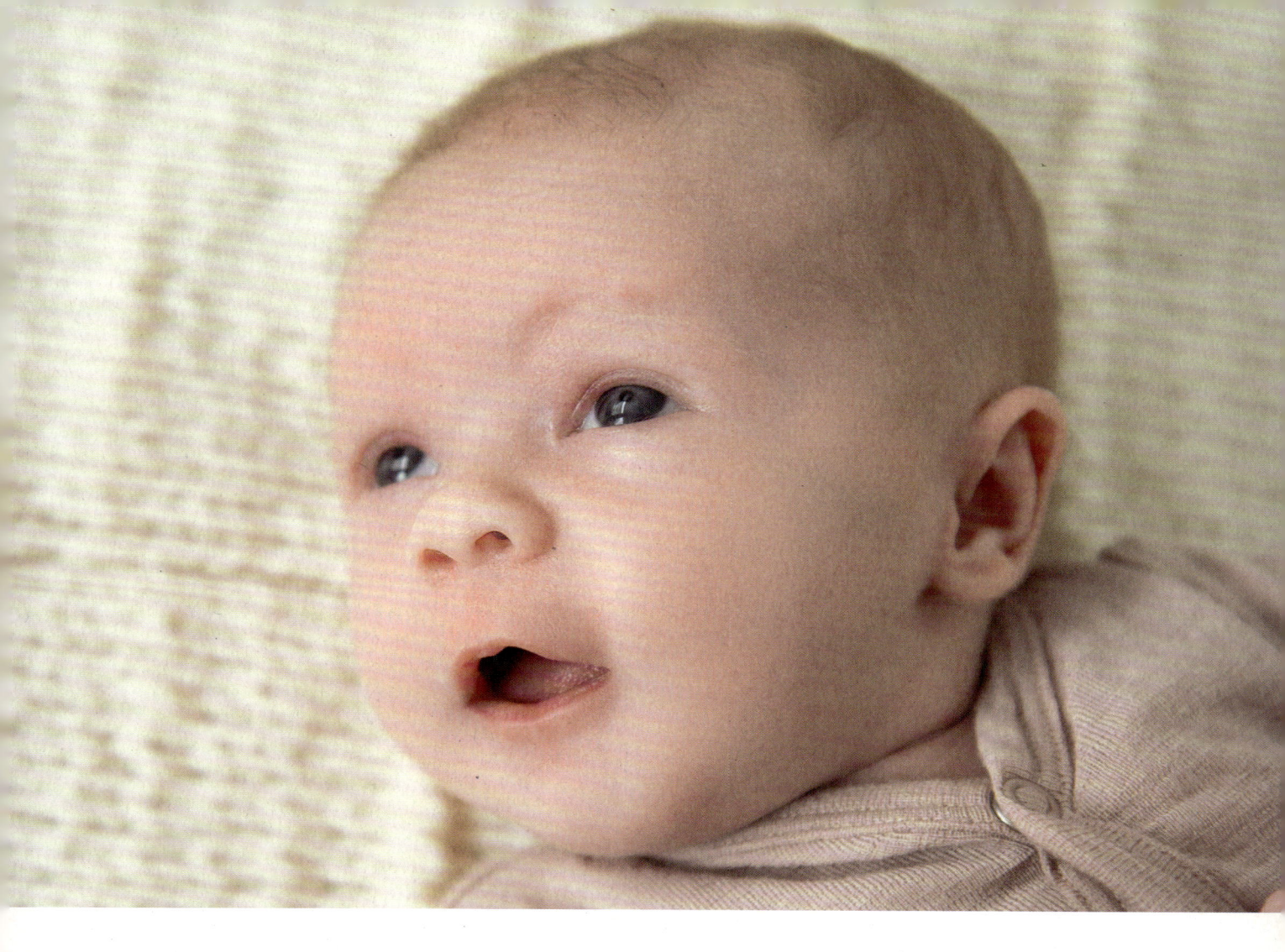

10 Die ersten Wochen danach

Das Wochenbett, damit bezeichnet man die Zeit nach der Geburt, dauert traditionell sechs Wochen oder 40 Tage. In manchen Kulturen ist es heute noch üblich, die Frau von allen täglichen Arbeiten zu entlasten. Sie braucht sich in dieser Zeit nur um sich und das Baby zu kümmern. Die ganze Familie wird von anderen Frauen bekocht, auch Geschwisterkinder werden mit versorgt.

Unsere Realität sieht heute leider anders aus. Auch wer sich entschieden hat, die ersten Tage nach der Geburt auf der Wochenbettstation in der Klinik zu verbringen, wird meist am dritten Tag nach Hause entlassen. Viele Frauen geraten dann in Stress, weil sie von sich erwarten, dass sie den Alltag mit Kind leicht in den Griff bekommen. Begehen Sie diesen Fehler nicht! Schon manches Organisationstalent hat gesagt: »Ich hätte nicht gedacht, dass ein so kleines Wesen es schafft, uns so ins Chaos zu stürzen.« Wenn Sie allein sind, wundern Sie sich nicht, wenn die Wohnung noch am Abend durcheinander ist, Sie noch im Nachthemd sind, die Küche im Chaos versinkt und Sie noch keine Zeit hatten, in Ruhe zu essen. Kämpfen Sie nicht allzu sehr dagegen an. Sie müssen niemandem etwas beweisen.

10.1 Machen Sie Flitterwochen mit Ihrem Kind

Nehmen Sie sich die Zeit, Ihr Kind zu genießen, es stundenlang anzuschauen. Kennenlernen und Verlieben brauchen Zeit. Muttergefühle sind nicht angeboren und Vatergefühle auch nicht. Liebe wächst langsam. Man will ungestört sein, keine Pflichten haben, versorgt sein – wie im Urlaub. Es gibt so viel zu entdecken mit einem Kind. Kinder sind sehr verschieden, auch schon in diesem Alter. Fragen Sie Eltern, die mehrere Kinder haben. Man kann sich einem Kind sehr ähnlich fühlen, sehr vertraut, während ein weiteres ein ganz anderes Temperament besitzt. Schon in den ersten Tagen zeigen sich ganz persönliche Charakterzüge.

Ideal ist, wenn Ihr Partner gleich ab der Geburt Elternzeit oder Urlaub nimmt und Sie die »Flitterwochen« mit dem Baby zu dritt verbringen können. Es wird Ihnen sicher nicht langweilig werden. Im Gegenteil, es gibt viel zu entdecken in den ersten Tagen und Wochen. Kinder entwickeln sich schnell. Aus einem Neugeborenen, das viel schläft und manchmal sein »Engelslächeln« zeigt, wird in wenigen Wochen ein waches, aufmerksames Wesen, das Sie erkennt und anlächelt. Die ersten Wochen mit Ihrem Kind können zu einer wertvollen Zeit in Ihrem Leben werden, an die Sie sich gern zurückerinnern, wenn es Ihnen gelingt, sich entsprechende Rahmenbedingungen zu schaffen.

Es kann sein, dass Sie sich nach der Geburt fühlen, als könnten Sie Bäume ausreißen. Die Wirkung der Endorphine (körpereigene morphiumähnliche Substanzen) und auch der Plazentahormone hält noch einige Tage an. War die Geburt sehr anstrengend oder hatten Sie einen Kaiserschnitt, werden Sie sich eher erholungsbedürftig fühlen. Auf jeden Fall ist die erste Woche nach der Geburt für Ihre Erholung die Wichtigste.

Auch wenn es altmodisch klingt, Hebammen empfehlen, die erste Woche im Bett zu bleiben und nur so viel aufzustehen, wie Sie Lust haben. Bleiben Sie einfach im Nachthemd! Die Erholung, die Sie in der ersten Woche verpassen, ist nur schwer nachzuholen. Sie könnten leicht zu denen gehören, die nach einem halben Jahr sagen: »Ich bin immer noch so müde.« Bedenken Sie: In der ersten Zeit haben Sie kein Gefühl für Ihre Grenzen. Sie sind völlig geöffnet für die kleinsten Regungen Ihres Babys. Das ist gut so. Aber wer so öffnet, ist auch dem Rest der Welt »schutzlos ausgeliefert«.

Besuche – auch nur ein Telefongespräch – nehmen Sie mehr mit, als Sie es von sich gewöhnt sind. Besonders am dritten oder vierten Tag werden Sie sich dünnhäutig fühlen und nur in Ruhe gelassen werden wollen. Für viele ist dies der »Heultag« (siehe Kapitel 10.2), an dem zumeist auch die Milchproduktion beginnt.

Nach der Geburt passiert viel in Ihrem Körper. Was neun Monate Zeit hatte zu wachsen, bildet sich nun recht schnell zurück. Starke hormonelle Veränderungen sind damit verbunden. Die Gebärmutter reicht direkt nach der Geburt noch bis zum Nabel und wird dann in den ersten Tagen schnell kleiner. Jeden Tag um eine Fingerbreite, so rechnen die Hebammen. Je mehr Ruhe Sie haben, umso schneller bildet sich die Gebärmutter zurück. Zumeist ist sie nach zehn Tagen von außen nicht mehr zu tasten. Sie werden Nachwehen spüren, vor allem während des Stillens. Nach dem ersten Kind sind es nur wenige, aber sie werden von Kind zu Kind schmerzhafter.

Mit der Geburt beginnt der sogenannte »Wochenfluss«. Es ist eine Blutung aus der Stelle, an der die Plazenta mit der Gebärmutter verwachsen war. Am Ende der ersten Woche wird er bräunlich, am Ende der zweiten beginnt er gelblich zu werden und geht dann langsam in normalen Ausfluss über. Sollte es vor einer vollständigen Ausheilung der Gebärmutter noch einmal

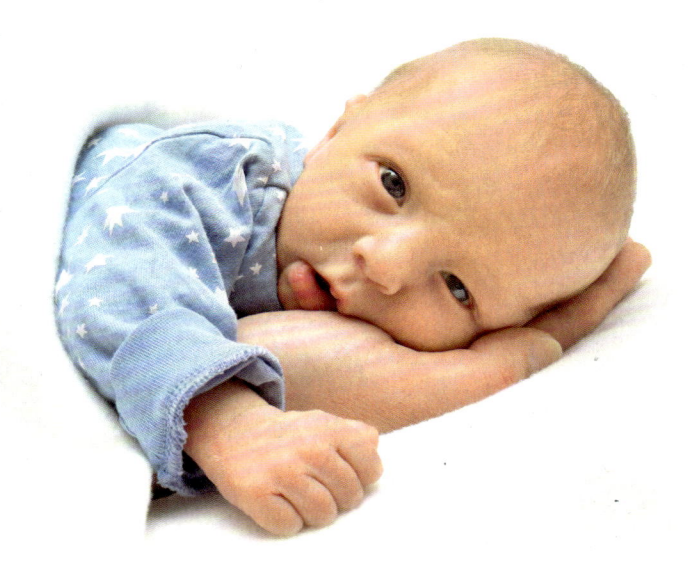

Die Wochen und Monate nach der Geburt können eine sehr erfüllende Zeit sein.

zu einer Blutung kommen, ist dies ein klares Zeichen Ihres Körpers für Überforderung. Dies ist zwar nicht besorgniserregend, aber Sie brauchen dann mehr Ruhe und mehr Schlaf.

Frühestens vier bis sechs Wochen nach der Geburt kann es zur ersten Menstruation kommen. Bei den meisten Frauen bleibt diese aus, so lange sie voll stillen. Als Verhütungsmethode ist Stillen allerdings nicht geeignet, dafür ist es zu unsicher. Sollten Sie mit dem ersten Eisprung schwanger werden, so kann es sein, dass Sie dies mehrere Wochen oder sogar Monate lang nicht bemerken.

> Wenn Sie wieder Geschlechtsverkehr haben, benutzen Sie zunächst Kondome, auch um Infektionen zu vermeiden. Das Thema Verhütung wird Ihre Frauenärztin/Ihr Frauenarzt bei der frauenärztlichen Nachuntersuchung mit Ihnen besprechen.

Der Wochenfluss ist im Normalfall nicht infektiös, wie lange Zeit behauptet wurde, im Gegenteil. Da der Wochenfluss durch die zerfallende Gebärmuttermuskulatur sehr eiweißreich ist, hat er einen eigenen Geruch und ist anfälliger für einen Keimbefall. Benutzen Sie Vorlagen und keine Tampons, damit er ungehindert abfließen kann. Auch Menstruationstassen sind in dieser Zeit nicht zu empfehlen. In den ersten Tagen empfiehlt es sich, nach jedem Gang zur Toilette den äußeren Genitalbereich mit warmem Wasser abzuspülen, dem Sie in der vorgeschriebenen Verdünnung einen Kamillenextrakt oder eine Ringelblumenessenz zusetzen können. Dann können Sie ihn mit einem Föhn trocknen. Das ist heilungsfördernd und – solange sich die Schamlippen noch wund anfühlen – wesentlich angenehmer als Toilettenpapier. Auch nach dem Duschen können Sie eine solche Spülung vornehmen.

> Bei ihren Wochenbettbesuchen (in den ersten zehn Tagen täglich, wenn nötig auch zweimal am Tag) wird die Hebamme jedes Mal darauf achten, dass die körperlichen Rückbildungsvorgänge normal verlaufen. Wenn nötig, hat sie Möglichkeiten, Sie zu unterstützen. Wenn Sie eine Dammnaht haben, kann dies in den ersten Tagen sehr schmerzhaft sein. Versuchen Sie, viel zu liegen und langes Sitzen zu vermeiden, besonders das Sitzen im Schneidersitz belastet die Naht. Die Wunde der Dammnaht sollte immer trocken gehalten werden.

Vielleicht fühlt sich Ihr Genitalbereich nicht nur wund an, sondern Sie haben auch ein Gefühl wie Muskelkater. Es dauert einige Tage, bis Sie wieder ein heiles Gefühl haben. So lange sollten Sie keine Rückbildungsgymnastik machen, damit die strapazierte Muskulatur in Ruhe ausheilen kann. Ihre Hebamme wird Ihnen die ersten Rückbildungsübungen zeigen. Nach vier bis acht Wochen können Sie an einem Rückbildungsgymnastikkurs teilnehmen. Die Krankenkasse erstattet Ihnen die Kosten bis zu zehn Stunden. Zu den meisten Kursen können Sie Ihr Baby mitbringen. Mit variantenreichen Übungen können Sie alle Muskelpartien wieder kräftigen – dies macht Spaß und motiviert, täglich zu üben. Außerdem treffen Sie andere Frauen mit gleichaltrigen Babys. Weil diese Gymnastik in der Regel schnell Erfolge bringt, machen viele Frauen auch anschließend noch weiter mit ähnlichen und erweiterten Übungen.

Auch nach der Geburt können Ihre Gefühle wieder »Achterbahn fahren« (siehe Kapitel 2). Starke Stimmungsschwankungen von »himmelhoch jauchzend bis zu Tode betrübt« können sich abwechseln, die Partnerbeziehung kann sich in den ersten Wochen schwierig gestalten und auch Liebe und Sex können davon betroffen sein (siehe Kapitel 7).

Folgende Vorkommnisse in den ersten Tagen und Wochen nach der Geburt sollten Sie nicht beunruhigen:

- Zunächst kann der Kopf des Kindes etwas verformt sein, die Füßchen sind manchmal etwas krumm, denn in der Gebärmutter und im Geburtskanal war es sehr eng. Hebamme oder Kinderärztin/Kinderarzt zeigen Ihnen, wie bei den Füßchen eine normale Stellung gefördert werden kann.
- Der Nabelrest fällt nach vier bis 14 Tagen ab. Oft nässt die Stelle dann noch etwas, ist aber

einige Tage später völlig verheilt. Desinfizierende Mittel (Alkohol oder antibiotischer Puder) sind bei einem normalen Heilungsprozess nicht nötig. Die Nabelpflege gehört zum Aufgabenbereich der Hebammen. Die meisten Hebammen empfehlen, das Kind erst zu baden, wenn der Nabel völlig verheilt ist.
- Die mütterlichen Hormone können beim Kind zu folgenden Erscheinungen führen: Milien (weiße Punkte im Bereich der Nase), gerötete, geschwollene Brustdrüsen, gegebenenfalls mit Milchaustritt, gerötete, etwas angeschwollene Geschlechtsteile, bei Mädchen zusätzlich (blutiger) Ausfluss aus der Scheide, Neugeborenen-Akne.
- Viele Kinder nehmen in den ersten Tagen an Gewicht ab. Sieben bis maximal zehn Prozent des Geburtsgewichts sind völlig normal. Sie scheiden viel Mekonium, das sogenannte Kindspech, aus. Die Vormilch ist sehr konzentriert, reich an Abwehrstoffen und enthält alles, was ein Kind braucht. Sie sollten erst einmal nicht zufüttern. Nur wenn es nötig ist, wird die Hebamme oder die Kinderärztin/der Kinderarzt dazu raten, zusätzlich Tee oder Nahrung zu geben.
- Nach dem Mekonium folgt der grüne Übergangsstuhl, der wie Spinat aussehen kann und schließlich in Muttermilchstuhl übergeht, wenn das Kind voll gestillt wird. Dieser ist kräftig gelb, recht flüssig und hat einen typischen, aber nicht unangenehmen Geruch.
- Erst zwei bis vier Tage nach der Geburt beginnt die Milchproduktion. Die Brust wird

> **ⓘ Info**
> **Vielfältige Unterstützungsangebote für werdende Mütter und junge Familien**
>
> Unser Gesundheitswesen bietet hervorragende Leistungen auch für Schwangere und junge Familien. Dies gilt gerade für Maßnahmen der Gesundheitsförderung und Prävention. Mit den Schwangerenvorsorgeuntersuchungen wird der Gesundheitszustand der werdenden Mutter und der des ungeborenen Kindes regelmäßig überprüft, um kritische Entwicklungen und Situationen rechtzeitig zu erkennen und geeignete Maßnahmen treffen zu können. Nach der Geburt und in den ersten Lebensjahren des Kindes haben die Kinderfrüherkennungsuntersuchungen dasselbe Ziel. Mit deutlich über 90 Prozent beteiligen sich Schwangere und Eltern mit Ihren Kindern an diesen wichtigen Untersuchungen.
>
> Auch wenn bei den beteiligten Gesundheitsberufen wie Frauenärztinnen/Frauenärzten, Hebammen und Kinderärztinnen/Kinderärzten medizinische Fragen im Mittelpunkt stehen, können Sie dort auch alle anderen Fragen und Sorgen, die Sie beschäftigen, ansprechen. Ganz sicher werden Ihnen dann kompetente Ansprechpartner oder passende Angebote genannt.
>
> Nicht nur für junge Familien mit dem ersten Kind ergeben sich trotz der Freude über den Familienzuwachs viele Fragen, Herausforderungen oder auch psychosoziale Belastungen. Nicht immer stehen Freundinnen/Freunde, Eltern oder Großeltern als Ratgeber zur Verfügung. Manchmal möchte man diese auch gar nicht damit befassen.
>
> Da Gesundheitsförderung und Prävention weit über das »Medizinische« hinausgehen, wurden in ganz Deutschland Netzwerke und Lotsendienste mit dem Ziel der Beratung und Unterstützung von Schwangeren und jungen Familien aufgebaut. Diese »firmieren« unter unterschiedlichen Bezeichnungen wie Babylotsen, Frühe Hilfen oder Netzwerke Gesunde Kinder.
>
> »Frühe Hilfen umfassen vielfältige sowohl allgemeine als auch spezifische, aufeinander bezogene und einander ergänzende Angebote und Maßnahmen. Grundlegend sind Angebote, die sich an **alle** (werdenden) Eltern mit ihren Kindern im Sinne der Gesundheitsförderung richten (universelle/primäre Prävention). Darüber hinaus wenden sich Frühe Hilfen insbesondere an Familien mit Belastungen (selektive/sekundäre Prävention). Frühe Hilfen tragen in der Arbeit mit den Familien dazu bei, dass Risiken für das Wohl und die gesunde Entwicklung des Kindes frühzeitig wahrgenommen und reduziert werden.« (Nationales Zentrum Frühe Hilfen).
>
> Falls Sie Beratung suchen, sprechen Sie Ihre Ärztin/Ihren Arzt oder Ihre Hebamme darauf an. Informationen zu den Standorten und Angeboten erhalten Sie auch auf folgenden Internetseiten:
>
> https://de.wikipedia.org/wiki/Babylotse
> www.netzwerk-gesunde-kinder.de
> www.elternsein.info/fruehe-hilfen/suche-fruehe-hilfen/

schwer, hart und vielleicht auch heiß und berührungsempfindlich. Manche Kinder haben vorübergehend Schwierigkeiten, die Brustwarze zu fassen. Wenn Sie Beschwerden haben, wird die Hebamme Ratschläge für heiße oder kalte Umschläge (eventuell mit Zusätzen) geben und beim Anlegen behilflich sein.

- Die Haut des Kindes kann sich mehr oder weniger gelb verfärben. Dies kann eine normale Neugeborenengelbsucht sein. Sie entsteht durch körperliche Umstellungsprozesse, erreicht am vierten Tag ihren Höhepunkt und klingt bald wieder ab. Hebamme oder Kinderärztin/Kinderarzt achten auf den Verlauf und werden Ihnen raten, für gleichmäßige Wärme, Licht und zusätzliche Flüssigkeit zu sorgen. Bei einer verstärkten oder verlängerten Gelbsucht entscheidet die Kinderärztin/der Kinderarzt nach einer Blutuntersuchung, ob sie behandelt werden muss (mit Lichttherapie in der Kinderklinik).
- Ein Teil der jungen Säuglinge kann unter Blähungen oder sogenannten Drei-Monats-Koliken leiden. Das Kind schreit und krümmt sich. Die Ursachen sind bis heute nicht bekannt. Jungen haben diese Blähungen erfahrungsgemäß häufiger als Mädchen. Wenn Sie stillen, meiden Sie am besten blähende Nahrungsmittel (wie etwa Kraut, Knoblauch, Zwiebeln, grobes Vollkornbrot). Trinken Sie nach dem Essen Fenchel-Anis-Kümmel-Tee und geben Sie auch dem Kind davon. Zudem können Bauchmassagen mit Vier-Winde-Öl oder ein warmes Bad helfen. Manche Kinder haben »Schreistunden« zu festen Tageszeiten. Das ist nicht zu ändern, auch wenn es schwer ist, das zu akzeptieren. Der einzige Trost: Es hört mit drei Monaten von selbst wieder auf.

Die erste Zeit mit einem Kind kann sehr anstrengend sein. Die ersten drei Monate des Neugeborenen werden von Hebammen oft auch das »vierte« Schwangerschaftsdrittel genannt. Sie werden in dieser Zeit wahrscheinlich völlig von Ihrem neugebornen Kind in Anspruch genommen werden. Zusätzliche Verpflichtungen, wie beispielsweise Arbeit, Prüfungen oder ein Studium sollte man in dieser Zeit – wenn irgendwie möglich – vermeiden. Sie verursachen nur unnötigen Stress.

Aber diese Wochen können bei guten Bedingungen auch eine sehr erfüllende Zeit sein, an die Sie sich gern zurückerinnern. Vor allem sind sie der Start ins Leben für Ihr Kind und vermitteln ihm sein grundlegendes Lebensgefühl.

In den ersten Monaten ist Ihr Baby ganz von Ihnen abhängig. Viele Frauen haben nun häufig große Angst, gleich zu Beginn vieles falsch zu machen. Das ist unnötig. Das meiste machen Mütter automatisch richtig.

Ihr Kind kann schon in den ersten Tagen mit Ihnen kommunizieren. Erst durch Schreien, dann durch Bewegungen der Gliedmaßen, später durch Wechseln des Gesichtsausdrucks. Zunächst erkennt es die Bezugsperson durch den Geruch und die Tonlage der Sprache, später lernt es, Gesichter zu unterscheiden. Die Eltern ahmen die Laute und Ausdrucksformen des Kindes intuitiv nach. Alle warten auf das erste Lächeln des Kindes, das sich zunächst meist im Schlaf einstellt.

Trennungsängste und Fremdeln treten mit vier, acht und 15 Monaten auf. Personen, die nicht regelmäßigen Kontakt mit dem Baby haben, erleben in dieser Zeit häufig Enttäuschungen.

> **❗ Empfehlung**
> Beziehen Sie auch Ihren Partner gerade in den ersten Monaten mit dem Neugeborenen aktiv ein. Dieser kann das Wickeln des Kindes übernehmen, beim Baden helfen oder auf das Neugeborene aufpassen. Dies ist nicht nur gut für die Vater-Kind-Beziehung, auch Sie können diese Unterstützung gut gebrauchen.

10.2 Tipps für den Alltag

Sie haben während Ihrer Schwangerschaft viel für sich und Ihr Baby getan und sichm so gut es Ihnen möglich war, darum bemüht, gesund zu leben. Das Beste, was Sie nun – sowohl für Ihr Kind als auch für sich selbst – tun können, ist möglichst genauso gesund weiterzuleben, wie Sie es während der Schwangerschaft getan haben. Ihr Partner sollte Sie dabei unterstützen!

Fit bleiben

Ernähren Sie sich also weiterhin abwechslungsreich und ausgewogen. Orientieren Sie sich an den Ernährungsempfehlungen für die Schwangerschaft. Sie sollten reichlich und regelmäßig trinken, wenn Sie stillen. Verzichten Sie auf Alkohol, erhöhen Sie Ihre Alltagsbewegung durch Spaziergänge und Treppensteigen oder treiben Sie anderen Sport. Die Teilnahme an einer Gymnastik- oder Yogagruppe, regelmäßiges Schwimmen oder ein zweimal wöchentlicher Besuch in einem Fitnessstudio verschaffen Ihnen Kraft und geben Ihnen etwas Zeit für sich. Außerdem werden Sie sehen, wie schnell sich Ihr Körper von den Strapazen der Schwangerschaft und Geburt erholt. Und schließlich geben Sie Ihrem Partner damit auch die Gelegenheit, sich um das Kind zu kümmern. Manche Studios bieten auch Kinderbetreuung an. Sollte das Geld knapp sein: Schon für relativ wenig Geld erhalten Sie gutes Material für Ihr Heimtraining.

Wickeln

Empfohlen wird heute die sogenannte Breitwickelmethode. Alle Kinderwindeln arbeiten nach diesem System. Beim Anlegen müssen Sie darauf achten, dass einerseits alles gut abgeschlossen ist, andererseits muss sich das Baby auch noch gut bewegen können. In der ersten Zeit empfiehlt es sich, das Kind nach dem Aufwachen zunächst an die eine Brust anzulegen, danach zu wickeln und dann die zweite Brust zu geben, an der Ihr Kind wieder einschlafen wird.

Baden

Sobald der Nabel verheilt ist, kann Ihr Kind gebadet werden. Die beste Zeit dafür ist, wenn es wach und ausgeschlafen ist, aber nicht direkt nach einer Mahlzeit. Ein solcher Zeitpunkt ist in den ersten Wochen nur schwer zu finden. Das macht aber nichts, das Kind muss nicht täglich gebadet werden. Baden soll Spaß machen. Es soll angenehm und nicht stressig sein. Darum ist es gut, wenn Sie zu zweit sind. Die Temperatur des Badewassers soll 37 Grad Celsius betragen, die Zimmertemperatur 23 Grad Celsius. Anfangs genügen fünf Minuten, denn danach kühlt das Wasser schon merklich ab. Baden ist für Babys anstrengend. Manche Kinder schlafen besonders lange nach einem Bad. Dann ist natürlich spät abends ein günstiger Zeitpunkt dafür. Trocknen Sie das Kind mit einem warmen, flauschigen Tuch gut ab und denken Sie auch an die Zehen, Finger und die Geschlechtsorgane. Dann den ganzen Körper leicht einölen, auch in den Halsfalten und hinter den Ohren.

Frische Luft

Gewöhnen Sie Ihr Kind langsam, Schritt für Schritt, an die Außenwelt. Zunächst am geöffneten Fenster, dann – so vorhanden – auf dem Balkon, dann bei kleineren und schließlich größeren Spaziergängen. Das Kind braucht in den ersten drei bis vier Wochen noch nicht unbedingt nach draußen. Machen Sie sich daraus also keinen Stress. Danach ist allerdings ein täglicher Aufenthalt im Freien wichtig, je nach Jahreszeit und Temperatur.

Die richtige Schlafposition

Nachdem die Expertenmeinungen zu diesem Thema früher noch geteilt waren, sind sich Wissenschaftler heute einig, dass die **Rückenlage** die beste Schlafposition für Babys ist.

Früher wurden die Kinder oft auf den Bauch gelegt. Dann wurde noch bis vor wenigen Jahren die Seitenlage beim Schlafen in Deutschland als Alternative zur Bauchlage empfohlen. Es hat sich jedoch gezeigt, dass die Seitenlage – wie auch die Bauchlage – beim Schlafen gegenüber der Rückenlage ein höheres Risiko für den plötzlichen Kindstod – auch SIDS (Sudden Infant Death Syndrome) genannt – birgt. Daher sollten diese beiden Varianten ganz vermieden werden.

Die Empfehlung zum Schlaf ausschließlich in Rückenlage wird auch durch Folgendes unterstützt. Nachdem die Bauchlage in Amerika mit SIDS in Verbindung gebracht wurde, ist die große Mehrheit der amerikanischen Eltern der Empfehlung zur Rückenlage gefolgt. Der Erfolg ist überzeugend: Die Häufigkeit des plötzlichen Kindstods hat in Amerika dadurch drastisch abgenommen. Eine oft geäußerte Befürchtung, dass Babys in Rückenlage häufiger an Erbrochenem ersticken als in der Bauch- oder Seitenlage, trifft zudem nicht zu. Denn das Baby hat im Schlaf dieselben Hustenschutzreflexe wie ein größeres Kind.

Jährlich ereilt der plötzliche Kindstod in Deutschland noch etwa 100 neugeborene Kinder. Weitere Risikofaktoren für den plötzlichen Kindstod sind:

- Atemprobleme (Atempausen) des Kindes
- Überwärmung/Schwitzen des Kindes beim Schlaf (Raumtemperatur soll zwischen 16 und 18 Grad Celsius liegen)
- Zu weiche Matratze, Kuscheltier oder Fell im Bettchen
- Tabakrauch im Wohnraum

Die optimale Schlafumgebung
Die Schlafsituation sollten Sie ganz nach Ihren und den Bedürfnissen des Säuglings auf körperliche Nähe anpassen. Das heißt, ob das Babybett in einem separaten oder im elterlichen Zimmer steht oder Ihr Baby mit im elterlichen Bett schläft, liegt ganz in Ihrer Entscheidung.

Das Kinderbett sollte keine überstehenden Teile, scharfe und spitze Kanten oder Lücken aufweisen. Vermeiden Sie Unfälle, indem Sie keine Kordeln, Gummibänder oder Schnüre mit Spielzeug über dem Bett befestigen. Der Lattenrost sollte stabil sein und die Abstände der Latten dürfen das Durchrutschen des Füßchens beim Stehen oder Hüpfen nicht zulassen.

Die Matratze sollte stramm im Bettrahmen liegen, so dass sie nicht verrutschen kann. Es soll eine feste, luftdurchlässige Matratze sein, die sich relativ wenig eindrücken lässt. Der Körper sollte nicht mehr als zwei Zentimeter tief in die Matratze einsinken können. Nutzen Sie einen Babyschlafsack, keine Kissen, Decken und Kuscheltiere im Bettchen. Die optimale Temperatur zum Schlafen liegt zwischen 16 und 18 Grad Celsius. Lüften Sie häufig, aber immer nur kurz (Stoßlüften).

Bewegungsförderung
Für Ihr Kind ist schon in den ersten Lebensmonaten neben der Ernährung auch die Bewegungsförderung wichtig, weil das Baby durch Bewegung nicht nur sich selbst, sondern auch sein direktes Umfeld und die Welt nach und nach kennenlernt. Gerade weil Kinder über einen sogenannten natürlichen Bewegungsdrang verfügen, sollten sie diesen in vielfältigen Situationen ausleben und viele – vor allem auch positive – Erfahrungen machen.

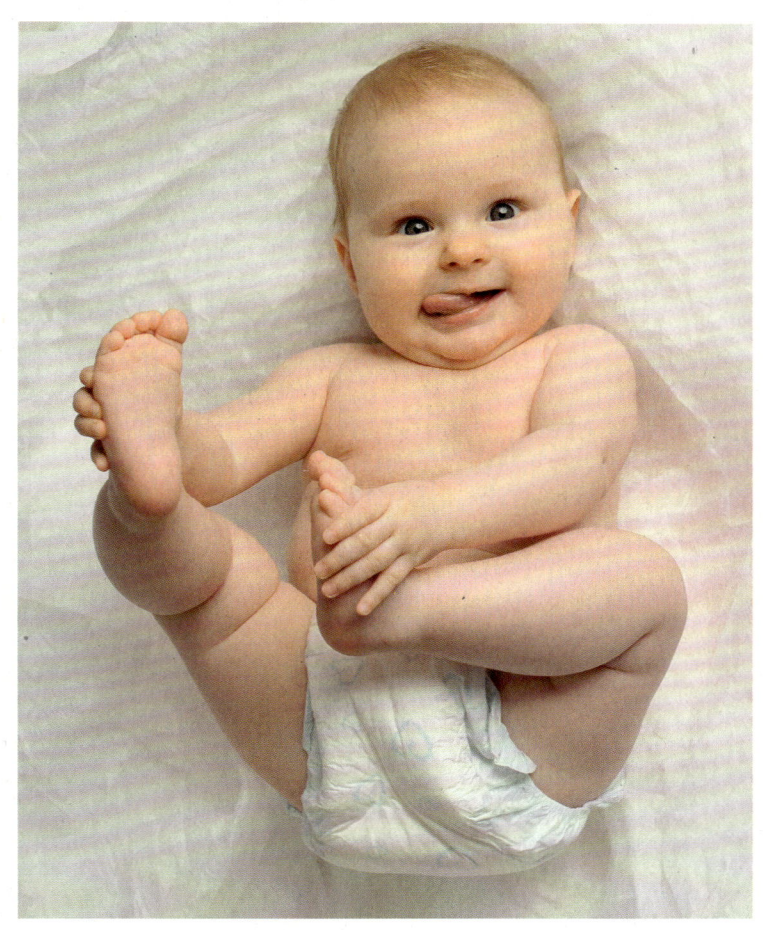

Schon in den ersten Lebensmonaten ist die Bewegungsförderung wichtig. Durch Bewegung lernt Ihr Baby seine Welt und sich selbst nach und nach kennen.

> Baby-Autositze oder Ähnliches schränken den natürlichen Bewegungsdrang des Kindes ein. Sie sind daher ausschließlich für den Transport zu verwenden.

Ab dem vierten Lebensmonat können Sie Ihr Baby auf eine flache Unterlage legen, dort kann es sich frei bewegen und sein Bewegungsdrang wird nicht eingeschränkt. In der (überwachten) Bauchlage trainiert Ihr Baby seine Rückenstreckmuskulatur und den Gleichgewichtssinn.

Durch Massagen und Bewegungsspiele, die zum Greifen und Strampeln anregen, können Sie den natürlichen Bewegungsdrang Ihres Kindes zusätzlich unterstützen.

ⓘ Info
Beikosteinführung für Ihr Baby

Dass Muttermilch die perfekte Nahrung für Ihr Baby ist, wissen Sie ja schon – im ersten Lebensjahr ist diese die wichtigste Nährstoffquelle. Im ersten Lebenshalbjahr, mindestens bis zum Beginn des fünften Lebensmonats, sollten Kinder ausschließlich gestillt werden. Etwa ab dem sechsten Lebensmonat reicht Muttermilch allein aber nicht mehr aus, um den Energie- und Nährstoffbedarf Ihres Säuglings zu decken. Nun ist es an der Zeit, Ihr Baby an Beikost zu gewöhnen.

Dieser Übergang von der Muttermilch zu normaler Kost soll nicht vor Beginn des fünften und nicht später als zu Beginn des siebten Lebensmonats erfolgen. Die Einführung erfolgt behutsam, Schritt für Schritt. Beginnen Sie mit einem Löffelchen und stillen Sie Ihr Kind weiter, so lange Sie und Ihr Kind das wollen. Zu Beginn der Beikosteinführung reichen kleine Mengen an fein pürierter Beikost (zwei bis drei Teelöffel) aus, die nach und nach erhöht werden sollten. Gegen Ende des ersten Lebensjahres isst Ihr Baby am Familientisch mit. Ob Ihr Kind reif für Beikost ist, erkennen Sie unter anderem, wenn die Nahrung nicht mehr ausgespuckt wird, die ersten Zähne durchbrechen und wenn es Interesse am Essen Anderer zeigt.

Wichtig ist auch, dass Ihr Kind genügend Kraft hat, um mit geringer Hilfe aufrecht zu sitzen und den Kopf ohne Hilfe zu halten.

Mehr rund um das Thema Beikost und wie Sie diese erfolgreich, Schritt für Schritt, einführen können, finden Sie in der abgebildeten Broschüre, die kostenlos aus dem Internet heruntergeladen werden kann: www.gesund-ins-leben.de

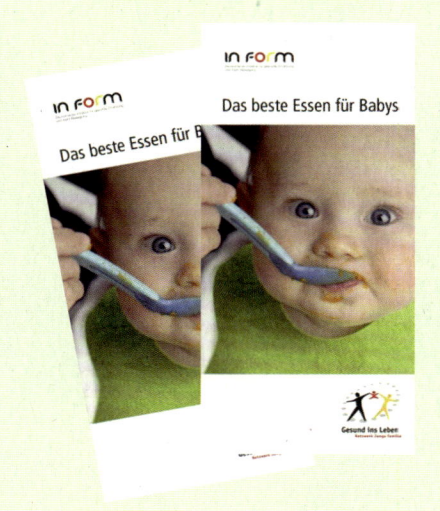

❗ Empfehlung

Ziehen Sie Ihr Baby nicht zu dick an: Am besten können Sie zwischen den Schulterblättern des Kindes fühlen, ob es zu warm oder zu kalt ist.

Kaufen Sie keinen zu großen Schlafsack, in den das Kind erst hineinwachsen muss. Das Richtmaß für die geeignete Schlafsacklänge ist: Körperlänge minus Länge des Kopfes plus zehn bis maximal 15 cm zum Strampeln und Wachsen.

Die optimale Temperatur zum Schlafen liegt zwischen 16 und 18 Grad Celsius. Lüften Sie häufig, aber immer nur kurz (Stoßlüften).

Im ersten Lebenshalbjahr sollten Sie Ihr Kind nach Möglichkeit voll stillen. Ab dem sechsten Lebensmonat beginnen Sie dann mit der behutsamen Eingewöhnung an Beikost. Weitere Informationen zum Übergang von Muttermilch zu normaler Kost finden Sie im Infokasten oben.

10.3 Baby Blues und postpartale Depression (PPD)

Depressive Störungen nach der Geburt treten bei Müttern in unterschiedlicher Häufigkeit mit unterschiedlichen Schweregraden und zu unterschiedlichen Zeitpunkten auf.

Die häufigste Störung ist der **Babyblues** in der ersten Woche nach der Geburt, der mit dem Östrogensturz zusammenhängt. Nach den Daten der BabyCare Wiederholungsbefragung ist der Babyblues bei 31 Prozent der Mütter zu beobachten.

Die **postpartale Depression (PPD)** tritt danach bei fünf Prozent der Mütter beginnend etwa vier Wochen nach der Geburt auf.

Die **postpartale Psychose** ist mit einer Häufigkeit von unter einem Prozent sehr selten.

Während der Babyblues nach wenigen Tagen wieder vorbei ist und auch Stimmungstiefs verfliegen, geht eine tatsächliche Depression nicht einfach wieder vorbei. Eine postpartale Depression ist eine schwerwiegende Krankheit. Während der Babyblues in der Regel nicht therapiert werden muss, handelt es sich bei der PPD um ein klinisch relevantes Gesundheitsproblem, das gezielter Diagnostik und auch Therapie bedarf.

Symptome & Risikofaktoren
Wenn folgende Faktoren vorliegen, steigt das Risiko, eine PPD zu erleiden stark an:

- Psychische Erkrankungen im früheren Leben
- Depressive Störungen in der Schwangerschaft
- Postpartale Depression bei vorausgegangenen Geburten

Neben den in Kapitel 8.12 bereits erwähnten Symptomen kommen im Wochenbett noch folgende hinzu:

- Starke emotionale Labilität
- Unfähigkeit, warme Gefühle für das eigene Kind zu entwickeln
- Übermäßige Angst und Sorge um das Wohlergehen des Kindes
- Unrealistische Gedanken und Zweifel an den eigenen Fähigkeiten als Mutter: »Mein Baby mag mich nicht«, »Ich bin eine schlechte Mutter«, »Ich kann mein Kind nicht versorgen«

Viele Betroffene verschweigen Ihre Symptome und suchen auch keine ärztliche Hilfe. Dies ist unbedingt zu vermeiden, denn eine nicht erkannte und unbehandelte PPD kann bei der Mutter zur Chronifizierung führen. Beim Kind können intellektuelle und kognitive Defizite, Verhaltensstörungen oder die Entwicklung von unsicheren Beziehungsstrukturen entstehen.

> Wenn Ihre depressiven Gefühle und Symptome länger anhalten oder stärker werden, sollten Sie zunächst Ihre Frauenärztin/Ihren Frauenarzt aufsuchen. Von dort werden Sie dann möglicherweise an andere Fachkräfte überwiesen, die zunächst eine genaue Diagnostik durchführen und anschließend eine Therapie einleiten.

Diagnostik & Therapie
Im Rahmen der Diagnostik erfolgt zunächst der Einsatz von Screeningfragebögen wie der DSM-IV (SKID) oder die Edinburgh Postnatal Depression Scale (EPDS). Diese finden Sie auch im Internet zum Ausfüllen, um einen ersten Hinweis auf den Grad Ihrer depressiven Verstimmungen zu erhalten (www.postnatale-depression.ch/de/selbsttest.html). Nach dem Screening mittels der ausgefüllten Fragebögen erfolgt ferner eine eingehende körperliche Untersuchung, bei der auch eine mögliche Schilddrüsenunterfunktion geprüft werden muss. Zur Einschätzung des Schweregrads der PPD wird nach Einschränkungen in Beruf, Alltag und sozialem Umfeld gefragt.

Die Therapie der PPD umfasst Psychotherapie – zum Beispiel die kognitive Verhaltenstherapie – sowie medikamentöse Therapie. Die medikamentöse Therapie erfolgt meist mit Antidepressiva oder selektiven Serotonin-Wiederaufnahmehemmern. Empfohlen werden hierbei die Wirkstoffe Sertralin und Citalopram. Berücksichtigt werden muss, dass einige Wirkstoffe in die Muttermilch übertreten.

10.4 Kinderärztin/Kinderarzt

Was die Frauenärztin/der Frauenarzt für Sie während der Schwangerschaft war, ist die Kinderärztin/der Kinderarzt für Ihr Kind. Heute betreuen Kinder- und Jugendärzte die Kinder bis ins späte Jugendalter. Sie kennen dann die hoffentlich normale Kranken- und Entwicklungsgeschichte Ihres Kindes lückenlos bis zu dessen erstem selbstständigen Arztbesuch.

Suchen Sie sich deshalb eine Kinderarztpraxis, zu der Sie und Ihr Partner Vertrauen haben. Erkundigen Sie sich bei Ihrer Hebamme, Freunden oder anderen Schwangeren, die schon größere Kinder haben, nach Praxen mit gutem Ruf.

Wie fast alle Mütter und Väter werden auch Sie die Erfahrung machen, dass es Phasen gibt, in denen Sie sich in der Kinderarztpraxis wie ein Dauergast fühlen. Manchmal muss es auch ganz schnell gehen.

Die Kinderarztpraxis sollte deshalb:

- Lange Öffnungszeiten haben und auch am Samstag erreichbar sein
- Ganz in der Nähe Ihrer Wohnung liegen
- Oder von Ihrem Arbeitsplatz aus oder dem Ihres Partners leicht erreichbar sein
- Oder wenigstens mit öffentlichen Verkehrsmitteln leicht erreichbar sein
- Oder – falls Sie ein Auto nutzen – in Praxisnähe ausreichend Parkplätze haben

Die Beachtung dieser Punkte kann Ihnen in den nächsten Jahren viel Zeit und unnötigen Stress ersparen.

Was die Mutterschaftsvorsorgeuntersuchungen für Sie waren, sind für Ihr Kind die Kindervorsorgeuntersuchungen, die sogenannten U-Untersuchungen. Sie finden zu zeitlich vorgegebenen Terminen statt, in Abhängigkeit vom Lebensalter des Kindes.

Die erste Untersuchung (U1) findet bereits im Kreißsaal direkt nach der Geburt statt, die U2 zwischen dem 3. und 10. Lebenstag des Kindes. Die Ergebnisse werden in das gelbe Untersuchungsheft eingetragen, das Sie zu jedem Arztbesuch mitbringen sollten. Die Kosten werden von der Krankenkasse übernommen

Allein im ersten Lebensjahr des Kindes werden insgesamt sechs Vorsorgeuntersuchungen durchgeführt (U1 bis U6 am Ende des ersten Lebensjahrs). Dort wird Ihnen ausführlich erklärt, was jeweils untersucht wird. Nehmen Sie unbedingt jeden dieser Termine wahr.

In den ersten Lebensmonaten des Kindes werden auch die ersten wichtigen Impfungen durchgeführt. Impfen ist – Sie werden es wissen – ein heftig diskutiertes Thema. Sie werden nicht darum herumkommen, sich hierzu eine eigene Meinung zu bilden.

In Deutschland herrscht derzeit keine allgemeine Impfpflicht. In anderen Ländern gibt es sie, in wieder anderen Ländern wird starker Druck ausgeübt, indem nicht geimpfte Kinder zum Beispiel Kindergärten und Schulen nicht besuchen dürfen. Sprechen Sie mit Ihrer Kinderärztin/Ihrem Kinderarzt eingehend über den Nutzen und die Risiken des Impfens und die Risiken für ungeimpfte Kinder.

Auf der folgenden Seite finden Sie den von der Ständigen Impfkommission (STIKO) empfohlenen Impfkalender. Die erste Impfung, die bereits im Alter von sechs Wochen durchgeführt werden sollte, ist die Rotavirus-Impfung. Sie schützt zu rund 80 Prozent vor einer

Einstellung zum Impfen
Quelle: BZgA, Infektionsschutz – Einstellungen, Wissen und Verhalten 2017, 1.092 Befragte mit Kindern bis zu 13 Jahre

- Befürwortend: 62%
- Eher befürwortend: 23%
- Teils / Teils: 13%
- Eher ablehnend: 1%
- Ablehnend: 1%

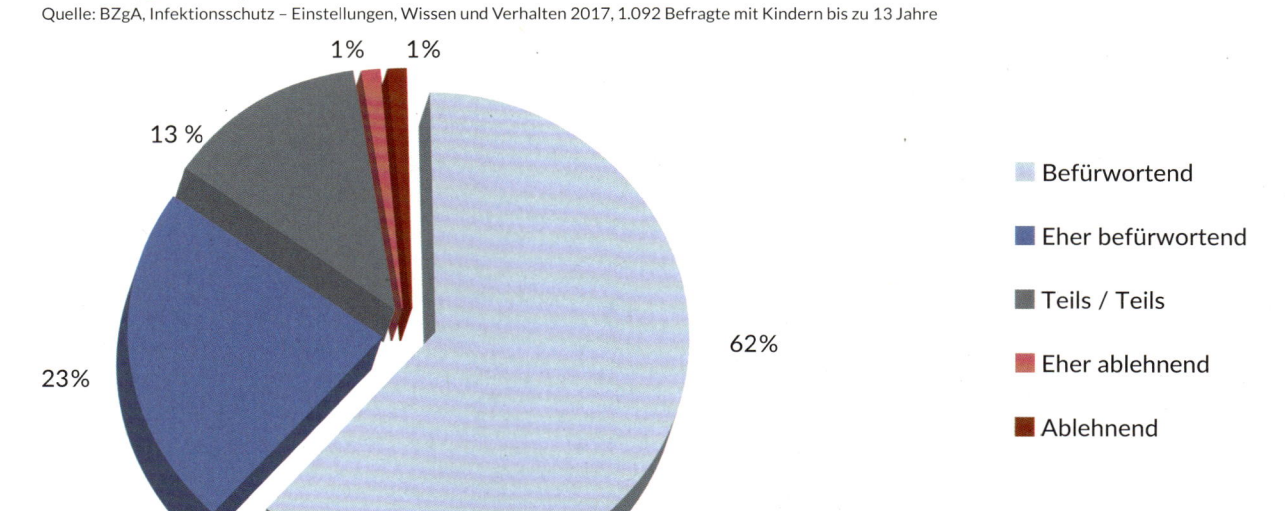

Durchfallerkrankung. Es handelt sich dabei um eine Schluckimpfung.

Generell befürworten in einer aktuellen Studie 85 Prozent der befragten Eltern, dass ihre Kinder geimpft werden, 13 Prozent sind eher skeptisch und zwei Prozent äußern sich ablehnend.

Die von Impfskeptikern und Impfgegnern zum Beispiel vorgebrachten Gründe, dass eine durchgemachte Kinderkrankheit den Organismus des Kindes stärke und schwere Impfschäden drohen, können nicht überzeugen:

- Ernst zu nehmende Komplikationen im Zusammenhang mit Impfen treten extrem selten auf.

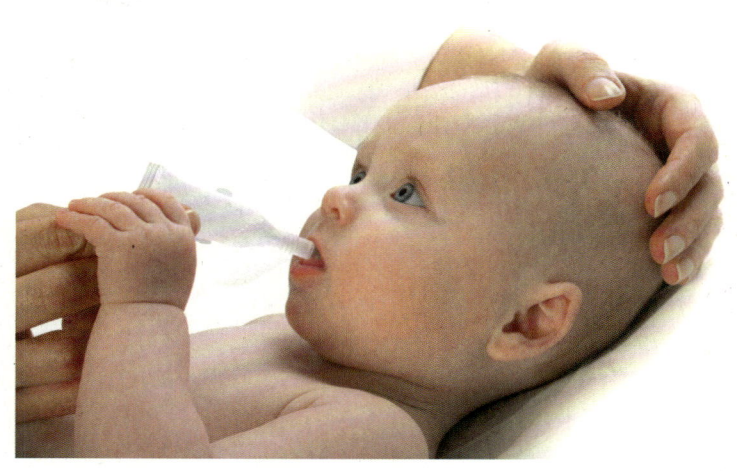

Schluckweiser Schutz gegen Rotavirus-Brechdurchfälle, weitere Infos unter: www.rotavirus-info.de

ⓘ Info
Impfkalender der Ständigen Impfkommission (STIKO) für Säuglinge und Kleinkinder

Der Impfkalender auf der nächsten Seite umfasst Impfungen zum Schutz vor Tetanus (T), Diphtherie (D/d), Pertussis (aP/ap), Haemophilus influenzae Typ b (Hib), Poliomyelitis (IPV), Hepatitis B (HB), Pneumokokken, Rotaviren (RV), Meningokokken C (MenC), Masern, Mumps, Röteln (MMR) sowie gegen Varizellen (V).

Das empfohlene Impfalter wird in Wochen und Monaten angegeben. Die Impfungen sollen zum *frühestmöglichen* Zeitpunkt erfolgen.

Soweit Kombinationsimpfstoffe verfügbar sind und Empfehlungen der STIKO dem nicht entgegenstehen, sollten Kombinationsimpfstoffe verwendet werden, um die Zahl der Injektionen möglichst gering zu halten. Die Überprüfung und ggf. Vervollständigung des Impfstatus ist in jedem Lebensalter sinnvoll. Fehlende Impfungen sollten sofort nachgeholt werden, entsprechend den Empfehlungen für das jeweilige Lebensalter. Es ist zu beachten, dass bestimmte Impfungen nur in einem bestimmten Zeitfenster möglich bzw. empfohlen sind. Die RV-Impfung muss bis zum Alter von 24 bzw. 32 Lebenswochen abgeschlossen sein. Die Kinderimpfung gegen Pneumokokken wird nur bis zum 2. Geburtstag und die Hib-Impfung nur bis zum 5. Geburtstag nachgeholt.

Zu den zeitlichen Mindestabständen zwischen zwei Impfungen sowie zur Möglichkeit der Koadministration von Impfstoffen sind die Fachinformationen des jeweiligen Impfstoffes zu beachten. Für einen lang dauernden Impfschutz ist es von besonderer Bedeutung, dass bei der Grundimmunisierung der empfohlene Mindestabstand zwischen vorletzter und letzter Impfung nicht unterschritten wird.

Für die Impfprophylaxe genutzt werden sollen die Früherkennungsuntersuchungen für Säuglinge und Kleinkinder (U3 – U7) sowie die Routineuntersuchungen von Müttern innerhalb der ersten 6 – 8 Wochen nach der Entbindung.

Die im Impfkalender empfohlenen Standardimpfungen sollten auch alle Personen mit chronischen Krankheiten erhalten, sofern keine spezifischen Kontraindikationen vorliegen. Wegen der besonderen Gefährdung in der frühen Kindheit ist es notwendig, empfohlene Impfungen für Säuglinge **möglichst frühzeitig** durchzuführen und spätestens bis zum Alter von 15 Monaten die Grundimmunisierungen zu vollenden. Erfahrungen zeigen, dass Impfungen, die später als empfohlen begonnen wurden, häufig nicht zeitgerecht fortgesetzt werden. Bis zur Feststellung und Schließung von Impflücken, zum Beispiel bei der Schuleingangsuntersuchung, verfügen unzureichend geimpfte Kinder nur über einen mangelhaften Impfschutz. Vor dem Eintritt in eine Gemeinschaftseinrichtung, spätestens aber vor dem Schuleintritt, ist für einen altersentsprechenden vollständigen Impfschutz Sorge zu tragen.

Impfkalender (Standardimpfungen) für Säuglinge und Kleinkinder
(Stand 26.01.2023)

Impfung	Impfalter						
	6 Wochen	2 Monate	3 Monate	4 Monate	11* Monate	12 Monate	15 Monate
Rotaviren	G1a		G2	(G3)			
Tetanus b		G1		G2	G3c		
Diphtherie b		G1		G2	G3c		
Pertussis b		G1		G2	G3c		
Hib b (Haemophilus influenzae Typ b)		G1		G2	G3c		
Poliomyelitis b		G1		G2	G3c		
Hepatitis B b		G1		G2	G3c		
Pneumokokken b		G1		G2	G3c		
Meningokokken C						G1	
Masern					G1		G2
Mumps, Röteln					G1		G2
Varizellen					G1		G2

Erläuterungen

G Grundimmunisierung (in bis zu 3 Teilimpfungen G1 – G3)
* Impfungen können auf mehrere Termine verteilt werden. MMR und V können am selben Termin oder in 4-wöchigem Abstand gegeben werden.
a Erste Impfdosis bereits ab dem Alter von 6 Wochen, je nach verwendetem Impfstoff 2 bzw. 3 Impfstoffdosen im Abstand von mind. 4 Wochen
b Frühgeborene: zusätzliche Impfstoffdosis im Alter von 3 Monaten, d. h. insgesamt 4 Dosen.
c Mindestabstand zur vorangegangenen Impfstoffdosis: 6 Monate

- Die Krankheiten, die durch das Impfen verhindert werden, sind keinesfalls harmlos. Sie können zu bleibenden und schweren Schädigungen des Kindes führen.
- Auch eine äußerst gesunde Lebensweise schützt Ihr Kind nicht vor einer Infektion.
- Warum sollten Kinder Krankheiten erleiden, denen erfolgreich vorgebeugt werden kann?

10.5 Verhütung

Nach der Geburt taucht bald die Frage nach weiteren Schwangerschaften und deren Verhütung auf. Auch wenn Sie stillen, können Sie wieder schwanger werden. Bei der Wahl der Verhütungsmethode spielen viele Faktoren eine Rolle:

- Welche Empfängnisverhütungsmethoden haben Sie bisher angewendet?
- Sind diese Methoden mit dem Stillen zu vereinbaren?
- Wollten Sie eigentlich ohnehin die Methode wechseln?
- Wollen Sie für die nächste Zeit eine Schwangerschaft mit Sicherheit ausschließen oder wollen Sie hier flexibel sein?

Mit dem Älterwerden ändern sich auch die Vorlieben der Frauen bezüglich der Verhütungsmethoden. Während die Hälfte der jungen Frauen zwischen 16 und 20 Jahren die Pille verwendet, liegt dieser Anteil bei 40- bis 49-Jährigen bei nur noch 14 Prozent. Gleichzeitig steigt der Anteil der Frauen, die nicht verhüten, von 20 auf 59 Prozent an.

Die Pille

Die Pille ist nach wie vor das am häufigsten benutzte Verhütungsmittel. Sie ist meist gut verträglich. Es wird unterschieden zwischen der Kombi-Pille, die sowohl Östrogen als auch Gestagen enthält, der Mikropille, die geringe Mengen Östrogen und Gestagen enthält und der Minipille, die reines Gestagen enthält und deshalb auch in der Stillzeit eingenommen werden darf. Wird die Pille abgesetzt, pendelt sich ein normaler Menstruationszyklus nach etwa drei bis sechs Wochen wieder ein. Eine Schwangerschaft ist dann wieder möglich, was jedoch nicht heißt, dass Sie dann auch sofort wieder schwanger werden. Der Eintritt einer Schwangerschaft nach Absetzen der Pille kann sich verzögern, gerade wenn die Pille wegen hormoneller Störungen eingenommen wurde. Folgende Frauen sollten die Pille nicht nehmen:

- Starke Raucherinnen
- Frauen mit Thrombosen oder Herz-Kreislauf-Erkrankungen
- Frauen, die schon einen Schlaganfall hatten
- Frauen, die selbst unter bestimmten Krebserkrankungen leiden oder in deren Familie derartige Krankheiten aufgetreten sind

> **Achtung!** Während der Stillzeit dürfen **östrogenhaltige** Verhütungsmethoden nicht angewendet werden, da diese die Menge und Zusammensetzung der Muttermilch beeinflussen. Besprechen Sie mit Ihrer Frauenärztin/Ihrem Frauenarzt, welche Methode in dieser Phase für Sie in Frage kommt.

Alternativen zur Pille

Hormonelle Alternativen zur Pille – die aber teilweise ebenfalls Östrogene enthalten – sind Hormonspritzen, ein Vaginalring, ein Verhütungspflaster oder ein Hormonstäbchen mit Gestagenen, das für drei Jahre unter die Haut am Oberarm eingesetzt wird.

Der Vorteil dieser Methoden ist aber in jedem Fall, dass Sie nicht täglich an die Pilleneinnahme denken müssen.

Spirale/Intrauterinpessar (IUP): Es gibt ganz unterschiedliche Spiralen. Kupferspiralen haben eine spermizide Wirkung und führen durch leichte Entzündungsreaktionen in der Gebärmutter dazu, dass sich die Eizelle nicht einnisten kann. Hormonspiralen geben über einen Zeitraum von fünf Jahren ständig kleinste Hormonmengen ab. Nach ein paar Monaten wird die Monatsblutung schwächer und hört dann meist ganz auf. Spiralen sind besonders zur Verhütung nach der Entbindung und in der Stillzeit geeignet. Sie können bereits sechs bis acht Wochen nach der Entbindung eingelegt werden. Ein weiterer Vorteil ist, dass man nach der Entfernung schon im ersten Menstruationszyklus wieder schwanger werden kann.

Die häufigsten Verhütungsmethoden von 18- bis 49-jährigen Frauen in Deutschland
Quelle: BZgA 2018, Befragung von 524 Frauen, Mehrfachantworten möglich

1. Pille	47 %
2. Kondom	37 %
3. Spirale	13 %
4. Sterilisation (selbst oder Partner)	9 %
5. Andere hormonelle Methoden	4 %
6. Natürliche Methoden	1 %
7. Sonstige	3 %

Verhütungsmethoden nach Alter
Quelle: Gynmed Ambulatorium Wien (2015)

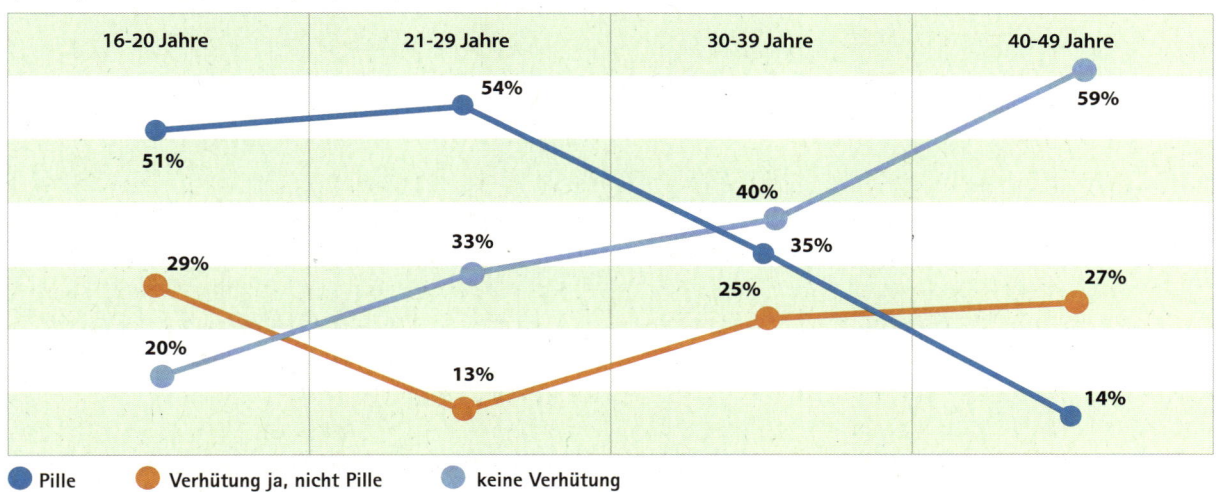

	16-20 Jahre	21-29 Jahre	30-39 Jahre	40-49 Jahre
Pille	51%	54%	35%	14%
Verhütung ja, nicht Pille	29%	13%	25%	27%
keine Verhütung	20%	33%	40%	59%

Kondome: Die »Verhüterli« sind nach der Pille das am zweithäufigsten verwendete Verhütungsmittel. Vorteil: Sie sind preiswert und fast überall zu bekommen. Nachteil: Bei falschem Gebrauch gibt es keinen 100-prozentigen Schutz vor einer Schwangerschaft. Bei Latex-Allergien kann auch auf latexfreie Kondome zurückgegriffen werden.

Diaphragma: Das Diaphragma ist ein Mittel der Empfängnisverhütung, das ohne Hormone auskommt. Dadurch bleibt der Menstruationszyklus der Frau erhalten. Das Diaphragma sieht aus wie eine kleine Gummikappe. Es besteht aus einer runden Spiral- oder Flachfeder, die mit Latex oder Silikon überzogen ist.

Das Diaphragma wird in neun verschiedenen Größen angeboten und muss individuell in einer Arztpraxis, in einem Familienplanungszentrum oder einer Beratungsstelle angepasst werden. Es muss gemeinsam mit einem Verhütungsgel benutzt werden und ist deshalb für Frauen, die häufig an Blasen- und Vaginalinfektionen leiden, nicht geeignet. Nach Auftragen des Gels auf das Diaphragma wird es vor dem Geschlechtsverkehr in die Scheide eingeführt. Dort wirkt es wie eine Barriere.

Bei richtiger Anwendung (einschließlich des Gebrauchs eines Verhütungsgels) und nach fachgerechter Anpassung ist das Diaphragma eine zuverlässige Verhütungsmethode. Nach Geburten, Fehlgeburten oder ab einer Gewichtsveränderung von fünf Kilogramm sollte die Größe und der richtige Sitz durch die Frauenärztin/den Frauenarzt überprüft werden. Die Anpassung nach einer Schwangerschaft sollte erst nach drei bis sechs Monaten durchgeführt und das Diaphragma vorher nicht verwendet werden.

Chemische Verhütungsmittel (Creme, Schaum, Scheidenzäpfchen, Tampons): Sie eignen sich vor allem für Frauen, die seltener Geschlechtsverkehr haben. In der Regel töten die Chemikalien die Spermien ab. Sie sollten diese Mittel aber immer in Kombination mit Kondomen verwenden, da sie nicht sehr sicher sind. Benzalkoniumchlorid ist ebenfalls ein chemisches Verhütungsmittel. Es schützt auch gegen Viren und Bakterien. Aber Vorsicht: Wenn Sie es benutzen, müssen Sie bei der Reinigung des Genitalbereichs auf Seife völlig verzichten. Sonst wirkt es nicht.

Natürliche Familienplanung: Die folgenden Verhütungsmethoden basieren auf einer Berechnung der fruchtbaren Tage bei normalem Zyklus.

- Temperaturmethode
- Beobachtung des Muttermundschleims
- Verhütungscomputer

Für die Zeit nach der Geburt sind all diese Methoden aber nicht geeignet, weil sich der regelmäßige Monatszyklus noch nicht wieder eingestellt hat.

Die Sterilisation: Dieser endgültige Schritt, bei dem bei der Frau die Eileiter oder beim Mann die Samenleiter durchtrennt werden, muss natürlich besonders gut überlegt werden und wird in der Regel nicht von den Krankenkassen bezahlt.

> **❶ Empfehlung**
>
> Machen Sie Flitterwochen mit Ihrem Kind und nehmen Sie sich Zeit, Ihr Kind zu genießen. Vom Babyblues in der ersten Woche nach der Geburt ist etwa jede dritte junge Mutter betroffen. Sollten die Stimmungstiefs nicht vorbeigehen, könnte eine postpartale Depression vorliegen, die dringend behandelt werden muss.
>
> Suchen Sie eine Kinderarztpraxis in Ihrer Nähe. Nehmen Sie alle Kindervorsorgeuntersuchungen (U-Untersuchungen) wahr und sprechen Sie mit der betreuenden Kinderärztin/dem betreuenden Kinderarzt über die empfohlenen Impfungen für Säuglinge und Kleinkinder.
>
> Bei der gynäkologischen Nachuntersuchung (etwa sechs bis acht Wochen nach der Geburt) sollten Sie mit Ihrer Frauenärztin/Ihrem Frauenarzt eine geeignete Verhütungsmethode besprechen. Verlassen Sie sich nicht auf die alte Weisheit: »Stillen ist die beste Verhütung«. Dies ist ein Ammenmärchen!

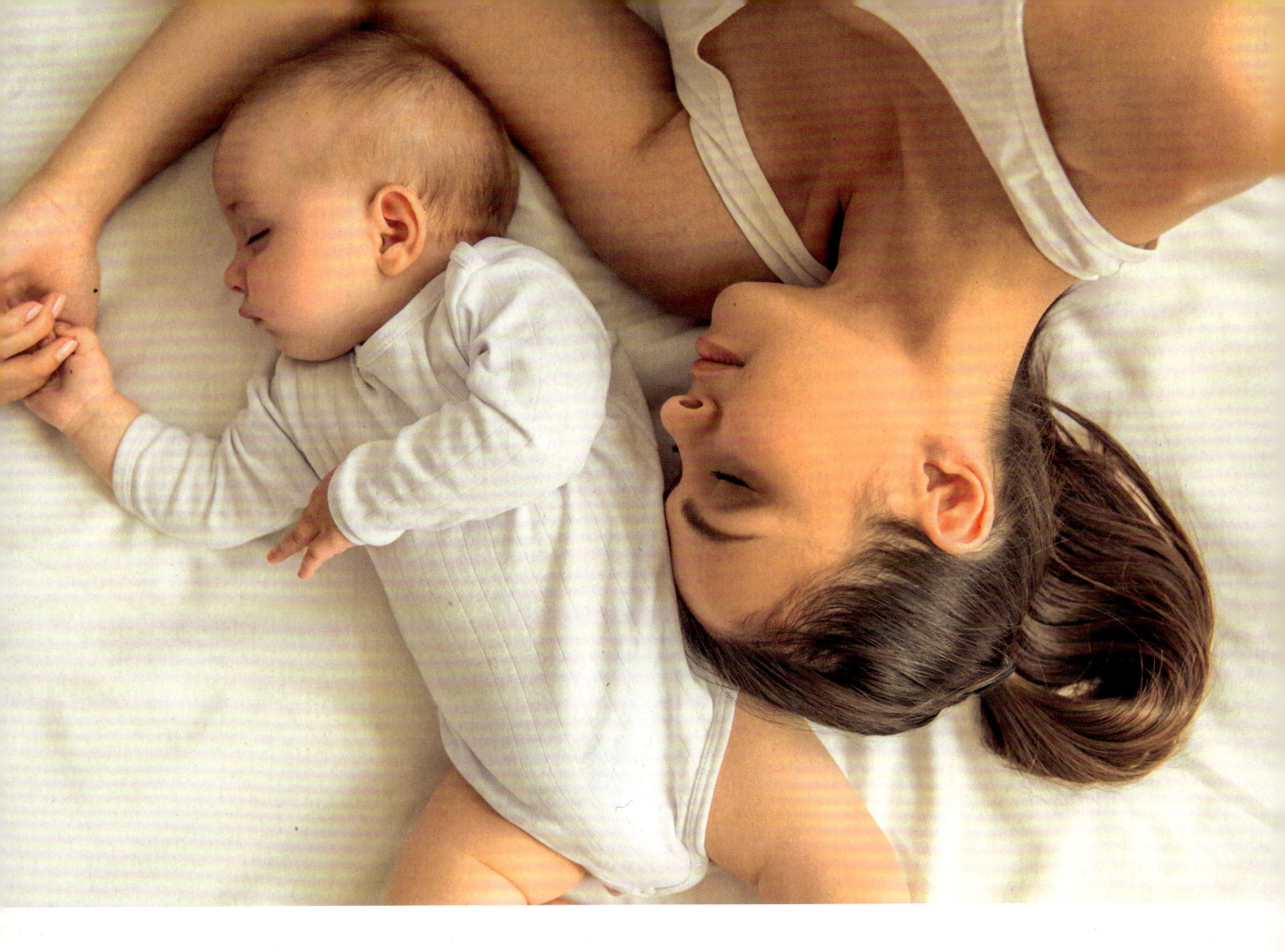

11 Was Sie für sich und Ihr Kind tun können

In diesem Kapitel haben wir für Sie noch einmal die wichtigsten Empfehlungen zu den einzelnen beschriebenen Aspekten und Besonderheiten einer Schwangerschaft zusammengefasst. Zusätzlich finden Sie hier hilfreiche Tipps für den Alltag einer Schwangeren und Angaben von Einrichtungen, die Ihnen bei möglichen Fragen gern Auskunft geben.

Allgemeine Beratung

Wenn Sie Beratung auf verschiedenen Gebieten benötigen, kann Ihnen die Deutsche Arbeitsgemeinschaft für Jugend- und Eheberatung (DAJEB) weiterhelfen. Im Internet finden Sie unter www.dajeb.de eine Suchmaschine, in der Sie nach Postleitzahlen und Beratungsstellen recherchieren können.

Sie erhalten dann die Adressen und Telefonnummern der entsprechenden Sozial- und Gesundheitsberatungsstellen.

Der Deutsche Hebammenverband e. V. (DHV) hält auf seiner Internetseite eine umfangreiche Linksammlung zu allen Themen rund ums »schwanger sein« bereit. Hier zu stöbern lohnt sich: www.hebammenverband.de/familie/links-fuer-eltern/.

> Gute Informationen zu allen Fragen rund um die Schwangerschaft erhalten Sie auch auf der Internetseite der BZgA: www.familienplanung.de.

Arztbesuche

Nehmen Sie unbedingt alle Vorsorgeuntersuchungen in der Schwangerschaft wahr! Achten Sie auf Ihren Gesundheitszustand! Bei unklaren, häufig wiederkehrenden Beschwerden, bei Blutungen und vorzeitigem Blasensprung sollten Sie sofort Ihre Frauenärztin/Ihren Frauenarzt oder Ihre Hebamme aufsuchen oder verständigen oder in die Entbindungsklinik fahren.

Alkoholkonsum

Verzichten Sie in der Schwangerschaft ganz auf den Konsum von Alkohol. So vermeiden Sie unnötige Risiken. Falls Sie Probleme damit haben, sprechen Sie mit Ihrer Frauenärztin/ Ihrem Frauenarzt.

Die Bundeszentrale für gesundheitliche Aufklärung (BZgA) hat eine telefonische Beratungshotline: 0221 / 89 20 31.

Chemikalien/Umweltbelastungen/ Nahrungszusatzstoffe

Beunruhigen Sie sich nicht unnötig. Diese Risiken werden vielfach überschätzt. Wenn Sie allerdings am Arbeitsplatz regelmäßig mit Chemikalien, Gasen oder Stäuben zu tun haben, dann sollten Sie im Betrieb bei der/dem Sicherheitsbeauftragten oder beim betriebsärztlichen Dienst nachfragen. Ihr Betrieb ist für Ihre Sicherheit und die Ihres Kindes verantwortlich.

- Der Umgang mit dem PC stellt nach allen bisherigen Untersuchungen keine gesundheitliche Gefahr dar. Die Strahlenbelastung durch die Nutzung von Handys und Smartphones kann durch geeignete Maßnahmen verringert werden (siehe Kapitel 8.4).
- Vermeiden Sie im Haushalt oder bei Freizeitaktivitäten den regelmäßigen Umgang mit Chemikalien. Führen Sie keine Haus- oder Gartenarbeiten durch, bei denen Sie mit Farben, Lacken oder Chemikalien längere Zeit in Kontakt kommen.
- Achten Sie bei der Einrichtung des Kinderzimmers auf einen möglichst geringen Schadstoffgehalt der Materialien (Teppiche, Schränke). In ernsten Zweifelsfällen kann Ihnen eine örtliche Umweltberatungsstelle oder Verbraucherzentrale weiterhelfen.
- Um möglicherweise auftretende Schadstoffe zu verringern, die durch Hauswasserleitungen abgegeben werden können, lassen Sie das Leitungswasser morgens zunächst etwa ein bis zwei Minuten ablaufen, ehe Sie fürs Tee- oder Kaffeekochen Wasser entnehmen.
- Umweltschadstoffe aus der Nahrung (PCB, Dioxine, Pestizide) können Sie durch eine abwechslungsreiche, ausgewogene und saisonale Ernährung verringern oder durch den Kauf von Produkten aus kontrolliert-biologischem Anbau. Dies wird vor allem für Gemüse, Obst, Fleisch- und Geflügelprodukte empfohlen.

Drogen

Kurz und klar: Verzichten Sie auf den Konsum von Drogen! Die Adressen von Drogenberatungsstellen finden Sie im Internet. Informationen erhalten Sie auch beim BZgA-Infotelefon zur Suchtberatung (02 21 / 89 20 31).

Entbindungsklinik – die richtige Wahl

Treffen Sie eine Vorauswahl der für Sie infrage kommenden Kliniken und nehmen Sie an Informationsabenden oder Kreißsaalbesichtigungen teil. In den Frauenarztpraxen liegen häufig Broschüren aus, in denen die regionalen Angebote mit Informationen über Ausstattung, Angebote im Vorwehenzimmer, Kreißsaal und Anästhesiemethoden aufgeführt sind.

Erbliche Belastungen

Falls in Ihrer Familie oder der Ihres Partners genetische Erkrankungen aufgetreten sind, wird Ihre Frauenärztin/Ihr Frauenarzt mit Ihnen über die Möglichkeiten sprechen, das Risiko abzuklären. Auch entsprechende genetische Beratungsstellen helfen Ihnen weiter. Bei einem erhöhten Risiko für Fehlbildungen (Spina Bifida (offener Rücken) oder Lippen-Kiefer-Gaumenspalte) wird man Ihnen Folsäure in hoher Dosierung empfehlen. Schwangerschaftskonfliktberatungsstellen in Ihrer Nähe finden Sie unter folgender Internetadresse: www.dajeb.de

Ernährung und Körpergewicht

Essen Sie abwechslungsreich, ausgewogen und saisonal! Nehmen Sie täglich die im Kapitel 8.9 genannten Kalorienmengen zu sich. Achten Sie auf die richtige Verteilung der Hauptnährstoffe Eiweiß, Fett und Kohlenhydrate. Bedenken Sie, dass Sie als Schwangere einen erhöhten Bedarf an Vitaminen, Mineralstoffen und Spurenelementen haben.

Essen Sie kein rohes oder nicht durchgegartes Fleisch, ebenso wenig rohen Fisch oder Rohmilchprodukte. Verzichten Sie aufgrund der hohen Vitamin-A-Konzentration auf Leber-Produkte im ersten Schwangerschaftsdrittel.

Auch wenn Sie sich ganz gesundheitsbewusst ernähren, ist eine zusätzliche Einnahme von Folsäure und Jod unbedingt zu empfehlen und oft ist auch die Eisenversorgung zu gering. Wie das individuell bei Ihnen aussieht, sehen Sie in Ihrer persönlichen Ernährungsauswertung, wenn Sie den Fragebogen in der BabyCare-App ausfüllen.

Wenn Sie Ernährungs- oder Gewichtsprobleme haben, sprechen Sie mit Ihrer Frauenärztin/Ihrem Frauenarzt oder besuchen Sie eine Ernährungsberatung. Auch Ihre Krankenkasse hilft Ihnen dabei gern weiter.

Zu Ihrer persönlichen Idealfigur finden Sie nach der Geburt des Kindes mit Sport und Gymnastik schnell wieder zurück.

Verstopfung (Obstipation) gehört zu den häufigsten Beschwerden – vor allem gegen Ende der Schwangerschaft. Achten Sie daher auf eine ballaststoffreiche Ernährung mit viel Obst, Gemüse, Salat, Vollkornprodukten und Müsli.

Besonders wirksam sind frische oder auch getrocknete Feigen und Pflaumen. Reduzieren Sie Nahrungsmittel aus Weißmehl und vermeiden Sie Lebensmittel wie etwa Schokolade, um die Verstopfung wirksam zu reduzieren.

Trinken Sie ausreichend Wasser, Tee oder auch Saftschorlen. Aber Achtung: Letztere können Sodbrennen verursachen. Besonders wirksam zum Anregen der Verdauung ist ein Glas warmes Wasser oder Buttermilch morgens auf nüchternen Magen. Kommen Sie in Bewegung, denn das regt die Darmtätigkeit während der Schwangerschaft an und vermindert Verstopfungen. Besonders wirksam: 30 Minuten Walking, Radfahren oder Schwimmen täglich oder zumindest jeden zweiten Tag. Nehmen Sie sich während der Schwangerschaft morgens genügend Zeit für den Toilettengang und gönnen Sie sich sanfte Bauchmassagen im Uhrzeigersinn.

Finanzielle Unterstützung

Schwangere in einer Notlage können auf Antrag finanzielle Unterstützung aus der Bundesstiftung Mutter und Kind erhalten. Wenden Sie sich dazu an eine Schwangerenberatungsstelle. Dort wird individuell auf Ihre persönliche Situation eingegangen und der Antrag entgegengenommen.

Impfungen in der Schwangerschaft

Einige Impfungen (wie Tetanus, Diphtherie, Pertussis, Hepatitis A und B) sind in diesem Zeitraum durchführbar. Andere Impfungen sind sogar ausdrücklich für Schwangere empfohlen, wie die Grippeschutzimpfung sowie die Pertussisimpfung, deren Durchführung extra im Mutterpass vermerkt wird. Bei einem fehlenden Hepatitis B-Schutz soll auch eine entsprechende Hepatitis B-Grundimmunisierung erfolgen.

Bei Reisen in Infektionsgebiete, häufigem Verzehr von Muscheln und Meeresfrüchten oder beruflichem Kontakt mit Ausscheidungen ist eine Hepatitis A-Impfung möglich. Andererseits sind Impfungen mit Lebendimpfstoffen (Masern, Mumps, Röteln und Windpocken) in der Schwangerschaft nicht erlaubt. Es sollte »so wenig wie möglich, aber so viel wie nötig« in der Schwangerschaft geimpft werden.

Infektionskrankheiten vermeiden

Während der Schwangerschaft sind Sie anfälliger für Infektionskrankheiten. Ihre Frauenärztin/Ihr Frauenarzt wird Ihnen auf der Grundlage Ihrer Lebens- und Krankengeschichte bei Bedarf die Durchführung von Untersuchungen auf sexuell übertragbare Infektionen empfehlen.

Vaginale Infektionen in der Schwangerschaft erhöhen das Risiko von Früh- und Fehlgeburten stark. Sie können das Vorliegen einer vaginalen Infektion durch einen pH-Selbsttest (im Shop auf der BabyCare-Website erhältlich) auch zwischen den Vorsorgeterminen überprüfen. Einige Krankenkassen haben besondere Angebote für Schwangere und geben die Tests kostenlos ab oder übernehmen diese Kosten.

Die Verwendung von Kondomen beim Vaginal- und Analverkehr schützt vor HIV und senkt das Risiko einer Ansteckung mit anderen sexuell übertragbaren Infektionen. Wer seinen Körper achtet und ihn pflegt, entwickelt ein gutes Gefühl für seinen Körper und nimmt Krankheitszeichen schneller wahr.

Meiden Sie den Kontakt mit Haustieren (Hunde, Katzen). Falls Sie in Ihrem Haushalt eine Katze haben, achten Sie besonders auf Hygiene und lassen Sie das Katzenklo regelmäßig von anderen Haushaltsmitgliedern oder Bekannten reinigen und desinfizieren.

Vorsicht beim Verzehr von Eiern und Speisen mit rohen Eiern (Salmonellengefahr). Achten Sie darauf, dass die Lebensmittel möglichst durchgegart sind und Hygienemaßnahmen eingehalten werden.

Krankheiten

Im gebärfähigen Alter sind schwerwiegende und chronische Krankheiten noch sehr selten. Aber selbst wenn Sie an einer schweren und belastenden Krankheit leiden, wird Ihre Frauenärztin/Ihr Frauenarzt alles tun, um für einen möglichst risikolosen Schwangerschaftsverlauf zu sorgen.

Medikamente

Verwenden Sie nur Medikamente, die Ihnen ausdrücklich ärztlich verordnet wurden. Sind Sie bei Fachärzten in Behandlung, informieren Sie auch Ihre Frauenarztpraxis über alle verwendeten Arzneimittel. Bei der sogenannten Arzneimittelanamnese, die nach der Art und Häufigkeit der Medikamentenverwendung fragt, denken Sie bitte auch an:

- Medikamente, die Sie aus der Hausapotheke nehmen
- Salben, Einreibungen
- Medizinische Tees/Kräutertees
- Vitamin- und Mineralstoffpräparate

Falls Ihnen ein Medikament ärztlich verordnet wurde, verwenden Sie es auch in der verordneten Weise. Informieren Sie Ihre Frauenärztin/Ihren Frauenarzt unbedingt darüber, wenn Sie vor der Schwangerschaft häufig Medikamente verwendet haben.

Im BabyCare-Fragebogen wird nach Medikamenten gefragt, die Sie derzeit verwenden. Geben Sie diese möglichst genau an. Dann erhalten Sie im Auswertungsschreiben eine Bewertung dieser Arzneimittel auf mögliche gesundheitliche Risiken für die Schwangerschaft und/oder das Kind. Diese Beratung wird in Kooperation mit der Beratungsstelle für Embryonaltoxikologie der Charité (www.embryotox.de) durchgeführt. Auch in der BabyCare-App können Sie einen Medikamentencheck auf embryotoxische Risiken machen.

Mutterpass

Führen Sie stets Ihren Mutterpass mit sich! Er ist ein wichtiges Dokument, falls Sie mal medizinische Hilfe außerhalb Ihrer Frauenarztpraxis in Anspruch nehmen müssen.

Parodontitis

Nach vorwiegend amerikanischen Untersuchungen (siehe Kapitel 8.16) steht Parodontitis im Zusammenhang mit einem erhöhten Frühgeburtsrisiko. Ein Hinweis auf Parodontitis ist Zahnfleischbluten.

Wir empfehlen Ihnen – auch um die Zähne auf Karies untersuchen zu lassen – alle sechs Monate einen Zahnarztbesuch einzuplanen, in der Schwangerschaft zwei zahnärztliche Vorsorgeuntersuchungen wahrzunehmen und regelmäßig eine Zahnprophylaxebehandlung durchführen zu lassen.

Auch Ihre Frauenärztin/Ihr Frauenarzt wird das Thema Mundgesundheit im Rahmen der Vorsorgeuntersuchungen mit Ihnen ansprechen.

Rauchen

Sicherlich ist es nicht leicht, sich das Rauchen abzugewöhnen, aber in der Schwangerschaft sollten Sie das unbedingt tun.

Besonders wichtig ist dies in den ersten Schwangerschaftswochen, wenn das kleine Lebewesen in Ihnen beginnt, seine einzelnen Organe auszubilden. Falls Ihnen das absolut nicht gelingen will, tun Sie alles, um das Rauchen wenigstens stark zu reduzieren. Es gibt viele Einrichtungen und Stellen, die Ihnen beim Versuch, mit dem Rauchen aufzuhören, gern helfen.

Häufig ist die Schwangerschaft der richtige Moment, sich und auch den Partner von dieser Sucht für immer zu befreien. Wenn Sie es schaffen, mit dem Rauchen aufzuhören, halbieren Sie

Ihr Frühgeburtsrisiko. Außerdem sollte Ihr Baby unbedingt in einer rauchfreien Umgebung aufwachsen können.

Die Broschüre »Rauchfrei in der Schwangerschaft. Ich bekomme ein Baby« können Sie im Internet herunterladen.
Außerdem bietet die BZgA eine Telefonberatung zur Raucherentwöhnung, Hilfestellung und Informationen an.
Telefonnummer: 0800 8313131

Reisen
Bedenken Sie die Ansteckungsrisiken bei Fernreisen! Die beste Reisezeit ist das mittlere Schwangerschaftsdrittel. Planen Sie im späteren Schwangerschaftsverlauf eine Flugreise, erkundigen Sie sich rechtzeitig bei Ihrem Reiseveranstalter oder der Fluggesellschaft und beraten Sie sich mit Ihrer Frauenärztin/Ihrem Frauenarzt.

Rückbildungsgymnastik
Da die Beckenbodenmuskulatur während der Schwangerschaft und der Geburt stark gedehnt wurde, muss diese mit Hilfe gezielter Übungen im Rückbildungskurs wieder gekräftigt werden. Hebammen, Hebammenpraxen, Kliniken und Familienzentren bieten entsprechende Rückbildungskurse an. Diese Kurse besuchen die meisten Frauen sechs bis acht Wochen nach der Entbindung.

Sexualverhalten
Sprechen Sie früh und offen mit Ihrem Partner über Veränderungen, die in Ihrem Sexualleben entstehen. Verdrängen Sie Probleme oder Konflikte nicht. Auch nach der Geburt ist nicht automatisch sofort wieder alles im Lot.

Scheuen Sie sich nicht, dies bei anhaltenden Konflikten mit Ihrer Frauenärztin/Ihrem Frauenarzt anzusprechen. Diese können Ihnen eine fachliche Partnerberatung vermitteln. Falls Sie in einer Partnerschaft leben, die »Seitensprünge« toleriert, sollten Sie bei weiteren Sexualpartnern unbedingt auf die Verwendung von Kondomen bestehen. Infektionen der Vagina in der Schwangerschaft gehören zu den wichtigsten Ursachen einer Frühgeburt.

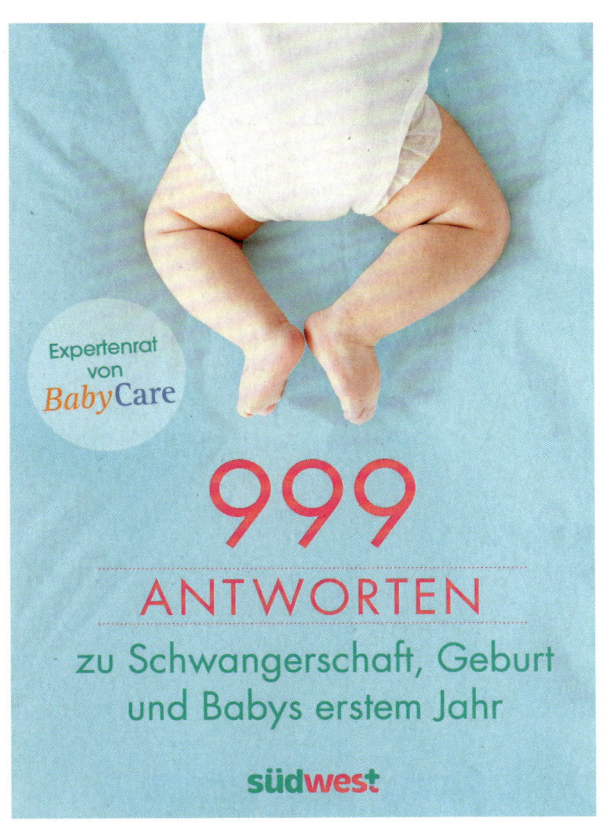

999 Antworten zu Schwangerschaft, Geburt und Babys erstem Jahr Expertenrat von BabyCare« erhältlich auf: www.babycare.de

Schwangerschaft & Schönheit
Besuch des Solariums
Grundsätzlich ist gegen den Besuch eines Solariums auch während der Schwangerschaft nichts einzuwenden, denn Zusammenhänge zwischen häufiger Exposition mit ultravioletter Strahlung und Schwangerschaftskomplikationen sind nicht gesichert.

Durch die hormonellen Veränderungen in der Schwangerschaft kann jedoch die Empfindlichkeit der pigmentbildenden Zellen ansteigen und so vermehrt auf die UV-Bestrahlung reagieren. Leider erfolgt dies nicht gleichmäßig, so dass es zu keiner flächendeckenden Bräune, sondern zur Fleckenbildung kommen kann.

Für Ihr ungeborenes Kind sind indessen keine Risiken bekannt. Aber! Übertreiben Sie es nicht, denn bei zu langer Benutzung kann es auch im Bauch zu einer nicht ganz harmlosen Überwärmung kommen. Zu langes Liegen auf dem Rücken könnte zudem zu Kreislaufproblemen führen.

Besuch der Sauna

Eindeutige Studien, ob Saunabesuche dem werdenden Kind schaden können, gibt es bisher nicht. Daher raten die meisten Frauenärztinnen/Frauenärzte aus Vorsichtsgründen, zumindest in der Frühschwangerschaft auf Saunagänge zu verzichten oder sie doch wenigstens zeitlich zu reduzieren. Verläuft Ihre Schwangerschaft unkompliziert und hat Ihre Hebamme oder Ihre Frauenärztin/Ihr Frauenarzt keine medizinischen Einwände, können Sie ruhig weiterhin saunieren, vor allem, wenn Sie daran gewöhnt sind. Während einer Schwangerschaft kann es aber durchaus vorkommen, dass Sie starke Hitze nicht mehr so gut vertragen.

Als gute Alternative bietet sich hier das Benutzen einer Biosauna an, denn eine Luftfeuchtigkeit von 45 Prozent sowie eine Temperatur von 60 Grad sind möglicherweise angenehmer für Sie. Verlassen Sie die Sauna immer sofort, wenn Ihr Kreislauf nicht mehr mitspielt. Wenn Ihnen schwindelig wird, dann sollten Sie eine Pause einlegen. Denken Sie daran, dass Sie jetzt niemals alleine in die Sauna gehen sollten. Und vergessen Sie nicht, zwischen den Saunagängen ausreichend zu trinken.

Haare färben

Unsere Empfehlung: Besonders in den ersten zwölf Schwangerschaftswochen, wenn die Organbildung stattfindet, ist der Embryo sehr empfindlich. Deshalb raten wir während dieser Zeit eher vom Haarefärben ab. Ein definitives Verbot kann aber nicht ausgesprochen werden, so dass die Entscheidung immer in Ihrem Ermessen oder in dem Ihrer Frauenärztin/Ihres Frauenarztes liegt. Als Alternative können Sie aber auch Pflanzenhaarfarben wie Henna verwenden, denn diese sind unbedenklich (www.oekotest.de).

Schwangerschaftsstreifen vorbeugen

Im Verlauf der Schwangerschaft muss das Bindegewebe der Frau Enormes leisten und sich um ein Vielfaches dehnen. Nimmt der Körper an Volumen zu, kann sich das darüber liegende Hautbindegewebe aufgrund seiner Elastizität zunächst mitdehnen. Jedoch kommt es spätestens gegen Ende der Schwangerschaft durch die zunehmende Überdehnung und hormonelle Einflüsse sehr häufig zu unerwünschten Rissen im Bindegewebe tiefer liegender Hautschichten. Von diesen als Schwangerschaftsstreifen (Striae gravidarum) bezeichneten Dehnungsstreifen sind etwa 70 bis 90 Prozent der Schwangeren betroffen.

Folgende Faktoren erhöhen dabei das Risiko für Schwangerschaftsstreifen:

- Erbliche Veranlagung (wie Dehnungsstreifen bereits in der Wachstumsphase der Pubertät)
- Schnelle und hohe Gewichtszunahme in der Schwangerschaft sowie hohes Ausgangsgewicht
- Großes Kind oder Mehrlingsschwangerschaft
- Bereits strapaziertes Bindegewebe (vorherige Schwangerschaften)
- Junges Alter – das Bindegewebe junger Frauen ist fester und reißt dadurch leichter

Eine Heilung bereits vorhandener Schwangerschaftsstreifen gibt es bis heute nicht. Umso wichtiger ist es daher, aktiv und frühzeitig vorzubeugen. So können Geweberisse mit etwas Glück ganz verhindert oder mit hoher Wahrscheinlichkeit zumindest schmaler und unauffälliger gehalten werden. Gerade bei bestehenden Risikofaktoren sollte das Möglichste zur Vorbeugung unternommen werden. Massieren Sie dafür die Haut an Bauch, Brust, Gesäß und Oberschenkeln zweimal täglich mit einem geeigneten Pflegeprodukt. Die beste Vorbereitung des Bindegewebes erzielen Sie mit einer Zupfmassage, bei der Sie die oberste Hautschicht zwischen Daumen und Zeigefinger nehmen, mit leichtem Druck anheben und wieder loslassen. Dabei sollte der Bereich über dem Schambein sowie um die Brustwarzen ausgespart werden.

Gesichtspflege

Auch für die Haut bedeutet eine Schwangerschaft große Veränderungen. Es können Hautprobleme (Pickel und Unreinheiten) auftreten, die Haut kann trockener und empfindlicher werden oder Ihre Haut wird zarter und rosiger. Daher ist eine tägliche gründliche Reinigung des Gesichts mit einer sanften Reinigungsmilch empfehlenswert. Tragen Sie danach ruhig ein mildes Gesichtswasser und eine Feuchtigkeitscreme auf. Hier macht sich schon bemerkbar, ob Sie ein Mädchen oder einen Jungen erwarten. Durch die Testosteronausschüttung des kleinen Hodens um die 20. Schwangerschaftswoche herum fühlen sich Mütter fitter, haben aber mehr Pickel.

Pickel!? Nutzen Sie ein Peeling, um abgestorbene Hautpartikel zu entfernen, denn damit können Sie Akne vorbeugen. Auch entspannende Gesichtsmasken können den Teint schöner machen! Lassen Sie sich am besten in der Apotheke oder im Reformhaus beraten.

Wellness/Massagen

Um Verspannungen im Rücken- und Nackenbereich ein wenig zu lindern, sind leichte Entspannungsmassagen besonders sinnvoll. Oftmals werden Schwangere aber in Wellnesshotels skeptisch angeschaut, da nicht alle Anwendungen wie Salzbäder oder bestimmte Massagen in der Schwangerschaft möglich sind. Heute gibt es aber bereits Hotels, die sich auf Schwangere spezialisiert haben. Suchen Sie dort Entspannung.

Whirlpool/warme Thermen

Die natürlichen Quellen der Thermalbäder sind oft zu warm für Schwangere. Meiden Sie Wassertemperaturen über 37 Grad Celsius! Bei Wassertemperaturen zwischen 20 und 33 Grad Celsius ist ein Besuch einer Therme dennoch möglich. Zu schnelle Temperaturwechsel sind wegen der Belastung für den Kreislauf jedoch nicht zu empfehlen. Das sollten Sie außerdem beachten:

- Bikini/Badeanzug nach dem Schwimmen wechseln, um Scheideninfektionen vorzubeugen
- Bewegungen im Wasser sind bis zur 36. Schwangerschaftswoche empfehlenswert

> Meiden Sie unbedingt Whirlpools, die hohen Temperaturen und das Aufsprudeln bergen eine Gefahr für Vaginalinfektionen! Risikoschwangere sollten Thermen nicht besuchen. Sprechen Sie mit Ihrer Frauenärztin/Ihrem Frauenarzt darüber.

Bequeme Kleidung

Alle Schwangeren brauchen bequeme Kleidung, die den Bauch nicht einengt. Meistens wird es den Frauen ab der zwölften bis 15. SSW unangenehm, enge Hosen zu schließen. Die Bauchdecke ist in der Schwangerschaft oft sehr druckempfindlich, weshalb Hosen und Röcke schnell als zu eng empfunden werden. Da ist der schwangere Bauch meist noch zu klein für die Schwangerschaftshosen, aber schon zu groß für die normalen Jeans. Sogar tief sitzende Hüfthosen werden als sehr unangenehm empfunden.

Eine Zwischenlösung ist es, einfach die Hose etwas offenzulassen und diese mit einem Gummi zu tragen, welcher um den Knopf und das Knopfloch geschlungen wird (hält jedoch meist nicht gut). Eine bessere Lösung sind weite Hosen, Kleider oder elastische Röcke, die man auf eine bequeme Höhe ziehen kann.

Piercings

Ein Bauchnabelpiercing verursacht wahrscheinlich in der Schwangerschaft nur dann Probleme, wenn es noch relativ frisch ist. Viele Frauen mit Bauchnabelpiercing haben trotz enormer Spannung auf die Bauchwand am Ende der Schwangerschaft keine Probleme und lassen das Piercing auch während der Geburt im Bauchnabel. Ihre Frauenärztin/Ihr Frauenarzt wird Sie um die 20. Schwangerschaftswoche herum bitten, das gewohnte Piercing gegen ein Kunststoffpiercing auszutauschen, da das Metall die empfindlichen Ultraschallköpfe verletzt. Achten Sie dennoch auf Entzündungszeichen wie Rötung, Schwellung, Druckempfindlichkeit oder Juckreiz und cremen Sie doppelt gut ein, damit die Haut dort elastisch bleibt.

Ein Brustwarzenpiercing kann in der Schwangerschaft oft als sehr unangenehm empfunden werden, denn die Brust vergrößert sich enorm und die Brustwarzen werden sehr empfindlich. Viele Frauen entfernen deshalb ihre Piercings schon in der Frühschwangerschaft.

Stillende Frauen sollen zum Wohle des Kindes ihr Brustwarzenpiercing unbedingt entfernen, denn die Gefahr einer Verletzung oder des Verschluckens von Piercingteilen während des

Saugens ist hoch. Wollen Sie stillen, so sollte das Piercing bereits vor der Geburt aus der Brustwarze entnommen werden.

Piercings im Genitalbereich können bei der Geburt stören und zu Verletzungen führen. Ihre Frauenärztin/Ihr Frauenarzt kann Ihnen sagen, ob es nötig ist, den Schmuck zu entfernen.

Sport

Schwangere Frauen, die schon vor der Schwangerschaft körperlich aktiv waren, können ihren Sport weiter betreiben, sofern der Sport an die Schwangerschaft angepasst werden kann oder es sich nicht um eine Sturz- oder Risikosportart handelt (siehe Infokasten in Kapitel 8.5, Seite 61).

Für alle sehr aktiven Schwangeren gilt, dass Sport mit hoher Intensität beziehungsweise anaerobes Training (abhängig vom individuellen Fitnesszustand) während der Schwangerschaft vermieden werden sollte.

Wenn Sie aber zu den etwa 30 Prozent der Frauen gehören, die nie Sport treiben, sollten Sie mit ausgiebigen Spaziergängen, Schwimmen, Aquafitness oder einer sanften Schwangerschaftsgymnastik beginnen.

Stress, psychische Belastungen

Viele Mütter und Schwangere sind von Stress und Erschöpfung betroffen, die in Zusammenhang mit Familienarbeit und geschlechtstypischen Mehrfachbelastungen zu sehen sind. Oft entwickeln Frauen dadurch körperliche, psychische und psychosomatische Symptome, vor allem, wenn in Überlastungssituationen noch weitere Probleme, wie zum Beispiel Partnerschaftskonflikte, finanzielle Sorgen, Arbeitslosigkeit, Krankheit oder Behinderung eines Familienmitgliedes auftreten.

Die Symptome reichen von Kopfschmerzen, Schlafstörungen, Appetitlosigkeit oder Schweißausbrüchen bis hin zu ständiger Müdigkeit oder Niedergeschlagenheit, Lustlosigkeit, Stimmungsschwankungen oder Angstgefühlen. Oft kommen Wirbelsäulen- oder Bandscheibenprobleme oder Herz-Kreislauf-Beschwerden dazu. Wenn Sie unter Stress und psychischen Belastungen aufgrund der Arbeits- oder Familiensituation leiden, gibt es Möglichkeiten, diese zu verringern:

- Suchen Sie das Gespräch mit Ihrem Partner oder mit Freunden.
- Gehen Sie – soweit möglich – dem Stress aus dem Weg, das heißt, setzen Sie sich den »Stressoren« nicht aus.
- Versuchen Sie es mit Entspannungsübungen. Kurse zur Entspannung bieten verschiedene Krankenkassen an. Für Entspannungsübungen Zuhause denken Sie auch an die Möglichkeiten des Tropho-Trainings oder des autogenen Trainings.
- Hilfe und Beratung finden Sie auch bei einer Schwangerschaftsberatungsstelle (www.familienplanung.de) oder bei entsprechenden Selbsthilfegruppen.

Natürlich können Sie auch mit Ihrer Frauenärztin/Ihrem Frauenarzt oder Ihrer Hebamme darüber sprechen. In ausgeprägten Fällen können diese Ihnen auch weitere fachärztliche oder psychologische Hilfe vermitteln.

Nun sind Sie am Ende Ihres BabyCare-Handbuchs angekommen. Wahrscheinlich haben Sie auch schon den BabyCare-Fragebogen ausgefüllt und an uns abgeschickt. Wenn ja, dann haben Sie auch Ihre persönliche Analyse erhalten. Wir empfehlen Ihnen, die Auswertung auch mit Ihrer Frauenärztin/Ihrem Frauenarzt zu besprechen. So können Sie gemeinsam eventuell bestehende Risiken frühzeitig erkennen und reduzieren.

Wir wünschen Ihnen einen glücklichen und vor allem gesunden Schwangerschaftsverlauf.

Ihr BabyCare-Team

Besuchen Sie uns im Internet unter: www.babycare.de und nutzen Sie auch die BabyCare-App. Sie enthält viele weitere Informationen zu jeder Schwangerschaftswoche, interaktive Tests, viele gesunde Rezepte für die Schwangerschaft, einen umfangreichen FAQ-Bereich und vieles mehr.

12 Erklärung von Fachausdrücken und Abkürzungen

Abstrich	Entnahme kleinster Gewebeteile von einer Gewebeoberfläche, zum Beispiel zur Entdeckung von Infektionen oder beim Krebsabstrich
Abusus	Missbrauch (beispielsweise von Medikamenten oder Alkohol)
Adipositas	Übergewicht, Fettleibigkeit
Alkoholembryopathie	Durch Alkoholmissbrauch verursachte geistige und körperliche Schädigungen des Kindes
Amniozentese	Fruchtwasseruntersuchung zur Feststellung von Chromosomenanomalien
Anämie	Blutarmut, ein zu niedriger Anteil an roten Blutkörperchen, meist durch Eisenmangel hervorgerufen
Anamnese	Die Vorgeschichte des Kranken, die Krankheitsgeschichte
Ante partum	Zeitraum vor der Geburt
Antenatale Steroidprohylaxe (ANS)	Medikamentöse Lungenreifung bei drohender Frühgeburt
Antikörpersuchtest	Test, der nachweist, dass der Körper mit einer Infektionskrankheit konfrontiert war oder ist (etwa HIV-Test, Rötelnantikörpertest), aber auch Test auf Abwehrstoffe gegen den Rhesusfaktor
Antizipation	Vorausschauen, Vorausahnen
APGAR-Werte	Punktebewertung des Zustands des Neugeborenen
Asthma	Schwere Atemnot
ATD	Abdomino-transversaler Durchmesser, Durchmesser der kindlichen Bauchhöhle im Ultraschall
Bakterielle Vaginose	Durch Bakterien hervorgerufene Besiedelung der Vagina
BPD	Biparietaler Durchmesser, Durchmesser des kindlichen Kopfes
Cand. albicans	Erreger einer vaginalen Pilzinfektion
Cerclage	Operative Umschlingung des Gebärmutterhalses bei drohender Frühgeburt
Chlamydien	Erreger einer weit verbreiteten sexuell übertragbaren Genitalinfektion, die häufig ohne Beschwerden verläuft, aber beispielsweise zu Unfruchtbarkeit führen kann
Chloasmen	Anderer Name »Melasmen« Bräunliche, besonders starke, aber gutartige, hormonell bedingte Pigmentierung der Haut
Chorionzottenbiopsie	Punktion des Mutterkuchens oder der Zottenhaut zum Nachweis chromosomaler Veränderungen oder genetischer Erkrankungen beim Kind
Chromosomenanomalien	Lichtmikroskopisch sichtbare strukturelle oder zahlenmäßige Veränderungen der Chromosomen
CTG	Cardiotokogramm, Aufzeichnen der Herzfrequenzmuster des Kindes und der Wehentätigkeit der Mutter
Cytomegalievirus (CMV)	In der Schwangerschaft gefährliche Virusinfektion, die durch Kontakt mit kleinen Kindern übertragen wird.
Damm	Liegt zwischen After und Vagina
Diabetes mellitus	Zuckerkrankheit
Diagnose	Feststellung und Benennung einer Krankheit durch eine Ärztin/einen Arzt
Doppler-Sonographie	Ultraschall, mit der Informationen über die Durchblutung von Organen gewonnen werden
Down-Syndrom	Chromosomenanomalie, dreifaches Chromosom 21 (Trisomie 21)
Dystokie	Gestörter Geburtsverlauf, zum Beispiel durch organische Ursachen
Embryo	Medizinischer Fachausdruck für die Frucht in der Gebärmutter während der Organentwicklung (erste acht Schwangerschaftswochen)

Emesis	Erbrechen
Endometrium	Gebärmutterschleimhaut
Epidemiologie	Wissenschaft über die Verbreitung und die Ursachen von Krankheiten
Epikrise	Zusammenfassender Bericht über den Gesundheitszustand
Episiotomie	Scheidendammschnitt (wird manchmal bei der Geburt gemacht, um dem Kind den Durchtritt zu erleichtern und ein Einreißen der Scheidenwand und des Damms zu verhindern)
Erythrozyten	Rote Blutkörperchen
Ersttrimesterscreening (ETS)	Pränataldiagnostisches Verfahren aus einer Kombination von Ultraschall- und Blutuntersuchung
Extrauteringravidität (EUG)	Ein befruchtetes Ei nistet sich außerhalb der Gebärmutterhöhle ein (Eileiter- oder Bauchhöhlenschwangerschaft)
Fehlgeburt, Abort	Beendigung der Schwangerschaft, »Abgehen« oder Ausstoßung des Embryos oder Fetus innerhalb der ersten Monate, wenn das Kind noch nicht lebensfähig ist
Fluor	Absonderung aus der Scheide (Vagina) oder den äußeren Geschlechtsteilen, meist durch eine Scheidenentzündung (Pilze, Bakterien) verursacht
Fötus/Fetus	Lateinisch: das Gezeugte, Leibesfrucht. Medizinischer Fachausdruck für das Kind im Mutterleib ab der neunten SSW nach der Zeugung
Forceps	Geburtszange
Frühgeborenes Kind	Kind mit Geburtstermin vor 37 abgeschlossenen (37+0) Wochen
Frühgeburt	Geburten vor 37 abgeschlossenen Schwangerschaftswochen
Fundusstand	Höhenstand der Gebärmutter
Fundus uteri	Gewölbter, oberer Rand der Gebärmutter
Gebärmutterkontraktionen	Unwillkürliches Zusammenziehen der Gebärmuttermuskulatur bei der Regelblutung, als harmlose Übungswehen während der Schwangerschaft und als Wehen zur Geburt
Geburtsvorbereitungskurse	Kurse, in denen Sie wichtige Informationen und Übungen zur Geburt erhalten
Geistige Retardierung	Intelligenzminderung
Gemini	Zwillinge
Genetische Krankheiten	Erblich bedingte Krankheiten
Genitalien	Geschlechtsorgane
Genitalmykose	Erkrankung der äußeren Geschlechtsteile und häufig auch der Scheidenregion durch Pilze
Gestation	Schwangerschaft
Gestosen	Durch die Schwangerschaft verursachte Erkrankungen wie Erbrechen in der Frühschwangerschaft, Bluthochdruck und Ödeme (Flüssigkeitsansammlungen)
Gonorrhoe	Sexuell übertragbare Geschlechtskrankheit
Gravida	Schwangere, Anzahl aller bisherigen Schwangerschaften einschließlich Fehlgeburten
Gravidität	Schwangerschaft, der Zeitraum von der Befruchtung bis zur Geburt
Gravidogramm	Eintragungen der Schwangerschaftsvorsorgeuntersuchungen im Mutterpass
Hämophilie	Bluterkrankheit
Hb-Wert	Hämoglobingehalt des Blutes, Anteil der roten Blutkörperchen
Hydramnion	Vermehrte Fruchtwassermenge
Hyperemesis gravidarum	Verstärktes Schwangerschaftserbrechen
Hypertonie	Bluthochdruck (gemessen in RR systolisch/diastolisch >140/>90 mmHg)
Hypnobirthing	Methode, Geburtsschmerzen ganz oder teilweise durch eine Form der Selbsthypnose zu vermeiden
Hypotonie	Niedriger Blutdruck – deutlich unter den oben genannten Werten – (etwa 95/55 mmHg)
Hypotrophie	Mangelentwicklung des Kindes im Mutterleib

Implantation	Einpflanzung von Fremdteilen in den Körper / Einnistung der befruchteten Eizelle in die Gebärmutterschleimhaut
Indikation	Notwendigkeit einer medizinischen Handlung
Indirekter Coombs Test	Immunhämatologische Untersuchung zum Nachweis von Antikörpern gegen Erythrozyten, z. B. bei Rhesus-Inkompatibilität
Infiltration	Eindringen von Entzündungszellen oder Flüssigkeiten in das Gewebe
Inkompatibilität	Unverträglichkeit
Insertio velamentosa	Seltene Ansatzanomalie der Nabelschnur
Insemination	Instrumentelle Einbringung von männlichen Samenzellen in den Gebärmutterhals oder die Gebärmutterhöhle
Inspektion	Betrachtung
Insuffizienz	Schwäche eines Organs, etwa Zervixinsuffizienz – Schwäche des Gebärmutterhalses
Intravaginal	Innerhalb der Scheide (Vagina)
Inzidenz	Anzahl der in einem bestimmten Zeitraum neu auftretenden Krankheiten
Kolpitis	Entzündung der Scheide / der Scheidenhaut
Kolposkopie	Untersuchung der Scheide und des Gebärmutterhalses mit einem lupenartigen Gerät
Kontagiosität	Übertragungswahrscheinlichkeit einer Infektion bei Kontakt mit einem Infizierten
Kontraindikation	Gegenanzeige, Anwendungsbeschränkung, ein Umstand, bei dem man ein bestimmtes Medikament nicht anwenden darf
Konzeption	Empfängnis
Konzeptionstermin	Tag der Befruchtung, Zeitpunkt des Geschlechtsverkehrs, der zur Schwangerschaft führte
Lageanomalie	Falsche Lage des Kindes in der Gebärmutter kurz vor der Geburt
Laktation	Produktion der Milch in den weiblichen Brustdrüsen
Large for gestational age (LGA)	Neugeborene, deren Geburtsgewicht oberhalb der 90. Perzentile liegt
Mamma	Weibliche Brust, Brustdrüse
Makrosomie	Geburtsgewicht ab 4.000 g
Mastitis	Entzündung der Brustdrüse
Mekonium	Sogenanntes Kindspech, die ersten Darmausscheidungen des Neugeborenen sind schwarz
Monitoring	Laufende Überwachung
Mukoviszidose	Vererbte Stoffwechselkrankheit
Multipara	Mehrgebärende, eine Frau, die mehrere Kinder geboren hat
Multivitaminpräparate	Nahrungsergänzungsmittel mit unterschiedlichen Vitaminen
Muskelatrophie	Muskelschwund
Mykose	Erkrankung der Haut, die durch Pilze hervorgerufen wird
Myom	Gutartige Geschwulst der Gebärmutter, die sich durch verstärkte und verlängerte Regelblutung bemerkbar machen kann
Nausea	Übelkeit und Brechreiz
Neuralrohrdefekt	Offener Rücken
NIPT/Nicht invasiver Pränataltest	Mütterliche Blutuntersuchung zur Risikoabschätzung auf das Vorliegen kindlicher Chromosomenstörungen
Nullipara	Frau, die noch keine Kinder geboren hat
o. B.	Ohne Befund, Feststellung nach einer Untersuchung, dass keine erkennbare Erkrankung vorliegt
Ödeme	Ansammlung von Flüssigkeit im Gewebe
Organogenese	Organentwicklung des Embryos etwa zwischen dem 15. und 70. Tag nach der Konzeption
Ovarien	Eierstöcke, in ihnen werden die weiblichen Geschlechtshormone gebildet

Ovulation	Eisprung, der etwa in der Mitte des Zyklus stattfindet
Ovum	Das reife Ei, das nach dem Eisprung innerhalb mehrerer Tage von den Eierstöcken über den Eileiter zur Gebärmutter gelangt
Para	Anzahl ausgetragener Schwangerschaften
Periduralanästhesie (PDA)	Gezielte örtliche Betäubung der unteren Körperhälfte über einen Katheter im Lendenbereich der Wirbelsäule vor oder während der Geburt zur Schmerzlinderung
Perinatalperiode	Zeitraum ab der 28+0 Schwangerschaftswoche bis zum 7. Lebenstag des Kindes
Periode	Menstruation, Regelblutung
Phenylketonurie	Angeborene schwere Stoffwechselerkrankung
pH-Wert	Säuregehalt (zum Beispiel der Vaginalflüssigkeit)
Plasma	Flüssiger Bestandteil des Blutes
Plazenta	Mutterkuchen, ein Organ, das für die Schwangerschaft aufgebaut wird. Durch die Nabelschnur ernährt der Mutterkuchen das Kind im Mutterleib
Placenta praevia	Die Plazenta liegt im unteren Teil der Gebärmutter vor dem Muttermund und verhindert so häufig eine natürliche Geburt
Portio	Unterer Teil des Gebärmutterhalses, der in der Scheide sichtbar ist, Muttermund
Postnatal/ post partum	Nach der Geburt
Präeklampsie	Veraltet »Schwangerschaftsvergiftung« oder »Gestose«, durch die Schwangerschaft verursachte Erkrankungen wie Bluthochdruck und Ödeme (Flüssigkeitsansammlungen)
Präkonzeptionell	Vor der Befruchtung
Pränatal	Vor der Geburt
Prävalenz	Anzahl der in einem bestimmten Zeitraum bestehenden Krankheiten (Krankheitshäufigkeiten)
Primipara	Eine Frau, die bisher noch kein Kind geboren hat, also vor ihrer ersten Geburt steht
Prolaps	Vorfall, Heraustreten eines Organs, zum Beispiel Senkung der Gebärmutter oder Hervortreten aus der Scheide
Prophylaxe	Verhütung von Krankheiten durch vorbeugende Maßnahmen
Pruritus vulvae	Jucken am Scheideneingang
Punktion	Einstich in ein Organ, um Flüssigkeit (in der Schwangerschaft Fruchtwasser) zu entnehmen. Die Punktion dient meist der Diagnosefindung
Rezidiv	Rückfall, Wiederauftreten einer Erkrankung nach der Behandlung
Risiko	Eine Verhaltensweise oder ein Zustand, der die Wahrscheinlichkeit, von einem Schadensereignis betroffen zu werden, erhöht
Risikofaktor	Sachverhalt, der die Wahrscheinlichkeit des Eintritts eines Schadensereignisses in jenen Bevölkerungsgruppen, die diesen Sachverhalt aufweisen, über das allgemeine Risiko der Bevölkerung hinaus erhöht
Restless Leg Syndrom (RLS)	Erkrankung der ruhe- oder rastlosen Beine. Missempfinden und andere Symptome an den Beinen mit einem ausgeprägten Bewegungsdrang
Salmonellen	Krankmachende Stäbchenbakterien, die in Lebensmitteln (vor allem rohen Eiern) vorkommen können. Lösen meist starke Durchfallerkrankung aus
Schwangerschaftsrisiken	Risiken, die eine Schwangerschaft zur Risikoschwangerschaft machen und die den normalen Verlauf der Schwangerschaft negativ beeinträchtigen können
Schwangerschaftsverlaufskomplikationen	Ereignisse, welche die Gesundheit der Mutter oder des Kindes im Verlauf der Schwangerschaft negativ beeinträchtigen können
Screening	Suchtest oder Reihenuntersuchung
Sectio (caesarea)	Kaiserschnittentbindung, Operation, bei der die Bauchdecke und die Gebärmutter geöffnet werden, um das Kind zur Welt zu bringen

Erklärung von Fachausdrücken und Abkürzungen **187**

Serologische Untersuchungen	Blutuntersuchungen zum Nachweis von Antigen-Antikörper-Reaktionen
Sonographie	Ultraschalluntersuchung
Spontanabort	Abgang der Schwangerschaft ohne äußere Einflussnahme
SSL	Scheitel-Steiß-Länge des Fetus
SSW	Schwangerschaftswochen
Stria	Dehnungsstreifen der Haut, (an Bauch, Hüften, Brüsten)
Symptom	Zeichen einer Krankheit wie Schmerzen oder Fieber
Syphilis	Sexuell übertragbare Infektionskrankheit, auch als Lues bezeichnet
Teratogen	Das Erbgut schädigend
Thrombose	Blutpfropfbildung (meist in den Venen)
Tokolyse	Wehenhemmende Arzneimittel, Verhinderung zu früher oder zu starker Wehen, um eine Frühgeburt zu vermeiden
Toxizität	Giftigkeit
Toxoplasmose	Durch kranke Tiere und ihre Exkremente übertragbare Krankheit; in Fäkalien von Haustieren (besonders von Hauskatzen) enthalten und in rohem Fleisch oder Fisch
Trichomonaden	Einzellige Parasiten, die Genitalinfektionen bei der Frau und beim Mann hervorrufen können
Tropho-Training	Entspannungsmethode
Tubargravidität	Eileiterschwangerschaft, siehe auch **Extrauteringravidität (EUG)**
Tube	Eileiter
Tumor	Geschwulst, übermäßiges Gewebewachstum an bestimmten Körperteilen
Uterus	Gebärmutter
Vagina	Scheide, Verbindung zwischen der Vulva und der Gebärmutter
Vaginalcandidose	Pilzinfektion in der Scheide
Vaginalsonographie	Ultraschalluntersuchung, bei der eine schmale Sonde in die Scheide eingeführt wird, um die inneren Genitalorgane besser darstellen zu können
Vaginalinfektion	Scheidenentzündung
Vaginitis	Entzündung der Scheide oder der Scheidenhaut
Varikosis	Krampfadern, erweiterte geschlängelte Venen, meistens in den Beinen
vBS	Vorzeitiger Blasensprung
Vasa praevia	Atypischer Verlauf der Blutgefäße, die nicht vollständig in, sondern frei zwischen der Nabelschnur und dem Mutterkuchen liegen.
Vulva	Die äußeren weiblichen Geschlechtsteile
Vulvovaginale Candidose	Pilzinfektion, die sich von der Scheide auf den Bereich der äußeren weiblichen Geschlechtsteile (zum Beispiel Schamlippen) ausgebreitet hat
Zervix	Gebärmutterhals, Verbindung zwischen der Gebärmutter (Uterus) und der Scheide (Vagina)
ZNS	Zentrales Nervensystem
Zyklus	Der Monatszyklus wird von Hormonen gesteuert und dauert durchschnittlich 28 Tage
Zyste	Kapselartige Geschwulst mit flüssigem Inhalt

Schlagwortverzeichnis

A
Abort. Siehe Fehlgeburt
Adipositas   21, 86, 88, 89, 90, 115, 183
Akne   103, 111, 112, 181
Alkohol   23, 50, 51, 52, 111, 166, 176, 183
Allergien   103, 109, 154, 160, 174
Alter der Schwangeren   8, 69, 70, 71, 86, 115
Amniozentese   126, 129, 183
Anämie   23, 77, 104, 113, 134, 183
Anamnese   20, 76, 93, 118, 178, 183, 198
Antikörper (Suchtest)   22, 23, 93, 104, 109, 110, 183
APGAR-Zahl   24, 153, 183
Arzneimittel   23, 30, 93, 102, 113, 115, 116, 117, 118, 119, 146, 147, 151, 152, 178
Asthma   78, 109, 110, 154, 183

B
Bakterielle Vaginose   100, 183
Basis-Ultraschalluntersuchung   125, 126
Beschäftigungsverbot   39, 42, 94
Blähungen   27, 29, 165, 206
Blutarmut   23, 104, 134, 183
Blutdruck   20, 21, 23, 27, 52, 105, 112, 152, 184
Body Mass Index (BMI)   83, 86, 87, 88
Bronchitis (chronische)   102, 103, 110, 111
Brustspannen   27

C
Chemikalien   56, 109, 123, 174, 176
Chinin   30, 82, 119
Chlamydien   22, 97, 98, 183, 198
Chordozentese   126, 129
Chorionzottenbiopsie   126, 129, 183
Chromosomen   123, 128
Chromosomenanalyse   126, 127, 128
Chromosomenanomalien   69, 70, 138, 183
Chronische Krankheiten   103, 150, 171, 178
Corona   67, 68, 93, 141, 157
CTG   24, 155, 183, 210, 214
Cytomegalie Virus Infektion (CMV)   20, 22, 93, 94, 183, 198

D
Dammvorbereitung, Dammschnitt   36, 48, 142, 147, 148, 152, 163, 183, 184
Depression   168, 169, 174
Diabetes mellitus   20, 23, 49, 65, 70, 85, 88, 89, 90, 103, 113, 114, 115, 121, 183
Down-Syndrom   70, 124, 125, 183
Drogen   55, 56, 176

E
Eisenmangel   29, 50, 51, 56, 57, 58, 72, 75, 76, 77, 103, 104, 113, 138, 183
Elternzeit   40, 42
Elternzeit und Elterngeld   39, 40, 42, 162
Embryo   7, 51, 72, 84, 117, 133, 178, 180, 183, 196, 198, 202
Entspannung   28, 29, 36, 92, 103, 142, 143, 144, 148, 181, 182, 191, 194
Erkältung   101, 102, 115, 116
Ernährung   71, 72, 73, 74, 75, 76, 77, 78, 79, 80, 84, 88, 89, 90, 104, 114, 166, 167, 176, 177, 196
Ersttrimesterscreening (ETS)   122, 126, 127

F
Fehlbildungen   5, 8, 9, 49, 50, 55, 56, 64, 72, 77, 97, 103, 111, 112, 115, 176
Fehlgeburt   20, 21, 49, 65, 80, 100, 104, 106, 107, 115, 128, 138, 139, 140, 177, 184, 187
Fein-Ultraschall   23, 125
Fetus   57, 58, 62, 64, 78, 80, 86, 121, 138, 184, 200, 202
Flugreisen   58, 66, 179
Folsäure   72, 74, 75, 77, 79, 80, 82, 84, 104, 176
Frauenärztin/Frauenarzt   19, 31, 34, 36, 84, 149, 150, 173, 174, 175
Frühgeburt   36, 50, 55, 56, 63, 65, 67, 71, 75, 77, 80, 84, 91, 99, 100, 103, 104, 107, 110, 112, 115, 132, 133, 135, 142, 148, 153, 178, 179, 184, 187

G
Gastritis   111
Geburtsort   41, 141, 143, 148

Gefühlsveränderungen 13, 14, 15, 18, 43, 91, 107, 162, 163, 169, 212
Gelenk-, Muskel- und Wirbelsäulenerkrankungen 105, 107, 182, 185
Genetische Erkrankungen 5, 21, 122, 123, 125, 128, 129, 176
Gewichtszunahme 26, 55, 71, 83, 84, 86, 87, 89, 90, 104, 121, 210
Glutenunverträglichkeit 104
Gonorrhoe 99, 184
Gravidogramm 21, 184
Gymnastik 15, 36, 61, 63, 102, 108, 113, 143, 151, 163, 166, 177, 179, 182, 191, 193, 201, 208

H
Hämorrhoiden 27, 206
Harnwegsbeschwerden 27
Hautjucken 28, 206
Hb-Wert 77, 184
Hebamme 34, 35, 36, 135, 141, 142, 143, 145, 146, 162, 163, 164, 165, 169, 175, 206, 207
Hepatitis 20, 99, 171, 172, 177
Herpes 99
HIV 20, 22, 97, 99, 177, 183, 198
Hörscreening 158
HPV 98
Humangenetische Beratung 125
Hygiene 84, 94, 95, 96, 100, 132, 178, 213
Hypnobirthing 46, 151, 184

I
Impfungen 66, 67, 170, 171, 174, 177, 179
Individuelle Gesundheitsleistung (IGeL) 22, 126
Infektionskrankheiten 20, 22, 81, 93, 96, 100, 154, 163, 177, 183
Invasiv 126

J
Jodmangel 72, 74, 75, 76, 77, 78, 79, 80, 84, 104, 106, 177, 196

K
Kaiserschnitt 21, 84, 85, 135, 142, 147, 149, 152, 153, 154
Kalorienbedarf 71, 176, 196, 197, 202
Kinderärztin/Kinderarzt 90, 141, 145, 148, 150, 163, 164, 165, 169, 170, 174
Kinderzimmer 17, 160, 176, 206

Klinikauswahl 141, 143, 144, 146, 147, 149, 150, 153, 176–182, 211
Krampfadern 20, 21, 65, 66, 105, 107, 108, 187, 206

L
Lippen-Kiefer-Gaumenspalten 123
Listeriose 81, 96

M
Magen-Darm-Infektionen 94, 96
Makrosomie 85, 86, 185
Mastitis 185
Medikamente 8, 10, 23, 28, 93, 95, 100, 102, 103, 109, 110, 111, 112, 113, 114, 115, 116, 117, 118, 119, 120, 123, 125, 137, 139, 142, 152, 155, 178, 183
Mehrlingsschwangerschaft. Siehe Zwillingsschwangerschaft
Migräne 103, 104
Mineralstoffe 72, 73, 74, 79, 84, 118, 176, 178
Multivitaminpräparate 77, 79, 185
Mutterbandschmerzen 28
Mutterpass 10, 19, 20, 21, 22, 23, 24, 25, 118, 178, 213
Mutterschutz 37, 38, 39, 40, 198, 212

N
Neugeborenenscreening 125, 126
Neuralrohrdefekt 123, 125
Nichtinvasiver Pränataltest (NIPT) 126, 128

O
Ödeme 20, 21, 26, 28, 66, 108, 121, 184, 206
Organogenese 185, 196
Organ-Ultraschall. Siehe Fein-Ultraschall

P
Parodontitis 132, 178
Partner 10, 15, 16, 18, 39, 40, 43, 44, 91, 129, 132, 141, 142, 143, 146, 148, 149, 158, 165, 166, 169, 179, 182, 215
Periduralanästhesie 147, 152, 186
pH-Wert/Messung (Vaginal) 20, 100, 177, 186
Planzenta 126
Präeklampsie 52, 62, 70, 78, 106, 110, 113, 120, 121, 122, 186
Pränataldiagnostik 70, 122, 125, 126, 186
Psychische Erkrankungen / Depressionen 71, 91, 92, 107, 113, 182

Pulsoxymetriescreening 158
Punktion 126, 128

R
Rauchen 52, 54, 71, 110, 111, 114, 132, 178
Reisen 66, 67, 109, 177, 179
Restless Leg Syndrom (RLS) 113, 114, 186
Retinoide 111, 112, 117
Risiko 8, 49, 50, 51, 52, 53, 65, 66, 70, 71, 72, 73, 77, 78, 80, 81, 84, 85, 86, 88, 89, 91, 93, 94, 98, 100, 103, 107, 112, 145, 147, 154, 156, 166, 169, 170, 176, 177, 186
Rohmilchprodukte 81, 84, 96, 176
Röntgenstrahlen 123
Rotavirus 94, 95, 96, 170, 171, 172
Röteln 97, 171, 172, 177, 183
Rückenschmerzen 26, 62, 107, 148, 206, 210

S
SARS-CoV-2-Virus. Siehe Corona
Scheidenentzündung 100, 184
Schilddrüse 77, 78, 79, 84, 103, 104, 106, 116, 169, 196
Schlafprobleme 26, 28, 182, 208, 212
Schwangerschaftsbeschwerden 26, 34, 47, 91, 92, 133
Schwangerschaftsdiabetes 23, 24, 84, 115, 208
Schwangerschaftsstreifen 50, 180
Schwangerschaftsvergiftung. Siehe Präeklampsie
Schwangerschaftsverlauf 19, 20, 21, 23, 133, 150, 178, 186
Screening 125, 158, 186
Screeningverfahren 127
Sectio 21, 85, 186
Sex 47, 48, 132, 163, 177, 179
Sexuell übertragbare Krankheiten 97, 99, 177
Sodbrennen 28, 29, 206, 210
Sport 61, 63, 64, 65, 84, 90, 166, 177, 182
Sprue 104
Stillen 36, 41, 42, 54, 74, 90, 135, 142, 149, 155, 156, 157, 158, 162, 163, 165, 166, 168, 172, 174, 181
Stress 9, 90, 91, 92, 111, 182
Supplementierung 77, 78, 79, 84
Syphilis 20, 22, 99, 187, 198

T
Thrombose 49, 66, 84, 103, 108, 173, 187

Toxoplasmose 20, 22, 80, 81, 96, 97, 187, 198
Trisomie 125, 128

U
Übelkeit 26, 28, 78, 142, 152, 185, 198, 200, 212
Übergewicht 21, 83, 84, 85, 86, 88, 89, 90, 114, 115, 156, 183
Ultraschall 15, 20, 22, 23, 126, 133, 134, 155, 183, 184, 187, 198, 200, 202, 210, 214
Umweltschadstoffe 56, 176

V
Vaginalabstrich 100, 183
Vaginalinfektion 93, 100, 101, 132, 174, 177, 179, 181, 187
Varizen 28, 108
Vater 16, 18, 21, 165
Vegan 80
Vegetarisch 76, 78, 80
Verstopfung 28, 29, 94, 177, 198, 204, 206
Vitamine 72, 73, 74, 79, 84, 104, 111, 115, 118, 149, 176, 178, 185
Vorsorgeuntersuchungen 19, 20, 21, 25, 26, 31, 33, 89, 90, 98, 99, 115, 133, 143, 145, 170, 175, 184

W
Wachstum 24, 26, 50, 56, 83, 84, 156, 180, 195, 196, 198, 202, 206, 208
Wadenkrämpfe 29, 78, 206
Wehen 24, 28, 29, 30, 35, 46, 55, 63, 65, 82, 117, 133, 137, 142, 143, 145, 148, 151, 152, 162, 176, 183, 184, 187, 210, 212, 214, 215
Wochenbett 24, 34, 35, 36, 107, 142, 144, 145, 146, 156, 161, 163, 169

Z
Zahnfleischbluten 29, 132, 178, 200
Zöliakie 104
Zwillingsschwangerschaft 22, 39, 48, 64, 121, 126, 128, 131, 132, 133, 134, 135, 142, 150, 180, 200

Gymnastik in der Schwangerschaft

Mit gezielten Entspannungs- und Kräftigungsübungen, speziell für den Beckenboden und leichten Dehnungsübungen können Sie ihre Schwangerschaft bewusst erfahren.

Diese sanfte Gymnastik und Techniken zur Selbstmassage geben Ihnen die Möglichkeit, sich zu Hause bewusst zu entspannen und Ihren Körper neu zu spüren.

Auf der Grundlage der Atem- und Bewegungslehre nach Frieda Goralewski wird hier eine von der Bewegungstherapeutin Petra Möhrke jahrzehntelang erprobte Methode für eine positiv erlebte Schwangerschaft und Geburtsvorbereitung vorgeschlagen.

Frau Möhrke hat dieses Programm in Kursen für Schwangere angeboten. Kurz vor ihrem Tod wurde dieses Programm von ihr persönlich angeleitet und per Video festgehalten. Den gesamten Kurs und die einzelnen Übungen stellen wir in unserer App allen BabyCare-Teilnehmerinnen als Stream zur Verfügung. Sie können also diese bebilderte Anleitung nutzen oder mit dem Video in der App sich bei den einzelnen Übungen anleiten lassen.

Damit Sie sich wohl und beweglich in Ihrer Schwangerschaft fühlen, ist es empfehlenswert, dass Sie während der gesamten Zeit sich und Ihrem Körper für 30 – 40 Minuten täglich (mindestens 3 × wöchentlich) bewusste Aufmerksamkeit, Entspannung, Bewegung und Atmung gönnen.

Suchen Sie sich einen ruhigen Raum, in dem Sie ungestört sind. Richten Sie sich allein oder mit einer Freundin behaglich ein.

Das brauchen Sie:
- Gymnastikmatte oder eine dicke Wolldecke
- Zwei bis vier kleine Kissen (40 cm × 40 cm)
- Einen Hocker oder Gymnastikball
- Bequeme Kleidung
- Warme Socken (keine Schuhe)

Übung 1:
Dehnen und Rekeln
Übungsdauer: 3 – 5 Min.

1. Sie liegen entspannt auf dem Rücken. Nehmen Sie die Verbindung zum Boden bewusst wahr.

2. Legen Sie jetzt Ihre Hände auf den Bereich zwischen Brust und Bauch und achten auf Ihre natürliche Atmung, wie diese gleichmäßig ein- und ausströmt.

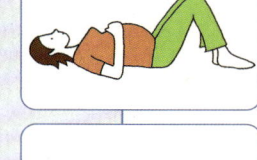

3. Beginnen Sie nun mit Lust sich zu dehnen und zu rekeln, indem Sie Ihre Arme und Beine von sich strecken, sich auf die Seite rollen, sich lang machen und sich einrollen. Diese spontanen Bewegungen sind nie festgelegt und erinnern an das Dehnen und Rekeln nach dem morgendlichen Erwachen. Auch Gähnen und Seufzer der Erleichterung sind hier erlaubt. Suchen Sie Ihre Anspannung und Entspannung gleichermaßen im Wechsel.

Übung 2:
Bewegung für Becken und Beine
Übungsdauer: 5 – 7 Min.

1. Sie bleiben in der Rückenlage und legen ein Kissen unter den Lendenwirbel/Kreuzbeinbereich, so dass Ihr Becken gut auf dem Boden ruhen kann. Stellen Sie ein Bein angewinkelt auf, lassen es in einer fließenden Bewegung zunächst zur Seite nach außen kippen und dann lang werdend in die Ausgangshaltung zurückrutschen.
Der Fuß bleibt in Bodenkontakt. Wiederholen Sie im fließenden Wechsel der Beine diese **Entspannungsübung 7 – 10 Mal.**

2. Winkeln Sie beide Beine an und stellen Ihre Füße parallel mit einem Abstand von etwa 20 cm zueinander.

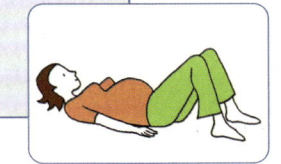

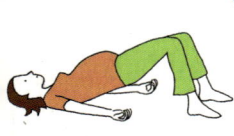

3. Heben Sie Ihr Becken vom Boden leicht an. Halten Sie so einen Moment Ihr Becken mit Hilfe Ihrer jetzt angespannten Beckenbodenmuskeln und der Tragfläche Ihrer Fußsohlen und atmen gleichmäßig weiter. Führen Sie Ihr Becken langsam und bewusst in die Ausgangslage zurück. Wiederholen Sie diese **Kräftigungsübung 3 – 7 Mal**.

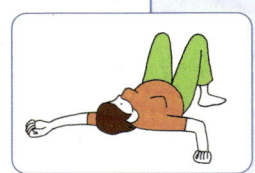

4. Machen Sie eine kleine Pause zum Nachspüren. Werden Sie sich Ihres Beckenraumes bewusst. Hier lebt Ihr Kind und in diesem Raum schlägt sein Herz.

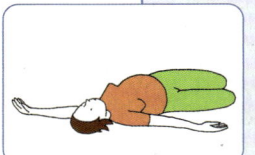

5. Stellen Sie beide Beine wieder parallel zueinander, wie oben beschrieben. Legen Sie die Beine so angewinkelt und parallel miteinander rechts und links ab. Wiederholen Sie diese **Dehnungsübung 3 – 7 Mal**.

Übung 3:
Entlastung für Wirbelsäule und Beine
Übungsdauer: etwa 5 Min.

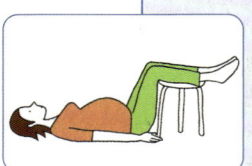

1. Bleiben Sie in der Rückenlage und platzieren Sie das Kissen jetzt im Brustwirbel/Lendenwirbelbereich (an dieser Stelle lässt die Wirbelsäule meist einen Hohlraum zum Boden hin entstehen; füllen Sie ihn mit dem Kissen aus). Legen Sie Ihre Unterschenkel bis etwa zu den Kniekehlen im rechten Winkel auf einem Hocker oder Gymnastikball ab. Die Füße hängen frei. Entspannen Sie den gesamten Rücken und lassen die Wirbelsäule in den Boden sinken. Legen Sie Ihre Hände auf Ihre Leistengegend und spüren Ihrer natürlichen Atmung in diesem Bereich nach.
Um die Atmung verstärkt wahrzunehmen, können Sie mit einem »Oh« Ton ausatmen. Wiederholen Sie diese **Atemübung 3 – 5 Mal**.

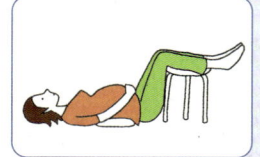

2. In dieser Hochlage der Beine bewegen Sie die Füße im Gelenk zum Körper hin und weg. Danach bewegen Sie Ihre Zehen so, als wollten sie nach etwas greifen. Mit dieser **Wahrnehmungsübung** achten Sie auf die Beweglichkeit Ihrer Fuß- und Zehengelenke. Im Verlauf Ihrer Schwangerschaft sind diese Gelenke einer erhöhten Belastung ausgesetzt und brauchen viel Pflege und Aufmerksamkeit.

3. Heben Sie im Wechsel jeweils ein Bein vom Ball oder Hocker. Ziehen es zu sich heran, so dass das Knie nach außen zeigt und die Leiste geöffnet ist (solange es der Bauchumfang erlaubt) und legen es zurück. Wiederholen Sie diese **Lockerungsübung 3 – 7 Mal**.
Hinweis: Sollten Sie zu anschwellenden Beinen neigen, ist diese Hochlage häufiger am Tag für kurze Zeit zu empfehlen.

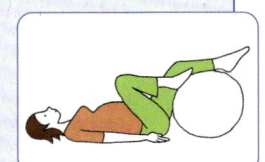

4. **Variation:** Lehnen Sie Ihre Beine senkrecht und lang ausgestreckt im rechten Winkel von der Rückenlage ausgehend an eine Wand.

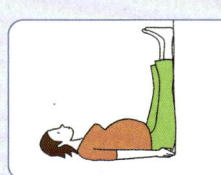

Hinweis: Alle Übungen in Rückenlage sind günstig bis zur 25./26. SSW.

Übung 4:
Beweglichkeit für die Wirbelsäule
Übungsdauer: etwa 7 Min.

1. Schieben Sie nun den Hocker/Ball weg. Dehnen und rekeln Sie sich noch mal kurz.

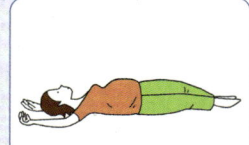

Mit angewinkelten Beinen rollen Sie von der Rückenlage auf die Seitenlage. Kommen Sie aus der Seitenlage in die Krabbelposition. Eventuell legen Sie in dieser Position Kissen unter die Knie und die Fußgelenke.

2. Aktivieren Sie nun Ihre Wirbelsäule vom unteren Rücken ausgehend und machen einen **Katzenbuckel**.

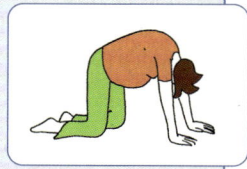

3. Führen Sie die Wirbelsäule langsam und aufmerksam zurück zum langen

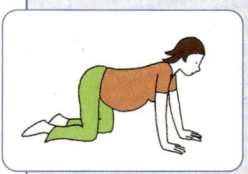

und geraden Rücken, bevor Sie die Wirbelsäule nun in die **Delle** führen.
Hinweis: Das bewusste Führen ist hierbei ausschlaggebend. Lassen Sie die Wirbelsäule nicht in die Delle fallen. Wiederholen Sie diese **Entlastungsübung in gleichmäßigem Rhythmus 3 – 7 Mal.**

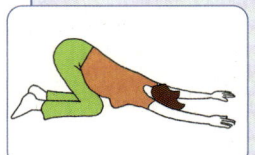

4. Entspannen Sie, indem Sie Ihre Unterarme und Ellenbogen vor sich am Boden ablegen und den Kopf seitlich auf der Schläfe ablegen.
Hierbei bleibt das Becken oben und die Beine angewinkelt auf den Knien, während Sie Ihren Brustbereich Richtung Boden senken. Bleiben Sie in dieser **Dehnungsposition für 3 – 7 ruhige Atemzüge.** Spüren Sie Ihre Atmung bis in den unteren Bauchraum.

Hinweis: Diese Haltung mag Ihnen zu Beginn unbequem erscheinen, geben Sie diese bitte nicht auf. Das Verhältnis zu Ihrer eigenen Beweglichkeit und Körperlichkeit wird sich mit der kontinuierlichen Ausführung dieser Gymnastik entwickeln, verändern und eine aktive Vorbereitung für die Geburt Ihres Kindes sein können.

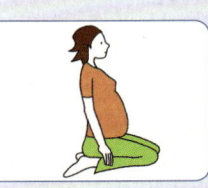

5. Ziehen Sie nun das Becken nach hinten und legen es auf den Fersen ab. Richten Sie Ihren Oberkörper auf und bleiben einen Moment so im Fersensitz.
Lassen Sie Ihren Kopf leicht kreisen, in dem Sie die **Halswirbel aktivieren.** Danach stellen Sie Ihre Zehen auf und kommen mit Stützhilfe Ihrer Hände und Arme in die Hocke.

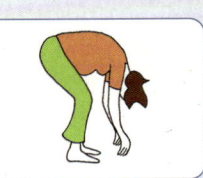

6. Richten Sie sich nun auf, indem Sie das Becken zuerst nach oben bringen, so dass sich Ihre Beine langsam strecken und Sie aus der **Wirbelbeuge behutsam ins Stehen kommen.** Nehmen Sie den Hocker – falls nötig – unterstützend zu Hilfe.

Im letzten Drittel der Schwangerschaft sollten Sie sich eher aus der Hocke mit geradem Rücken aufrichten.

7. Lösen Sie mehrmals die Fersen vom Boden und kommen Sie in den Zehenstand.

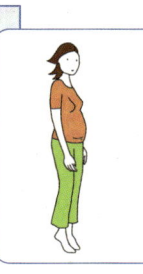

Übung 5:
Wahrnehmung und Lockerung im Stehen und Gehen
Übungsdauer: individuell

1. Gehen Sie einige Schritte und nehmen Sie sich und Ihren Körper in seiner aufrechten Haltung wahr.
Wenn Sie mögen, können Sie sich vorstellen, Sie tragen eine Krone auf dem Kopf.

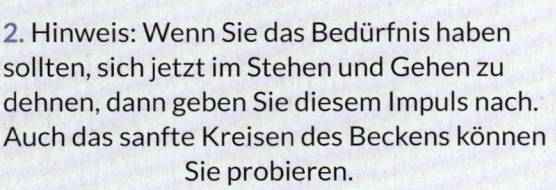

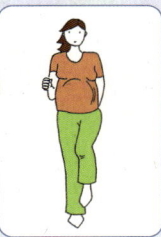

2. Hinweis: Wenn Sie das Bedürfnis haben sollten, sich jetzt im Stehen und Gehen zu dehnen, dann geben Sie diesem Impuls nach. Auch das sanfte Kreisen des Beckens können Sie probieren.

3. Gehen Sie durch den Raum und überkreuzen Sie bei jedem Schritt Ihre Beine und Füße. Lassen Sie Ihre Arme dabei frei schwingen.

4. Suchen Sie einen sicheren Stand mit etwa hüftbreitem Abstand Ihrer parallel zueinander stehenden Füße. Lassen Sie Ihre Knie etwas locker. Nehmen Sie Ihre Aufrichtung bewusst wahr.

Wie empfinden Sie das Verhältnis zwischen der Schwerkraft und Fliehkraft für Ihren Körper? Wie empfinden Sie Ihre Spannung im Körper?

5. Entspannen Sie in den Schultern und lassen Sie Ihre Arme im Schultergelenk nach hinten und unten kreisen.

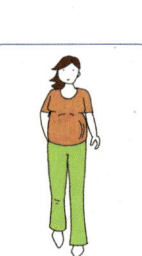

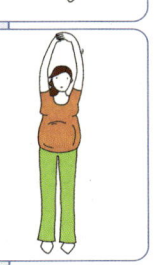

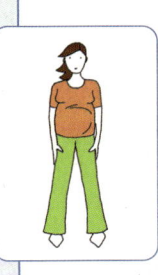

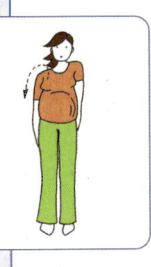

Diese **Lockerungs- und Wahrnehmungsübungen** sind zeitlich nach Ihrem individuellen Bedürfnis durchführbar.

Übung 6:
Kräftigung der Beckenbodenmuskulatur
Übungsdauer: 3 – 5 Min.

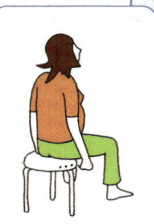

1. Setzen Sie sich aufgerichtet auf den Hocker. Dabei achten Sie darauf, dass Sie weder ein Hohlkreuz noch einen Rundrücken machen.

Lassen Sie sich von Ihrer Sitzfläche, dem Beckenboden, tragen. Ihre Schultern sind locker und Ihr Kopf wird aufgerichtet von der Wirbelsäule getragen.

Legen Sie nun die rechte Hand unter Ihre rechte Gesäßhälfte, so dass Sie Ihren Sitzhöcker und seine Tragfläche sowie den Druck durch das Sitzen mit der Hand wahrnehmen. Anschließend wechseln Sie mit der linken Hand unter die linke Gesäßhälfte.

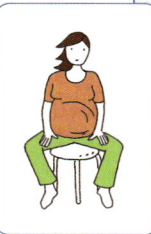

2. Lassen Sie Ihre Hände nun auf den Oberschenkeln ruhen.

Ziehen Sie jetzt abwechselnd Ihre Gesäßmuskulatur der rechten und linken Gesäßhälfte fest an, so als wollten Sie sich vom Hocker lösen. Ihre Füße bleiben parallel zueinander mit ganzer Fußfläche am Boden stehen. Sie haben damit Ihre Beckenbodenmuskeln aktiviert.

Ziehen Sie dann Ihre Beckenbodenmuskeln beiderseits gleichzeitig an. Sie werden es mit einem »Fahrstuhleffekt« vergleichen können.

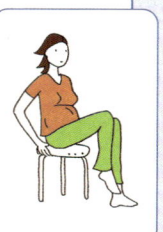

3. Heben Sie im Wechsel Ihr rechtes und linkes Bein vom Boden ab, halten es einen Moment und führen es in seine Ausgangsposition zurück. Auch dabei werden Sie Ihre Beckenbodenmuskeln deutlich spüren können.

Wiederholen Sie diese drei **Kräftigungsübungen 3 – 7 Mal**.

Übung 7:
Entspannung der Gesichtsmuskulatur
Übungsdauer: 5 – 7 Min.

1. Bleiben Sie für diese **Gesichtsmassage** auf dem Hocker sitzen.
Sie können Ihre Augen geöffnet oder geschlossen halten. Mit leicht kreisenden und klopfenden Bewegungen der Finger beginnen Sie am Kinn mit der Massage. Klopfen Sie weiter um die gesamte Mundpartie, weiter entlang der Wangen und Schläfen zur Stirn und um die Augen herum, bis Sie das Nasenbein und die Nasenflügel erreichen und wieder am Kinn enden.

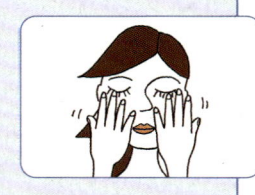

2. Streichen Sie mit sanftem Druck über das gesamte Gesicht in kreisenden Bewegungen.

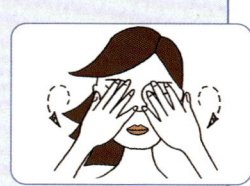

Halten Sie nun Ihre Handflächen einen Moment über Ihre jetzt geschlossenen Augen. Nehmen Sie die Wärme Ihrer Hände wahr und versuchen Sie, Ihre Lider völlig zu entspannen.

Bleiben Sie noch für einen Moment in dieser **abschließenden Ruheposition** und achten auf Ihre natürlich fließende Atmung bis in den Bauchraum hinein.

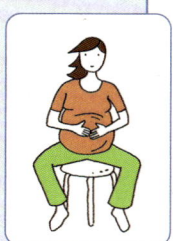

Öffnen Sie Ihre Augen.

Wünschen Sie sich und Ihrem Kind einen schönen Tag und kehren Sie in Ihren Alltag zurück!

my BabyCare

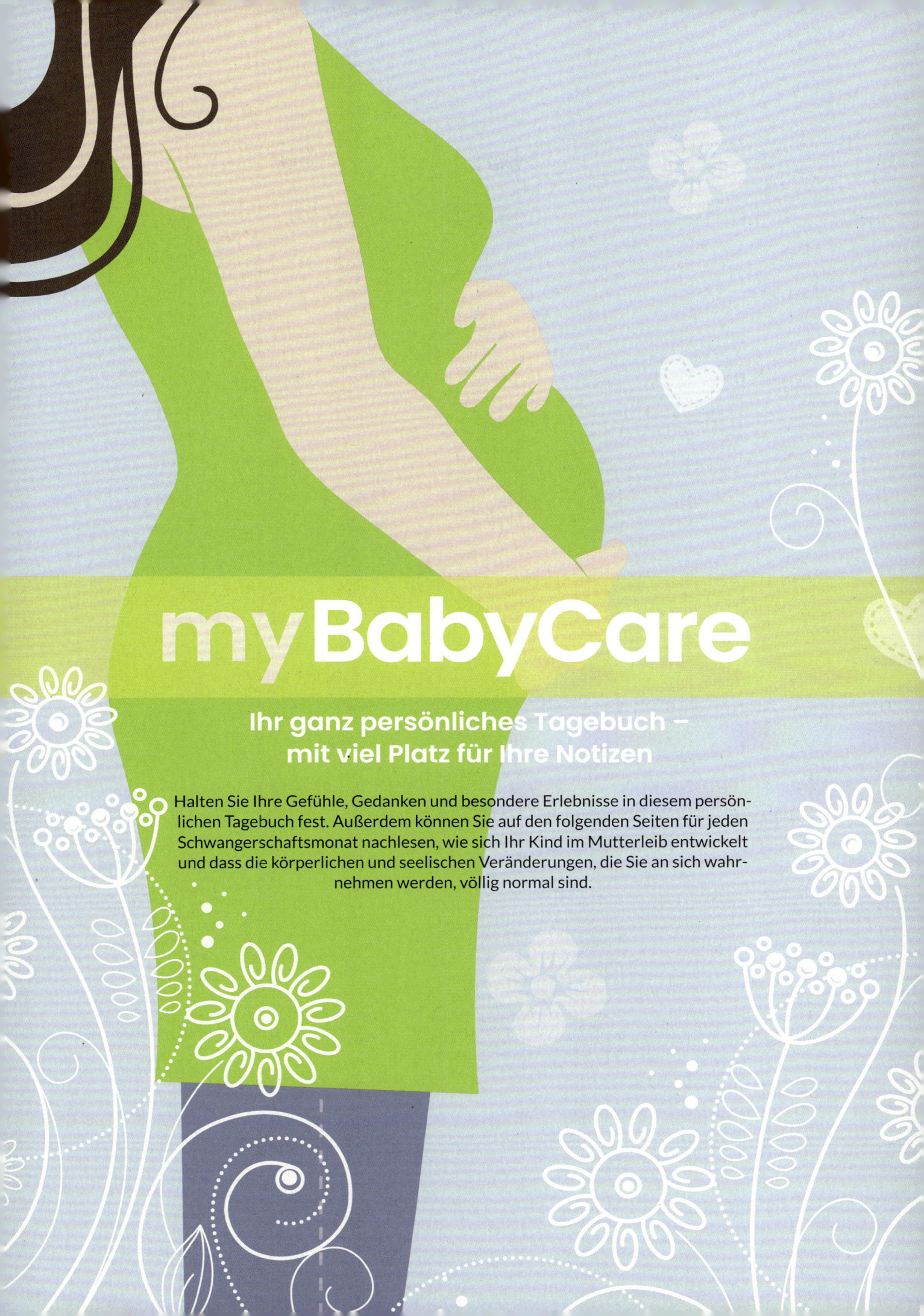

Ihr ganz persönliches Tagebuch – mit viel Platz für Ihre Notizen

Halten Sie Ihre Gefühle, Gedanken und besondere Erlebnisse in diesem persönlichen Tagebuch fest. Außerdem können Sie auf den folgenden Seiten für jeden Schwangerschaftsmonat nachlesen, wie sich Ihr Kind im Mutterleib entwickelt und dass die körperlichen und seelischen Veränderungen, die Sie an sich wahrnehmen werden, völlig normal sind.

1. Monat (1.–4. SSW)

Vorsorge	Vielleicht haben Sie das Gefühl oder die Gewissheit, dass eine Befruchtung stattgefunden haben könnte, und sind nicht weiter überrascht, dass die Monatsblutung ausbleibt. Wenn Sie eine Temperaturkurve führen, sehen Sie den typischen Temperaturanstieg zur Zeit des Eisprungs. Bleibt die Temperatur auf dem höheren Niveau stehen, ist dies ein Hinweis auf eine stattgefundene Befruchtung.

Bereits zwei bis drei Tage nach Ausbleiben der Periode können Sie einen Schwangerschaftstest durchführen. Kaufen Sie dafür einen Test in der Apotheke. Ist der Test positiv, vereinbaren Sie einen Termin bei Ihrer Frauenärztin/Ihrem Frauenarzt. |
| **Entwicklung des Kindes** | Bei der Befruchtung dringt die Samenzelle in die Eizelle ein und bildet eine neue Zelle. Sie teilt sich wiederholt und bildet schließlich eine Zellkugel. Diese Zellkugel wandert innerhalb einer Woche durch den Eileiter in die Gebärmutter und nistet sich wenig später in der Gebärmutter ein.

Die Zellkugel teilt sich in den Embryo und in den versorgenden Anteil, der aus Dottersack, Fruchtsack und Plazenta (Mutterkuchen) besteht, die das Kind mit allem versorgt, was es für seine Entwicklung benötigt. Umgeben ist der Embryo vom schützenden Fruchtwasser. Am Ende des ersten Monats, das heißt ungefähr 14 Tage nach der Befruchtung, ist er etwa vier Millimeter groß.

Ab der dritten Schwangerschaftswoche – gerechnet vom ersten Tag der letzten Periode – also wenn sich die befruchtete Eizelle noch auf dem Weg zur Gebärmutter befindet, beginnt der Prozess der Organogenese (Organentwicklung), der bis zur achten Schwangerschaftswoche abgeschlossen ist. Schon jetzt sind bestimmte Eigenschaften des Kindes festgelegt, beispielsweise Körperform, Geschlecht, Augen- und Haarfarbe.

Während dieser Phase ist der Embryo besonders gefährdet. |
| **Kalorienbedarf** | Normal: etwa 2.100 bis 2.400 kcal pro Tag.
Auf unserer Homepage www.babycare.de oder in der BabyCare-App können Sie Ihren individuellen Kalorienbedarf berechnen und wir teilen Ihnen diesen auch in Ihrer Ernährungsanalyse mit, wenn Sie den BabyCare-Fragebogen in der App ausfüllen und einsenden.
Eine Jod- und Folsäuresubstitution ist sinnvoll, bei Schilddrüsenerkrankungen aber Jod nur nach Rücksprache mit Ihrer Ärztin/Ihrem Arzt nehmen. |
| **Gewichtszunahme (des Kindes)** | Noch keine. Sie selbst werden über die gesamte Schwangerschaft je nach Körpergröße im Mittel zwischen zwölf und 16 Kilogramm zunehmen. |

Tagebuch 1. Monat

» Meine letzte Monatsblutung war am: ....

» Erfahren, dass ich schwanger bin am: ....

» Meine Frauenärztin/mein Frauenarzt heißt: ....

» Ich kann mich erinnern, wann es passiert sein könnte
Wann: ....
Wo: ....
....
....
....

» Ich hatte zum ersten Mal das Gefühl schwanger zu sein
Wann: ....
Wo: ....
Situation: ....
Mein Gefühl: ....
....
....
....
....

» Ich habe meinem Partner von der Schwangerschaft erzählt
Wann: ....
Wo: ....
Situation: ....
Seine Reaktion: ....
....
....
....

» Mein individueller Kalorienbedarf: .... kcal

» Mein Körpergewicht zu Beginn der Schwangerschaft: .... kg

2. Monat (5.–8. SSW)

1. Vorsorgeuntersuchung	Zunächst wird die Anamnese (Krankengeschichte) erhoben, um Hinweise auf Schwangerschaftsrisiken und mögliche Komplikationen zu erhalten. Möglicherweise wird bereits jetzt eine Ultraschalluntersuchung durchgeführt, um eine Eileiterschwangerschaft auszuschließen. Der Geburtstermin wird bestimmt. Die Blutuntersuchungen auf Blutgruppenzugehörigkeit und Rhesusfaktor, Untersuchungen auf Chlamydien, Syphilis (Lues) und eventuell HIV (AIDS) werden veranlasst. Ein Test auf Toxoplasmose und CMV kann auch durchgeführt werden, muss aber bei fehlenden klinischen Anzeichen der Erkrankung meist selbst bezahlt werden. Manche Krankenkassen bieten hierfür Kostenerstattungen an.
Entwicklung des Kindes	Der Blutkreislauf setzt ein, das Herz wird ausgebildet und beginnt zu schlagen. Das Gehirn wird mit Sauerstoff versorgt, die Arme und Beine wachsen. Am Ende des zweiten Monats bilden sich Wirbel um das Rückenmark – die Wirbelsäule entsteht.
Körperliche und seelische Veränderungen; übliche Beschwerden	Schwangerschaftsübelkeit – manchmal nur am Morgen, häufig auch über den ganzen Tag oder nur abends – ist bis zur zwölften Schwangerschaftswoche normal. Häufig Gewichtsverlust durch Übelkeit und geringere Nahrungsaufnahme. Die Übelkeit kann verschiedene Formen annehmen und sogar als »Seekrankheit« erlebt werden. Man hat sich das alles anders vorgestellt und jetzt überwiegt das Krankheitsgefühl! Keine Sorge! Bald sind die Beschwerden verschwunden und Sie fühlen sich wieder wohl! Weitere übliche Beschwerden: • Müdigkeit • Verstopfung, Harndrang • Stimmungsschwankungen (ab der zwölften Woche nachlassend) • Selten morgendliches Erbrechen Was Sie dagegen tun können, erfahren Sie in Kapitel 3.4. Sie brauchen viel Ruhe!
Größe und Gewicht (des Kindes)	Am Ende des zweiten Monats ist der Embryo auf 17 bis 22 Millimeter gewachsen und wiegt etwa eineinhalb Gramm.
Für Berufstätige	Melden Sie Ihre Schwangerschaft Ihrer arbeitgebenden Stelle. Als Schwangere unterliegen Sie dem Mutterschutzgesetz und stehen unter einem besonderen Schutz am Arbeitsplatz.

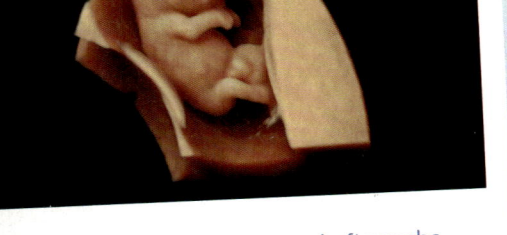

Embryo in der 9. Schwangerschaftswoche

Tagebuch 2. Monat

» Am .... hat meine Frauenärztin/mein Frauenarzt bestätigt, dass ich schwanger bin. Mein erster Gedanke war:
....
....

» Meine 1. Vorsorgeuntersuchung
Wann: ....
Besondere Vorkommnisse: ....
....

Errechneter Geburtstermin: ....
Nächster Vorsorgetermin: ....

» Meine Blutgruppe/Rhesusfaktor ist: ....

» Meine körperlichen und seelischen Veränderungen in den letzten Wochen:
....
....
....
....
....

» Am .... habe ich meinem Arbeitgeber/meiner Arbeitgeberin mitgeteilt, dass ich schwanger bin und so war die Reaktion:
....
....
....
....

» Mein Körpergewicht: .... kg

» Mein Bauchumfang am Ende des zweiten Schwangerschaftsmonats: .... cm

3. Monat (9.–12. SSW)

2. Vorsorgeuntersuchung

Erste Basis-Ultraschalluntersuchung.
Hier wird überprüft, ob die Schwangerschaft in der Gebärmutter sitzt, ein Embryo darstellbar ist, die Herzaktion nachweisbar ist und ob es sich um eine Mehrlingsschwangerschaft handelt. Gemessen wird die Scheitelsteißlänge (SSL) oder der biparietale Kopfdurchmesser (BPD). Falls kindliche Auffälligkeiten erkennbar sind, werden weiterführende Untersuchungen veranlasst.

In diesem Zeitraum können auch bereits einige pränataldiagnostische Untersuchungen durchgeführt werden (siehe Kapitel 8.15).

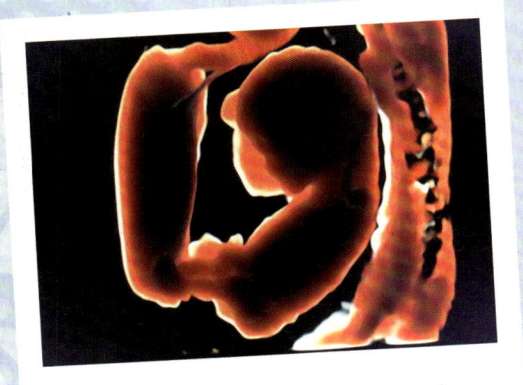

12. Schwangerschaftswoche Fetus und Plazenta

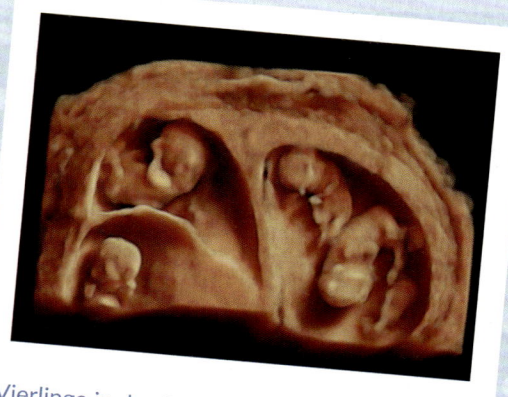

Entwicklung des Kindes

Das Baby übt jetzt erste Bewegungen.
Die Geschlechtsorgane bilden sich aus.

Körperliche und seelische Veränderungen; übliche Beschwerden

- Übelkeit, verschwindet üblicherweise nach der zwölften Woche
- Harndrang
- Zahnfleischbluten

Sie fühlen sich möglicherweise oft müde.
Gönnen Sie sich häufiger eine Ruhepause.

Größe und Gewicht (des Kindes)

Es ist schon fünf Zentimeter groß und wiegt 45 Gramm.

Für Berufstätige

Als Schwangere dürfen Sie bestimmte Arbeiten nicht mehr verrichten, wie zum Beispiel Nacht- und Schichtarbeit sowie Arbeiten, bei denen eine Infektionsgefahr besteht (mehr dazu finden Sie in Kapitel 5).

Vierlinge in der 11. Schwangerschaftswoche, links dichoriale, rechts monochoriale.

Tagebuch 3. Monat

» Meine 2. Vorsorgeuntersuchung
Wann: ....
Besondere Vorkommnisse: ....
....
Nächster Vorsorgetermin: ....

» Spezielle Schwangerschaftsgymnastik, Yoga oder Aquafitness kann mir guttun.
Ich erkundige mich über die Möglichkeiten in meiner Nähe.
Meine Wahl fällt auf: ....
Aus folgendem Grund: ....
....
....
....

» Meine körperlichen und seelischen Veränderungen in den letzten Wochen:
....
....
....
....
....
....

» Mein Körpergewicht: .... kg

» Mein Bauchumfang am Ende des dritten Schwangerschaftsmonats: .... cm

4. Monat (13.–16. SSW)

3. Vorsorgeuntersuchung	In diesem Zeitraum können auch einige pränataldiagnostische Untersuchungen durchgeführt werden (siehe Kapitel 8.15).
Entwicklung des Kindes	Das Baby bewegt sich immer häufiger, Sie können es aber noch nicht spüren. Organe und Körpersysteme sind weitgehend ausgebildet. Der Embryo wird nun Fetus genannt; der lateinische Begriff bedeutet »das Junge«. Das zentrale Nervensystem des Kindes beginnt, seine Bewegungsabläufe zu steuern.
Körperliche und seelische Veränderungen; übliche Beschwerden	Der Bauch beginnt, sichtbar zu wachsen. Man verspürt häufig Müdigkeit, auch häufiges Schwitzen kann vorkommen. Wenn starkes Schwitzen in Kombination mit anderen Beschwerden (Nervosität, Erschöpfung, Pulsrasen, Müdigkeit, depressive Verstimmung) einhergeht, kann eine Schilddrüsenfehlfunktion vorliegen. Bitte informieren Sie unbedingt Ihre Frauenärztin/Ihren Frauenarzt darüber, insbesondere, wenn auch in Ihrer Familie Schilddrüsenerkrankungen vorkommen! Jetzt beginnt die sogenannte Anpassungsphase. Die Entscheidung für die Schwangerschaft und das Kind, die Planung für die Zukunft und die überschaubare Zeit bis zur Entbindung führen in aller Regel zu einer Phase steigenden Wohlbefindens. Zur Anpassung trägt weiter bei, dass das bisher unbekannte Kind sinnlich erfahrbar wird, da in dieser Phase die Herztöne hörbar gemacht werden und im Ultraschall das kleine Wesen deutlicher zu sehen ist. Auch dem Partner bietet ein Ultraschallbild die Möglichkeit, das werdende Kind zu erkennen. Dies alles schafft eine gute Grundlage für die Identifikation der Schwangeren mit ihrem Kind und für die Herausbildung der zukünftigen Rolle als Eltern.
Kalorienbedarf	Ihr Kalorienbedarf erhöht sich um etwa 10 Prozent. Ausgewogen und abwechslungsreich essen – viel Obst und Gemüse.
Größe und Gewicht (des Kindes)	Nach Ende des vierten Monats ist das Kind zehn Zentimeter lang und wiegt 110 Gramm.
Für Berufstätige	Ab jetzt sieht das Mutterschutzgesetz einige Beschäftigungsverbote vor. Körperlich schwere Arbeiten oder Arbeiten mit erhöhter Unfallgefahr dürfen nicht mehr verrichtet werden (siehe Kapitel 5). Teilen Sie Ihrem Arbeitgeber/Ihrer Arbeitgeberin den voraussichtlichen Geburtstermin Ihres Kindes mit.

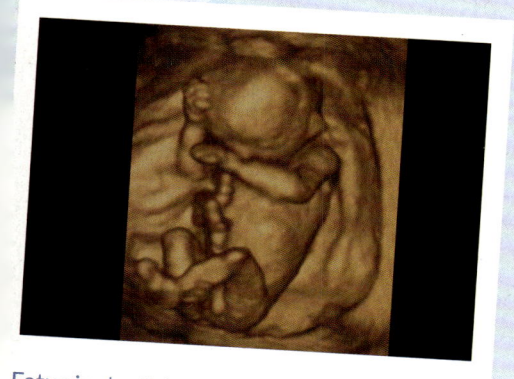

Fetus in der Schwangerschaftswoche 13

Tagebuch 4. Monat

» Meine 3. Vorsorgeuntersuchung
Wann: ....
Besondere Vorkommnisse: ....
....
Nächster Vorsorgetermin: ....

» Nun habe ich es endlich meinen Freunden, Verwandten und Bekannten erzählt.
Wie haben diese reagiert?

Wem:	Reaktion:

» Meine körperlichen und seelischen Veränderungen in den letzten Wochen:
....
....
....
....
....

» Mein Körpergewicht: .... kg

» Mein Bauchumfang am Ende des vierten Schwangerschaftsmonats: .... cm

5. Monat (17.–20. SSW)

4. Vorsorgeuntersuchung	Ab der 19. Woche zweite Basisultraschalluntersuchung und gegebenenfalls zusätzlich das erweiterte Organscreening (Feinultraschall).
Entwicklung des Kindes	Jetzt können Sie möglicherweise bereits die ersten Bewegungen des Kindes bemerken. Dies kann jedoch auch erst erheblich später erfolgen (21.–22. SSW), besonders wenn Sie zum ersten Mal schwanger sind und diese Berührungen eines Kindes noch nicht richtig kennen. Die Sinnesorgane bilden sich aus: Bereits jetzt kann Ihr Kind sehen – die Netzhaut hat sich entwickelt. Es kann zwar in der Dunkelheit der Gebärmutter nicht viel erkennen, aber durchaus auf helle Lichteinstrahlungen reagieren und sich mit einem Tritt dagegen wehren.
Körperliche und seelische Veränderungen; übliche Beschwerden	Der Bauch wölbt sich. Manche Kleidungsstücke werden zu eng. Falls der Bauch noch zu klein für die Schwangerschaftshosen ist, kann man die normale Hose mithilfe eines Gummis um den Knopf erweitern. Verstopfung kann immer noch vorkommen, auch häufiges Schwitzen ist normal, wenn eine mögliche Schilddrüsenfehlfunktion (wie bereits im 4. Monat beschrieben) ausgeschlossen wurde.
Größe und Gewicht (des Kindes)	Das Kind wiegt am Ende des fünften Monats etwa 200 Gramm und ist 19 cm lang.

Platz für ein Ultraschallbild oder ein Foto von meinem Babybauch

Tagebuch 5. Monat

» Das Geschlecht meines Babys wurde jetzt festgestellt. Es ist ein:
....

» Ich möchte mich überraschen lassen und das Geschlecht des Babys nicht wissen. Ich habe das Gefühl, es wird ein:
....

» Meine ersten Namenseinfälle:
....
....
....

» Meine 4. Vorsorgeuntersuchung
Wann:
Besondere Vorkommnisse: ....

Nächster Vorsorgetermin: ....

» Zahnarzttermin: ....

» Während ich ...., habe ich mein Baby das erste Mal gespürt.
....
....
....
....

» Meine körperlichen und seelischen Veränderungen in den letzten Wochen:
....
....
....
....

» Mein Körpergewicht: .... kg

» Mein Bauchumfang am Ende des fünften Schwangerschaftsmonats: .... cm

6. Monat (21.–24. SSW)

5. Vorsorgeuntersuchung	Routinekontrolle, ob alles in Ordnung ist.
Entwicklung des Kindes	Ab der 24. Woche ist das Ohr voll ausgebildet und das Kind kann hören. Unterhalten Sie sich mit ihm. Spielen Sie ihm Musik vor und vermeiden Sie Lärm. Sie werden merken, wie sich das Kind durch Strampeln dagegen wehrt. Die Käse- oder Fruchtschmiere, die das Kind schützt und das Gleiten während der Geburt erleichtert, wird ausgebildet. Zum Ende des sechsten Monats erreicht die Gebärmutter eine Höhe bis zum Bauchnabel.
Körperliche und seelische Veränderungen; übliche Beschwerden	Sie spüren das Kind täglich. Nahezu alle Schwangeren empfinden die Beziehung als schön und es kommen Freude und Erleichterung auf. Die Schwangeren bekommen mehr Vertrauen, alles wird konkreter. Auch der zukünftige Vater oder andere können jetzt mehr einbezogen werden; eine Hand auf dem Bauch kann beruhigend auf das Kind wirken. Gespräche, Planung und Handlungen sind auf die Geburt und das zukünftige Kind konzentriert (Schwangerschaftsgymnastik, Planung des Geburtsorts, Namensfindung, Einrichtung des Kinderzimmers). Sie sind auch als aktive Maßnahmen zur Gestaltung der neuen Lebenssituation zu verstehen und verstärken die Gewissheit, sie beherrschen zu können. Ab der 20.–21. Woche trainiert die Gebärmutter für die spätere Geburt, der Bauch kann manchmal hart werden, was ganz normal ist (Übungswehen). Durch das Wachstum des Kindes können folgende Beschwerden auftreten: • Blähungen, Sodbrennen, Verstopfung • Rücken- und Kreuzschmerzen • Harndrang • Muskelkrämpfe, zum Beispiel Wadenkrämpfe; sie können durch Magnesiummangel verursacht sein (siehe Kapitel 8.9) • Hämorrhoiden • Krampfadern, Ödeme • Hautjucken • Kreislaufprobleme Planen Sie Ihren Geburtsvorbereitungskurs und nehmen Sie spätestens jetzt Kontakt zu einer Hebamme auf.
Größe und Gewicht (des Kindes)	Das Kind ist inzwischen etwa 28 bis 30 cm lang und wiegt 500 bis 700 Gramm.

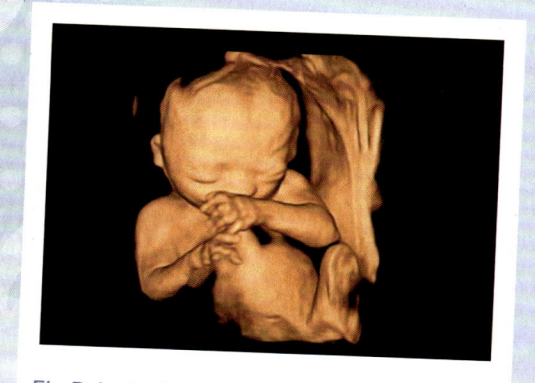

Ein Baby in der 22. Schwangerschaftswoche

Tagebuch 6. Monat

» Meine 5. Vorsorgeuntersuchung
Wann: ....
Besondere Vorkommnisse: ....
....
Nächster Vorsorgetermin: ....

» Zeit für die Suche nach einem Geburtsvorbereitungskurs und einer Hebamme meines Vertrauens.
Meine Hebamme heißt: ....

» Mein Geburtsvorbereitungskurs wird beginnen am: ....
Wo: ....

» Situationen, in denen ich mein Baby am häufigsten spüre:
....
....
....
....

» Da mein Baby nun hören kann, unterhalte ich es mit schöner Musik, am liebsten mit:
....
....

» Meine körperlichen und seelischen Veränderungen in den letzten Wochen:
....
....
....
....
....

» Mein Körpergewicht: .... kg

» Mein Bauchumfang am Ende des sechsten Schwangerschaftsmonats: .... cm

7. Monat (25.–28. SSW)

6. Vorsorgeuntersuchung	*Kontrolluntersuchung* Screening auf Schwangerschaftsdiabetes. Zum Ausschluss einer Blutzuckererkrankung in der Schwangerschaft wird Ihnen ein entsprechendes Screening angeboten. Dieses sollten Sie unbedingt wahrnehmen. Denn bei fünf bis zehn Prozent der Schwangeren entwickelt sich diese Krankheit und nur etwa die Hälfte davon weist entsprechende Risikofaktoren auf.
Entwicklung des Kindes	Ein unverwechselbares Gesicht (Gesichtsphysiognomie) wird ausgebildet. Das Baby kann Schluckauf bekommen. Ab jetzt wachsen die Überlebenschancen für ein Frühgeborenes.
Körperliche und seelische Veränderungen; übliche Beschwerden	Ihre eigenen Organe werden durch die vergrößerte Gebärmutter aus ihrer normalen Lage verdrängt. So zum Beispiel das Zwerchfell, so dass gelegentlich die Atmung erschwert ist. Auch Harndrang kann jetzt wieder verstärkt auftreten. Das Kind belastet Ihre Wirbelsäule; versuchen Sie, diese zu schonen und durch aktive Übungen zu entlasten (siehe Gymnastikkurs am Ende des Handbuchs oder in der BabyCare-App). Schlaflosigkeit kann auftreten – wenn Sie ruhen wollen, ist Ihr Kind besonders aktiv. Bitte jedoch auf keinen Fall Schlaf- oder Beruhigungsmittel nehmen!
Größe und Gewicht (des Kindes)	Das Kind ist jetzt etwa 34 cm lang und wiegt 900 bis 1.100 Gramm.

Platz für ein weiteres Foto

Tagebuch 7. Monat

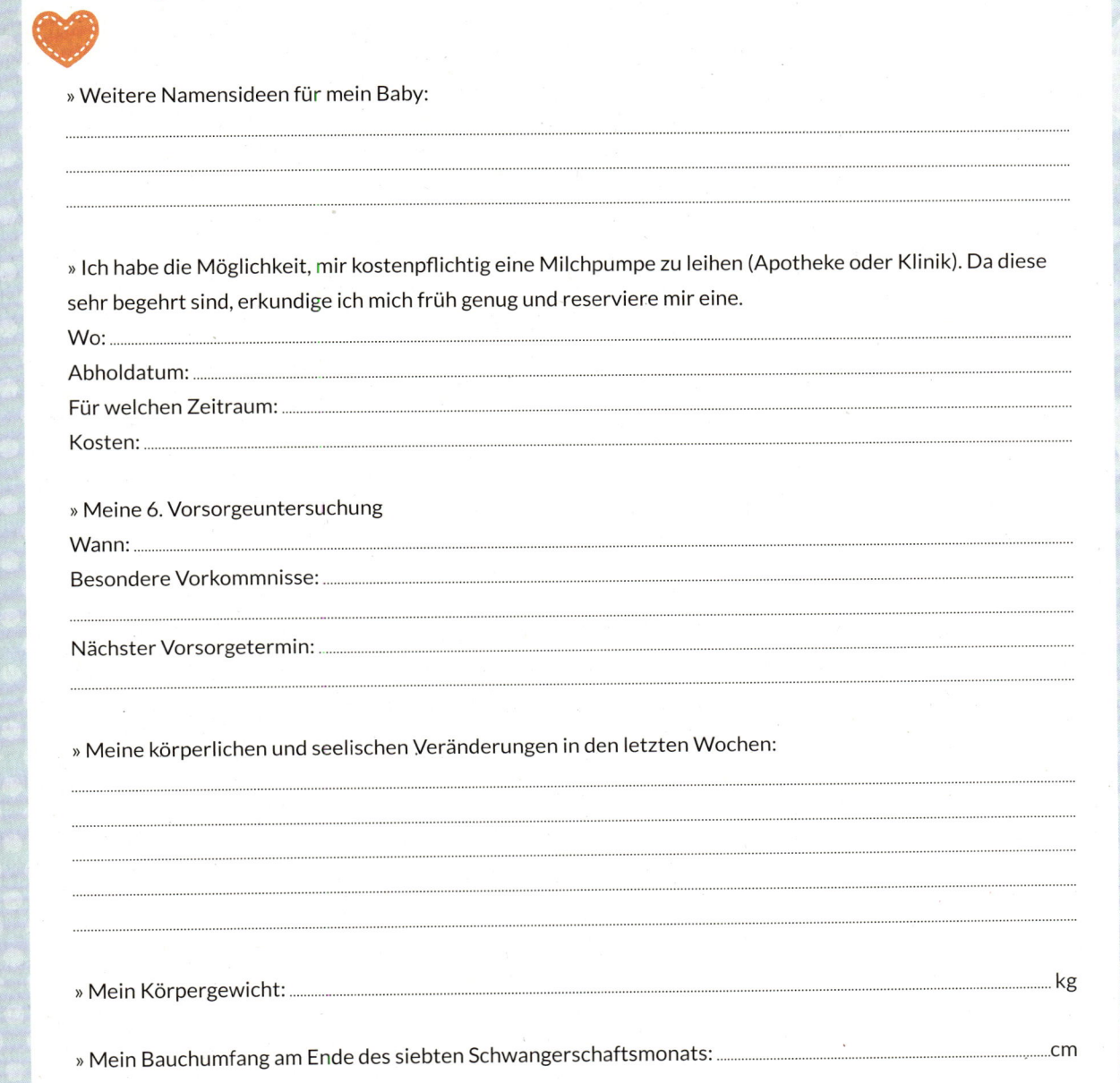

» Weitere Namensideen für mein Baby:
....
....
....

» Ich habe die Möglichkeit, mir kostenpflichtig eine Milchpumpe zu leihen (Apotheke oder Klinik). Da diese sehr begehrt sind, erkundige ich mich früh genug und reserviere mir eine.
Wo: ....
Abholdatum: ....
Für welchen Zeitraum: ....
Kosten: ....

» Meine 6. Vorsorgeuntersuchung
Wann: ....
Besondere Vorkommnisse: ....
....
Nächster Vorsorgetermin: ....
....

» Meine körperlichen und seelischen Veränderungen in den letzten Wochen:
....
....
....
....

» Mein Körpergewicht: .... kg

» Mein Bauchumfang am Ende des siebten Schwangerschaftsmonats: .... cm

8. Monat (29.–32. SSW)

7. Vorsorgeuntersuchung	Dritte Basis-Ultraschalluntersuchung, gegebenenfalls CTG (Herzton-Wehenschreiber), aber nur wenn eine Indikation besteht.
	Besprechen Sie zusammen mit Ihrer Frauenärztin/Ihrem Frauenarzt den möglichen Ort der Entbindung. Vereinbaren Sie spätestens jetzt einen Geburtsvorbereitungskurs und suchen Sie sich eine Hebamme. Denn auch bei einer Geburt im Krankenhaus sollten Sie eine Hebamme zur Nachbetreuung zu Hause in Anspruch nehmen.
Entwicklung des Kindes	Das Kind wächst und nimmt kontinuierlich zu. Der Geschmackssinn bildet sich aus. Die Bewegungen nehmen zu und werden kräftiger.
Körperliche und seelische Veränderungen; übliche Beschwerden	Rückenschmerzen, Sodbrennen, Minderung der Belastbarkeit, vor allem bei erhöhter Gewichtszunahme. Neben den bereits beschriebenen Beschwerden spüren Sie ab jetzt häufiger Atemnot.
	Die Gebärmutter ist ein Hohlmuskel von 50 Gramm. Im Laufe der Schwangerschaft wächst die Gebärmutter und die Muskelmasse nimmt bis auf 1.000 Gramm zu. Während der Schwangerschaft trainiert die Gebärmutter die ganze Zeit für die Geburt. Wenn dieses Zusammenziehen der Muskulatur (Schwangerschaftskontraktionen) um die 32. Schwangerschaftswoche herum bis zu viermal pro Stunde auftritt, ist es ganz normal.
Größe und Gewicht (des Kindes)	Am Ende des achten Monats kann Ihr Kind schon 40 cm groß sein und 1.600 bis 1.800 Gramm wiegen.
Für Berufstätige	Zur Beantragung des Mutterschaftsgeldes benötigen Sie eine ärztliche Bescheinigung. Diese Meldung erfolgt an die Krankenkasse, eine Kopie erhält Ihre Arbeitsstelle.

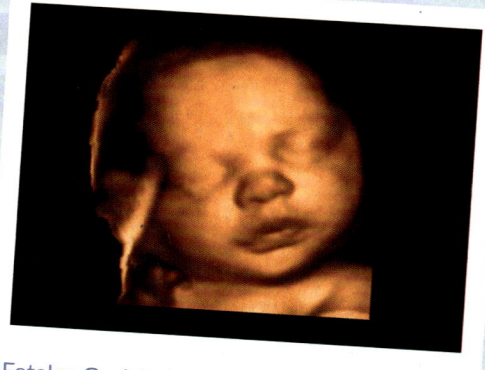

Fetales Gesicht in der 32. Schwangerschaftswoche

Tagebuch 8. Monat

» Was ist für mich bei der Geburt wichtig?
....
....

» Wo ich mein Kind entbinden möchte (in der Klinik, im Geburtshaus oder zu Hause):
....

» Ich möchte mein Kind in einer Klinik zur Welt bringen. Ich habe die Möglichkeit, den Kreißsaal der verschiedenen Kliniken zu besichtigen. Was ist mir wichtig?
....
....

» Was hat mir bei der Kreißsaalbesichtigung gefallen? Was hat mir nicht gefallen?

Name der Klinik:	Vorteile:	Nachteile:

Ich habe mich entschieden für: ....

Ich sollte mit meiner Frauenärztin/meinem Frauenarzt besprechen, wie die Geburt ablaufen soll, ob und was für eine Schmerztherapie angewendet werden soll.
Was ich möchte: ....
Was ich nicht möchte: ....

» Meine 7. Vorsorgeuntersuchung
Wann: ....
Besondere Vorkommnisse: ....
Nächster Vorsorgetermin: ....

» Meine körperlichen und seelischen Veränderungen in den letzten Wochen:
....
....
....

» Mein Körpergewicht: .... kg

» Mein Bauchumfang am Ende des achten Schwangerschaftsmonats: .... cm

9. Monat (33.–36. SSW)

8. und 9. Vorsorgeuntersuchung	Die Vorsorgeuntersuchungen werden nun alle 14 Tage durchgeführt.
	Die Mutterschaftsrichtlinien sehen eine Vorstellung in der Entbindungsklinik zur Planung der Geburt vor. Die Wahl des Entbindungsortes richtet sich nicht nur nach dem Wunsch der Mutter, sondern auch nach der ärztlichen Empfehlung. Die Schwangere bekommt für die Vorstellung zur Geburtsplanung eine Überweisung.
Entwicklung des Kindes	Neun von zehn Kindern liegen bereits im neunten Monat mit dem Kopf nach unten, das heißt in der günstigsten Geburtsposition.
Körperliche und seelische Veränderungen; übliche Beschwerden	Etwa vier bis sechs Wochen vor der Geburt senkt sich der Bauch. Hiermit tritt die letzte hormonelle Phase der Schwangerschaft ein. Es kann zu erneuter Übelkeit, Wassereinlagerungen und Stimmungsschwankungen kommen. Der Harndrang wird häufiger, die Atemprobleme lassen nach. Es kann auch zu unregelmäßigen Vorwehen kommen. Die körperlichen Veränderungen sind nun besonders beschwerlich. Die Beweglichkeit ist deutlich eingeschränkt und zahlreiche körperlich-seelische Beschwerden treten auf oder nehmen in ihrer Häufigkeit noch zu. Dies führt häufig zu negativen Gefühlsreaktionen.

Weitere übliche Beschwerden:
Übelkeit, Kreislaufprobleme, Schlafstörungen.

Die Gedanken kreisen nun häufig um die bevorstehende Geburt. Gerade in der ersten Schwangerschaft ist dieses Ereignis – trotz guter Vorbereitung zum Beispiel durch Kurse – etwas ganz Neues und Unbekanntes und vielleicht auch mit Ängsten verbunden. Besprechen Sie Ihre Gefühle und Gedanken mit Ihrer Frauenärztin/Ihrem Frauenarzt, Ihrer Hebamme oder bei der Planung der Geburt am Entbindungsort.

Manchen Frauen hilft es auch, nicht nur an die bevorstehende Geburt zu denken, sondern diese auch als Geburtstag des Kindes zu sehen, der nun ein Leben lang mit Freude, Feiern, Geschenken und Kuchenbacken verbunden ist. |
| **Größe und Gewicht (des Kindes)** | Ab der 33. Woche nimmt das Kind pro Woche um etwa 200 Gramm zu. Am Ende des neunten Monats ist es etwa 45 Zentimeter lang und wiegt 2.400 bis 2.750 Gramm. |
| **Für Berufstätige** | Mit 34 (+0) Wochen beginnt der Mutterschutz. Sie dürfen in den letzten sechs Wochen vor der Entbindung nicht mehr beschäftigt werden, es sei denn, Sie erklären sich zur Arbeitsleistung ausdrücklich bereit. Sie können also, – wenn Sie möchten – bis zur Geburt weiter arbeiten. Sie können aber auch von einem auf den anderen Tag ohne Angabe von Gründen die Arbeit einstellen. |

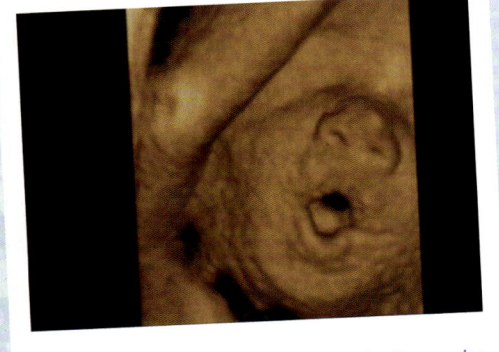

Ein Baby in der 36. Schwangerschaftswoche

Tagebuch 9. Monat

» **Ich packe meinen Klinikkoffer und nehme mit:**
☐ Mutterpass, Familienstammbuch oder Heiratsurkunde
☐ Geburtsurkunde und gegebenenfalls Vaterschaftsanerkennung bei unverheirateten Müttern
☐ Personalausweis   ☐ Versichertenkarte
☐ Zwei Nachthemden oder lange T-Shirts, frische Unterwäsche   ☐ Still-BH/Stilleinlagen
☐ Rutschfeste Hausschuhe und dicke Socken   ☐ Bademantel
☐ Kleidung für die Zeit im Krankenhaus, Jogginganzug, bequeme Shirts
☐ Bequeme Kleidung für den Weg nach Hause, am besten etwas, das im fünften oder sechsten Monat gepasst hat
☐ Kosmetikartikel wie Zahnbürste, Zahnpasta, Duschgel, Shampoo, Bürste, Handtücher
☐ Bücher, Musik
☐ Monatshygiene (Binden)
☐ Waschlappen (wenn Sie ins Schwitzen kommen)

Für mein Baby
☐ Hemdchen, Bodys, Strampler, Socken, Jacke, Mütze und Windeln
☐ Babydecke und Spucktücher
☐ Baby-Sicherheitsschale für die Heimfahrt im Auto oder einen Kinderwagen (bringt am besten der Abholer mit)

Eindrücke und Wünsche:
....

» Meine 8. Vorsorgeuntersuchung
Wann: ....
Besondere Vorkommnisse:
....

» Meine 9. Vorsorgeuntersuchung
Wann: ....
Besondere Vorkommnisse:
....

Nächster Vorsorgetermin:
....

Nächster Vorsorgetermin:
....

» Mein Mutterschutz beginnt am: ....

» Meine körperlichen und seelischen Veränderungen in den letzten Wochen:
....
....

» Mein Körpergewicht: .... kg

» Mein Bauchumfang am Ende des neunten Schwangerschaftsmonats: .... cm

10. Monat (37.–40. SSW)

10. Vorsorgeuntersuchung	Die letzte Kontrolle
Entwicklung des Kindes	Durch den mütterlichen Transfer von Cortisol werden die Lungen des Kindes für den Zeitpunkt, wenn es den Körper der Mutter verlässt, auf die eigene Atmung vorbereitet. Die Entwicklung des Kindes ist damit abgeschlossen, es ist reif für die Geburt. Zum Ende der Schwangerschaft können die Bewegungen des Kindes nachlassen; das Baby hat einfach keinen Platz mehr zum Strampeln. Nur weniger als fünf Prozent aller Kinder liegen in Beckenendlage, also mit den Füßen oder dem Po nach unten.
Körperliche und seelische Veränderungen; übliche Beschwerden	Ein bisschen Aufregung, zunehmende Ungeduld und Nervosität sind normal. Viele Schwangere werden kurz vor der Geburt aktiv, putzen zum Beispiel ihre Wohnung. Etwa zehn bis 14 Tage vor der Entbindung beginnt die Zeit der Vorwehen, mit der Reifung des Gebärmutterhalses und Muttermundes. Typischerweise treten diese zwei bis drei Stunden am Abend auf und sind am nächsten Morgen verschwunden. Der Geburtsbeginn kündigt sich mit Zunahme der Wehen in ihrer Stärke und Häufigkeit an. Sie verschwinden dann auch nach einem entspannenden Bad nicht. Zum Geburtsbeginn kann auch der Abgang des Schleimpfropfes gehören. Sobald die Schwangere Blutungen oder einen Blasensprung bemerkt, sollte sie den geplanten Entbindungsort aufsuchen. Die normale Schwangerschaft dauert, berechnet nach dem 1. Tag der letzten Regelblutung, im Mittel 280 Tage oder 40+0 Schwangerschaftswochen. Die Geburt kann sich aber auch verzögern. Hier spricht man von Terminüberschreitung, ab der 42. Woche von einer Übertragung. Bei einer Terminüberschreitung erfolgen regelmäßige Schwangerschafts- und Ultraschallkontrollen mit fetaler Gewichtsschätzung und Fruchtwassermengenbestimmung sowie häufig auch die Überwachung des Feten mittels CTG. Ab der 42+0 SSW ist eine Einleitung oder Beendigung der Schwangerschaft per Kaiserschnitt indiziert. Dies gilt auch bei einer Terminüberschreitung, wenn gesundheitliche Risiken für die Mutter oder das Kind bestehen.
Größe und Gewicht (des Kindes)	Das reife Kind ist im Durchschnitt 50 bis 54 Zentimeter lang und wiegt 3.000 bis 3.800 Gramm.
Für Berufstätige	Nach der Geburt ist für einen Zeitraum von acht Wochen eine Ausübung des Berufs gesetzlich verboten – das gilt auch für Selbstständige.

Tagebuch 10. Monat

Mein Baby ist da!

Name: ....
Geburtsdatum: .... Zeit: ....
Gewicht: .... Größe: ....
Haarfarbe: .... Augenfarbe: ....
Sternzeichen: ....

Die ersten Wehen spürte ich am .... um ....
Als meine Fruchtblase geplatzt ist, habe ich gerade: ....
Wie ist meine Geburt verlaufen? Wie lange hat sie gedauert?
....
....

Meine ersten Gedanken und Gefühle nach der Geburt:
....
....
....
....

Bei der Geburt war dabei: ....
Wie erging es meiner Begleitung/meinem Partner während der Geburt?
....

Erste Besucher:
....
....

Das erste Babyfoto

Impressum

9. aktualisierte Neuausgabe
© 2023 pregive GmbH
c/o Frauenklinik CVK, 13353 Berlin

Alle Rechte vorbehalten. Vollständige oder auszugsweise Reproduktion, gleich welcher Form (Fotokopie, Mikrofilm, elektronische Datenverarbeitung oder andere Verfahren), Vervielfältigung und Weitergabe von Vervielfältigungen nur mit schriftlicher Genehmigung des Verlags.

BabyCare wurde im Jahr 2000 gegründet von:
Prof. Dr. med. Klaus Friese, ehem. Direktor der Universitätsfrauenkliniken der Ludwig-Maximilians-Universität München
Prof. Dr. med. Joachim W. Dudenhausen, Professor em. – Klinik für Geburtsmedizin, Charité – Universitätsmedizin Berlin
Prof. Dr. med. Erich Saling (†), ehem. Leiter des Instituts für Perinatale Medizin – Berlin-Neukölln
PD Dr. rer. nat. Dr. med. Axel Schäfer, Frauenarzt – Berlin

Wissenschaftlicher Beirat und Herausgeberkreis:
Prof. Dr. med. Wolfgang Henrich, Leiter der Kliniken für Geburtsmedizin, Charité – Universitätsmedizin Berlin
PD Dr. med. habil. Julia Jückstock, Chefärztin Gynäkologie und Geburtshilfe, RoMed – Klinik Wasserburg am Inn
Prof. Dr. med. Gertraud (Turu) Stadler, Leitung Geschlechterforschung in der Medizin (GiM), Charité – Universitätsmedizin Berlin
Doris Scharrel, Berufsverband der Frauenärzte (BVF) – Landesvorsitzende Schleswig-Holstein – Kronshagen
Prof. Dr. med. Joachim W. Dudenhausen, Professor em. – Klinik für Geburtsmedizin, Charité – Universitätsmedizin Berlin
Prof. Dr. med. Frank Louwen, Leiter der Geburtshilfe und Pränatalmedizin, Johann Wolfgang Goethe-Universität – Frankfurt am Main
Dr. phil. Wolf Kirschner – Epidemiologe, pregive GmbH – Berlin (Wissenschaftliche Gesamtkonzeption und Texte)

In diesem Handbuch wurden zahlreiche Anregungen von niedergelassenen Frauenärztinnen/Frauenärzten, Hebammen und Kinderärztinnen/Kinderärzten mit langjähriger Erfahrung in der Schwangeren- und Kinderbetreuung sowie weiteren Fachleuten berücksichtigt.

Wir möchten uns besonders für die kritische und hilfreiche Mitarbeit bedanken bei:
Dr. med. Jakob Derbolowsky (†), Frauenarzt und Psychotherapeut (Stress, psychische Erkrankungen, Depressionen)
Gundula Dupont – Berlin (Cytomegalie Virus Infektion (CMV))
Dr. med. Susanna Kramarz, Praktische Ärztin und Medizinpublizistin – Berlin (Reiten in der Schwangerschaft)
Dr. med. Jochen Frenzel – Saarbrücken (Genetische Erkrankungen und Pränataldiagnostik)
Petra Möhrke (†), (Schwangerschaftsgymnastik)
Dr. med. Pompilio Torremante, Niedergelassener Frauenarzt – Ochsenhausen (Schilddrüsenerkrankungen)
Prof. Dr. med. Christof Schaefer, ehem. Ärztlicher Leiter des Pharmakovigilanz- und Beratungszentrum für Embryonaltoxikologie, Charité – Universitätsmedizin Berlin (Medikamente)
Susann-Nike Kirschner, Hebamme und MBA – Luzern und Dr. Clarissa Schwarz, Hebamme und Gesundheitswissenschaftlerin – Berlin (Schwangerschaftsbeschwerden, Die Hebamme, Geburtsvorbereitungskurs, Wochenbett, Stillen)
Dr. med. Michael Wojcinski – Garmisch-Partenkirchen (Kapitel Impfungen)
Dr. Oliver Blankenstein – Berlin (Kapitel Neugeborenenscreening)

Die Ernährungsempfehlungen in diesem Handbuch orientieren sich an den Empfehlungen des bundesweiten Netzwerkes »Gesund ins Leben – Netzwerk junge Familie« – Ernährung in der Schwangerschaft.

Wir bedanken uns bei allen Krankenkassen und Krankenversicherungen, die eine Kooperation mit BabyCare eingegangen sind und auch bei allen Teilnehmerinnen des BabyCare-Programms, die uns immer wieder zahlreiche Hinweise geben.

Wir bedanken uns auch für die Unterstützung bei:
Pierre Fabre Pharma GmbH

Bildnachweis:
Adobe Stock/IdeaBug, Inc.: S. 29; **Bigstock:** Wavebreak Media Ldt. S. 4; alenkasm S. 6; tibor13 S. 116; Almaje S. 30; Kotin S. 133; sbego S. 134; evgeny atamanenko S. 155; GeorgeRudy S. 201; **Charité – Universitätsmedizin Berlin:** Prof. Wolfgang Henrich S. 198, S. 200, S. 202, S. 206, S. 210, S. 212; **Depositphotos:** pierivb S. 3 (Strand), S. 66; AndreyPopov S. 25; **iStock:** skynesher S. 2 (Sport), S. 61; vadimguzhva, S. 37 ; FroggyFrog33g S. 144; aleshin S. 107; **Derbolowsky,** S. 92; **Gemeinsamer Bundesausschuss:** S. 20, S. 21; **Mascha Greune:** Illustrationen S. 73, S. 191-194; **Kirschner:** S. 3 (Baby), S. 162; **Photo Alto:** Vincent Hazat S. 16, S. 47; **Sanofi Pasteur MSD GmbH:** S. 171; **shutterstock:** Pim Illustration S. 2 (Tagebuch) S. 195; Bezikus S. 7; Giovanni Cancemi S. 9; Syda Productions S. 12; Taiga S. 13; Mariia Savoskula S. 19; Monkey Business Images S. 27; Tyler Olson S. 31; Phil Jones S. 43; r. classen S. 49; Dolgachov S. 52; Olesya Feketa S. 71; Africa Studio S. 83 (Schwangere); Anteromite S. 83 (Waage); binik S. 89; Ilike S. 95; Es75 S. 102; Margarita Mindebaeva S. 109; Kati Molin S. 141; Wavebreakmedia S. 143; Margarita Visionsi S. 167; **Steffen Peters:** S. 161 **unsplash:** JESHOOTS.COM S. 33

Die Aussagen in diesem Handbuch sind von den Herausgebern und Autoren sorgfältig erwogen und geprüft worden. Sie entsprechen dem aktuellen wissenschaftlichen Kenntnisstand. Dies gilt auch für die im Buch gemachten Angaben zu gesetzlichen Leistungen. Diese Angaben beziehen sich auf die gesetzlichen Regelungen zum 01.06.2023. Eine Haftung der Herausgeber oder der Autoren für Personen-, Sach- oder Vermögensschäden ist ausgeschlossen.

Redaktionsleitung und Lektorat: Dr. Renate Kirschner, Berlin
Grafische Gestaltung und Satz: Klaas Posselt, einmanncombo, Berlin
Umschlaggestaltung: DG.MEDIA Deniz Gönüllü, Berlin, unter Verwendung eines Fotos von © ghigomeg/iStock by Getty Images
Druck und Verarbeitung: Pinguin Druck GmbH
Gedruckt in Deutschland auf regionalem Recyclingpapier aus 100 % in Berlin-Brandenburg gesammeltem Altpapier.

Druckprodukt mit finanziellem Klimabeitrag
ClimatePartner.com/11499-2306-1013

ISBN: 978-3-00-075309-1